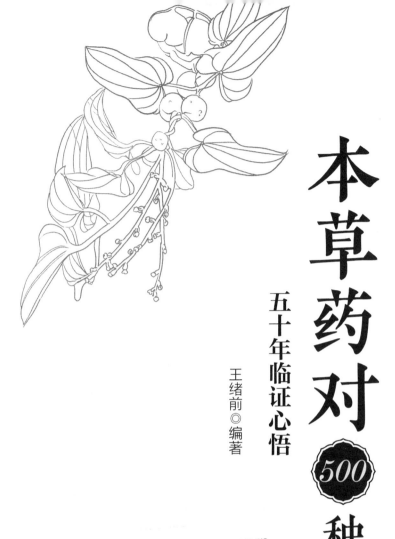

本草药对

五十年临证心悟

王绪前◎编著

500 种

U0286210

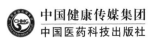

中国健康传媒集团

中国医药科技出版社

内 容 提 要

本书是根据临床用药的需要，将常用中药按照药物药对的形式，并结合相须配伍的方式编写，药有单用之功效，方有配伍之特点，辨析用药，才便于临床正确用药，配伍药对，才便于增强药效。本书对于中药的特点说理透彻，有理有据。作者紧密结合临床，将自己多年来从事临床的一些用药体会、经验也记载其中，便于读者结合临床应用。全书按照【药性概述】【注意事项】【药对主治】【应用比较】【用药体会】等栏目编写。本书适合于中医药工作者、中医药院校学生、中医药爱好者参考阅读。

图书在版编目（CIP）数据

本草药对 500 种：五十年临证心悟 / 王绪前编著 . 北京：中国医药科技出版社 , 2024. 10

ISBN 978-7-5214-4931-0

Ⅰ . R282

中国国家版本馆 CIP 数据核字第 2024B1V181 号

美术编辑　　陈君杞
版式设计　　也　在

出版　**中国健康传媒集团** ｜ 中国医药科技出版社
地址　北京市海淀区文慧园北路甲 22 号
邮编　100082
电话　发行：010-62227427　　邮购：010-62236938
网址　www.cmstp.com
规格　880×1230mm $^1/_{32}$
印张　21 $^1/_8$
字数　566 千字
版次　2024 年 10 月第 1 版
印次　2024 年 10 月第 1 次印刷
印刷　北京盛通印刷股份有限公司
经销　全国各地新华书店
书号　ISBN 978-7-5214-4931-0
定价　**69.00 元**

获取新书信息、投稿、为图书纠错，请扫码联系我们。

前　言

　　药对又称对药，是指为了达到更好的用药效果，将两味药物以增强疗效、扬长避短，保证用药安全为原则的组方用药。临证使用得当，常可"游于方之中，超乎方之外"，收桴鼓之效。药对是中药配伍中的最小单位。药对有经典药对和经验药对。经典药对为历代医家所认知，所认同，所应用。经验药对为医家自身临床经验用药的总结，善治某种病证有特定疗效。

　　药对由两味药组成，《石室秘录·卷四·偶治法》将药对组方又称为偶治法，云："偶治者，方中不能一味奏功，乃用二味兼而治之也。如吐血用当归、黄芪之类；中寒用附子、人参之类；中热用元参、麦冬之类是也。夫吐血则必血虚，用当归一味以补血足矣，何以又佐之黄芪也。盖血乃有形之物，不能速生，必得气旺以生血，故必用黄芪以补其气也。夫中寒之症，阴寒逼人，阳气外越，祛寒用附子足矣，必加之人参者何也。盖元阳既不归合，则一线之气在若存若亡之间，不急补其气，则元阳出走而不返矣，故必兼用人参，以挽回于绝续之顷也。夫中热之症，上焦火气弥漫，不用降火之品，何能救焚，似乎用元参以退其浮游之火足矣，何以加入麦冬。盖胃火沸腾，则肺金自燥，胃口自救不暇，又何以取给以分润肺金之气，故必用麦冬以润之，则肺足以自养，不藉胃土之奉膳，则胃土足以自资，而火自然可息。此皆偶治之妙法，谁能知奥耶。举三方可通其余，至于三之四之，至于十之外。均可于偶方之法广悟也。"也就是说，药对是由两味药组成，较单一用药作用会更好一些。药对也可以独立成方，治疗某一方面的病证，如失笑散、交泰丸、金铃子散等。

中药七情配伍中有相须配伍法，系指将功用相似的两味药配伍在一起以增强疗效为原则的用药方式，药对与相须配伍是有区别的，二者均以提高临床疗效为目的，相须配伍是历代医家长期的临床经验总结，已被人们认同。相须配伍法则，是临床中相对固定的两味药物的配伍形式，在方剂配伍中能起到相辅相成的作用。相须配伍的一组药物功效基本相似，如麻黄、桂枝均能解表散寒，而配伍应用后作用增强，可以提高原有药物的疗效。

药对配伍的基本形式，也以提高临床疗效为前提，某味药应用有时难以达到某种作用，而药对较单用效果会更好。药对既有药效相似者，也有作用不相似者，甚至药性截然相反者。药对的特点：①将两味性用相似的药物配伍在一起，达到提高临床疗效为目的，此类似于相须配伍。②将两味药性完全不同的药物配伍在一起，可以互相牵制，达到某种治疗要求，如黄连、肉桂（交泰丸）配伍，治疗心肾不交的病证，二者在功效方面并无同点，这是取黄连降心火于下，肉桂腾肾水于上，水火互济，交通心肾，达到治疗失眠多梦等目的。此外还有黄连与细辛（兼金散）治疗口疮，黄连与吴茱萸（左金丸）治疗胃痛，黄连、木香（香连丸）治疗痢疾，枳壳、桔梗治疗咳嗽等。③将两味药物组成药对，配伍产生新的作用，如柴胡、黄芩配伍使用能和解少阳，单用柴胡或黄芩均不能和解少阳，而配伍之后可以治疗邪在少阳的病证。又如桂枝发汗解表、温通经脉、助阳化气，白芍能养血、平抑肝阳、柔肝止痛、敛阴止汗，二药组成药对则能调和营卫（桂枝汤）。④有些药对已被人们熟知，如枳壳配桔梗；有些纯属个人经验，目前暂不被广泛认知。所以药对对于临床具有较相须配伍更切合临床，更能提高临床疗效的作用。如笔者常将紫草、凌霄花组成经验药对治疗多种皮肤病有效。不断总结药对配伍的内容，对于中药的发展利用，拓展用药面，具有极好的意义。到目前为止，明确提到药对的书籍尚少，对其专论者则更少。

药对与单药、角药区别。

1. 药对（对药）：由两味药组成，主治其相对应的病证，药对的内容极为丰富，常见有相须配伍药对，如麻黄、桂枝；相使配伍药对，如黄芪、茯苓；阴阳配伍药对，如龟甲、鹿茸；敛散配伍药对，如五味子、干姜；燥润配伍药对，如半夏、麦冬；攻补配伍药对，如甘遂、大枣；补泻配伍药对，如人参、大黄；寒热配伍药对，如黄连、肉桂；消补配伍药对，如枳实、白术；动静配伍药对，如砂仁、熟地黄；升降配伍药对，如桔梗、牛膝；刚柔配伍药对，如补骨脂、胡桃仁；辛开苦降药对，如干姜、黄连；去性存用药对，如大黄、附子；药性相反药对，如甘遂、甘草，等等。掌握好药对，对于指导临床具有积极意义。一张处方中，将多组药对组合即成为复方，药物作用增强，所主治的病证更丰富，疗效可能会更佳。

2. 单药：指用单味中药来治疗疾病，从古到今，中医学者都重视和提倡"精方简药"，民间也有"单方一味，气煞名医"之说，以单味药治疗疾病，针对性强，堪称药专效宏，一病一药，单刀直入，颇具简便廉效的特点，如独参汤（人参）、血竭粉、独圣散（白及）。

3. 角药：将三味药物组成的应用方式称为"角药"。角药源于《素问·至真要大论》中的"君一臣二，奇之制也"。角药是按照中药组方原则，以中医基本理论为基础，以辨证论治为前提，结合中药性能、应用为配伍基准，以三味中药联合使用。角药的具体应用见于《伤寒杂病论》中，但不及药对应用广泛。角药既能独立成方，又能作为方剂的核心配伍，是中药的特殊配伍形式，亦能作为方剂的重要辅助部分，可单独应用，又可联合使用，能够扩大药物的使用范围，发挥协同增效、减毒增效、产生新功效的治疗作用，它并非简单的药物堆积，而是历史悠久、博大精深的中医学长期临床实践的积累和沉淀。如麻黄、附子、细辛配伍；大黄、附子、细辛同用；当归、贝母、苦参组合；大黄、厚朴、枳实共用；天冬、地黄、人参（简称天地人）合用等。

以三味药物相伍构成三足鼎立之势，协同增效，相互辅助，相互兼治，相互制约，紧扣病机，临床使用常获意想不到的效果。老子《道德经》指出："道生一，一生二，二生三，三生万物。"角药的应用也有协同作用，较单药应用照顾病情要周到一些。目前对于角药的研究探讨尚不多。现临床也有不少由三味药组成的角药应用形式，如淫羊藿、巴戟天、仙茅；枳实、陈皮、木香等。由于本书是介绍药对专书，故有些三味药组成的配伍，在此不予介绍。

上述药对、单药、角药三者，临床应用最多的还是药对。所以切实掌握应用好药对，对于指导临床具有积极作用。

读书长知识，临床救病人，从书中吸取营养，在临床救死扶伤，医者会有一种成就感，令人心旷神怡，美不胜收。临床用药，无论是自己临床实践的总结，或是他人经验积累的汇集，抑或结合用药须知，独立思考的原创，或是温习经典悟出的新知，只要临床应用有效、有用，也就不忌惮被人批评，或有独门狭见之嫌了。鉴于此，笔者总结前贤、今人用药精髓，结合个人用药体会，编写成本书，书中多有自己的临床见解，也难免有疏漏之处，敬请读者指正是幸。

湖北中医药大学　王绪前

2024 年 4 月

编写说明

本书按照不同栏目进行编写。

【药性概述】

分别介绍本组药对（两味药）的性味、功效、主治。若【药性概述】中的某味药在相关药对中予以介绍，若出现该药物与另外的药物组成药对，为避免重复，书中将提示见某某药对，其【药性概述】内容则省略。

【注意事项】

分别介绍本组药物各自的剂量、使用方面的注意事项。若两味中其中一味药已经在有关药对中介绍，该药物的【注意事项】则省略。若药对中的两味药均已经在某药对中介绍，此栏目则省略。要说明的是常用药物剂量是从安全、遵循《药典》用药量介绍的，而在临床上药物剂量受多方面因素的影响而有变化，如配伍用药、经验用药、习惯用药、地理位置用药等，所以用药量不可胶柱鼓瑟，当灵活掌握。

【药对主治】

主要介绍药对的共同主治病证，分别列举，逐条简介。

【应用比较】

围绕药对功用、适应证方面的异同点解读二药的区别。先讲"同点"，再讲"异点"。并尽量将药对中的二药予以鉴别。

【用药体会】

围绕该药对的特点，阐述其临床用药特色，并结合笔者用该药或该药对的临床体会，此栏目中介绍有笔者几十年的经验用药、经验用方，并且是经过笔者长期的临床应用而总结的，对于临床医生具有一定的指导意义。为中医长远发展，笔者毫不保留将自己的用药、用方特点呈现读者，为光大中医尽自己的绵薄之力。

为便于读者查找药物，本书按照临床中药学中如解表、清热、泻下等作用特点，以药对所介绍药物的第一味药之主要功效为依据作为编排的次序。

目　录

第一章　解表药对

薄荷　荆芥　/54

第二章　清热药对

第三章　泻下药对

第四章　祛风湿药对

第五章　化湿药对

第六章　利水渗湿药对

第七章　温里药对

第八章　理气药对

第九章　消食药对

第十章　驱虫药对

第十一章　止血药对

第十二章　活血化瘀药对

第十三章 化痰止咳平喘药对

第十四章　安神药对

第十五章　平肝息风药对

第十六章　开窍药对

第十七章 补虚药对

第十八章　收涩药对

第十九章　攻毒杀虫止痒药对

第二十章　拔毒化腐生肌药对

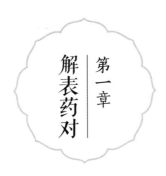

第一章 解表药对

木贼　菊花

【药性概述】

木贼：甘、苦，平。①疏散风热：用于风热上攻于目所致目赤肿痛，多泪。本品较少用于风热感冒，力量不强。②退翳明目：用于肝热视物昏花，目生翳障。此外兼有止血作用，但药力薄弱，较少单独使用。

菊花：甘、苦、辛，微寒。①疏散风热：用于外感风热或温邪犯肺发热，咳嗽，善治头面部疾患，作用缓和。②清肝明目：用于风热或肝火上炎所致的目赤肿痛，视物昏花；若系肝阴不足，眼目昏花，以白菊花入药为佳。其善清肝热，为明目要药。③平抑肝阳：用于肝阳上亢所致的眩晕，头痛，烦躁易怒。亦用于肝火上攻以及肝经热盛、热极动风者。④清热解毒：用于热毒痈肿。内服与外敷均宜，作用较弱。以夏季热病多用。亦可单用泡水饮，预防痱子。

【注意事项】

木贼煎服 3~10g。气血虚者慎服。菊花煎服 6~15g。疏散风热多用黄菊花；清肝明目，平抑肝阳多用白菊花。

【药对主治】

1. 外感风热表证。

2. 视物昏花，迎风流泪。

【应用比较】

1. 均具有疏散风热的作用，其发汗的作用较平和，可以治疗外感风热的感冒病证。菊花清热作用不强，但因为具有甘味，口感好，乃是治疗外感表证的常用药物，而木贼在临床上极少用于外感表证。

2. 均能清肝明目，从临床应用来看，菊花乃是明目要药，而木贼作用也很佳，如《本草求真·卷四·木贼》云："为去翳明目要剂"，所以对于眼科疾患也为常用之品，配伍同用作用加强。

3. 菊花尚能清热解毒，平抑肝阳。

【用药体会】

笔者在治疗眼科疾患时常将二药配伍同用，因均具有清肝明目的作用，但菊花明目作用更好一些。木贼治疗头面部疾患尤其是痤疮、扁平疣配伍薏苡仁等后作用好，常选用之。笔者验方薏苡仁消痤汤（方见茯苓、薏苡仁药对）配伍有木贼、菊花。

菊花既作药用，也作饮料当茶饮，还可泡酒饮，在夏季用菊花泡水当茶饮，具有清热解暑作用，可防治痱子、疮疡。梁·吴均撰《续齐谐记》载："汝南桓景随费长房游学累年，长房谓曰：'九月九日，汝家中当有灾。宜急去，令家人各作绛囊，盛茱萸，以系臂，登高饮菊花酒，此祸可除'。景如言，齐家登山。夕还，见鸡犬牛羊一时暴死。长房闻之曰：'此可代也'。今世人九月登高饮酒，妇人戴茱萸囊，盖始于此"。在我国民间风俗里，每逢九月初九（重阳节）这天，人们要身戴茱萸，登高饮菊花酒。此习俗一直沿袭至今。《本草纲目·卷二十五·酒》载一首酒剂："菊花酒，治头风，明耳目，去痿痹，消百病。用甘菊花煎汁，同曲、米酿酒。

或加地黄、当归、枸杞诸药亦佳"。所以当患有头痛时可以用菊花泡酒应用。

牛蒡子 山药

【药性概述】

牛蒡子：辛、苦，寒。①疏散风热：用于风热表证，或温病初起，发热，咽喉肿痛等证；亦治风热咳嗽，痰多不畅者。②透疹止痒：用于热毒内盛而致麻疹不透或透而复隐者。也用于皮肤瘙痒。③利咽散结：用于风热或热毒所致咽喉肿痛。④清热解毒：用于头面部热毒病证，如疮疡肿痛，痄腮。⑤润肠通便：用于火毒内结所致大便不通，可与清热、泻下通便药同用。因其富含油脂，能濡润大肠，通泄大便。

山药：甘，平。①补脾养胃：用于脾虚气弱或气阴两虚，消瘦乏力，食少，便溏等证。本品作用和缓，不寒不燥，补而不滞，既能补脾益气，又能滋养脾阴，为平补脾胃常用之品。②益肺生津：用于肺虚咳喘。本品补肺气，兼能滋肺阴。其补肺之力较缓。③补肾涩精：用于肾气虚之腰膝酸软，夜尿频多或遗尿，滑精早泄，女子带下清稀及肾阴虚之形体消瘦，腰膝酸软，遗精等证。此外，用于消渴。

【注意事项】

牛蒡子煎服 3~10g。炒用可使其苦寒及滑肠之性略减。脾虚便溏者慎用。

【药对主治】

咳嗽。

【应用比较】

1. 均治疗咳嗽喘促，用于痨瘵羸弱已甚，饮食减少，可配伍同用，如《医学衷中参西录》之资生汤（生山药、玄参、於术、生鸡内金、炒牛蒡子，热甚加生地黄）。这是因脾能资生一身，脾胃健壮，多能消化饮食，则全身自然健壮。脾伤不能助胃消食，化生精液，以溉五脏，则现体质不足，山药以滋胃之阴。张锡纯云："牛蒡子体滑气香，能润肺又能利肺，与山药、玄参并用，人能止嗽定喘，以成安肺之功，加之以为佐使。"牛蒡子、山药组成药对，治疗痨瘵等疾患。

2. 牛蒡子疏散风热，透疹止痒，利咽散结，清热解毒，润肠通便。山药平补三焦。

【用药体会】

在治疗咳嗽方面，张锡纯认为牛蒡子与山药并用，最善止嗽。其所载资生汤、醴泉饮（生山药、大生地黄、人参、玄参、生赭石、牛蒡子、天冬、甘草）、参麦汤（人参、干麦冬、生山药、清半夏、牛蒡子、苏子、生杭芍、甘草）方中均使用了二药。二者清补结合，认为牛蒡子能祛痰。从临床来看，一般不用牛蒡子祛痰，至于中药书籍云牛蒡子宣肺祛痰，乃是通过宣肺以达到祛痰之作用。牛蒡子、山药配伍同用治疗咳嗽等可以效法。笔者对于咳嗽兼有咽部不适者常将二药配伍同用。

牛蒡子　牵牛子

【药性概述】

牛蒡子：见牛蒡子、山药药对。

牵牛子：苦，寒。有毒。①逐水退肿：用于水肿、鼓胀，二便不利等水湿内停之实证。其既泻下，又利水，使水湿之邪从二便排出。②祛积通便：用于肠胃湿热积滞，大便秘结，或泻痢里急后重者。③驱虫：用于蛔虫腹痛，常与槟榔、使君子等驱虫药同用，能促使虫体排出体外。

【注意事项】

牛牛子煎服 3~10g。本品炒用药性减缓。①孕妇忌用。②不宜与巴豆同用。

【药对主治】

大便干结。

【应用比较】

1. 均用治大便不通，但具体使用方面并不相同。牛蒡子因富含脂液，可以通导大便。牵牛子乃是峻下逐水之药，作用强烈，用于湿热壅滞之二便不通，水肿胀满以及痰饮、喘咳，面目浮肿者，如舟车丸。其以通利为主，走前后二阴。二药在名称上有相似之处，应用时应注意鉴别。

2. 牛蒡子尚能疏散风热，清热解毒，透疹，利咽。牵牛子逐水利尿，祛积，驱虫。

【用药体会】

牛蒡子、牵牛子在名称上应注意区别，若治疗大便秘结，笔者尤喜用牵牛子。牵牛子既善利大便，又能利小便，较之寻常利水药如茯苓、泽泻、猪苓为强。《儒门事亲》禹功散即以其利水消肿，可以用于胸水，腹水，水肿体实者。牵牛子峻下作用强，少用则通大便，多用则泻下如水，且能利尿，故在临床上主要用于腹水肿胀，二便不利及宿食积滞，大便秘结等证。其逐水之力虽略缓于甘遂、大戟、芫花，但仍属峻下之品，故以治水湿停滞而正气未衰者为宜。可单用，亦可入复方。如治水肿，可以单用研末服。至于用治痰壅气滞，咳逆喘满，则只宜暂用，不可久服。笔者对于大便秘结者，将牵牛子作为常用之品，初始 5g，以后可以逐渐加量，可用到 15g。此药较大黄更安全，副作用少。而牛蒡子若因为肺热咳嗽常选用之，因肺与大肠相表里，腑气通，咳嗽亦轻。

升麻　葛根

【药性概述】

升麻：辛、微甘，微寒。①疏散风热：用于外感表证。因具有升散特性，且发表力弱，解表方中不做主药。②透发疹毒：用治麻疹初起，外有风热，内有热毒，疹点透发不畅者。③升举阳气：用于中气不足，气虚下陷，症见脘腹重坠作胀，久泻脱肛，胃下垂，子宫下垂，肾下垂等脏器脱垂。本品升提作用好，能引脾胃清阳之气上升。④清热解毒：用于热毒所致齿痛口疮，咽喉肿毒，温毒发斑。本品尤善清解阳明热毒，凡头面部热毒疾患为首选。

葛根：甘、辛，凉。①疏散风热：用于外感表证发热，无论风寒、风热，均可选用。外感表证，症见项背强痛者，更为适宜。②生津止渴：用于热病口渴，或阴液不足以及气阴两虚之口渴等。③透发麻疹：用于麻疹初期，透发不畅，尤以兼有津伤口渴者为宜。④升阳止泻：用于脾虚泄泻、湿热痢疾。本品可鼓舞脾胃清阳之气上升，以治疗泻痢。

【注意事项】

升麻煎服3~6g。发表透疹、清热解毒宜生用；升阳举陷宜炙用。热盛火炎，阴虚阳浮，麻疹已透，及喘满气逆者皆忌用。若高血压病者，使用此药时，尤应慎重。

【药对主治】

1.外感表证。

2.气虚下陷病证。

3.麻疹透发不畅。

【应用比较】

1.均具有透发麻疹的作用，常同用，如升麻葛根汤、宣毒发表汤。从透疹作用来看，升麻作用强，而葛根却多用，主要是因为麻疹容易伤阴、伤津，而葛根具有生津止渴之故。

2. 均能解表，用于风热感冒、发热、头痛，其退热作用不作为首选。升麻退热作用较差，在发表解热剂中，仅作辅助药物使用。葛根在解表方面可以治疗风热或风寒病证，如葛根汤。凡能透散肌表之邪，解除因肌表闭郁而致肌热，无汗或者有汗者，可以称为解肌。葛根为解表药，用于风热表证。在《伤寒论》中由于葛根汤主治风寒伤及太阳经腧病证，也可以治疗风寒表证，因此寒热表证均可以应用，能祛肌肉之邪，开发腠理而出汗。古云葛根能解肌，实际上就是解表的意思。

3. 均升举阳气，但主治不同。升麻升阳力强，多用治气虚下陷、食少便溏、久泻脱肛、胃下垂、肾下垂、子宫脱垂等脏器脱垂，如补中益气汤。葛根升阳，主治泻痢。又有云葛根鼓舞胃气上行，升阳止泻的说法。胃气以下降为顺，指的是降胃中的浊气，葛根具有升举胃中阳气上升的作用，要注意的是，此处所谓胃阳指的是胃中的清阳，这也是与柴胡升阳的一个重要区别点。升清可以降浊，这就是《神农本草经》所云主"呕吐"的机制。

4. 葛根尚能生津止渴。升麻尚能清热解毒。

【用药体会】

升麻在清热解毒方面主要是治疗上部病变，取火郁发之之意。因此有认为可用其代犀角使用。宋代朱肱《类证活人书·卷十八·犀角地黄汤》载"犀角地黄汤。治伤寒及温病，应发汗而不发汗，内有瘀血，鼻衄吐衄，面黄，大便黑，此方主消化瘀血，兼治疮疹出得太盛，以此解之。芍药三分，生地黄半斤，牡丹去心，一两，犀角一两，如无，以升麻代之"。这里谈到用犀角时，可用升麻代之，此说可供临床参考用药。

笔者体会升麻退热作用不强，但升举阳气作用强，所以对于阳升风动者禁止使用。升麻虽可以治疗热毒病证，一般多用治头面部疾患，使用的剂量不能太大，否则会使面部热毒证在短期内加重。葛根主要作用部位在项部，根据张仲景的用法，葛根善治项强头痛。按照现在的用法，其对于脑血管疾病有很好的作用，可以扩张血管，降低血压，故现在对颈椎病加葛根效果好，并有较强的缓解肌肉痉挛的作用，笔者常用之。

生姜　茶叶

【药性概述】

生姜：辛，温。①发散风寒：用于外感风寒所致发热恶寒，咳嗽等证。治外感轻证，可单用其煎汤或加红糖调服。还可作预防感冒之用，亦可作为发汗解表剂中的辅助药。本品作用温和，一般不作为解表主要药物。②温胃止呕：用于胃寒呕吐，单用即有效。为"呕家圣药"。③解毒：用于过食鱼蟹所致呕吐，腹痛等，烹调鱼蟹时，加用生姜以解毒。若误服半夏、天南星中毒，见喉舌麻痹者，可用生姜煎汤饮服。

茶叶：苦、甘，凉。①清热除烦：用于热病心烦口渴，暑热证。②清利头目：用于风热头痛，目赤，神昏，多睡善寐。③消食化积：用于宿食停滞之消化不良，脘腹疼痛，嗳腐纳差，泄泻。还可用于痢疾，肠炎，消化道溃疡。④通利小便：用于小便涩滞等。外用可治烧伤，烫伤。

【注意事项】

茶叶一般用水泡后饮用，根据各地不同的习惯，也有吃茶叶者。①宜热饮，不宜冷饮。不饮隔夜茶。不宜空腹饮茶。②睡前不宜饮茶，会导致失眠。③不用茶水吞服药物。④不宜与威灵仙、土茯苓、使君子同用。⑤服人参不宜饮茶，因茶有收敛作用，影响人参的吸收。⑥贫血病、失眠、肠胃不适、便秘患者不宜饮用。因浓茶中含有鞣酸，有较强的收敛性。⑦不宜过量饮茶，《本草纲目·卷三十二·茗》告诫说："时珍早年气盛，每饮新茗必至数碗，轻汗发而肌骨清，颇觉痛快。中年胃气稍损，饮之即觉为害，不痞闷呕恶，即腹冷洞泄。"

【药对主治】

皆消散恶气，调和阴阳，且解湿热及酒食、暑气之毒。

【应用比较】

1. 生姜性温，茶叶性凉，配伍同用协调阴阳，具有解表散寒，暖胃温中，若患有风寒感冒，饮用可以提神醒脑。也可以配伍于方剂中使用。若食用油腻食物过重，也可以将生姜、茶叶泡水饮服。

2. 生姜：温胃止呕，为"呕家圣药"，解毒。茶叶清热除烦，清利头目，消食化积，通利小便。

【用药体会】

姜能助阳，茶能助阴，如有呕吐清涎、喜食热饮等情况，适合食用生姜，可以少佐茶叶予以中和。夏天人们贪凉，大量进食冷饮和寒凉食物，会造成寒气侵胃，适当喝点姜糖水，有助于将体内的寒气驱出体外。若阴虚体质者常有手脚心发热、口唇干、身体燥热、面色潮红、皮肤干燥等，多食生姜会加重阴虚症状，而饮点茶水又可以抑制生姜助热之现象。

白芷　辛夷

【药性概述】

白芷：辛，温。①发散风寒：用于外感风寒头痛或伴有鼻塞、流涕之证，其发散风寒之力较为温和。②祛风止痛：用于头痛，眉棱骨痛属风寒，单用有效。本品有"阳明引经药"之称，尤对于前额、眉棱骨疼痛以及牙龈肿痛者多用。③宣通鼻窍：用于鼻塞不通，浊涕不止，前额疼痛等，为治鼻渊要药。其芳香以通窍，为治头面诸疾常用药。④活血排脓：用于疮疡肿痛。其能促使痈疡消散或溃破。所谓未成脓者使之消散，已成脓者使之速溃。⑤燥湿止带：用于寒湿带下。如属湿热带下，可配清热之品同用。因本品芳香温燥，有除湿作用，但以寒湿带下多用。此外，还有解蛇毒或止痒的作用，可治毒蛇咬伤及皮肤风湿瘙痒证。

辛夷：辛，温。①发散风寒：用于外感兼有鼻塞，流涕等证者。治外感风寒，肺窍郁闭，恶寒发热，鼻塞头痛。风热感冒而鼻塞头痛者，于疏散风热药中，酌加本品，以增强通鼻窍及散表邪之力。但解表力弱。②宣通鼻窍：用于鼻渊，鼻塞流涕，不闻香臭。其芳香通窍，性善上达，为治多种鼻病、头痛的要药。

【注意事项】

白芷煎服 3~10g。血虚有热，阴虚火旺之头痛者忌用。辛夷煎服 3~10g。入汤剂宜包煎。鼻病因于阴虚火旺者忌服。

【药对主治】

1. 鼻渊，鼻塞流涕。

2. 外感表证。

【应用比较】

1. 均宣通鼻窍，用于鼻渊，鼻塞不通，鼻流清涕或浊涕，为治疗鼻渊要药，常同用，如苍耳子散、《御药院方·卷五》之辛夷汤。辛夷乃是治疗鼻病的专药。

2. 均能发散风寒，二药解表力量较弱，外感表证极少使用。白芷解表力稍强于辛夷，为阳明经头痛主药。一般情况下，若外感表证兼有鼻部病证明显者才选用。

3. 辛夷为鼻渊专药，主治各种鼻病。白芷解表力稍强于辛夷，为阳明经头痛主药，又能燥湿止带，消肿排脓。

【用药体会】

白芷、辛夷均为治疗鼻病的要药，同用作用加强，主治鼻塞流涕。笔者常将二药同用，再配伍苍耳子、细辛、鹅不食草，5味药联合应用较单用效果好。白芷主治前额痛。其在治疗疮疡方面，特点是脓未成者可以使之消散，已成者可以使之溃破，促使新肉生长，为外科要药。笔者认为白芷具有活血化瘀的作用，如《药性论》谓主"心腹血刺痛"。如仙方活命饮就配伍此药。笔者治疗面色晦暗，疮疡者常选用白芷。

白芷　细辛

【药性概述】

白芷：见白芷、辛夷药对。

细辛：辛，温。有小毒。①发散风寒：用于外感风寒，头身疼痛较甚者，对于阳虚外感，表里俱寒，症见恶寒无汗、发热脉沉者，亦可以选用。本品性温而烈，辛散力较强。②祛风止痛：用于多种疼痛，如头痛、牙痛。风寒湿痹，尤以头痛连齿者作用好，为治疗牙痛的要药。③宣通鼻窍：用于鼻塞不通，鼻渊及头痛。其辛散温通，芳香透达，既能散风邪，又能通鼻窍及止头痛。为治鼻渊良药。④温肺化饮：用于外感风寒，痰饮内停，症见恶寒发热、无汗、喘咳、痰多清稀者，其特点是外散风寒，内化痰饮。

【药对主治】

1. 外感风寒之发热恶寒，身体疼痛。

2. 头痛。

3. 鼻渊，鼻塞不通，鼻涕不止。

4. 牙痛。

5. 风湿痹痛。

【应用比较】

1. 均能止痛，治疗牙痛、头痛、风湿痹痛，如治偏正头痛之川芎茶调散配有二药。白芷最大的特点就是治疗前额头痛，乃是治疗阳明经头痛要药。从临床使用来看，白芷又并不限于前额疼痛，对于其他部位的头痛也可选用。《本草求真·卷三》云白芷："气温力厚，通窍行表，为足阳明经祛风散湿主药。故能治阳明一切头面诸疾。"据王璆《百一选方》云："王定国病风头痛，至都梁求明医杨介治之。连进三丸，即时病失。恳求其方，则用香白芷一味，洗晒为末，炼蜜丸弹子大。每嚼一丸，以茶清或荆芥汤化下。遂命名都梁丸"。细辛治疗头痛，尤以少阴疼痛作用好，若头痛连及牙齿疼痛效果好，这是因为细辛走肾经，而齿为骨之余，尤其对于下牙疼痛效果更好，又偏治夜间牙痛。从临床来看，白芷、细辛配伍同用作用加强。

2. 均能解表，用于感受风寒的病证，均不作解表的首选药物，大多是在兼有鼻塞、头痛的情况下才选用之。由于白芷具有芳香的特点，所以对于表证有湿邪者常选用，如藿香正气散中配伍有白芷。而细辛的辛味突出，兼能走肾，若外感表证又有阳虚者可选用，细辛配伍附子能祛沉寒，故麻黄附子细辛汤用之。

3. 均能祛除风湿，治疗风湿疼痛，如独活寄生汤中应用细辛祛除沉寒而止痛，九味羌活汤中用白芷、细辛。治风湿证细辛稍多用。

4. 均能宣通鼻窍，治疗鼻病，如鼻塞，流涕，同用时效果更好。白芷乃治鼻渊的要药。可以将其研粉吹鼻使用，如可以用白芷、细辛、石膏、乳香（去油）、没药（去油）各等份使用（见《医学从众录·卷四》）。细辛辛散芳烈，通鼻窍作用强于白芷。

5. 白芷能燥湿止带，消肿排脓，由于其祛风，也能止痒，可用于皮肤瘙痒。细辛止痛作用强，又能温肺化饮，对于口舌生疮，腹泻，可单用一味细辛研末调成糊状，敷于脐部。

【用药体会】

白芷、细辛在治疗表证方面，一般以兼有疼痛较甚者选用。笔者认为白芷美容的作用较好，这在古代本草书中即有记载。细辛可以研末吹鼻，用于猝然昏迷，口噤不开，如通关散，据此也可以用治胃部痉挛疼痛。对于口舌生疮，腹泻，可单用一味细辛研末调成糊状，敷于脐部。对于牙痛，笔者验方牙痛漱口液效果良好。组成：细辛、防风、白芷、龙胆草各等量。功效：祛风止痛，泻火消肿。主治各种原因所导致的牙痛，如虫牙疼痛，风火牙痛。上述4药，泡水漱口，也可以含后吞下，但因为较苦，多含漱。亦可代茶饮。使用时剂量不宜太大，一般每次泡用各1~3g即可。根据临床情况，可以加徐长卿。因此药也具有祛风止痛之效。白芷具有芳香气味，而麝香药源少，价格贵，所以有认为可以用白芷来代替麝香（见《医林改错评注》，人民卫生出版社，1976第75页）。此说可以作为临床选用的参考。

苍耳子　辛夷

【药性概述】

苍耳子：辛、苦，温。有毒。①发散风寒：用于外感风寒之头身疼痛，鼻塞流涕者。其发散风寒力弱，一般风寒感冒病证不多用，但因长于通鼻窍，兼能止痛。若感冒兼有鼻病者为宜。②宣通鼻窍：用于鼻塞不通，浊涕不止，难辨香臭，前额昏痛之证。③祛风除湿：用于风湿痹痛，关节疼痛，四肢拘挛等。亦用于风疹瘙痒。

辛夷：见白芷、辛夷药对。

【注意事项】

苍耳子煎服3~10g。或入丸散剂。炒后研去刺用，利于有效成分煎出，并可降低毒性。①血虚头痛者不宜用。不可过量。②苍耳全株均有毒，以果实毒性最强。毒性成分为苍耳苷，炒后可使其蛋白质变性，凝固在细胞中不易溶出而降低其毒性。

【药对主治】

1. 外感风寒头痛，鼻塞。

2. 各种鼻病导致的鼻塞不通，浊涕不止，不闻香臭。

【应用比较】

1. 均能宣通鼻窍，用于多种鼻病，善通鼻窍以除鼻塞，止浊涕，为治鼻塞不通，鼻渊要药，可配伍使用，如苍耳子散。单用力量较弱。

2. 均能发散风寒，因作用不强，临床极少将其作为解表药物使用，在使用过程中也只有当感冒出现鼻塞流涕，或者头昏痛才选用，主要是用来改善鼻部的临床症状。

3. 辛夷乃是治疗鼻病的专药。苍耳子略有祛风湿作用。

【用药体会】

笔者治疗鼻病，将苍耳子、辛夷为首选。白芷、细辛、鹅不食草亦为治疗鼻病之常用药，此五药为常用之宣通鼻窍药，对鼻渊之证见头痛鼻塞，不闻香臭，常流浊涕者效果好。

笔者认为苍耳子走窜之力较辛夷强，通鼻窍的作用亦强，但由于苍耳子有毒，所以一般认为辛夷乃是治疗鼻病的专药。笔者治疗鼻病的验方辛夷通鼻汤善治多种鼻病，组成：辛夷 10g；细辛 3g；白芷 10g，藿香 12g，黄芩 10g，芦根 30g，鱼腥草 15g，乌梅 10g，防风 10g，僵蚕 12g，仙鹤草 15g，枳壳 10g，天花粉 15g。功效：祛风散寒，宣通鼻窍。主治各种鼻病，如过敏性鼻炎所致鼻塞、流涕、头痛等；感冒引起的鼻塞等。结合现代医学的认知，鼻炎有过敏性一说，抗过敏一般选用乌梅、仙鹤草、防风、僵蚕。若鼻炎鼻塞加鹅不食草 15g，苍耳子 10g；若身体虚弱加黄芪 30g，肺气不宣加用桔梗 10g。

谷精草 木贼

【药性概述】

谷精草：辛、甘、平。①疏散风热：用于风热上攻所致头风头痛，目赤，羞明多泪。其轻浮升散，可疏散头面风热。②退翳明目：用于肝热或风热所致翳膜遮睛，视物昏花等。

木贼：见木贼、菊花药对。

【注意事项】

谷精草5~10g。煎服。阴虚血亏之眼疾者不宜用。

【药对主治】

1. 肝热或风热所致翳膜遮睛，视物昏花等。

2. 风热上攻所致头风头痛，目赤，羞明多泪。

3. 风热感冒。

【应用比较】

1. 均能清肝明目，用于肝热或风热所致翳膜遮睛，视物昏花等，可以同用。古代本草也用谷精草煎水外洗治疗眼睛疾患可以作为菊花的代用品。《本草纲目·卷十六》李时珍指出谷精草"凡治目中诸病，加而用之，甚良。明目退翳之功，似在菊花之上也。"临床主要是治疗眼科疾患，从临床来看，谷精草并不及菊花多用。古代本草也用谷精草煎水外洗治疗眼睛疾患者。可以作为菊花的代用品。木贼在明目方面较谷精草少用。

2. 均能疏散风热，用于风热上攻所致头风头痛，目赤，羞明多泪。亦用于感冒病证，但由于作用较弱，一般不作为解表药使用。木贼现多用于痤疮一类的疾患。

【用药体会】

古代本草认为木贼能治疗汗斑，粉渣，即是说具有美容作用。笔者尤其喜用其治疗面部疾患。通过多年的临床实践，笔者认为木贼的确能美容，从现在的应用来看，木贼对于面部疾患如青春痘，扁平疣，痤疮，蝴蝶斑，眼眶发黑有较好作用，其配伍香附、板蓝根、薏苡仁能治疗面部的扁平疣、痤疮。笔者验方薏苡仁消痤汤（方见茯苓、薏苡仁药对）配伍有木贼。木贼的作用与菊花很相似，二者均能疏散风热、退翳明目，为治疗眼睛疾病的常用药物，但菊花作用更好。《本草纲目·卷十五》云木贼："与麻黄同形同性，故亦能发汗解肌，升散火郁风湿，治眼目诸血疾也。"应该是木贼与麻黄同形而不同性。

羌活　白芷

【药性概述】

羌活：见苍术、羌活药对。

白芷：见白芷、辛夷药对。

【药对主治】

1. 外感风寒表证。

2. 头痛。

【应用比较】

1. 均能解表，用于风寒表证，可配伍同用，如九味羌活汤治疗外感风寒湿邪所导致的肌表无汗，四肢酸痛的病证，羌活解表较白芷多用。白芷具有芳香气味，据此可化湿，故化湿要方藿香正气散中配有白芷。

2. 均能止痛，具有良好的治疗头痛的作用，在部位上二者有所区别。羌活主治太阳经头痛，其疼痛性质较重，有云治疗头痛如裂的说法，白芷主治阳明经头痛，即前额疼痛，但又并不限于前额疼痛，对于其他部位的头痛也是可以选用的。

3. 羌活能祛风胜湿。白芷能宣通鼻窍，燥湿止带，活血排脓。

【用药体会】

羌活、白芷配伍同用，其治疗头痛作用加强，笔者体会，在兼有湿邪为患时选用二药作用明显。白芷治疗前额疼痛，羌活治疗整个头部疼痛，从止痛作用来看，羌活作用强。笔者对于因鼻病引起的头痛，白芷为首选，而羌活对于头部有紧张感则多用。

羌活　防风

【药性概述】

羌活：见苍术、羌活药对。

防风：辛、甘，微温。①发散风寒：用于风寒表证，如头痛，身痛，亦可用于风热表证。因其发散作用温和，亦用于肌表不固，汗出者。②祛风止痒：用于风邪闭郁肌表而致皮肤瘙痒。③胜湿止痛：用于风湿寒痹，肢节疼痛、筋脉挛急者。防风善祛全身风寒湿邪，但作用较平和。④祛风止痉：用于破伤风及内风所致项背强急，口噤，手足痉挛，角弓反张，四肢抽搐。本品祛风作用好。此外，炒炭又能止泻，用治腹痛、泄泻等证。总之，其辛而微温，甘缓不峻不燥，质松而润，祛风作用较好，为"风药之润剂""治风之通用药"。

【注意事项】

防风煎服 3~10g。血虚痉挛及阴虚火旺头痛者忌用。

【药对主治】

1. 外感表证发热恶寒，头痛，身痛。

2. 风湿痹痛。

3.疮疡痈肿。

【应用比较】

1.均能祛除风湿，治疗风湿痹痛，可以同用，如九味羌活汤、羌活胜湿汤。从力度来说，羌活性燥烈，作用强，侧重于治疗上半身的病变。防风作用平和，全身病变均可应用，其治一身尽痛，乃风药中润剂，祛风不损阴，性微温而润，可治多种风邪。李杲云："防风治一身尽痛，乃卒伍卑贱之职，随所引而至，乃风药中润剂也"。（引自《本草纲目·卷十三·防风》）这里云防风为风药中润剂的说法，是指在祛风解痉方面，则力量较弱，如用治破伤风，多作为辅助药，不能独任其功。防风临床随证配伍，可治多种风邪，故有风药中润剂的说法。

2.均能解表：常同用，如再造散中配伍有二药。从临床使用来看，防风多用。羌活的退热功效很好，用治风寒表证，在兼有头痛或骨节疼痛等证时更多用。张元素甚至认为防风"疗风通用……除上焦风邪之仙药"。（《医学启源·卷下·防风》）防风既能发汗，又能止汗，张元素治四时外感，表实无汗用防风配羌活等（九味羌活汤），这是取其发汗的作用。而防风配黄芪、白术，即玉屏风散，具有良好的止汗作用，方中黄芪实卫，得防风则使邪去而外无所扰，得白术以培中固里，所谓"发在芪防收在术"，内外兼顾，诚固表止汗之良方也。对于防风的止汗作用，在《日华子本草》《长沙药解》《本草正》等书中均有记载。羌活在解表方面的特点正如张璐所云为"非时感冒之仙药。"也就是说为治疗流行性感冒要药。若兼有湿邪者，羌活配伍苍术后作用加强。羌活的退热功效很好，用治风寒表证，而在临床上也是可以用于风热表证的，而且一般在热退之后无再度发热现象。羌活的发汗作用应紧密地与其祛风止痛功效结合起来，即在临床上用于风寒表证时，必须兼有头痛或骨节疼痛等证才考虑使用，如果无疼痛征象者，一般不选用。

3.均能治疗头痛，从部位来说，羌活多用治太阳经头痛，特点是善治整个头部疼痛，头痛如裂。防风善治整个头部的病变，作用平和。

4.羌活尤善治风湿痹痛。防风尚能止痒、止痉，炒炭止血。

【用药体会】

根据笔者个人的临床体会，羌活燥烈，偏治上半身的风湿病证，效果良好，配伍姜黄作用加强，现常用于颈肩部位的疾病（参看羌活、桂枝条）。防风治疗风湿，虽有此作用，多只作辅助药物使用。笔者更喜使用羌活治疗风湿痹痛。对于以风湿为主的病证，羌活、防风配伍同用可以加强作用。

羌活　独活

【药性概述】

羌活：见苍术、羌活药对。

独活：辛、苦，温。①胜湿止痛：用于风湿痹痛，肌肉、腰背疼痛。无论新久，均可应用。为治风湿痹痛之常药。亦用于少阴头痛，痛连齿颊。②发散风寒：用于外感风寒挟湿所致的头痛头重，一身尽痛。其解表力较弱，因其祛风，亦可用治皮肤瘙痒等证。

【注意事项】

独活煎服 3~10g。外用适量。阴虚有热或血虚痹证慎用。

【药对主治】

1.外感风寒表证。

2.风湿痹痛。

【应用比较】

1.均能祛风湿，用于风湿痹痛，一身尽痛，常同用，如羌活胜湿汤。羌活偏于散表浅的风湿，性燥而散，上行力大，善治上半身风湿，如蠲痹汤。独活偏于除深伏的风湿，专于下行，善治下半身风湿，如独活寄生汤，故有羌活祛游风、独活祛伏风之说。治疗全身的风湿痹痛常配合在一起使用。

2. 均可用治头痛病证，尤以风寒夹湿表证头痛多用，可以配伍同用，如败毒散。羌活主治头痛因于风寒者。独活治疗头痛，若属于肾的病变就可以选用。李梴《医学入门·卷二·治风门》认为独活"得细辛治少阴头痛"，又由于齿为骨之余，所以也用于下牙痛，因为下牙属于肾经部位。通常头痛连齿的病证将其作为首选。

3. 均能解表，但不作为首选药物，独活较羌活作用弱，如荆防败毒散、大羌活汤中配伍有二药。羌活的退热功效很好，较独活稍多用。《本草求真·卷三》云："羌有发表之功，独有助表之力。羌行上焦而上理，则游风头痛，风湿骨节疼痛可治，独行下焦而下理，则伏风头痛，两足湿痹可治。二活虽属治风，而用各有别，不可不细审耳"。比较客观地对二药的不同作用进行了区别。

4. 羌活性燥而散，祛风湿、发汗解表力较强。独活性较缓和，解表之力不及羌活，更多用治风湿痹痛。

【用药体会】

羌活、独活二者均能祛风湿，止痛，解表。根据二药的特点，笔者尤喜用羌活治疗颈椎病、肩周病变，验方颈椎舒筋汤（方见羌活、桂枝药对）配伍有羌活。而独活治疗腰椎病变则多用，验方杜仲强腰汤（方见杜仲、续断药对）配伍有独活。笔者验方蠲痹祛风汤配伍有二药。组成：当归15g，赤芍10g，川芎10g，羌活10g，独活10g，延胡索15g，黄芪30g，防风10g，姜黄10g，威灵仙15g，徐长卿15g，三七10g。功效：祛风通络，活血止痛。主治风湿痹痛，关节疼痛，肢体活动不利，身体烦痛，腰膝沉重，举动艰难。

羌活 桂枝

【药性概述】

羌活：见苍术、羌活药对。

桂枝：见白芍、桂枝药对。

【药对主治】

1. 外感风寒表证发热恶寒，头痛，身痛。

2. 风湿痹痛，尤以上肢病变多用。

【应用比较】

1. 均能解表，用于风寒感冒，对于发热，恶寒重的病证可选用，也可配伍使用，如再造散。应用羌活多须兼有头痛或骨节疼痛等证才考虑使用，如无疼痛征象者，多不选用，且退热作用好。若兼有湿邪者，羌活配伍苍术后作用加强。

2. 均能治疗风湿痹痛，二药走行人体上半身，作用较强，现在所云的颈椎病、肩周炎常选用二药。

3. 羌活善治头项脊背疼痛，重在温散。桂枝入血分，横行肢臂，善祛肩臂手指疼痛，重在温通。桂枝尚能通阳化气。

【用药体会】

羌活的发汗作用应紧密的与其祛风止痛功效结合起来，为治疗流行性感冒要药。在《伤寒论》中，张仲景在论述桂枝汤时，有"桂枝（汤）本为解肌"之说，后人在论述桂枝时一般也将桂枝的解表作用说成是解肌。所谓解肌，就是解散肌表之邪。在治疗表证方面，桂枝极少单独使用。

羌活、桂枝均能解表散寒，走行人体上半身，作用较强。笔者常用此配伍威灵仙、姜黄同用，治疗颈肩病证，头项强痛，止痛作用增强。故治疗脊背以及肩背为常用之药。若皮肤中有蚁走感，加入羌活收效显著。若冬季感到手指发凉则使用桂枝较好，当归四逆汤就取桂枝的温通作用。治疗颈椎病变，笔者验方颈椎舒筋汤有一定作用。组成：羌活 10g，姜黄 10g，威灵仙 15g，黄芪 30g，桑枝 30g 或桂枝 10g，赤芍 10g，当归 15g，延胡索 15g，鸡血藤 30g，葛根 15g，天麻 10g，三七 10g。功效：通经活络，化瘀止痛。主治颈肩关节部位疼痛。水煎服。或作丸散剂。

羌活　藁本

【药性概述】

羌活：见苍术、羌活药对。

藁本：辛，温。①发散风寒：用于风寒感冒轻证。本品功用与羌活相似，发散力弱，药力逊于羌活，常与羌活相须为用。长于达巅顶以发散风寒湿邪，尤为治疗巅顶头痛要药。②祛风胜湿：用于风湿肢节疼痛之证，作用弱于羌活。

【注意事项】

藁本煎服 3~10g。阴血亏虚、肝阳上亢、火热内盛之头痛者忌服。

【药对主治】

1. 外感风寒表证。
2. 头痛。
3. 风湿痹痛。

【应用比较】

1. 均能解表散寒，治疗外感表证所致恶寒发热，无汗，头痛项强，肢体酸楚疼痛，可配伍同用，如九味羌活汤，但羌活作用强，藁本用治外感表证较少应用。

2. 均能止痛，二药治疗头痛方面，在部位上有区别，羌活主治太阳经头痛，一般认为其偏治头痛如裂。藁本偏治厥阴经疼痛，也就是巅顶部位的头痛。

3. 均能祛除风湿，治疗风湿痹痛，如羌活胜湿汤配伍有二药。羌活为常用之祛风湿药物，善治上半身风湿痹痛，作用强，常用。藁本相对而言较少使用。

4. 羌活祛风胜湿止痛作用强，善治上半身风湿痹痛。藁本主治巅顶头痛。

【用药体会】

笔者喜用羌活、藁本治疗上半身病变，体会是藁本作用不及羌活好。颈椎病、肩周炎多选用羌活。藁本乃是治疗巅顶头痛的要药，对于各种头痛、颈椎病均可以选用。笔者在治疗风寒、风湿头痛方面选用羌活、藁本。

细辛　麻黄

【药性概述】

细辛：见干姜、细辛药对。

麻黄：见石膏、麻黄药对。

【药对主治】

1. 外感风寒表证。

2. 咳喘。

【应用比较】

1. 均能发散风寒，用治风寒感冒，可同用，如麻黄附子细辛汤，用麻黄解太阳之寒，用细辛、附子解少阴之寒，为治疗表里俱寒之名方，临床以麻黄多用。麻黄以风湿在表又有水湿为患者多用，如麻杏薏甘汤，而细辛则以痹证日久多用，如独活寄生汤。

2. 均能治疗咳喘，常用同用，如小青龙汤。小青龙汤主治外寒内饮证之恶寒发热、头身疼痛、无汗、喘咳、痰涎清稀而量多、胸痞、不得平卧，或身体疼重、头面四肢浮肿。《张氏医通》之冷哮丸中也配伍有此二药。麻黄平喘作用好，细辛化饮作用佳。

3. 细辛散寒止痛作用好，对于牙痛、头痛均有良好作用，又能宣通鼻窍。麻黄能宣畅肺气，又能利水消肿，散寒通滞。

【用药体会】

细辛、麻黄治疗咳喘常同用，此二药剂量均不宜过大。笔者多用炙麻黄，其剂量控制在 6g 为佳。关于细辛的剂量，《本草纲目·卷十三·细辛》引《本草别说》曰细辛："若单用末，不可过一钱"。《得配本草·卷二·细辛》曰："其性极辛烈。气血两虚者，但用一二分，亦能见效。多则三四分而止。如用至七八分以及一钱，真气散，虚气上壅，一时闷绝"。《本草求真·卷三·细辛》曰："所用止宜数分，过则气塞命倾"。以上本草所载细辛用量标准不超过一钱，均是指以根部入药者。所谓"细辛不过钱，过钱命相连"，但古人用细辛是将其研末服，现在多用其入煎剂，而入煎剂其有效成分并不一定全部溶于水中，而且溶于水中的有效成分不一定全部被人体吸收，所以细辛的剂量是可以稍大一点的，只是服法方面有所不同而已。细辛单用末时，其挥发油成分破坏极少，用小量即能麻痹呼吸中枢，引起窒息死亡。而入汤剂时，挥发油成分极少溶于水，且能随水蒸气蒸发，因此细辛挥发油在煎液中含量极低，即使大量使用也少有副作用。细辛用量的多寡及毒副作用，关键在于正确辨证。笔者使用细辛时剂量一般较书上记载的要大。

荆芥　防风

【药性概述】

荆芥：辛，微温。①发散风寒：用于风寒表证，如头痛、身痛。本品药性平和，微温不燥，芳香轻扬，长于疏散风邪，亦用于风热感冒。②止痒：用于皮肤瘙痒，因能祛风，其止痒效果好。③透散疹毒：用于麻疹透发不畅，可直接促使疹毒外透，其祛风解表之效，亦有助于透疹。④止血：用于吐衄、便血、崩漏等。止血须炒炭应用。此外，还可促使疮肿消散，用于疮肿初起而有表证者。荆芥茎穗同用而称荆芥，散全身之风邪，而荆芥穗则散头面部风邪。

防风：见羌活、防风药对。

【注意事项】

荆芥煎服 3~10g。不宜久煎。荆芥穗发汗之力大于荆芥。无汗生用，有汗炒用，止血炒炭用。肝风内动，麻疹已透，疮疡已溃者均忌用。

【药对主治】

1. 风寒感冒，恶寒发热、头痛无汗。亦治风热感冒。

2. 风疹瘙痒。

3. 面部扁平疣、蝴蝶斑、痤疮、雀斑。

4. 便血。

【应用比较】

1. 均能解表，治疗外感表证，常同用，如荆防败毒散、防风通圣散。若外感风邪导致的头痛也常配伍同用，如川芎茶调散。风热表证也可以使用，如宣毒发表汤。在解表方面，一般认为，荆芥宣散而疏风部位较防风更为表浅，如肌肤畏寒就可以选用之，故止嗽散中用了荆芥。所以有荆芥祛肌表之风的说法，而防风治疗的病变部位较荆芥要深一些，有防风祛肌肉之风的说法，也就是说当感冒导致肌肉酸痛者应用防风作用好。古代医家强调"用以防风之必兼用荆芥者，以其能入肌肤宣散故耳"。（见《本草求真·卷三》）《本草备要·草部·荆芥》云："荆芥，功本治风，又兼治血者，以其入风木之脏，即是藏血之地也。李士材曰，风在皮里膜外，荆芥主之，非若防风能入骨肉也"。按照古代医家认识，就是说治疗感冒，可以用荆芥也可以用防风，但应用防风则多要同时应用荆芥。治疗感冒，如麻黄配桂枝以发汗解表，也是取其相须为伍。但荆、防发散之力不如麻、桂，作用较为缓和。若属外感证，用麻黄、桂枝嫌热、嫌猛；用银花、连翘嫌寒、嫌凉时，荆、防用之最宜。荆芥与防风相配有达腠理、发汗散邪之效，二者相辅相成。荆芥、防风微温而不燥，对于风寒、风热表证均宜。荆芥透疹，而不云防风透疹，但在实际的应用当中，常常将二药配伍一起使用，只是荆芥作用强。具有透疹作用的药物中，多为寒凉之药，但荆芥性偏温。荆芥质轻透散，更偏走上焦，发汗之力较防风强，有类似于紫苏的作用，所以在古代本草中以"假苏"为正名。荆芥发汗作用强于防风。

2. 均能止痒，用于皮肤瘙痒病证，同用可以加强作用，如消风散。荆防败毒散也具有止痒之功，但临床上对于荆芥则使用得更多一些。所以有本草书籍中，云荆芥止痒，而不云防风止痒。

3. 关于祛风：二药通过解表可以祛风，但一般认为荆芥祛外风，也祛血脉中风邪，而防风既治外风，也治内风，如取防风解痉作用用治破伤风、惊厥、抽搐等，所以有防风祛内外之风的说法。从祛风的角度来说，防风作用要广一些，无论外风，内风，风寒，风热，风湿病证经配伍后均可使用，但祛风作用不强。

4. 关于止血：根据古今医家对于二药的认识，且炒炭均能止血，以下部出血为宜。若不炒炭用，则不具备止血之功。应分别书写荆芥炭、防风炭。治疗后阴出血可以同用。

5. 荆芥尚能消疮，透疹。防风尚能祛风止痉，炒炭止泻。

【用药体会】

荆芥、防风在解表方面常配伍同用，按照前代医家的认识，荆芥祛肌表之风，防风祛肌肉之风。笔者临床体会，荆芥、防风对于痤疮、蝴蝶斑、扁平疣、雀斑有一定作用，临床可以用来治疗面色晦暗，从而达到美白靓肤的作用。笔者有一首治疗痤疮的验方薏苡仁消痤汤（方见茯苓、薏苡仁药对），其中就配伍有荆芥、防风。《本草汇言·卷一》云："防风，辛温轻散，润泽不燥。能发邪从毛窍出，故外科痈疡肿毒、疮痍风癞诸证，亦必需也。"

香薷　麻黄

【药性概述】

香薷：辛，微温。①化湿和中：用于暑月贪凉饮冷所致脘满纳差，恶心呕吐，腹泻。乃夏月解表之药。②利水消肿：用于水肿，脚气。香薷有热服致呕的弊端，且其性温，饮者唯宜冷服，则无拒格之患。

麻黄：见石膏、麻黄药对。

【注意事项】

香薷煎服 3~10g。本品煎汤宜冷服，若热服恐致吐逆。暑热，表虚多汗者忌用。

【药对主治】

1.外感表证所致的发热、恶寒，头痛，身痛。

2.感受风寒兼有水液代谢失常所致身体上部的水肿，即风水水肿。

【应用比较】

1.均能解表，治疗外感表证，从发汗作用来看，麻黄作用强，称为发汗猛药，李时珍曰："性热而轻扬"。"张仲景治伤寒无汗用麻黄（汤），有汗用桂枝（汤）"。香薷乃夏月解表之药，如冬月之用麻黄。夏季解表可选用香薷，冬季选用麻黄。

2.均能利水消肿，用于阳水病证，但麻黄多用，其原因是：一是麻黄传统多用，《神农本草经·中品》即有记载，而香薷的使用稍晚。二是方剂配伍中麻黄常用，如《伤寒论》用麻黄治疗水肿，且有行之有效的方剂组成，如麻黄连轺赤小豆汤、麻黄杏仁薏苡甘草汤、麻黄加术汤等，而用香薷治疗水肿的代表方剂少。三是麻黄治疗水肿作用明显，尤其是既有外感表证又有水肿者效果确切，对于腰以上的水肿具有明显的作用。虽《本草衍义补遗》载香薷："有彻上彻下之功，治水甚捷。肺得之，则清化行而热自下。又云：大叶香薷治伤暑，利小便。浓煎汁成膏，为丸服之，以治水胀病，效"。李时珍也说"其治水之功，果有奇效"。从临床来看，其所谓治水甚捷，值得商榷，香薷治水肿只限于有外感病证。四是香薷的口感不好。

3. 香薷善能化湿解暑。麻黄发汗力强，且可宣肺平喘，散寒通滞。

【用药体会】

香薷、麻黄功效相似，也可配伍同用，麻黄作用强。香薷虽曰芳香，其实香气不正，其味道并不好闻，所以临床用之并不多，主治阴暑证。故在暑天因乘凉饮冷所引起的怕冷、发热、无汗及呕吐、腹泻等证，可以选用。所谓阴暑证是暑天感受暑热邪气以后又贪凉饮冷导致疲倦、乏力、头昏、头痛等。临床用于祛暑解表时必须具备怕冷及无汗的症候。如属暑湿兼有热象者可以选用。至于暑热引起的大汗、大热、烦渴等证就不适合了。笔者个人在临床上更习用麻黄，主要与传统用药、习惯用药有关。麻黄善走肌表，宣畅气机，表散外邪，疏泄肺郁，故耳闭、耳鸣、耳聋者常加用麻黄3g以奏效。

香薷　紫苏

【药性概述】

香薷：见香薷、麻黄药对。

紫苏：见砂仁、紫苏药对。

【药对主治】

1. 外感表证所致的发热、恶寒，头痛，身痛。

2. 湿浊阻滞所致恶心，呕吐。

【应用比较】

1. 均能解表，气味芳香，治疗外感表证发热恶寒，头痛身痛。夏季若既有外感表证，又有湿浊内犯时可以选用之。紫苏虽能发汗，但作用不强，较麻黄、桂枝作用平和，而香薷在解表方面多限于夏季使用。

2. 均能止呕，治疗湿浊阻滞所致恶心，呕吐病证，香薷重在祛除湿浊。紫苏主要通过行气，使脾胃气机舒缓流畅，从而达到治疗目的。紫苏常与黄连同用。如黄连苏叶汤。

3. 紫苏尚能解鱼蟹毒，安胎。香薷尚能化湿解暑，利水消肿。

【用药体会】

香薷、紫苏芳香，可用于风寒表证，但紫苏多用，发汗力强于香薷。紫苏虽云其行气宽中，但力量并不强。取其行气之功，如半夏厚朴汤中配伍有本品，原方虽用的是苏叶，笔者习惯上喜用紫苏梗。紫苏具有芳香味，有香口除臭的作用，临床若口臭，或出气臭秽，可以配伍白豆蔻、藿香等香口除臭之品同用。

桂枝 甘草

【药性概述】

桂枝：见白芍、桂枝药对。

甘草：见甘草、大枣药对。

【药对主治】

1. 发汗过多，心悸。

2. 奔豚证。

【应用比较】

1. 桂枝辛温助阳通脉，配甘草补益心阳，二药药对，辛甘助阳，扶阳补心，止汗宁心，平冲降逆，温阳补虚，使心阳得复，则悸动自止。"发汗过多，其人叉手自冒心，心下悸，欲得按者，桂枝甘草汤主之。"阳气虚弱亦不仅心悸一症，头晕，耳聋，失眠，脉微细，但欲寐，倦怠懒言，喜温畏寒，动则短气、汗出亦为应有之症，故皆可用桂枝甘草汤治之。以桂枝、甘草组方的还有如苓桂术甘汤、桂枝甘草龙骨牡蛎汤、桂枝加桂汤，茯苓甘草汤、炙甘草汤、茯苓桂枝甘草大枣汤诸方。

2. 桂枝发表散寒，温经通脉，通阳化气，既入气分，又入血分，透达营血，主要之功在于温通。甘草补气，清热解毒，润肺止咳，缓急止痛，调和药性。

【用药体会】

桂枝、甘草乃张仲景的经典配伍用药，此温补心阳之方也，方中桂枝用量倍于炙甘草，桂枝味辛性温，入心通阳。炙甘草甘温，益气补中。二者组对配伍，辛甘化阳，补益心阳。此方是温心阳之基本方，药味专捷。根据临床应用来看，现用其治疗心动过缓，心律失常，心肌缺血，冠心病等。亦用于胃及肠道多种疾病。笔者对于心阳不足证将桂枝视为要药，为防止桂枝温通作用太甚或动血，常配甘草，或重用白芍以制约桂枝温行。

柴胡　升麻

【药性概述】

柴胡：见青蒿、柴胡药对。

升麻：见升麻、葛根药对。

【药对主治】

1. 外感表证。

2. 中气下陷之内脏下垂。

【应用比较】

1. 均能解表，用于外感风热的病证，但升麻临床用之很少。柴胡因退热作用好，乃是常用之品，对于风寒病证也可以配伍使用。

2. 均能升举阳气，升麻作用更强，同用以增强作用，多配伍益气之品，如补中益气汤，可以治疗内脏下垂。现临床上使用补中益气汤时，多同时配伍枳实、茺蔚子，其升提力量会更强，取欲升先降的特点。

3. 柴胡尚能疏肝解郁。升麻尚能清热解毒，透疹。

【用药体会】

柴胡、升麻配伍应用具有良好的升提作用，主治内脏下垂。升麻因为升提作用强，在临床上一般剂量不能太大，尤其是阳亢患者，使用时应小心谨慎。所以古代本草书中就有告诫痰壅气上有汗者勿用。但对于气虚下陷的病证则又可稍大剂量。在取升麻治疗面部疮疡时，剂量不能太大，否则会引起症状加重，面部疮疡更加明显。笔者体会，若少佐沉降药物，有相反相成之妙。

柴胡　黄芩

【药性概述】

柴胡：见青蒿、柴胡药对。

黄芩：见半夏、黄芩药对。

【药对主治】

1. 少阳病之寒热往来，口苦，咽干，目眩，胸胁苦满，心烦喜呕等。

2. 胁肋疼痛。

3. 湿温病证。

4. 疟疾。

【应用比较】

1. 均治疗少阳病证，少阳病是邪气既不在表，又不在里所表现的一种特殊的发热形式，即所谓寒热往来。柴胡清表热，黄芩清里热，以达到清除半表半里的邪气，当同用才具有此作用，即小柴胡汤的配伍应用。此方寒热并用，升降协调，外可驱邪，内可运转枢机，而达到和解少阳之功，若单用其中之一，则不具备和解作用。柴胡、黄芩同用，云"和解少阳"或"和解退热"，这是配伍以后所产生的作用。小柴胡汤主治"寒热往来，胸胁苦满，心烦喜呕"，少阳为三阳之枢，一旦邪犯少阳，枢机不利，疏泄失调而症见寒热往来，胸胁苦满，不欲饮食，心烦喜呕，口苦，咽干，目眩。柴胡辛散苦泄，芳香升散，疏泄透表，长于疏解半表半里之邪，为治疗少阳病之要药。《药品化义·卷十一》云："所谓内热用黄芩，外热用柴胡，为和解要剂"。大柴胡汤亦将二药配伍同用。二药同用再同时配伍散寒之品也用于风寒感冒，如柴葛解肌汤。

2. 均治疗疟疾，根据柴胡、黄芩和解少阳的配伍特点，故用于疟疾发热。也治疗胸膈痞满，口苦嗌干，以达到透达膜原，泄热清脾，如柴胡达原饮、清脾饮均将二药配伍同用。

3. 柴胡尚能解表退热，疏肝解郁，根据祛少阳之热的特点，又能截疟。黄芩尚能清热燥湿，泻火解毒，清泻肺热，安胎。

【用药体会】

柴胡、黄芩为和解少阳的药对，单用其中一味不能云和解少阳，故寒热往来者二药需要配伍应用。根据小柴胡汤主治心烦喜呕的特点，笔者认为黄芩清胆热作用好，具有良好的止呕作用，主要是治疗肝胆疾病所致病证。其与黄连止呕的区别，黄连则主要是治疗胃热呕吐。现中药书籍并不载黄芩止呕之功，笔者在临床中凡见到属于肝胆疾患呕吐者，则选用黄芩而不用黄连。黄芩清肺热作用好，由于鼻病与肺有密切的关系，故治疗鼻病多选用黄芩。

柴胡　银柴胡

【药性概述】

柴胡：见青蒿、柴胡药对。

银柴胡：甘、微苦，微寒。①清退虚热：用于骨蒸劳热，潮热盗汗。②清热除疳：用于小儿疳积发热，腹大消瘦，毛发焦枯。

【注意事项】

银柴胡煎服3~10g。外感风寒、血虚无热者慎用。

【药对主治】

发热病证。

【应用比较】

1. 均能清热，治疗发热病证，但途径不同。银柴胡为清退虚热常用之品，走血分。柴胡入气分，乃和解退热，配伍黄芩同用，主要退实热，若同鳖血炒亦能退虚热，但现在临床少用。柴胡主升，银柴胡主降。柴胡分北柴胡、南柴胡，北柴胡偏于和解退热，南柴胡偏于疏肝解郁。处方上单写柴胡，即付给北柴胡。成药制品中的柴胡，也以北柴胡为主。

2. 柴胡轻清升散，升阳举陷，发散风热，疏肝解郁。银柴胡清退虚热，清除疳热，其凉血而无升散之性，退热而不苦泄，理阴而不升腾，为退虚热专药。

【用药体会】

在退热方面，柴胡、银柴胡可以同用。柴胡主升，银柴胡主降，对于阳升阳亢病证是不能使用柴胡的，否则会加重病情，现在所说的高血压疾患，在使用柴胡时应持谨慎态度，而银柴胡则无此弊端。对于虚热病证，银柴胡乃是常用之品。

柴胡　薄荷

【药性概述】

柴胡：见青蒿、柴胡药对。

薄荷：见青蒿、薄荷药对。

【药对主治】

1. 外感风热表证。

2. 肝气郁结之胁肋胀痛，情志抑郁。

【应用比较】

1. 均能疏肝解郁，用于肝气郁结，不得疏泄，气郁导致血滞，胁肋疼痛，常同用，如逍遥散。根据古代经验，柴胡一般要同时配伍白芍同用，如四逆散、柴胡疏肝散。若取柴胡疏肝时，剂量不能太大。《医学衷中参西录·药物》云：薄荷"其力能内透筋骨，外达肌表，宣通脏腑，贯串经络，服之能透发凉汗，为温病宜汗解者之要药。若少用之，亦善调和内伤，治肝气胆火郁结作痛，或肝风内动，忽然痛痉瘈疭，头疼、目疼，鼻渊、鼻塞，齿疼、咽喉肿疼，肢体拘挛作疼，一切风火郁热之疾，皆能治之。"薄荷为疏肝要药。从应用来看，与柴胡配伍以后作用加强。《本草新编·卷三》云："薄荷，不特善解风邪，尤善解忧郁，用香附以解郁，不若用薄荷解郁之更神也"。"薄荷入肝胆之经，善解半表半里之邪，较柴胡更为轻清。"这是认为薄荷疏肝解郁较之柴胡更佳，不过使用薄荷剂量不能太大，因具有发汗作用，以免伤阴。从临床来看，取疏肝解郁作用，柴胡较薄荷还是要多用一些。

2. 均能解表退热，治疗外感表证。柴胡退热作用好，既可用于表证发热，又可用于邪在少阳发热，即寒热往来。薄荷退热主要是通过发汗使邪气从外而解，发汗作用强，以风热表证多用。

3. 柴胡尚能升举阳气。薄荷发散作用优于柴胡，尚能芳香化湿、透疹、利咽。

【用药体会】

柴胡、薄荷配伍应用疏肝作用增强。对于柴胡的使用，有认为将其重用之则不发汗而消面唇肿，笔者以为此说不妥。若颜面部肿多属热邪，柴胡升提作用尤强，取火郁发之不宜用柴胡，而应用升麻、牛蒡子具有清热解毒之品，此二药也不能量大。即使治疗其他疾病，对柴胡的量也应把握好，尤其是肝阳上亢更不可妄用。根据考证，张司农《治暑全书》有柴胡劫肝阴之说，清代温病学家也有此认识，对此医家有不同的看法，认为柴胡并非劫肝阴之药，柴胡功擅发表退热，对于外感发热有良好的效果，并且用量大。还有一种观点，就是北柴胡不劫肝阴，而南柴胡劫肝阴，通常处方中书"柴胡"，药房付给的是北柴胡，故云柴胡不劫肝阴。南柴胡偏于疏肝解郁；北柴胡偏于解表退热、升阳。笔者在临床中亦喜用柴胡治疗多种肝病，未见有伤阴之害，不可囿于柴胡劫肝阴而不敢使用。

浮萍　麻黄

【药性概述】

浮萍：辛，寒。①疏散风热：用于风热感冒，发热无汗等证。若风寒感冒，恶寒无汗，也可应用。本品质轻上浮，发汗力量较强。②透发麻疹：用于麻疹初起，疹出不畅。③祛风止痒：用于风邪郁闭肌表，风疹瘙痒以及其他皮肤瘙痒。④利尿消肿：用于水肿尿少兼风热表证者为宜。其上可开宣肺气而发汗透邪，下可通调水道而利尿消肿。

麻黄： 见石膏、麻黄药对。

【注意事项】

浮萍煎服 3~10g。外用适量，煎汤浸洗。表虚自汗者不宜使用。

【药对主治】

1. 外感表证。

2. 水肿，小便不利。

【配伍应用】

1. 均能解表，在治疗外感表证方面为作用强的解表药，只是麻黄性质偏温发散风寒，浮萍性质偏寒发散风热。也可以同用于感冒病证。临床以麻黄多用。

2. 均能利水消肿，由于具有发散作用，主要是用于人体上半身的病变，又因为《伤寒论》中使用麻黄频繁，所以后世多用麻黄，而少用浮萍。《本草求真·卷四·浮萍》云："古人谓其发汗胜于麻黄，下水捷于通草，一语括尽浮萍治功"。

3. 浮萍尚能透疹，祛风止痒。麻黄尚能宣肺平喘，散寒通滞。

【用药体会】

浮萍、麻黄作用相似，浮萍具有较强的解表作用，类似于麻黄的发汗特点，其上可宣肺气而发汗透邪，下可通调水道而利尿消肿，临床可代麻黄使用，只是药性不同。由于浮萍利水作用较好，现常用其治疗肾炎水肿。浮萍作为内服药使用主要是利水消肿，而外用治疗瘙痒一般是将其煎水外洗，比内服效果更好一些。浮萍作为内服药使用主要是利水消肿，用于水肿病证，《神农本草经·中品》认为"久服轻身"，所以肥胖者可以选用。外用治疗瘙痒一般是将浮萍煎水外洗，比内服效果更好一些，浮萍具有两大特点，一是发汗，二是利水，水湿消则能减肥。

浮萍　薄荷

【药性概述】

浮萍：见浮萍、麻黄药对。

薄荷：见青蒿、薄荷药对。

【药对主治】

1. 外感风热表证。

2. 麻疹透发不畅，风疹瘙痒。

【应用比较】

1. 均能疏散风热，用于外感风热所致发热，头痛鼻塞，发汗力量均较强，薄荷发汗作用更强，且薄荷多用，如银翘散、桑菊饮中均配伍有薄荷。

2. 均能透疹止痒，用于风疹瘙痒，麻疹初起，疹出透发不畅。除作为内服药使用以外，也可煎水外洗、外泡。

3. 浮萍尚能利水消肿。薄荷尚能疏肝解郁，芳香化湿，利咽。

【用药体会】

浮萍、薄荷为解表作用较强之品，使用时剂量一般不大。浮萍作为内服药更多是取其利水消肿，而外用治疗瘙痒一般是将其煎水外洗，比内服效果更好一些。 文献记载浮萍具有驱蚊的特点，可以选用。《普济方》共载 16 首驱蚊方，其中以浮萍组方驱蚊的方子有 6 首，制备简单，取材常见，可灵活采用。最简单的方法是取浮萍阴干，烧烟，即可。

桑叶　菊花

【药性概述】

桑叶：苦、甘，寒。①疏散风热：用于外感风热或温邪犯肺所致发热，咳嗽，咽痒等证。亦用于肺热及燥热伤肺之咳嗽，咳血。本品疏散风热作用较为缓和。②清肝明目：用于风热或肝火上炎所致之目赤肿痛，视物昏花，视力减退。③平抑肝阳：用于肝阳上亢所致眩晕，头痛，烦躁易怒等。本品清肝兼能平肝，作用不强。此外凉血止血：但作用很弱。

菊花：见木贼、菊花药对。

【注意事项】

桑叶煎服6~15g。清肝热宜生用，清肺热宜炙用。寒性体质者不能过量。

【药对主治】

1. 外感风热表证，咳嗽。

2. 肝阳上亢所致眩晕，头痛，烦躁易怒。

3. 风热或肝火上炎所致之目赤肿痛，视物昏花，视力减退。

【应用比较】

1. 均能解表，治疗外感风热表证，或温病初起所致发热，微恶风寒，咳嗽，头痛，咽喉肿痛，常同用，如桑菊饮。桑叶质轻，治疗风热感冒作用并不强，为临床常用之品。对于燥热伤肺，咳嗽咽干之证，也可选用，如清燥救肺汤。由于能治疗感冒，故认为能发汗。此作用桑叶较菊花强。

2. 均能平肝，用于肝阳上亢所致头晕目眩，肝肾不足所致视物昏花。对老年患者头晕耳鸣，肢体麻木有效。亦用于体虚致眩晕者。此作用以菊花强。

3. 均能清肝明目，用于风热上攻或肝火上炎所致的目赤肿痛，以及肝肾精血不足，目暗昏花等证。菊花历来有眼疾要药之称，芳香不燥烈，主治头风头眩，眼睛疲劳，目赤泪出，视物昏花，头痛耳鸣，咽喉肿痛，疮毒等病证。诸风掉眩，皆属肝木，凡是祛风药先入肝，肝开窍于目，故眼睛疾病将菊花作为首选。在临床中，可以将菊花单独泡水服即有一定的效果。

4. 桑叶尚能润肺。菊花能清热解毒。

【用药体会】

桑叶、菊花为常用的药对，除具有上述相似功效外，笔者认为二药具有美容作用，可以治疗面部痤疮，黄褐斑。笔者验方薏苡仁消痤汤（方见茯苓、薏苡仁药对）即配伍有二药。桑叶能乌发，用之洗头具有祛头油、止痒、祛头皮屑的作用，验方二桑洗发水配伍有此药。组成：桑叶 50g，桑白皮 50g，生山楂 50g，侧柏叶 50g，制首乌 50g。功效：祛屑止痒，除油生发。将上述药物一起放水中浸泡半小时，水煎，烧开后再煎半小时，过滤，待水温降低至人体能耐受时，以此水煎液洗头，每次 20~30 分钟。洗之前不用任何洗发液洗头，洗后不要用水冲洗头部，待头上水分自然干。

菊花　决明子

【药性概述】

菊花：见木贼、菊花药对。

决明子：见石决明、决明子药对。

【药对主治】

目赤肿痛，视物昏花。

【应用比较】

1. 均能清肝明目，用于肝热所致目赤肿痛，视物昏花，迎风流泪等，可以同用，如石斛夜光丸。菊花更多用，作用也更好一些。取决明子、菊花明目作用，可以将其泡水饮服，也可以用其作为枕头使用。

2.菊花能疏散风热，平抑肝阳，清热解毒。决明子能润肠通便。

【用药体会】

菊花、决明子具有良好的明目作用。笔者对于目疾病证，常将二药配伍同用，作用较单用效果好。笔者认为决明子具有良好的减肥瘦身作用，尤喜用之，久服无虞。决明子有很好的通便作用，且通便并不损伤正气，可以将决明子泡水服。在治疗肥胖病方面一定要保证大小便通畅，而决明子通便，正符合此特点，并有降血脂的作用。因决明子药材外面有一层皮，以大火干炒，直到表面酥脆，散发香浓气味再改以中小火炒，这样便于有效成分被煎煮出来。但久煎后，通便作用减弱，故提倡微炒后用。二药亦可做枕头，验方菊花药枕配伍有二药。组成：桑叶500g，菊花1000g，决明子500g，谷精草500g。功效：清肝明目，平降肝阳。主治高血压引起的头痛，头昏，目眩，失眠，情绪不稳，烦躁。阴亏所致的视物昏花，流泪，头痛，脑胀。使用方法是先将菊花放容器密闭后置蒸笼蒸2个小时，以蒸死菊花中可能带有的虫卵，取出晾干，再与其余三药一同置于枕头中使用。使用注意：当枕头使用一段时间后，需要进行晾晒，以防发霉。诸药也可打粗粉作为枕芯。外以枕套套之。

菊花　野菊花

【药性概述】

菊花：见木贼、菊花药对。

野菊花：苦，寒。①清热解毒：用于疮痈疔肿，咽喉肿痛证。

本品善解毒，清热解毒之力强于菊花，为治热毒疮痈之良药。②清泻肝火：用于目赤肿痛，头痛眩晕证。

【注意事项】

野菊花煎服 10~15g。外用适量。苦寒之性较重，脾胃虚寒者慎用。

【药对主治】

1. 热毒疮疡。

2. 目赤肿痛，头痛眩晕。

【应用比较】

1. 均能清热解毒，用于各种热毒病证，如疮疡，咽喉肿痛。野菊花长于解毒消痈，用于热毒疮痈疔毒肿痛，为外科痈肿要药，如五味消毒饮，作用强于菊花，有"真菊延龄，野菊泄人"的说法，意思是说，菊花可以延年益寿，而野菊花苦味较重，偏于治疗实热之证。

2. 均能清泻肝热，用于肝热目赤肿痛，头痛眩晕。菊花对于实证、虚证均可以使用，尤宜于视物昏花病证，而野菊花因泻火作用强，主要用于实证。

3. 菊花具辛散之力，长于清热疏风，上焦头目风热证多用之。菊花入药者主要分为两种，即白菊花和黄菊花，白菊花偏于治疗肝热目赤，清肝作用好。通常所云菊花指的是白菊花，但也可用黄菊花代用。野菊花长于解毒消痈，为痈肿疮毒要药。

【用药体会】

笔者在临床上尤其喜将菊花、野菊花配伍同用治疗面部痤疮、扁平疣，若面部热毒重，同用作用加强。在治疗眼睛疾病方面，野菊花既可以作为内服药物使用，也可以将其煎水后外洗。野菊花的苦味较重，内服时使用剂量不宜过大。对于面部热毒疮疡也可以选用野菊花，若面部疮疡明显，可在薏苡仁消痤汤中加入野菊花以解毒。

麻黄　桂枝

【药性概述】

麻黄：见石膏、麻黄药对。

桂枝：见白芍、桂枝药对。

【药对主治】

1. 外感表证所致的发热、恶寒，头痛，身痛。

2. 水肿。

3. 风湿痹痛等。

【应用比较】

1. 均能发散风寒，用于外感风寒表证之恶寒，发热，头痛，身痛等证，同用作用加强，如麻黄汤。麻黄的发汗作用强于桂枝，二药配伍同用，为辛温解表重剂。麻黄用于无汗之表证，开腠理，散寒邪，对于恶寒发热，四肢疼痛，作用突出。桂枝无论有汗、无汗的表证均可使用，如桂枝汤。从发汗的力度来看，麻黄作用强，历来将麻黄作为解表第一要药，素有发汗峻剂的说法。若将麻黄、桂枝配伍同用后，具有协同作用，发汗作用大大加强，有麻黄无桂枝不汗之说。但二药配伍在一起应用并非一定就是发汗，小青龙汤中就同时配伍此二药，并不是取其发汗，而是用其治疗喘息。小青龙汤中的麻黄、桂枝辛散，但同时配伍芍药、五味子具有收敛作用的药物，以酸收之性抑制麻、桂发散，这是经过配伍又改变了其辛散特性。麻黄走气分，治疗的病变部位较桂枝要浅。麻黄重在辛散，所以多炙用。桂枝具有直接入血分的特点，所以当应用桂枝不当时，若血分有热就会导致流鼻血、牙龈出血等动血现象，因此应用桂枝常常配伍白芍以防其辛散太过或动血。《汤液本草·卷下·麻黄》总结为"麻黄治卫实之药，桂枝治卫虚之药。"这里的卫虚并非真正的卫表虚，而是针对麻黄而言的。总之，麻黄重在辛散，取其味；桂枝主在温通，取其性。

2. 均可治疗水肿，可同用。麻黄主治腰以上水肿，如越婢汤主治风水恶风，一身悉肿。桂枝主治阳气不化之膀胱蓄水病证，如五苓散主治外感风寒，内停水饮所致的发热头痛，烦渴饮水，小便不利，蓄水等。从治疗水肿方面来说，桂枝更多用。

3. 均可治疗风湿痹痛，用麻黄者，如《金匮要略》之麻黄杏仁薏苡甘草汤，从临床来看，麻黄相对较少应用，一般以湿邪为重者可以选用。桂枝为治疗风湿痹痛的常用药物，尤以上肢肩臂疼痛为要药，且通行作用强，现在颈椎病、肩周炎其为首选。根据中医理论"以枝走肢"的说法，对于上肢的疼痛、麻木、肿胀、活动不利，桂枝为常用之品。麻黄、桂枝相伍，桂枝用量大于麻黄，取其通络，此乃"轻可去实"之义。

4. 麻黄又能宣肺平喘，利水消肿，重在宣散，取其味。桂枝温经通脉，通阳化气，主在温通，取其性。

【临床体会】

笔者对于麻黄、桂枝在解表方面的作用，一般不首选之，这可能与笔者所处江汉平原的地理位置有关。在具体应用中，将其同用者主要不是用其发汗，而是根据张仲景小青龙汤的用法，用麻黄、桂枝来治疗咳喘病证。①在治疗咳喘方面主要是以麻黄为主，具体使用时，一般不用生麻黄而用炙麻黄。蜜炙后治疗咳喘作用加强，且不耗气。炙麻黄的剂量控制在 10g 以内，笔者有一首治疗咳喘的验方一二三四五六汤（方见杏仁、苏子药对）配伍有炙麻黄。②在治疗风湿病证方面，也可以将二药配伍同用，但此时应以桂枝为主，麻黄辅之，这是因为桂枝温通作用好，能促进气血的运行，有利于风寒湿邪的消除，但由于桂枝容易动血，剂量要控制在 12g 以内。笔者对于颈椎病、肩周病变常将其为首选。在治疗风湿疼痛方面，笔者有一首验方，命名为麻桂止痛液。组成：麻黄 30g，桂枝

30g，细辛 20g，苏木 30g，延胡索 30g，刘寄奴 30g，威灵仙 30g，海桐皮 30g，艾叶 50g，黄精 30g，樟脑 10g，冰片 2g。功效：温经止痛，活血通络。全方以止痛为要点。主治身体各个部位的疼痛，如跌打损伤、骨质增生等。使用方法是煎水热敷或浸泡（不去药渣）。每次半个小时。此药方的煎液，1 剂药可以连续应用 3~4 天。使用时若皮肤有破损，外泡时间不宜过久。在使用麻桂止痛液时，其中黄精不能少，因麻桂辛燥，容易导致皮肤干燥，而黄精润燥，可以抑制麻桂导致的皮肤干燥。

葛根　丹参

【药性概述】

葛根：见木瓜、葛根药对。

丹参：见丹参、川芎药对。

【药对主治】

1. 瘀血病证，如心胸部疼痛、胸痹。

2. 脑梗病变。

3. 降血糖。

【应用比较】

1. 二药均能活血化瘀，治疗心脑血管疾病，现认为均有扩张血管的作用，能疏通血脉，改善心脑血管的畅通，用于胸痹心痛，头晕目眩。

2. 葛根生津止渴，能改善口干口渴病证，丹参改善血液循环不畅，配伍应用使血脉流畅，用于瘀血消渴，亦能降低血糖。

3. 葛根疏散风热，透发麻疹，升阳止泻。丹参乃活血常用药，尤善治疗胸痹心痛，凉血除烦，消痈。

【用药体会】

葛根、丹参现同用于心脑血管疾病，笔者对于高血压、心胸部病变所致胸痹常将二药配伍同用，使用时丹参剂量要大一些，笔者验方丹参活血汤（方见丹参、川芎药对）配伍有二药。现在认为胸痹的产生与高血压、高脂血症、糖尿病、肥胖、痛风、饮食、寒冷刺激、不良情绪、遗传因素、年龄、性别、吸烟、不运动等因素有关。冠心病是中老年人的常见病和多发病，患者平时容易疲倦乏力，四肢沉重，食欲不振，痰多气短，失眠心烦、心悸头晕、腰膝酸软等。胸痹者，脉络不通，气虚血瘀或气滞血瘀，是此病的主要病理基础。活血化瘀是治疗冠心病的通则，故选用丹参、葛根疏通血脉。二药亦能降血糖。

葛根　桂枝

【药性概述】

葛根：见木瓜、葛根药对。
桂枝：见白芍、桂枝药对。

【药对主治】

太阳阳明中风恶风汗出，项背强痛。

【应用比较】

1.均解肌发表，相须配伍治疗外感风寒表实证，恶寒发热，头痛，项背强痛，身痛无汗，上肢酸胀麻木，如桂枝加葛根汤，葛根汤。现临床用于治疗感冒、颈椎病、风湿性关节炎等。

2.葛根疏散风热，生津止渴，透发麻疹，升阳止泻，为治疗项背强痛要药。桂枝发表散寒，温经通脉，通阳化气，为治疗上肢及肩臂痹痛要药。

【用药体会】

葛根、桂枝均为解表之品，但药性不同，却可以配伍同用以解表，治疗恶风汗出，二药尤擅长治疗上肢、颈肩部位病变，笔者对于这些部位病变多同时使用。《伤寒论》中，张仲景在论述桂枝汤时，有"桂枝（汤）本为解肌"之说，后人在论述桂枝时一般也将桂枝的作用说成是解肌，此处解肌实际就是解表的意思，所谓解肌，就是解散肌表之邪。《本草纲目·卷三十四》李时珍曰："麻黄遍彻皮毛，故专于发汗而寒邪散，肺主皮毛，辛走肺也。桂枝透达营卫，故能解肌而风邪去，脾主营，肺主卫，甘走脾，辛走肺也"。在《伤寒论》中由于葛根汤主治风寒伤及太阳经腧病证，也可以治疗风寒表证，因此寒热表证均可应用，能祛肌肉之邪，开发腠理而出汗。古云桂枝、葛根所谓解肌就是解表之意。

葱白　生姜

【药性概述】

葱白：辛，温。①发散风寒：用于风寒感冒，恶寒发热之轻证。其辛温不燥烈，发汗不峻猛，药力较弱。②散寒通阳：用于阴盛格阳，脉微欲绝，面赤，下利，腹痛。亦可单用捣烂，外敷脐部，再施温熨，治阴寒腹痛及寒凝气阻，膀胱气化不行的小便不通。此外，葱白外敷有通络下乳，可治乳汁淤滞不下，乳房胀痛，以及疮痈肿毒。

生姜：见生姜、茶叶药对。

【注意事项】

葱白煎服 3~10g。外用适量。过多食用会损伤视力。

【药对主治】

外感风寒病证。

【应用比较】

1.均能解表，用于外感风寒病证，作用较弱，可以配伍使用，如葱白七味饮。二药药肆多不备，在家庭中常用生姜配伍葱白以治疗轻微的感冒，或作预防使用，一般用开水冲泡即可。

2.葱白散寒通阳。生姜解表作用强于葱白，尚能解毒，温胃止呕，乃呕家圣药。

【用药体会】

葱白、生姜药食两用，作用较平和，一般在家庭中使用，如被雨水淋后，可以葱白、生姜煎水内服，有治疗和预防的作用。临床所用的葱白指的是小葱的白色部分。也有用大葱者。小葱的医疗作用要好一些。两味食物可以作为调味品应用，一般家庭中也有备用，经常食用姜葱也有预防感冒的作用。

葱白　苍耳子

【药性概述】

葱白：见葱白、生姜药对。

苍耳子：见苍耳子、辛夷药对。

【药对主治】

外感表证。

【应用比较】

1.均能发散风寒，力弱，用于风寒感冒轻证，但通窍作用好，若感冒又有鼻塞不通者可以选用。

2.葱白为治格阳良药。苍耳子宣通鼻窍，为治鼻疾要药。

【用药体会】

葱白、苍耳子虽能治疗外感表证，但因作用较弱，少用。苍耳子乃宣通鼻窍的要药，用于鼻渊头痛，不闻香臭，时流浊涕，笔者认为其通鼻窍作用良好。临床上也可以将苍耳子、鹅不食草、冰片、白芷、辛夷、薄荷各适量，研末，吹鼻，治疗鼻塞，流涕。

葱白　桂枝

【药性概述】

葱白：见葱白、生姜药对。

桂枝：见白芍、桂枝药对。

【药对主治】

外感表证。

【应用比较】

1. 均能解表，用于外感表证，桂枝作用强，葱白作用弱。

2. 均能通阳：适应病证不相同。葱白通阳，主治阴阳格拒，上热下寒之厥逆，下利之戴阳、格阳证，常配资助阳气之附子、干姜等同用。桂枝通阳作用范围广，可用于胸阳不振之胸痹心痛，阳气不行，水湿内停所致的痰饮，蓄水，亦能温阳而流畅气血。

3. 葱白能解毒，通乳。桂枝能温通经脉。

【用药体会】

葱白在治疗感冒方面，因作用弱，多只作辅助药物使用。临床所用之葱白指的是小葱的白色部分。为什么说是小葱呢？《千金要方·卷二十·膀胱腑·胞囊论第三》记载："凡尿不在胞中，为胞屈僻，津液不通，以葱叶除尖头，纳阴茎孔中深三寸，微用口吹之，胞胀，津液大通便愈"。这段文字详细记载了我国历史上最早导尿术的方法、工具、适应证。用葱管插入尿道，然后从葱管另一端吹气导尿，治疗急性尿潴留，其操作简单，易于掌握，对尿道损伤小。因为只有小葱才能插入尿道。

紫苏 生姜

【药性概述】

紫苏：见砂仁、紫苏药对。

生姜：见生姜、茶叶药对。

【药对主治】

1. 外感风寒所致恶寒发热，头痛身痛。

2. 鱼蟹中毒所致恶心呕吐，腹痛等。

【应用比较】

1. 均为比较平和的解表药，但生姜作用更平和，若突遇风寒、淋雨，也可以单用生姜泡水饮服。在常用方剂中，如参苏饮就是将二药配伍同用的。由于生姜不容易保管，所以药房中一般是不备此物的，而紫苏乃作为常用之药。

2. 均能解毒，用于鱼蟹中毒后引起的如呕吐，腹痛，腹泻，身体不适的病证，传统多用紫苏，如《金匮要略·禽兽鱼虫禁忌》载"食蟹中毒治之方：紫苏：煮汁饮之三升。紫苏子捣汁饮之，亦良"。紫苏、生姜也作为食物应用，一则可辟腥调味；二则芳香醒脾开胃；三则可解药食毒，即防治食物引起的恶心呕吐，腹痛腹泻，皮疹等，这些症状的出现有的是轻微中毒表现，但更多是食物过敏反应引起的。

生姜在家庭中烹调菜肴时更多应用解除鱼腥味，同时可以解除半夏、天南星的毒性。历代的本草书中均如此认为。若误食生半夏引起中毒者，主要表现为口腔及咽喉部黏膜的烧灼感和麻辣味，胃部不适、恶心及胸前压迫感，急用生姜汁内服，或用生姜煎水服。《本草纲目·卷四十八·鹧鸪》记载一例用生姜解半夏之毒的案例："杨立之通判广州，归楚州。因多食鹧鸪，遂病咽喉间生痈，溃而脓血不止，寝食俱废。医者束手。适杨吉老赴郡，邀诊之，曰：但先啖生姜一斤，乃可投药。初食觉甘香，至半斤觉稍宽，尽一斤始觉辛辣，粥食入口，了无滞碍。此鸟好啖半夏，久而毒发耳，故以姜制之也。"这是讲鹧鸪喜食半夏，而杨立之又喜食鹧鸪，以致于其间接中毒，导致咽喉间生痈，而生姜长于解半夏之毒，故而达到治疗效果。这种间接致病，又间接用药的方法是很有特点的。《本草纲目·卷四十八·竹鸡》中还记载："崔魏公暴亡。太医梁新诊之，曰：中食毒也。仆曰：好食竹鸡。新曰：竹鸡多食半夏苗，盖其毒也。命捣姜汁折齿灌之，遂苏。则吴廷绍、杨吉老之治鹧毒，盖祖乎此"。所以生姜向来为解半夏之毒的要药。

3. 均止呕，但从临床应用来看，生姜作用强，《本草纲目》引用孙思邈的话说其为"呕家圣药"，生姜对于各种呕吐均可以使用，包括寒热虚实，内伤外感，而紫苏多用于气滞所致的呕吐病证。

4. 生姜发散力弱，只宜于风寒感冒轻证，为解鱼蟹中毒的常用药物和食物，在解毒方面，亦解半夏、南星之毒，尤能温中止呕，为呕家圣药。紫苏发散力胜于生姜，弱于麻黄、桂枝，虽可解鱼蟹毒，但不常用，又能行气安胎。

【用药体会】

紫苏、生姜在解表方面可以配伍同用，治疗感冒有协同作用，若外感出现呕吐者，作用更好。紫苏止呕作用弱，现中药书籍均不载其止呕。笔者认为紫苏具有直接的止呕作用。紫苏乃临床常用解表之品，其作用平和，用于风寒感冒所致恶寒发热，咳嗽，气喘等病。民间有"身有小寒，喝点苏汤"的说法。当偶感风寒时，以紫苏叶煮水加红糖喝，再微微发点汗，感冒的症状就会减轻或消失。

蔓荆子 藁本

【药性概述】

蔓荆子：苦、辛，微寒。①疏散风热：用于风热表证，症见头昏，头痛轻证者。本品解表之力较弱，多只作辅助药。②清利头目：用于风热上攻，目赤肿痛，目昏多泪者；亦治疗中气不足，清阳不升，耳鸣耳聋。本品性善走上，俗有诸子皆降，唯蔓荆子独升之说。此外，还可用治风湿痹痛。

藁本：见羌活、藁本药对。

【药对主治】

1.外感表证。

2.头痛。

3.风湿痹痛。

【应用比较】

1.均能解表，治疗外感表证，性质上有区别。藁本性温，以治疗风寒表证，但少用，其解表作用不强。蔓荆子性寒，用于风热表证，作用平和，如《医学心悟·卷二》之加味香苏散（紫苏叶、陈皮、香附、甘草、荆芥、秦艽、防风、蔓荆子、川芎、生姜）配伍本品取其治疗四时感冒。通过祛风，均可治风湿痹痛，但作用弱。解表方面蔓荆子稍多用。

2.均治疗头痛，藁本擅长于治疗巅顶头痛。蔓荆子擅长于治疗太阳穴头痛。如菊花茶调散配伍薄荷、菊花等，既取其疏散风热，又取其治疗头痛，不过作用较平和。

3.均祛风湿，藁本作用稍强于蔓荆子。

4.蔓荆子性微寒，能清利头目。藁本性温燥，善于治疗巅顶部位疾患。

【用药体会】

蔓荆子、藁本均治疗头痛，一般单用效果并不明显，根据古代经验，蔓荆子配伍沙参以后止痛作用加强。一般种子类药材多主沉降，而蔓荆子因质轻上行，偏治上部头沉昏闷疾患。笔者认为蔓荆子乃是治疗头痛的要药，验方芎蔓止痛汤治疗头痛具有良好的效果。组成：川芎15g，蔓荆子15g，柴胡6g，白芷10g，香附15g，白芥子10g，细辛5g，白芍15g，当归15g，郁李仁15g，南沙参15g，北沙参15g，辛夷10g，延胡索15g，甘草6g。功效：疏肝活血，祛风止痛。主治头剧痛，如破如裂。亦治郁气不宣，又加风邪袭于少阳经，遂致半边头风，偏头痛，或痛在左，或痛在右，时轻时重，悠悠不已。

蔓荆子　菊花

【药性概述】

菊花：见木贼、菊花药对。

蔓荆子：见蔓荆子、藁本药对。

【药对主治】

1. 风热感冒。

2. 头昏、头痛。

3. 目赤肿痛。

4. 视物不清。

【应用比较】

1. 均能疏散风热，用于外感风热或温邪犯肺发热，咳嗽，头昏，头痛，常同用，如菊花茶调散。

2. 均能清热明目，用于目赤肿痛，目暗不明。

菊花能平抑肝阳，清热解毒，为明目要药。蔓荆子明目作用类似于菊花，但力量较弱。

【用药体会】

菊花、蔓荆子均为治疗头痛常用药，药性轻浮上行，菊花主治肝阳上亢之头痛病证，蔓荆子主治风热病证，蔓荆子乃是治疗太阳穴部位头痛首选之药，笔者认为二药配伍同用，祛风清热止痛，治疗头痛头晕，效果会更好一些，对于视物昏花者，以菊花为主，对于头痛者，以蔓荆子为主。蔓荆子药性升发，助清阳之气上升，濡养耳窍，清利头目，对于耳鸣耳聋等亦常选用。笔者借鉴前人经验，将蔓荆子作为治疗头痛首选之品。

薄荷 蝉蜕

【药性概述】

薄荷：青蒿、薄荷药对。

蝉蜕：见石菖蒲、蝉蜕药对。

【药对主治】

1. 外感风热病证。

2. 麻疹透发不畅。

3. 风疹瘙痒。

4. 咽喉肿痛。

【应用比较】

1. 均能疏散风热，用于外感风热所致发热恶寒，头痛身痛，可配伍同用，如竹叶柳蒡汤（《先醒斋医学广笔记·卷三》）。从作用来看，薄荷力量强，蝉蜕力量弱。薄荷为香气浓郁之药，且轻清走上，善治人体上部湿浊病证，如甘露消毒丹配伍有本品。

2. 均能透疹，用于痧疹初起，伴随鼻塞流涕，咽喉肿痛等，并且多同时使用，如竹叶柳蒡汤。同样以薄荷作用强，蝉蜕作用弱。

3.均能止痒，产生痒感的原因有多种，其止痒的机理主要是治疗外有风邪的病证，可以配伍同用。《医学衷中参西录·药物·蝉蜕解》曰："蝉蜕，无气味，性微凉。能发汗，善解外感风热，为温病初得之要药。又善托瘾疹外出，有皮以达皮之力，故又为治瘾疹要药。与蛇蜕并用，善治周身癫痫瘙痒"。张锡纯认为蝉蜕乃是治疗瘾疹，瘙痒的要药，机制是以皮达皮，此说是有道理的。

4.均能利咽，用于咽喉肿痛。

5.薄荷又能疏肝解郁，重在解表。蝉蜕又能祛风止痉，退翳明目，亮音，重在解痉。

【用药体会】

解表药中，温性发汗药以麻黄为甚，而寒凉性发汗药以薄荷为甚，其发汗作用远胜于桑叶、菊花。故外感风热、发热无汗者可以选用，若发汗过甚，易伤正气，因此笔者体会，在使用薄荷时剂量不能过大，且用药时间也不宜太长。笔者在应用薄荷时，一般限制在6g以内。蝉蜕为治疗声音嘶哑的要药，笔者体会，若配伍石菖蒲后作用更好，这是因为石菖蒲具有开九窍的作用。由于蝉蜕能开音，所以亦为治疗咽喉肿痛之品。

薄荷 荆芥

【药性概述】

薄荷：见青蒿、薄荷药对。

荆芥：见荆芥、防风药对。

【药对主治】

1.外感表证恶寒发热。

2.麻疹透发不畅，风疹瘙痒。

3.头痛。

【应用比较】

1.均能解表，常同用于外感表证，如银翘散以及防风通圣散。二药芳香升浮，轻扬疏散，上行头面。均疏风止痛，治疗偏正头痛、巅顶头痛，如川芎茶调散。薄荷疏散作用强。

2.均能透疹，治疗麻疹透发不畅的病证，常配伍同用，如竹叶柳蒡汤。透疹作用薄荷力量强。一般而言，透疹之品以寒凉之性药物为多，如薄荷、牛蒡子、蝉蜕、升麻、葛根、紫草等，而只有荆芥、胡荽偏温。

3.薄荷能疏肝解郁，清利头目，利咽。荆芥能消疮，炒炭能止血。

【用药体会】

从使用来看，薄荷是走气分的药物，笔者认为薄荷具有良好的芳香化湿的作用，可以治疗暑热、吐泻的病证，如鸡苏散，但现在的中药书籍多不载此功效。荆芥炒炭可以止血，故也是可以走血分的。笔者体会用薄荷无论是取其何种功效，剂量应予以限制，而荆芥则可以适当放大剂量。在治疗外感病邪方面二药可以同用。

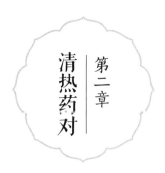

第二章 清热药对

土茯苓　白鲜皮

【药性概述】

土茯苓：甘、淡，微寒。①清热解毒：用于痈疮红肿溃烂，将其研细末，好醋调敷。又能通利关节、解汞毒，对梅毒或因梅毒服汞剂中毒而致肢体拘挛者，功效尤佳，可单味大剂量水煎服，也可配伍清热解毒药以增强疗效。本品为治梅毒要药。②利湿：用于湿热所致的淋证，湿热带下，湿疹瘙痒。

白鲜皮：苦，寒。①清热燥湿：用于湿热蕴蒸之黄疸，尿赤，湿热疮毒，肌肤溃烂，黄水淋漓者，可煎汤内服、外洗。②祛风解毒：用于风湿热痹，关节红肿热痛，湿疹，疥癣，可外用煎水洗。

【注意事项】

土茯苓煎服 15~30g。外用适量。可煎汤代茶饮。服药时忌饮茶。白鲜皮煎服 5~10g。外用适量。脾胃虚寒者慎用。

【药对主治】

1. 湿疹，湿疮，皮肤瘙痒。
2. 痈肿疮毒。
3. 淋浊带下。

【应用比较】

1.均能清热解毒、除湿，用于湿疹，湿疮，皮肤瘙痒，痈肿疮毒，尤其是治疗皮肤瘙痒方面作用较好，又能治疗淋浊带下，可以内服与煎水外用。由于土茯苓为治梅毒之专药，而梅毒又有瘙痒的表现，所以尤其是下部病变多用。

2.土茯苓为治梅毒之要药，且能解汞毒。白鲜皮长于祛风止痒，可治疗湿热黄疸，湿热痹证。

【用药体会】

临床使用土茯苓、白鲜皮，主治湿热病证，以皮肤病变、小便不畅选用之。笔者临床使用土茯苓以大剂量为妙，因其作用较为平和，利湿作用不强，解毒作用也不强，量小则达不到祛邪作用。笔者常用量为 30~50g 或更大量。对于因湿热引起的皮肤瘙痒，笔者常将二药配伍同用。痛风多属于湿热毒邪停着，导致骨节肿痛，应予搜剔湿热毒邪，使湿祛毒消。土茯苓善祛湿毒，所以对于痛风病症，笔者常首选之，并大剂量使用。一般需配伍清热凉血，解毒通络之药应用。现用其治疗痛风性关节炎效佳，具有明显的降低尿酸，消除关节肿痛之效。也可以配伍白鲜皮同用。

土茯苓　菝葜

【药性概述】

土茯苓：见土茯苓、白鲜皮药对。

菝葜：见石见穿、菝葜药对。

【药对主治】

1.水肿。

2.疮疡痈疖。

3.癌肿。

4. 湿毒病证。

【应用比较】

1. 均清利小便，可用于水肿，作用不强。土茯苓祛湿作用稍强。

2. 均解毒消肿，用于痈疽疔疮，肿毒。笔者常配伍应用。

3. 均能消肿抗癌，用于多种癌肿，菝葜更多用。

4. 土茯苓乃治疗梅毒要药。

【用药体会】

土茯苓、菝葜均为治疗湿邪毒邪的常用药物，笔者常将二药大剂量配伍同用。土茯苓治疗恶疮，具有直接抗肿瘤作用，颇负盛名的龟苓膏其中即含有土茯苓，乃为营养品，此方补泻兼施，养阴和利湿并用，相反相成，很适合肿瘤患者服用。《景岳全书·卷六十四·外科钤古方·外科》记载土萆薢汤："治杨梅疮及瘰疬、咽喉恶疮，痈漏溃烂，筋骨拘挛疼痛皆妙。用土萆薢即土茯苓二三两，以水三盅，煎二盅，不拘时徐徐服之。若患久，或服攻击之剂，致伤脾胃气血等证，以此一味为主，外加对证之药，无不神效"。现常用土茯苓治疗妇科肿瘤及肝癌、骨转移瘤等。笔者结合前人经验，将土茯苓大剂量应用治疗脑瘤，能缓解病情，对于湿毒证，将菝葜、土茯苓同用，具有解毒祛湿邪，祛邪不伤正的作用特点。

土茯苓　薏苡仁

【药性概述】

土茯苓：见土茯苓、白鲜皮药对。

薏苡仁：见地龙、薏苡仁药对。

【药对主治】

1. 小便不利。

2. 脚气浮肿。

3. 关节肿痛。

4. 湿热淋证。

5. 癌肿。

【应用比较】

1. 均能利湿，用于湿热小便不利、湿痹，湿热带下，湿毒病证。均可以大剂量，作用平和。土茯苓祛湿可用于湿疹瘙痒，淋证。薏苡仁对于湿痹多用。

2. 均用于关节肿痛，土茯苓对梅毒或因梅毒服汞剂中毒而致肢体拘挛者，可选用，可单味大剂量水煎服，也可配伍清热解毒药以增强疗效。薏苡仁乃舒筋除痹，用于湿痹而筋脉挛急疼痛者。

3. 均解毒，土茯苓用于痈疮红肿溃烂，薏苡仁用于肺痈、肠痈等，能清热排脓。

4. 土茯苓为解汞毒，治梅毒要药。薏苡仁健脾补中，用于脾虚湿盛之泄泻。

【用药体会】

土茯苓、薏苡仁均为祛湿作用平和之品，根据其祛湿特点，笔者常将二药配伍应用治疗湿毒病证，尤其是在降血尿酸时，大剂量同用，均为常用之品。凡小便浑浊，不畅，以及湿浊明显者，土茯苓乃是要药。现认为二药均能抑制癌肿生长，故肿瘤患者常选用之。使用薏苡仁需要大剂量，若量小则达不到治疗效果，有明显的量效关系。

大青叶 板蓝根

【药性概述】

大青叶：苦，大寒。①清热解毒：用于温热病各个阶段病证及风热表证。治温病初起，邪在卫分或外感风热之发热头痛，口渴咽痛等，可与金银花等同用，亦用于热毒病证，如痄腮、丹毒、口疮、咽痛，常与清热凉血、泻火解毒之品同用。本品解毒作用强。②凉血消斑：用于温病热入营血，或气血两燔、高热、神昏、发斑、发疹，常配清热凉血药。治瘟毒上攻、痄腮、喉痹，可与清热解毒之金银花、大黄等配伍同用。

板蓝根：苦，寒。①清热解毒：用于温热病各个阶段病证以及风热表证。对于发热、咽痛较甚者尤为适宜。亦用于丹毒、痄腮、大头瘟疫。②凉血利咽：用于心胃火毒炽盛之咽喉肿痛，口舌生疮等。

【注意事项】

大青叶煎服 10~15g。鲜品 30~60g。外用适量。脾胃虚寒者忌用。板蓝根煎服 10~15g。脾胃虚寒者忌用。

【药对主治】

1. 温毒发斑，血热出血。
2. 咽喉肿痛，丹毒，热毒疮疡。

【应用比较】

1. 均能清热解毒、凉血消斑，功效亦相近，既走气分，又入血分，用于热入气分之高热烦渴，神昏及热邪内陷血分之热毒发斑。亦用于热毒亢盛所致的咽喉肿痛、口疮、丹毒、疮疡痈疖肿痛等。

2. 大青叶为菘蓝叶，较偏于散，凉血消斑力强，为血分热毒要药，主清心胃毒热，善治温热病毒，凉血作用强于板蓝根。板蓝根为菘蓝或马蓝的根，解毒利咽效著，对各个部位的热毒证均有良好的解毒作用，现常用于感冒、肝病引起的各种不适，善治头面诸毒，痄腮，为咽痛要药。

【用药体会】

临床以板蓝根多用，乃是治疗咽喉肿痛的要药，其配伍玄参、土牛膝作用更好。治疗咽喉肿痛，一般要选用清热解毒之品，笔者将板蓝根作为常用之品，现认为板蓝根具有抗病毒作用，所以临床上多用于肝病、感冒。大青叶苦寒之性强于板蓝根，若热毒盛可以将二药配伍同用。笔者习用板蓝根治疗热毒病证。

大青叶　青黛

【药性概述】

大青叶：见大青叶、板蓝根药对。

青黛：苦、咸，寒。①凉血消斑：用于温热病温毒发斑。亦治血热妄行之吐血、衄血等。其作用与大青叶、板蓝根相似，但解热作用较逊。②清热解毒：用于痄腮肿痛，可单用以醋调涂患处。③清肝泻火：用于肝火犯肺，咳嗽胸痛，咯血或痰中带血等证。亦用于小儿惊风抽搐。

【注意事项】

青黛内服 1.5~3g。本品难溶于水，不宜入汤剂，一般作散剂冲服，或入丸剂服用。外用适量，干撒或调敷。虚寒病证不宜。

【药对主治】

1. 温毒发斑，血热出血。
2. 咽喉肿痛，丹毒。

【应用比较】

1. 均能清热解毒、凉血消斑，用于热邪内陷血分之热毒发斑。亦用于热毒亢盛所致的口疮，丹毒，疮疡痈疖肿痛等。

2. 青黛为马蓝、蓼蓝或菘蓝的茎叶经加工制得的粉末，清肝定惊功胜，用于肝火犯肺，痰中带血的咳血证，如黛蛤散；及暑热惊痫，惊风抽搐。因难溶于水，多入丸、散剂，不入煎剂，或可外用。现发现青黛对于白血病有一定作用，用治白血病因于热邪偏盛者。

【用药体会】

大青叶因苦寒之性重，容易伤胃，临床不作为常用药，笔者对于热毒病证多不选用。青黛因难溶于水，若热毒病证外现于体表，笔者常选用其外用，如痄腮者，以红醋或茶叶水调成糊状外敷，能消肿止痛。若其他体表部位的热毒证，也可以选用青黛外敷，一般可以用茶叶水、醋等调成糊状而用。

天花粉　知母

【药性概述】

天花粉：甘、微苦，微寒。①清热生津：用于温热病气分热盛伤津口渴者。若胃热口渴，消渴，可单用。②清泻肺热：用于燥热伤肺，干咳或痰少而黏，或痰中带血等证。③活血排脓：用于热毒炽盛，瘀血阻滞之疮疡红肿热痛者，内服、外敷均可。本品可促使脓液排除，未成脓者可使之消散，已成脓者可使之排脓。亦用于跌打损伤肿痛。

知母：苦、甘，寒。①清热泻火：用于温热病热入气分的实热证，症见高热、汗出、心烦、口渴、脉洪大等。②清肺胃热：用于肺热咳嗽，痰黄黏稠。胃热牙龈肿痛。③滋阴润燥：用于肾阴不足，阴虚火旺所致骨蒸潮热，盗汗，遗精，心烦等。其善于退虚热，泻肾火以达到坚阴之目的。

【注意事项】

天花粉煎服 10~15g。外用适量。①虚寒证忌用。②不宜与乌头类药材同用。③孕妇慎用。知母煎服 5~15g。用盐水炒者，加强其入肾的作用。虚寒证不宜。因其性寒滋润，脾虚便溏者尤应忌用。

【药对主治】

1.肺热咳嗽。

2.津伤口渴。

3.热病消渴。

【应用比较】

1.均能清热，用于肺热咳嗽。知母清热力强。在治疗咳嗽方面更多应用。

2.均能生津止渴，治疗胃燥，口渴引饮，如玉液汤。知母因味苦，较天花粉在生津方面要少用。亦用于热病消渴，多配伍同用。

3.天花粉能活血排脓。知母能清泻肾火，滋阴。

【用药体会】

天花粉、知母为生津之品，笔者更喜用天花粉的生津作用。生津并不同于养阴，生津指的是治疗气分病证病变，诸如口干、口渴、消渴。养阴则是治疗阴分病证，治疗津伤口渴者二药均可选用，而治疗阴伤病证则选用知母。类似的葛根也是生津不养阴。云知母可以生津，养阴，但不能云天花粉养阴。笔者体会，天花粉生津作用好，见有热病口渴者，其为首选之品。亦具有良好的美白作用，常配伍刺蒺藜、薏苡仁、白僵蚕、冬瓜子同用，尤其是熬制膏滋中常加用这些药能达到美白效果。

石膏 知母

【药性概述】

石膏：辛、甘，大寒。①清热泻火：用于温热病热入气分的实热证，症见高热，汗出，心烦，口渴，脉洪大有力等。本品性大寒，泻火力强，乃治疗热病高热之要药，为清解之品。②清肺胃热：用于肺热壅盛之气急喘促，喘咳痰稠者；若胃火上炎，牙龈红肿疼痛，或牙龈出血，或口疮，头痛者亦常使用。

知母：见天花粉、知母药对。

【注意事项】

石膏煎服 15~60g，宜打碎入煎。内服宜生用。虚寒证忌用。

【药对主治】

1. 温热病气分实热证，如大热，大渴，大汗，脉洪大。

2. 肺热咳喘。

3. 胃热牙龈红肿疼痛，牙龈出血，口疮。

【应用比较】

1. 均能泻火，作用强，用于温热病气分热盛之高热，烦渴，大汗及肺热咳嗽、喘息，胃热病证，相须为用，以增强清解里热的作用，如白虎汤、清瘟败毒饮、化斑汤。石膏泻火力强于知母。配伍使用作用增强，石膏无知母不寒，二药为较典型的相须配伍增强作用的对药。

2. 均能清肺热，主治病证并不相同。石膏侧重于治疗肺热喘息，知母侧重于治疗肺热咳嗽，以阴虚燥咳为宜，尤常与贝母同用，如二母丸，也可以配伍沙参、麦冬等养阴润肺之品同用。

3. 均能清胃热，治疗胃热盛之牙龈肿痛，牙宣，也常同用，如玉女煎。知母较多用。通过清泻胃热，也用于牙龈出血。

4.石膏泻火力强，治肺热喘息，兼有透达之性，为清解之品，煅后外用吸附水湿而生肌。知母滋阴润燥，治肺热咳嗽，清退虚火，为清润之品。

【用药体会】

石膏、知母为清热泻火作用强的药对配伍，主要用于热盛病证。中药书籍多记载石膏应先煎，据考，张仲景的白虎汤、白虎加人参汤、白虎加桂枝汤方中所用石膏均是不先煎的。笔者认为石膏不必强调先煎。因为根据张仲景的用法只是需要将其打碎，而现在临床上多是将石膏打成粉状，有效成分已能溶解出来，同时也有认为若温度升高，溶解度反而变小，故可以不先煎。石膏清泻肺热为首选之品，但寒性较重，有将石膏做成枕头应用者，并不妥当，容易伤阳气而导致严重的颈椎病。

石膏　麻黄

【药性概述】

石膏：见石膏、知母药对。

麻黄：辛、微苦，温。①发表散寒：用于外感风寒表证之恶寒，发热，头痛，身痛等证。②宣肺平喘：用于肺气不宣，风寒外束的喘咳证。③利水消肿：用于水肿兼有表证或腰以上水肿，小便不利。④散寒通滞：用于风寒痹证，痰核，阴疽。

【注意事项】

麻黄煎服 3~10g。生麻黄发汗力强，解表多用；蜜炙麻黄发汗力缓，喘咳多用。①不宜过量使用，因本品发汗力强。②表虚自汗或素体阳虚以及喘咳由于肾不纳气者均应忌用。

【药对主治】

外感风寒，发热恶寒，寒热俱重，不汗出而烦躁。

【应用比较】

1. 石膏、麻黄药性不同，同用可以发汗解表，清热除烦，治疗外感风寒病证，如大青龙汤。麻黄性温，石膏性寒，这是一种特殊的配伍方法，为去性取用法。麻杏石甘汤中亦将二药配伍同用。也同用于风水水肿，如越婢汤，取麻黄的利水消肿作用，而以石膏牵制麻黄的温散之性。需根据寒热的多少来灵活决定二者的剂量。

2. 石膏尚能清热泻火。麻黄尚能发汗解表，利水消肿，散寒通滞。

【用药体会】

石膏、麻黄的药性不同，但配伍同用，可以用石膏的寒性抑制麻黄的温性，只取麻黄的发汗、平喘作用，即去性取用法，这组药对互相抑制而共同发挥平喘作用，以治疗热性喘咳。临床使用，石膏的量应大于麻黄，根据辨证而灵活取舍各自剂量。根据石膏、麻黄的配伍特点，将寒温性质相反者同用，组成药对，更能发挥药物各自的特长，更有利于展示配伍应用的优势。

龙胆草　夏枯草

【药性概述】

龙胆草：苦，寒。①清热燥湿：用于黄疸，带下，阴痒阴肿，淋证等肝胆或下焦湿热病证，还可煎汤外洗。也用于湿热所致的胁痛、耳肿流脓等。②清泻肝胆：用于肝火上炎的头痛，头晕，目赤，耳肿，或肝火内盛的胁痛、口苦等证。

夏枯草：苦、辛，寒。①清肝明目：用于肝火上炎，症见目赤肿痛，羞明流泪，头痛眩晕等证，可单用。治肝虚目珠疼痛，入夜加剧者，可与滋养肝阴、肝血之品同用。②散结消肿：用于肝郁化火，灼津为痰，痰火郁结而致瘰疬，瘿瘤，乳癖等，多与消痰散结药配伍。以单味煎汤熬膏，内服外敷均可。无论瘰疬已溃未溃，都可使用。

【注意事项】

龙胆草煎服 2~6g。外用适量。虚寒证忌用。胃气虚者服之多呕，脾气虚者服之多泻，故脾胃虚弱者忌用。夏枯草煎服 10~15g。可单用熬膏服用。虚寒证慎用。

【药对主治】

肝热目赤肿痛。

【应用比较】

1. 均能清肝热，用于肝热目赤肿痛，头痛，口苦。龙胆草因苦寒之性重，清热作用更强，如龙胆泻肝汤。龙胆草主要用于实证，夏枯草也可用于虚证。

2. 龙胆草清热燥湿作用强。夏枯草清热散结作用好。古代认为夏枯草具补血的作用。如《本草衍义补遗》载夏枯草"有补养血脉之功。"《本草通玄·卷上》云夏枯草"补养厥阴血脉"，虽一般不将夏枯草作为补血药使用，但却可以治疗虚证。

【用药体会】

龙胆草虽清热作用强，但由于大苦大寒，容易败胃，所以临床使用剂量不能太大，否则损阳，笔者临床将其作为内服药时，剂量限制在 10g 以内，若下部瘙痒病证，也可以外用，剂量则较大，常用量 20g 以上。夏枯草乃是治疗体内结肿、痰核的要药，笔者尤常选用。若肝热目赤肿痛将龙胆草、夏枯草配伍应用效果明显。由于龙胆草苦味甚，在熬制膏滋时，为防止膏滋太甜，笔者常加用龙胆草以苦制约甜味。

龙胆草　黄柏

【药性概述】

龙胆草：见龙胆草、夏枯草药对。

黄柏：苦，寒。①清热燥湿：用于黄疸，痢疾，淋证，带下，湿疹，湿疮等。其以清除下焦湿热见长。②泻火解毒：用于痈肿疮毒。亦用于热病高热，神昏谵语等。③清退虚热：用于肾阴不足，虚火上炎，五心烦热，潮热盗汗，遗精等症。本品走下焦，其长于泻肾火，降火以坚阴。

【注意事项】

黄柏煎服 6~10g，外用适量。生用清热燥湿，泻火解毒；盐水炙清泻肾火，清退虚热。虚寒证忌用，过用久服易伤脾胃。

【药对主治】

1. 湿热黄疸。

2. 带下，阴痒阴肿。

3. 淋证。

【应用比较】

1. 均能清热燥湿，用于下焦湿热病证，如湿热黄疸，带下，阴囊肿痛，阴痒以及小便淋浊，也用于肝经热盛，热邪不退，抽搐，可同用，如当归龙荟丸。

2. 龙胆草亦用于肝经湿热郁火所致目赤肿痛，耳聋耳肿等证，如龙胆泻肝汤。将龙胆草外用，因其燥湿，也有很好的止痒作用。龙胆草药性沉降，虽为清利下焦及肝胆湿热之要药，然因其味甚苦，过量则易败胃，不可过量或久服。黄柏清热燥湿以下焦湿热所致带下，下痢，足膝肿痛，黄疸多用，如治带下之易黄汤，治足膝肿痛之二妙散。

【用药体会】

龙胆草、黄柏均为清热燥湿之品，清热作用强，对于火热病证可以选用。也可以外用治疗湿热证。笔者认为龙胆草治牙痛的效果也很好。笔者验方牙痛漱口液（方见白芷、细辛药对）配伍有龙胆草。在治疗下焦湿热病证方面虽可以同用，但苦寒之性较重，一般不宜大剂量。

生地黄　玄参

【药性概述】

生地黄：甘、苦，寒。①清热凉血：用于温热病热入营血之身热夜甚，口干，神昏舌绛，吐衄便血，斑疹紫暗。亦治热病后期，余热未清，阴分已伤，夜热早凉者。本品为清热凉血要药。②养阴生津：用于热病伤津，烦渴多饮。亦治内热消渴，热伤津液，大便秘结。本品退虚热，生津作用很好。③止血：治血热吐血衄血，便血崩漏。

玄参：甘、苦、咸，寒。①清热凉血：用于温热病热入营血，身热口干、神昏舌绛；亦用治热入心包，神昏谵语证。②养阴生津：用于阴虚劳嗽咳血，阴虚发热，骨蒸劳热，内热消渴，津伤便秘。③泻火解毒：用于热毒壅盛，咽喉肿痛，虚火上炎。④软坚散结：用于痰火郁结之瘰疬等。

【注意事项】

生地黄煎服 10~30g。鲜品用量加倍，可捣汁入药，清热凉血力更强；止血宜炒炭。反藜芦。玄参煎服 10~15g。两药脾虚大便溏薄者均不宜用。

【药对主治】

1.津伤口渴，消渴病证。

2.营血分热邪导致的身热，神昏，舌绛。

3.肠燥便秘。

【应用比较】

1.均能清热凉血，用于温热病热入营血，耗伤阴液之身热口干，烦热，斑疹隐隐，吐血，衄血，以及阴虚内热，口渴多饮，手足心热，盗汗，咽喉肿痛，潮热，常同用，如清营汤、神犀丹。在诸多凉血药中，以生地黄最常用，这是因为血热病证容易伤阴，而生地黄具有良好的养阴作用，所以为凉血要药，如犀角地黄汤。有认为玄参不入血分，并不具备凉血作用，主要还是清气分之热，但根据临床使用情况来看，玄参是可以用治血热证的。只是相对于生地黄而言，治病部位要浅。化斑汤治疗斑疹，就是因为热邪损伤气血，从而导致迫血妄行、血热妄行而现斑疹，故以石膏、知母清气分之热，玄参清血分之热，以达到气血两清之功。也就是说化斑汤就取玄参清热凉血。此外清宫汤也取清营血分热邪的作用。玄参清热作用强于生地黄，而凉血作用生地黄强于玄参。

2.均能养阴生津，用于津伤口渴，消渴病证。常同用，如增液汤。玄参养阴作用不及生地黄强。

3.均能润肠通便，通过养阴生津的作用，濡运大肠，用于阴液亏虚肠燥便秘，如增液汤、增液承气汤、新加黄龙汤。单纯从通便来说，生地黄作用强于玄参。

4.生地黄滋阴凉血力优，炒炭止血。玄参泻火解毒力强，亦能软坚散结。

【用药体会】

笔者认为在养阴生津方面，二药同用效果更好，生地黄滋腻，玄参的滋腻之性要弱一些，若阴虚病证较重，应为首选。取生地黄凉血时更多用，笔者治疗血热血燥皮肤瘙痒，常选用之。养阴即壮水，以制浮游无根之火，故咽喉肿痛常用玄参，玄麦甘桔汤中即选用玄参，笔者使用二药为防止其滋腻，常少佐行气之品。

生地黄　知母

【药性概述】

生地黄：见生地黄、玄参药对。

知母：见天花粉、知母药对。

【药对主治】

1. 阴虚内热病证，如五心烦热，骨蒸劳热，盗汗。
2. 虚热口干口渴。

【应用比较】

1. 均能清退热邪，用于虚热病证，常同用，如青蒿鳖甲汤。特点是既治实热，也治虚热，知母偏治实热，生地黄偏治虚热、血热。

2. 均能滋阴润燥，用于阴伤病证，生地黄养阴作用好。

3. 生地黄主入血分，为清热凉血要药，又能滋阴生津，炒炭可以止血。知母专入气分，以泻火为主，以清泻肺胃火热病证为宜，亦能泻肾火。

【用药体会】

生地黄养阴作用好，而临床上若因用激素以后，出现一些不良反应，重用生地黄有较好作用，也有配合知母用于因激素所带来的体内功能紊乱的病证。这主要是因为应用激素以后，患者多表现为亢奋状态，用生地黄清热则可抑制亢奋，所以现在临床上应用激素后常加用生地黄。知母养阴作用不及生地黄强，但有滋肾作用。高源水泛，当责之肺。知母清肺金而滋水之化源，通调水道，若下焦真水不足，膀胱干涸，无阴则阳无以化，知母寒滑，清金泻火，润燥滋肾，泻膀胱之热，金水相生，使阴气行，阳自化，故下部热邪者亦常选用。

生地黄　熟地黄

【药性概述】

生地黄：见生地黄、玄参药对。

熟地黄：甘，微温。①补血：用于血虚萎黄，眩晕，心悸，失眠及月经不调，崩中漏下等。本品乃养血补虚之要药。②滋阴：用于肝肾阴虚，腰膝酸软，遗精，盗汗，耳鸣，耳聋及消渴等。

【注意事项】

熟地黄煎服 10~30g。砂仁拌熟地黄，可减少滋腻之性。凡脾虚胃呆纳少，腹满便溏，或痰湿素盛者均不宜用。

【药对主治】

1. 阴虚所致口干舌燥，骨蒸潮热。
2. 肝肾不足之心悸，月经不调。

【应用比较】

1. 均用于阴虚内热所致的盗汗，口干舌燥，消渴，如当归六黄汤、百合固金汤、月华丸、大秦艽汤，以及血虚诸证，如面色萎黄，眩晕，心悸，怔忡，失眠等。在补阴方面，熟地黄优于生地黄，质厚味浓。生地黄（干地黄）甘寒质润凉血，长于养心肾之阴，故血热阴伤及阴虚发热者宜之。熟地黄性味甘温，入肝肾而功专养血滋阴，凡真阴不足，精髓亏虚者，皆可用之。

2. 生地黄多次蒸后为熟地黄，性味发生改变，由凉性而为温性。作用也由清补而为滋补。熟地黄补血作用佳，为补血要药。一般来说，通过炮制改变药性的药物主要是生地黄制成熟地黄，天南星制成胆南星，生首乌制成制首乌。

【用药体会】

根据《本草纲目》记载，熟地黄是将生地黄经过多次蒸晒后而由甘寒之品转为甘微温之药，其性滋腻，容易助湿碍胃，导致诸如食欲不振，脘腹不适等，所以此药剂量不能过大，古方中多将其与砂仁或其他行气药配伍同用。笔者使用此药一般多限制在 15g 以内。在应用六味地黄丸时，多将生地黄、熟地黄同时应用，由此则养阴作用更好。生地黄凉血，而胃气弱者服之恐妨食，熟地黄补血，而痰火多者服之恐泥膈，但生地黄酒炒则不妨胃，熟地黄姜汁炒则不泥膈。男子多阴虚，宜用熟地黄，女子多血热，宜用生地黄。生地黄生精血，天冬引入所生之处，熟地黄补精血，麦冬引入所补之处。

白头翁 马齿苋

【药性概述】

白头翁：苦，寒。①凉血止痢：用于湿热痢疾和热毒血痢。本品为治痢之良药。②清热解毒：用于疮痈肿毒、痔疮肿痛等热毒证，内服或捣敷局部均有效。

马齿苋：酸，寒。①凉血止痢：用于热毒血痢，下利脓血，里急后重。亦可治疗大肠湿热，腹痛泄泻，以及崩漏、便血证。本品为治痢疾的常用药物，单用水煎服即效。②清热解毒：用于血热毒盛，痈肿疮疡，丹毒肿痛，可单用本品煎汤内服并外洗，亦可以鲜品捣烂外敷，或与其他清热解毒药配伍使用。此外，还可用于湿热淋证、带下等。

【注意事项】

白头翁煎服 6~15g。外用适量。虚寒泻痢者忌服。马齿苋煎服 10~15g，鲜品 30~60g。外用适量。脾胃虚寒，肠滑作泄者忌服。

【药对主治】

1. 湿热痢疾，热毒血痢。

2. 热毒疮疡。

【应用比较】

1. 均能清热解毒，用于热毒疮疡，白头翁此作用不强，临床上也少有将其用来治疗痈肿者。马齿苋对于痈肿疮毒均可使用。若暑令疖肿，乳痈，丹毒，黄水疮，臁疮，湿疹，各种蚊虫叮咬所致局部肿痛，可用马齿苋外敷或取汁外涂，亦可内服。《图经本草·菜部·卷十七》记载："李绛《兵部手集》载，当年武元衡相国，'武在西川，自苦胫疮焮痒不可堪，百医无效。及到京城，呼供奉石蒙等数人，疗治无益，有厅吏上此方（指马齿苋方），用之便差'"。马齿苋虽可以用于痈肿疔疮，丹毒，但力量较弱。

2. 均能凉血止痢，用于湿热痢疾和热毒血痢，下利脓血，里急后重。为治痢疾的常用药物，单用水煎服即效。白头翁为治疗多种痢疾的要药，如白头翁汤。亦为治疗休息痢的要药，可单用较大剂量。

3. 白头翁凉血止痢功优，既治热毒之赤痢脓血，亦治休息痢。马齿苋主治湿热毒痢，清热解毒用于痈肿疔疮，丹毒，但力量较弱。马齿苋亦为食物。

【用药体会】

白头翁主要作用是通过清热解毒治疗湿热痢疾、脓毒血痢，但较黄连用之要少，在解毒方面作用也不及黄连强。笔者认为虽张仲景用白头翁汤治疗痢疾为主药，但习惯上还是以黄连作用佳。马齿苋如果是干品，治疗痢疾，可单用其煎服。在家庭中，用新鲜的马齿苋与粳米同煮后食用，治疗血痢也有良好效果。

白头翁 鸦胆子

【药性概述】

白头翁：见白头翁、马齿苋药对。

鸦胆子：苦，寒。有毒。①清热解毒，止痢：用于热毒血痢，便下脓血，里急后重等证。也用于冷积久痢，疗效较佳。若用治久痢久泻，迁延不愈者，可与收涩药同用。本品尤善清大肠蕴热而止痢。②截疟：对各种类型的疟疾均可应用，尤以间日疟及三日疟效果较好，对恶性疟疾也有效。③腐蚀赘疣：用治鸡眼、寻常疣等，可取鸦胆子仁捣烂涂敷患处，或用鸦胆子油局部涂敷。本品外用有腐蚀作用。

【注意事项】

鸦胆子内服，0.5~2g，以干龙眼肉或大枣肉包裹，或装入胶囊吞服，不宜入煎剂。外用适量。①本品味极苦，有毒，对胃肠道及肝肾均有损害，内服需严格控制剂量，不宜多用久服。②外用要注意保护好周围正常皮肤，防止对正常皮肤的刺激。孕妇及小儿慎用。③胃肠出血及肝肾病患者，应忌用或慎用。

【药对主治】

热毒血痢。

【应用比较】

1.均能清热解毒治痢，可以治疗多种痢疾，白头翁凉血止痢，用于湿热、热毒痢疾，乃是治痢的要药。鸦胆子更多用于久痢，其味尤苦，多将其用胶囊包裹以后应用，尤其是休作有时，时发时止的休息痢多用。据此可以用于阿米巴痢疾，其他阿米巴性疾病。

2.白头翁善除肠胃热毒蕴结，为热毒下痢要药。鸦胆子尚能截疟、腐蚀疮疡。

【用药体会】

白头翁乃是治疗痢疾的要药，鸦胆子作为内服药物并不多用，主要是因为太苦，对胃刺激性太大，若使用时将其用胶囊装后吞服。对于赘疣、鸡眼，将鸦胆子捣烂后敷于病变部位，可使其脱落，外用是安全的。因鸦胆子腐蚀作用强，外用时不要伤及正常皮肤，内服时要防其损伤胃。

白花蛇舌草　半枝莲

【药性概述】

白花蛇舌草：微苦、甘，寒。①清热解毒：用于疮痈肿毒，咽喉肿痛。尚能解蛇毒，用治毒蛇咬伤，可单用鲜品捣烂绞汁内服或水煎服，渣敷伤口。本品为治外痈、内痈之常用品。②利湿通淋：用于膀胱湿热所致小便不利，湿热淋证，小便淋沥涩痛。亦用于癌症而见热毒内盛者。

半枝莲：辛、微苦，凉。①清热解毒：用于疔疮肿毒，咽喉疼痛，肺痈，癌肿，毒蛇咬伤。②利湿通淋：用于水肿，血淋，黄疸。③活血化瘀：用于跌打损伤等。④凉血止血：用于血热妄行之吐血，衄血。

【注意事项】

白花蛇舌草煎服15~60g。外用适量。阴疽及脾胃虚寒者忌用。半枝莲煎服干品10~15g，鲜品30~60g。虚证水肿忌用。

【药对主治】

1.疮痈肿毒，咽喉肿痛。

2.多种癌肿。

3.湿热所致小便不利，湿热淋证，小便淋沥涩痛。

【应用比较】

1. 均能清热解毒，用于热毒疮痈肿毒，咽喉肿痛，毒蛇咬伤。白花蛇舌草更多用。

2. 均能抗癌，用于多种癌肿，如肺癌、肝癌、食道癌、胃癌、膀胱癌、淋巴肉瘤等，白花蛇舌草作用强于半枝莲，二药配伍后作用加强，使用时剂量要偏大。

3. 均能利湿通淋：用于湿热所致小便不利，湿热淋证，小便淋沥涩痛，但作用不强，多作辅助药物使用。

4. 白花蛇舌草抗癌方面更多用。半枝莲能活血化瘀，亦名韩信草，解毒作用较白花蛇舌草少用。

【用药体会】

白花蛇舌草具有抗癌作用，根据现在的使用情况来看，可以治疗多种癌症，如肺癌，肝癌，食道癌，胃癌，膀胱癌，淋巴肉瘤等，而配伍半枝莲后作用加强，所以现在套用一个西医名称，也称白花蛇舌草、半枝莲为"广谱抗癌药"。笔者喜用二药治疗癌肿病证，一般在使用时剂量要偏大，但半枝莲苦寒之性重，在剂量上要较白花蛇舌草轻一些。

白英　龙葵

【药性概述】

白英：苦，微寒。小毒。①清热解毒：用于感冒发热。外用治痈疖肿毒，乳痈等恶疮。②利湿消肿：用于湿热黄疸，胆石病，白带过多，水肿，小便不利者。③抗癌：用于多种癌症。

龙葵：苦，微甘，寒。小毒。①清热解毒：用于疔疮痈肿、丹毒，毒蛇咬伤。②活血散瘀：用于跌打扭伤，瘰疬等。③利水消肿：用于水肿、小便不利、白带过多、痢疾。④止咳祛痰：用于咳嗽痰多。

【注意事项】白英：煎服，15~30g。体虚无湿热者忌用。龙葵：煎剂，15~30g。脾胃虚弱者勿服。

【药对主治】

1. 热毒疮疡。

2. 水肿。

3. 癌肿。

【应用比较】

1. 均能清热解毒，用于痈疖肿毒，丹毒等。

2. 均能抗癌，用于癌肿，常配伍同用。

3. 均能利湿，用于水肿、小便不利等。

4. 均有小毒，在常规剂量内水煎服没有不适反应。龙葵能活血散瘀，止咳祛痰。

【用药体会】

白英、龙葵现临床主要用其抗癌，可以用于多种癌肿，白英在抗癌方面应用较多，但作用不强，其应用历史虽久，但古代对于癌肿认识较为肤浅，所以不多用，现在对于癌肿的认识越来越深刻，使用白英的频率就较为多用。笔者喜用白英配伍龙葵治疗消化道癌肿，二药配伍同用，可以加强疗效。

白薇　白蔹

【药性概述】

白薇：苦、咸，寒。①清热凉血：用于热病后期，余邪未尽，夜热早凉，或阴虚发热，骨蒸潮热。亦治产后血虚发热，低热不退及昏厥等证。既能退虚热，又能清实热。还可清泄肺热而透邪，清退虚热而用于阴虚外感，发热咽干、口渴心烦等证。②利尿通淋：用于膀胱湿热，血淋涩痛。③解毒疗疮：用于血热毒盛的疮痈肿毒、毒蛇咬伤。也用于咽喉红肿疼痛。

白蔹：苦、辛，微寒。①清热解毒：用于热毒壅聚，痈疮初起，红肿硬痛者。外用可促使其溃破排脓。②敛疮生肌：用于水火烫伤，可单用本品研末外敷，还可用于手足皲裂。③收敛止血：用于血热之咯血、吐血。

【注意事项】

白薇煎服 5~10g。煎服。脾胃虚寒、食少便溏者不宜服用。白蔹煎服 5~10g。煎服。外用适量，煎汤外洗或研成极细粉末敷于患处。脾胃虚寒者不宜服。反乌头。

【药对主治】

1. 疮疡肿毒。
2. 咽喉肿痛。

【应用比较】

1. 均能清热解毒，用于疮疡肿毒，咽喉肿痛等，作用不强，一般作为辅助药物使用。但清热之中亦有区别。

2. 白薇入血分，清退虚热，利尿通淋，对热入营血，身热不退以及产后虚热烦乱不安，阴虚内热皆可选用，具透解之性，特别对某些原因不明的低热有效；亦治热淋，血淋等。白蔹消散痈肿，用于疮痈肿毒，未成脓可消，已成脓可拔，脓已尽可敛，既可内服，亦可外用，总以清解心胃二经火毒为功，反乌头。

【用药体会】

笔者认为白薇是清退虚热的良药，对热入营血，身热不退以及产后虚热烦乱不安，阴虚内热皆可选用，具透解之性，特别对某些原因不明的低热有效。所谓原因不明是指有些发热病证按照气血阴阳辨析难以分清者，白薇对此有良好作用。白蔹对于疮疡日久可以选用。

白薇 青蒿

【药性概述】

白薇：见白薇、白蔹药对。

青蒿：苦、辛，寒。①凉血除蒸：用于肝肾阴虚，虚火内扰所致的骨蒸潮热，五心烦热，盗汗等。亦用于热病后期，余热未清，邪伏阴分所致的夜热早凉，热退无汗或低热不退等。本品辛香透散，乃退虚热要药。长于清透阴分伏热。②解暑：用于暑天外感，发热烦渴、头痛头昏；亦用于外感暑湿所致之寒热起伏、恶心脘闷等。③截疟：用于缓解疟疾发作时的寒战壮热。临证时，可用大量鲜青蒿绞汁服用。本品乃治疗疟疾要药。

【注意事项】

青蒿煎服 6~12g。不宜久煎。鲜品加倍，可绞汁服。用于截疟，可用至 60g。脾胃虚弱、肠滑者忌服。不宜久煎。

【药对主治】

虚热病证，骨蒸潮热，五心烦热，盗汗等。

【应用比较】

1. 均清血热，退虚热，清解之中，尚有透达之性，故外感发热亦多用之。青蒿以治暑季外感为长，治疗湿热与虚热。白薇亦治阴虚外感。

2. 白薇能利尿通淋，解毒疗疮。青蒿乃截疟要药，能解暑。

【用药体会】

根据本草书籍记载，白薇尤善治妇科虚热病证，此源于《金匮要略》竹皮大丸治"妇人乳中虚，烦乱，呕逆，安中益气，竹皮大丸主之。生竹茹二分，石膏二分，桂枝一分，甘草七分，白薇一分。上五味末之，枣肉和丸弹子大。以饮服一丸，日三，夜二服。

有热者，倍白薇，烦喘者加柏实一分"。尤在泾对此方的分析颇为中肯，云："妇人乳中虚，烦乱，呕逆者，乳子之时，气虚火胜，内乱而上逆也。竹茹、石膏甘寒清胃；桂枝、甘草辛甘化气；白薇性寒入阳明，治狂惑邪气，故曰安中益气"。(《金匮要略心典·卷下·妇人产后病脉证治》)此方用白薇治疗血虚烦乱。文中所谓"乳中虚"，现多指产后病证，故一般云白薇治疗虚热证，偏于治产后虚热。青蒿退虚热方面较白薇要多用。

玄参　山豆根

【药性概述】

玄参：见生地黄、玄参药对。

山豆根：苦，寒。有毒。①解毒利咽：用于热毒蕴结，咽喉肿痛，轻者可单味煎服或含漱，或磨醋含咽，重者可配解毒利咽之品同用。②清热消肿：用于胃火炽盛，牙龈肿痛，可单用煎汤漱口。此外，本品还可用治湿热黄疸，肺热咳嗽，痈肿疮毒等。

【注意事项】

山豆根煎服 3~6g。本品大苦大寒，且有毒，过量服用易致恶心、呕吐、腹泻、腹痛、心悸胸闷、乏力、头昏头痛等，甚至四肢厥冷、抽搐，故用量不宜过大。

【药对主治】

热毒咽喉肿痛。

【应用比较】

1.均能清热解毒，利咽消肿，治疗咽喉红肿热痛，咽下困难，为喉证要药，临床可用二药配伍清利咽喉之品同用。因山豆根苦寒之性较重，不及玄参多用。

2.玄参尚能清热凉血，养阴生津。山豆根消咽喉肿痛作用强，因苦寒太甚，容易败胃。

【用药体会】

玄参、山豆根均能治疗咽喉肿痛，玄参常用，但山豆根苦寒太甚，使用时剂量不能太大，笔者对于此药的应用向来谨慎。通常所用山豆根乃是广豆根，另有一种北豆根，作用与山豆根相似，但有毒，取抗癌作用时多用北豆根。

玄参　牛蒡子

【药性概述】

玄参：见生地黄、玄参药对。

牛蒡子：见牛蒡子、山药药对。

【药对主治】

1. 咽喉肿痛。

2. 热毒疮疡。

3. 肠燥便秘。

【应用比较】

1. 均能清热解毒，用于热毒疮疡，玄参作用强，乃是治疗热毒病证的要药，如四妙勇安汤。牛蒡子多用于头面部的热毒病证。

2. 均能通便，用于肠燥便秘，在机理方面有所不同，牛蒡子富含油脂，濡润大肠，通导大便，玄参因能滋阴而通便，即所谓增水行舟，如增液汤，多用。

3. 均能利咽，为治疗咽喉肿痛要药，同用加强作用，但玄参更多用，如玄麦甘桔汤。

4. 玄参养阴生津，清热凉血。牛蒡子疏散风热，透疹止痒。

【用药体会】

玄参乃是治疗咽喉肿痛要药，其对于热毒、阴伤、肺肾不足病证均为妙药。笔者治疗咽喉肿痛常将玄参、板蓝根、牛蒡子配伍同用。现用于急慢性咽喉炎。无论实证、虚证咽喉疼痛，玄参应为首选。

玄参　连翘

【药性概述】

玄参：见生地黄、玄参药对。

连翘：苦、微辛，寒。①清热解毒：用于疮痈红肿热痛，脓出不畅，以及热邪内陷心包，高热，烦躁，神昏等证。本品长于清泻心火，有"疮家圣药"之称。②疏散风热：用于外感风热或温病初起所致头痛发热，口渴，咽痛。本品功用与金银花相似。③消肿散结：用于痰火郁结所致瘰疬，痰核。④清热利尿：用于湿热壅滞所致之小便不利或淋沥涩痛。

【注意事项】

连翘煎服 10~15g。气虚疮疡脓清者不宜用。

【药对主治】

1. 热毒疮疡。
2. 瘰疬、痰核。

【应用比较】

1. 均能清热解毒，用于热毒疮疡肿痛，玄参善解气分、血分之毒，如四妙勇安汤中配伍有本品。而诸痛痒疮，皆属于心，连翘善于清心热，故为解毒要药，有"疮家圣药"之谓，治疗热毒病证较玄参更多用。

2. 均能散结，用于瘰疬、痰核。玄参因具有咸味而能软坚散结，为治疗瘰疬要药，如消瘰丸。

3. 玄参能清热凉血，养阴生津，软坚。连翘能疏散风热，清心降火，通利小便。

【用药体会】

玄参治疗瘰疬、痰核、瘿瘤等证，古今本草及临床上均是如此之用，但对玄参的这一治疗作用，古今医家有不同看法，有认为取其散火，如李时珍说"其消瘰疬亦是散火。"（《本草纲目·卷十二·玄参》）有认为是解毒散结，如《中华临床中药学》云："玄参苦咸微寒，清解毒，化痰散结，用治痰火郁结之瘰疬痰核，多与牡蛎、贝母同用，如《医学心悟》消瘰丸"。有认为是软坚散结，如汪昂《本草备要·卷一》玄参条下云治"瘰疬结核"是因其"寒散火，咸软坚。"笔者体会，玄参所以治疗瘰疬等，是因为具有软坚散结的特点，这也是与连翘、夏枯草等药的主要区别点。李时珍曰"肾水受伤，真阴失守，孤阳无根，发为火病，法宜壮水以制火，故玄参与地黄同功"。这是讲玄参主要治疗肾的病变，而口咽干燥证与肾的关系密切，玄参在这方面作用较好，前代医家甚至认为无根之火，以玄参为圣药。但也有医家认为玄参主要还是治肺的病变，如《玉楸药解·卷一》云："玄参清金补水……清肺与陈皮、杏仁同服，利水合茯苓、泽泻同服"。《医学衷中参西录·药物》云："玄参色黑。味甘微苦，性凉多液，原为清补肾经之药……故又能入肺以清肺家燥热，解毒消火，最宜于肺病结核，肺热咳嗽"。从临床来看，玄参多用治肺的病变，如百合固金汤。玄参一般不作长服的滋补之剂。地黄则功专补肾养阴，可作为久用的滋阴药品。按照上述诸家的认识，玄参到底是以治肾病为主还是以治肺病为主，就有争议了，笔者认为玄参当以治肺病为主。连翘善清心热，故治心病为主。

半边莲　半枝莲

【药性概述】

半边莲：辛，平。①清热解毒：用于热毒疮痈肿毒，内服外用均可，尤以鲜品捣烂外敷疗效更佳。治疗疔疮肿毒、乳痈肿痛、毒蛇咬伤、蜂蝎螫伤，常与白花蛇舌草、虎杖等同用。②利水消肿：用于大腹水肿，常与金钱草、枳实配伍；亦用于湿热黄疸、湿疮湿疹。

半枝莲：见白花蛇舌草、半枝莲药对。

【注意事项】

半边莲干品 10~15g，鲜品 30~60g。虚证水肿忌用。

【药对主治】

1. 热毒疮疡。

2. 水肿。

3. 癌肿。

【应用比较】

1. 均能清热解毒，用于热毒疮疡。半枝莲作用稍强。

2. 均能利尿消肿，用于湿热小便不利，水肿，作用不强。

3. 均解蛇毒，用于毒蛇咬伤，可以内服和外用。

4. 均能抗癌，可广泛用于多种癌症，半枝莲抗癌更多用。

5. 半边莲亦治湿疮湿疹。半枝莲活血消肿，凉血止血，用治跌打损伤，瘀滞肿痛，血热妄行之吐血、衄血等。

【用药体会】

半边莲、半枝莲作用有些相似，半边莲在解毒方面作用平和，二药均用于癌肿病证，笔者常将半枝莲常作为"广谱抗癌药"使用，而半边莲主治腹部肿瘤，由于半边莲利水消肿，主要是治疗大腹部水肿，但力量并不强，笔者亦常将其作用减肥药应用，临床使用时一般是大剂量。

地骨皮　牡丹皮

【药性概述】

地骨皮：甘、微苦，寒。①凉血除蒸：用于阴虚发热，骨蒸盗汗，低热不退，小儿疳积发热等。亦用于血热妄行所致之吐血、衄血、尿血等。本品入血分，尤善退虚热，疗骨蒸。②清泄肺热：用于邪热袭肺，肺气失降，肺络损伤之咳嗽气喘、痰中带血等。本品尤善除肺中伏火。此外，又可泻肾经浮火，治虚火牙痛。

牡丹皮：见丹参、牡丹皮药对。

【注意事项】

地骨皮煎服 6~15g。外感风寒发热或脾虚便溏者不宜用。

【药对主治】

1. 阴虚发热，骨蒸盗汗，低热不退。

2. 血热妄行所致之吐血、衄血、尿血等。

【应用比较】

1. 均能清退虚热，用于阴虚发热，骨蒸潮热，盗汗。牡丹皮治疗无汗之骨蒸，地骨皮治疗有汗之骨蒸，因牡丹皮味辛使然，具有行散之故。地骨皮味甘，具有和缓之故。

2. 均能清热凉血兼止血，用于血热妄行之出血，但应用方面有不同，牡丹皮止血需要炒炭使用，可治血瘀出血、血热出血，而地骨皮通过凉血而止血。

3. 地骨皮清泄肺热。牡丹皮活血化瘀，消散痈肿。

【用药体会】

笔者对于虚热病证，若因为血分有热，常同时选用地骨皮、牡丹皮。二药在凉血方面所主治的病证稍有不同，虽均可凉血，地骨皮主要是治疗因血分虚热所致病证，而牡丹皮则主要是治疗血分实热所致病证，所以诸如犀角地黄汤、清瘟败毒饮等用的是牡丹皮。笔者在临床上喜用丹皮治疗血热病证，尤其是血热皮肤瘙痒多选用。

地骨皮　黄芩

【药性概述】

地骨皮：见地骨皮、牡丹皮药对。

黄芩：见半夏、黄芩药对。

【药对主治】

1. 肺热病证。

2. 咳血。

【应用比较】

1. 均能清泻肺热，用于肺热咳嗽，黄芩清热作用强于地骨皮。通过清肺热而用于痰涎壅盛等。

2. 均治疗出血证，用于衄血、咳血、吐血等证。机理不一样，地骨皮入血分，凉血作用好，使热邪不侵扰血液而达到止血目的，即治疗所谓血热妄行之出血证。黄芩通过祛除气分热邪，使热邪不扰乱血液运行，不耗血动血而达到止血作用，即治疗所谓迫血妄行之出血病证。

3. 地骨皮入血分，凉血，退虚热作用好。黄芩入气分，泻火解毒力量强，尚能清热燥湿，安胎。

【用药体会】

对于肺热病证，将地骨皮、黄芩同用，可以加强作用。笔者认为黄芩因入气分，其所以止血，乃是通过泻火的作用，所以热邪过盛致出血病证宜选用黄芩。黄芩不以入血分为主，而主治气分病证，这也是黄芩、地骨皮的区别要点。

竹叶 芦根

【药性概述】

竹叶：见车前子、竹叶药对。

芦根：见白茅根、芦根药对。

【药对主治】

1. 小便不利，水肿。

2. 热病口渴。

【应用比较】

1. 均能利尿，用于湿热小便不利，水肿。从利尿作用来看，竹叶作用强于芦根，导赤散中配伍有竹叶。

2. 均能清热，二药清凉走上，可以同用治疗温病初起的病证，如银翘散。均能治疗热病口干口渴。芦根具有直接的生津止渴作用，竹叶主要是通过清除热邪使热邪不损伤津液达到止渴作用。

3. 竹叶主要清心热、膀胱之热。芦根主要清泻肺热、胃热，尚能祛痰排脓。

【用药体会】

临床上竹叶以清心之热为优，但主要是利尿作用较多用，治疗小便不利，根据临床来看，多用于心经热邪病证又有小便不利者。根据竹叶清心热的特点，失眠病证常选用，这是因为心开窍于舌，心主神明，清心即能降火，降火即能安神，所以笔者对于失眠者常选用导赤散（生地黄、竹叶、木通、甘草）。

竹叶　淡竹叶

【药性概述】

竹叶：见车前子、竹叶药对。

淡竹叶：甘、淡，寒。①清心除烦：用于热病心胸烦热，舌尖红赤，口舌生疮；亦用于气分实热之高热、汗出、烦渴等证。对胃热津伤所致的口渴，牙龈肿痛亦可使用。也用于外感风热，或热病余热未尽者。其清热作用缓和，轻证多用。②清热利尿：用于心火亢盛，热邪下移所致小便赤涩、尿道灼痛等证。

【注意事项】

淡竹叶煎服 5~15g。虚寒证忌用。

【药对主治】

1. 心火上炎之口舌生疮。
2. 心热下移之小便短赤涩痛。

【应用比较】

1. 均能清热利尿，清心除烦，可以互相代用。竹叶长于清心胃热，用于心火亢盛之口舌生疮，舌尖红赤，小便黄赤，尿道涩痛等，如导赤散。兼能凉上焦风热，用于温病初起或热伤气阴所致胃热烦渴，如银翘散、竹叶石膏汤。淡竹叶长于通淋，用于湿热淋证等，如小蓟饮子。

2. 竹叶、淡竹叶为二物，应予鉴别。①从来源来看：淡竹叶为禾本科一种矮小的草本植物"淡竹叶"的带茎的叶，竹叶为禾本科常绿苞木类（木本）植物苦竹或淡竹（非淡竹叶）的叶，亦即竹茹、竹沥的叶。《神农本草经》载有竹叶，《名医别录·中品》载有竹叶、淡竹叶。李时珍认为淡竹叶出自于《本草纲目》，以前的本草书中所载竹叶，淡竹叶均系竹叶，对此尚有争议。②从性状来看，竹叶叶片为长披针形，浅绿色，有时切成长短不一的丝状，初出未展开的嫩叶，称"竹叶卷心"。叶有短柄，叶片易自关节处脱落，上表面光滑，下表面粗糙，叶脉突出。质脆而富弹性，味淡。淡竹叶呈段片状，茎，叶混合。茎呈圆柱状，有节，表面淡黄绿色，切断面中空，体轻，质柔韧，味淡。③从使用来看，竹叶的使用历史较淡竹叶要悠久，《伤寒论》中有竹叶石膏汤应用的实例。二者功效基本一样，都具有清热除烦，利尿的功效，但竹叶以清心胃热见长，淡竹叶则长于清热利尿。两者功用相似而同中有异，故应注意区分，不应混淆。但又可以互相代替使用。竹叶出自《神农本草经》，淡竹叶出自《名医别录》。

【用药体会】

竹叶、淡竹叶功效基本相同，可互相代用。两者来源不同。明代以前的处方中所载竹叶或淡竹叶，均系竹叶。现临床一般不细分竹叶、淡竹叶。笔者对于心火上炎的失眠病证常选用竹叶。若熬制膏方时为防止上火现象，常加用竹叶或淡竹叶。因为能清心火，夏季可以用竹叶或淡竹叶泡水饮服治疗暑热证。

芦根　天花粉

【药性概述】

芦根：见白茅根、芦根药对。

天花粉：见天花粉、知母药对。

【药对主治】

1. 热病津伤口渴。

2. 肺热、燥热咳嗽。

3. 痈疡。

【应用比较】

1. 均具有清热生津止渴的作用，治疗胃热口干口渴，如润燥止渴的玉液汤中选用了天花粉。天花粉可以治疗各种口渴病证，《本草汇言·卷六》云其"退五脏郁热，如心火盛而舌干口燥，肺火盛而咽肿喉痹，脾火盛而口舌齿肿，痰火盛而咳嗽不宁。若肝火之胁胀走注，肾火之骨蒸烦热，或痈疽已溃未溃，而热毒不散，或五疸身目俱黄，而小水若淋若涩，是皆火热郁结所致，惟此剂能开郁结，降痰火，并能治之。""其性甘寒，善能治渴，从补药而治虚渴，从凉药而治火渴，从气药而治郁渴，从血药而治烦渴，乃治渴之要药也。"若据此而言，天花粉可以治疗多个部位的热邪病证。芦根性寒不伤胃，味甘不泥膈，生津不恋邪，甘淡而力缓，利尿不伤阴，多作为辅助药物使用。凡温病热恋卫、气，或热病后如有伤津口渴的证候，都可应用。因是一味作用平和之品，所以在使用时剂量可以适当大些。清代医家吴鞠通创立了"五汁饮"（梨汁、荸荠汁、鲜苇根汁、麦冬汁、藕汁），专治热病伤津、口干心烦，其中就含有芦根。该方用药省，无论煎汤还是沸水泡饮，对夏令汗多、头晕、咽干、烦闷、便秘等都有良好的防治作用。现用麦冬、芦根为主方，用于放射治疗后口干、食欲不振、大便不畅的肿瘤病人，能明显减轻癌症放疗后的副作用。

2. 二药在清肺热方面治疗肺热咳嗽、痰稠、口干之证。芦根作用并不强，一般多作辅助药物，可以大剂量使用，对于风热咳嗽也可以选用，如桑菊饮中就含有芦根。在清热方面，其上清肺热，中清胃热，下清膀胱之热，虽然此3个脏腑居于人体上中下三焦，但一般不说芦根清三焦之热，这主要是要与栀子的清三焦热进行区别。天花粉在清肺热方面，因为有润燥作用，所以有云可以化痰，可以治疗燥痰咳嗽。天花粉清热力弱于芦根，生津力胜于芦根，沙参麦冬汤即配有天花粉。

3. 均能消痈：芦根主要是治疗肺痈，属于内痈的范畴，如治肺痈吐脓痰的苇茎汤（注：古方所用苇茎，现临床多改用芦根）。天花粉主要是治疗痈肿疮疖，作用较好，如仙方活命饮。其有促进排脓作用。谚语云"打在地下滚，要用天花粉"，是谓天花粉能治跌打损伤。凡疮疡肿毒，乳痈发背，痔疮，跌打损伤均可用。芦根消内痈。天花粉消外痈，特点是未成脓者使之消散，已成脓者使之溃破。

4. 芦根尚能利尿，止呕。天花粉尚能活血。

【用药体会】

笔者认为天花粉有美容的作用，这在古代的本草书中有记载，如《新修本草·卷八》载栝楼根（天花粉）能"悦泽人面""作粉如作葛根法，洁白美好"。笔者体验，如面部晦暗，皮肤颜色不白，或者面部长有痘疮、脓疱者，可用天花粉研末后用鸡蛋清调和后擦于面上约30分钟，如觉得皮肤太紧绷可缩短为10~15分钟，之后用温水清洗。此方具有清热消肿的作用，适用于暗疮红肿或经常面部长疮疖者。作内服药可以配伍冬瓜仁、刺蒺藜、山药、葛根、薏苡仁等同用。天花粉用的是瓜蒌的根，为什么将根又称为粉呢？因为在唐宋时代多将其加水研磨为粉后入药，故名。从目前的使用来看，一般是不将其研磨的，云瓜蒌根则更为准确些。现在所说的糖尿病可以重用天花粉，能缓解三多（饮多、饮多、尿多）的症状。笔者对于肺热、胃热之口干渴常选用天花粉、芦根。

芦根　知母

【药性概述】

芦根：见白茅根、芦根药对。

知母：见天花粉、知母药对。

【药对主治】

肺胃实热病证。

【应用比较】

1.均能清肺胃热，用于肺胃津伤病证，如咳嗽，口渴。知母清热作用强于芦根。知母滋阴，芦根生津并不能养阴。

2.知母治实证以泻火，治虚证以滋阴，为泻火要药，实火、虚火皆宜。芦根清热作用不及知母强，尚能清热利尿，清胃止呕，祛痰排脓。

【用药体会】

对于肺热病证，知母、芦根可以配伍使用，笔者个人更喜用芦根。芦根是一味性质比较平和的药物，其特点是清热作用偏于肺胃之热，笔者使用此药，一般是大剂量使用，量小作用不显，其虽治疗肺胃膀胱病变，但以治疗肺的病变为主，剂量多在 30g 以上。知母因苦寒，泻火作用强，一般不宜大剂量使用。

连翘　天葵

【药性概述】

天葵：微苦，寒。①清热解毒：用于痈疽肿毒，疔疮，乳痈，目赤肿痛，咽痛，皮肤痒疮，蛇虫咬伤等。②散结消肿：用于瘰疬，多种肿瘤，如淋巴瘤、乳癌、膀胱癌等。③利尿通淋：用于小便淋沥涩痛，淋浊，带下。

连翘：见金银花、连翘药对。

【药对主治】

1.热毒疮疡。

2.小便不利。

3. 瘰疬、体内肿块。

【应用比较】

1. 均能清热解毒，用于热毒疮疡，连翘作用强，且更多用。

2. 均能散结消肿，用于体内肿块，瘰疬，临床上常配伍使用。

3. 均能利尿，但作用不强，不作为首选药物。

4. 二药功效颇为相似。连翘尤以清心热作用好，为疮家圣药。

【用药体会】

连翘、天葵在功用上很相似，亦为解毒清热的常用药对，配伍应用效果更好，如五味消毒饮。天葵为解毒常药，《本草纲目拾遗·卷四·千年老鼠屎》引《百草镜》云："清热，治痈疽肿毒，疔疮，疬，跌扑风火伤，七种疝气，痔疮，劳伤"。连翘主清心火，解疮毒。《医学启源·卷下·药类法象》张元素云："其用有三：泻心经客热一也，去上焦诸热二也，疮疡须用三也。手搓用之"。连翘主要是治疗心经病变。因诸痛痒疮皆属于心。笔者常将二药用治痤疮病证，取清热解毒作用。连翘虽苦寒，但并不太苦，病家也容易接受。在散结方面主要是用治心经病证，乃是与夏枯草治疗肝经病证的一个重要区别点。笔者认为此药虽云其利尿，但作用不强。因连翘善治疮疡，对于诸如痤疮、暗斑也有很好的作用，乃常用之。

牡丹皮　生地黄

【药性概述】

牡丹皮：见丹参、牡丹皮药对。

生地黄：见生地黄、玄参药对。

【药对主治】

1. 虚热病证，如骨蒸劳热，潮热盗汗。

2. 血热病证，如出血，斑疹紫黑。

【配伍应用】

1. 均能清退虚热，用于阴虚发热，如骨蒸潮热，盗汗，五心烦热，常同用，如青蒿鳖甲汤。生地黄滋阴，侧重于补，使阴液生而热退。丹皮侧重于透，使热退而阴生，达到退虚热之功。

2. 均能清热凉血，用于血热病证，如出血，斑疹紫黑。配伍使用以加强作用，如犀角地黄汤。从凉血作用来看，生地黄作用更好。

3. 牡丹皮能活血化瘀，消散痈肿。生地黄能养阴生津。

【用药体会】

丹皮、生地黄在清热凉血方面常配伍同用，以加强作用。单纯从凉血作用来看，生地黄更多用。牡丹皮对于虚热病证亦为常用之品。笔者根据二药凉血的特点，常用其治疗血热导致的皮肤瘙痒，搔抓。

牡丹皮　赤芍

【药性概述】

牡丹皮：见丹参、牡丹皮药对。

赤芍：见白芍、赤芍对。

【药对主治】

1. 瘀血病证，如痛经、闭经，跌打损伤。

2. 血热病证，如斑疹隐隐，吐衄。

【应用比较】

1. 均能活血化瘀，用于血瘀经闭，痛经，跌打损伤，常配伍应用，如温经汤、桂枝茯苓丸、《医林改错》之膈下逐瘀汤。在活血方面，对于跌打损伤所致疼痛具有良好的止痛效果，历代将二药作为治疗瘀血病证的要药。相比较而言，赤芍作用强。

2. 均能清热凉血，用于热入营血之吐血、衄血、斑疹，常同用，如犀角地黄汤。在凉血方面，丹皮作用强。二药凉血不留瘀，活血不动血。

3. 牡丹皮能清退虚热，消散痈肿，也用于血热妄行而致出血病证，多炒炭用，即丹皮炭。赤芍清泻肝火。

【用药体会】

笔者体会，如果痤疮（青春痘）愈后会留下色素沉着，在后期的治疗过程中，加用活血药会加速痘印消失，笔者喜用丹皮、赤芍，验方薏苡仁消痤汤（方见茯苓、薏苡仁药对）选用二药。对于老年斑、黄褐斑亦常选用之，同用加强作用。

牡丹皮　败酱草

【药性概述】

牡丹皮：见丹参、牡丹皮药对。

败酱草：苦、辛，微寒。①清热解毒，消痈排脓：用于肠痈，肺痈，外痈。本品为治肠痈要药，兼治肺痈，皮肤疮痈。②祛瘀止痛：用于瘀血阻滞所致的妇女月经不调，痛经，产后腹痛等证，可单用本品煎服。

【注意事项】

败酱草煎服 6~15g。外用适量。脾胃虚弱，食少泄泻者忌服。

【药对主治】

1. 肠痈。

2. 痛经、经闭腹痛。

【应用比较】

1.均能活血，消散痈肿，治疗瘀血所致的肠痈，已成脓或未成脓均可使用，如薏苡附子败酱散（用败酱草）、大黄牡丹汤（用丹皮）。同时也用于瘀血阻滞的月经不调，痛经，产后腹痛。

2.牡丹皮能清热凉血，清退虚热。败酱草能清热解毒。

【用药体会】

牡丹皮活血的作用强于败酱草，若瘀滞较重则丹皮更多用。二药在治疗肝病方面也常同用，尤其是有瘀血现象者可选用，现认为败酱草治疗肝脓肿。笔者临床常用败酱草治胃部感染幽门螺旋杆菌引起的病证，鉴于此若胃脘部不适，泛酸也常选用。

牡丹皮　桂枝

【药性概述】

牡丹皮：见丹参、牡丹皮药对。

桂枝：见白芍、桂枝药对。

【药对主治】

经闭腹痛。

【应用比较】

1.均能通行血脉瘀滞，即通经，用于妇科经闭腹痛，常同用，如桂枝茯苓丸。牡丹皮性寒，善祛血脉中之结热。桂枝温通，善通血脉中之寒滞，二药配伍具有相反相成的作用特点。

2.牡丹皮能活血化瘀，清热凉血，清退虚热，消散痈肿。桂枝能发散风寒，助阳化气，温通经络。

【用药体会】

牡丹皮、桂枝联合用药，对于消除血瘀病证导致的痛经作用明显，桂枝能直接到达血分，治疗血分病证，所以当使用桂枝不当或剂量过大会导致鼻子出血等。现临床用桂枝茯苓丸治疗腹部包块，如肌瘤、囊肿等。本草著作中，未提桂枝活血特点，但临床使用中是将桂枝作为活血药物看待的，桂枝茯苓丸即具有活血作用，所以有些腹部肿块可以选用桂枝、丹皮。

青葙子　决明子

【药性概述】

青葙子：苦，微寒。①清泻肝火：用于肝火上炎所致头痛，目赤肿痛，眩晕，烦躁不寐。其清肝热作用较强。②退翳明目：用于肝火上炎所致眼生翳膜，视物昏花，其清泻肝经实火以明目。

决明子：见石决明、决明子药对。

【注意事项】

青葙子煎服10~15g。本品有扩散瞳孔作用，青光眼患者禁用。

【药对主治】

1. 头痛、目赤肿痛。

2. 眼生翳膜，视物昏花。

【应用比较】

1. 均能清肝明目，用于肝热所致视物昏花，眼生翳膜，头痛，目赤肿痛，且常用。

2. 青葙子的清肝作用强于决明子。决明子为明目要药，平降肝阳，收泪止痛效果好，尚能润肠通便。

【用药体会】

青葙子、决明子虽清肝明目，但笔者更喜用决明子。现认为青葙子有扩瞳作用，所以对于瞳孔散大者一般不使用此药。根据张山雷的《本草正义》所述，青葙子乃鸡冠花同类，而鸡冠花乃是治疗妇人疾病之药，鸡冠花子主治人体下部疾病，但传统认为青葙子是治疗上部疾病。青葙子在《神农本草经·下品》中云"子名草决明"，李时珍解释"其子明目，与草决明同功，故有草决明之名"。现在临床上青葙子，草决明（决明子）是两种不同的药材，虽均有明目作用，但决明子作用好。临床使用决明子剂量可以适当加大，但青葙子不宜用大剂量。

青葙子 夏枯草

【药性概述】

青葙子：见青葙子、决明子药对。

夏枯草：见龙胆草、夏枯草药对。

【药对主治】

1. 头脑胀痛。

2. 目赤肿痛，视物昏花。

【应用比较】

1. 均能清泻肝火，用于肝火上炎以及肝阳上亢所致目赤肿痛，视物昏花，头脑胀痛等。

2. 青葙子专泻肝经实火，只清无补，尚有扩散瞳孔的作用。夏枯草乃是治疗肝热目赤肿痛的要药，尚能散结。

【用药体会】

根据现在的认识，青葙子、夏枯草有降压作用。笔者使用夏枯草，认为其清肝明目作用不强，但清肝热的作用却较好，所以对于肝热阳亢者多用，使用时，剂量稍大一些作用会更好一些。青葙子不作为清肝热的常用药，而夏枯草清肝热作用好，临床极为常用。笔者使用夏枯草剂量多偏大。

青蒿 地骨皮

【药性概述】

青蒿：见白薇、青蒿药对。

地骨皮：见地骨皮、牡丹皮药对。

【药对主治】

阴虚骨蒸潮热，五心烦热，盗汗等。

【应用比较】

1. 均能清热凉血，用于血热证。

2. 均能清退虚热，用于虚劳骨蒸潮热，盗汗，如清骨散，配伍应用作用加强。青蒿辛香透散，善使阴分伏热透达外散，如青蒿鳖甲汤。《本草新编·卷三·青蒿》谓："青蒿最宜与沙参、地骨皮共用，则泻阴火更捷，青蒿能引骨中之火，行于皮肤，而沙参、地骨皮只能凉骨中之火，而不能外泄也"。《图经本草·卷八》》云青蒿"治骨蒸劳热为最，古方多单用者"。骨蒸发热分有汗与无汗，地骨皮退虚热主要治疗有汗的骨蒸劳热，而青蒿则多用于无汗的骨蒸劳热。《药品化义·卷九·地骨皮》云："牡丹皮能去血中热，地骨皮能去气中之热，宜别而用"。《本草新编·卷三·青蒿》云："青蒿之退阴火，退骨中之火也，然不独退骨中之火，即肌肤之火，未尝不其泻之也，故阴虚而又感邪者，最宜用耳"。青蒿退骨节间热，也用于肌表之热。

3. 青蒿为退虚热要药，偏于清肝胆虚热，温热羁留，寒热交作，为抗疟要药，能解暑。地骨皮尚能清泄肺热，肺中伏火，清肝肾虚热。《本草纲目·卷三十六·枸杞 地骨皮》记载："世人但知用黄芩、黄连苦寒以治上焦之火，黄柏、知母苦寒以治下焦阴火，谓之补阴降火，久服致伤元气，而不知枸杞、地骨，甘寒平补，使精气充而邪火自退之妙，惜哉！予尝以青蒿佐地骨退热，屡有殊功，人所未喻者"。这是认为枸杞子、地骨皮通过平补，达到精气充沛，从而邪火自退。

【用药体会】

根据李时珍的经验，地骨皮配伍青蒿以后退热作用好，为退虚热对药。有书籍记载，认为地骨皮具有生津止渴作用，笔者认为地骨皮并不能生津止渴，而是通过清除血热而使热不伤阴，从而达到治疗作用的。地骨皮煮水饮用，对高血糖有明显平抑作用，而又不致发生低血糖。地骨皮是降血糖的良药，能控制高血糖，笔者尤喜用之。

青蒿　柴胡

【药性概述】

青蒿：见白薇、青蒿药对。

柴胡：苦、微辛，微寒。①解表退热：用于外感表证发热，无论风热、风寒，皆可使用。亦治伤寒邪在少阳，寒热往来，胸胁苦满，口苦咽干，目眩，用之尤宜，常与黄芩同用。本品性升散而疏泄，有较好的退热作用，乃治少阳病证之要药。②升举阳气：用于气虚下陷所致内脏下垂，如胃下垂，脱肛，子宫下垂以及久泻等证。本品升提作用好。③疏肝解郁：用于肝气郁滞致胸胁或少腹胀痛，情志抑郁，妇女月经失调，痛经等证。此外，还可退热截疟，治疗疟疾。

【注意事项】

柴胡煎服 3~10g。外感风寒、血虚无热者慎用。

【药对主治】

1. 疟疾，寒热往来。

2. 邪在少阳之热邪病证。

3. 虚热。

【应用比较】

1. 均能截疟，善于清少阳之热，主治寒热往来，据此可以治疗疟疾发热。柴胡治疗少阳之热，多同时配伍黄芩同用。青蒿主治寒轻热重，乃是治疗疟疾要药，亦常配伍黄芩同用，如蒿芩清胆汤。

2. 均能清热，青蒿善治虚热、里热，柴胡善治表热，半表半里之热。

3. 青蒿能截疟、清退虚热，凉血。柴胡又能疏肝解郁，升举阳气。

【用药体会】

青蒿、柴胡组成药对，主治肝经病变。柴胡现在主要用治实热病证，包括表热、半表半里之热，但在古代也用于虚热病证，需要经过鳖血制后应用，而现在临床上并不这样炮制，笔者认为治疗虚热一般不用大剂量。临床若辨证属于邪在少阳者多将青蒿、柴胡配伍同用。

青蒿　薄荷

【药性概述】

青蒿：见白薇、青蒿药对。

薄荷：辛，凉。①疏散风热：用于风热表证或温病初起，邪在卫分，发热，微恶风寒，头痛等证。其辛散之性较强，芳香透邪，具有较强的发汗作用。②清利头目：用于风热上攻所致的头痛，目赤多泪，咽喉肿痛。其芳香通窍，轻扬升浮，疏散上焦风热，清头目而利咽喉。③透疹止痒：用于麻疹透发不畅。治皮肤瘙痒可以将其煎水外洗。④疏肝解郁：用于肝郁气滞所致胸闷，胁痛，月经不调等证。此外，本品芳香，兼能化湿和中，可用治夏令感受暑湿秽浊之气，脘腹胀痛，呕吐泄泻。

【注意事项】

薄荷煎服 3~6g，入汤剂不宜久煎。薄荷叶长于发汗解表，薄荷梗偏于行气和中。①表虚有汗，阴虚发热者忌用。②有退奶作用，故哺乳期妇女不宜使用。

【药对主治】

1. 暑天外感，发热烦渴、头痛头昏。
2. 暑湿所致之寒热起伏、恶心脘闷。

【应用比较】

1. 均能解暑化湿，用于暑热外感诸证。善治人体上部湿浊病证。薄荷走气分，治表热、卫分病证，散风热于外，《医学衷中参西录·药物·薄荷解》云："一切霍乱痧证，亦为要药。"青蒿入血分，治温热病变为主，透内部伏热出内，乃清退虚热要药。

2. 均辟除秽气，透散作用好，为香气浓郁之药，且轻清走上，治疗暑湿病证可以同用，薄荷的透散作用更好，所以头面部疾患用之更多。

3. 青蒿善退虚热，又能凉血、截疟。薄荷又能疏散风热，疏肝解郁，透疹止痒。

【用药体会】

青蒿、薄荷因为芳香，透散作用好，治疗暑湿病证可以同用，笔者认为薄荷的透散作用更好，所以头面部疾患用之更多。临床使用薄荷时，剂量不宜大，因其发汗作用强。

苦参　白鲜皮

【药性概述】

苦参：见地肤子、苦参药对。

白鲜皮：土茯苓、白鲜皮药对。

【药对主治】

1. 湿热黄疸，带下。

2. 湿疹，湿疮，疥癣，皮肤瘙痒。

【应用比较】

1. 均能清热燥湿，主治湿热病证，尤以皮肤疾病多用。可以治疗湿疹、白癜风、扁平疣、疥疮、脓疱疮、寻常痤疮、手癣、足癣、体癣、股癣、皮肤瘙痒、荨麻疹等。在治疗湿疹方面效果好，湿疹的病因及发病机制相当复杂，涉及体内外多种因素。其临床症状以皮疹损害处渗出潮湿、瘙痒不已为主要表现。此病"湿"是主要因素，其常呈反复发作，奇痒难忍，引起红肿糜烂渗血，夜间增剧，二药配合以后能增强燥湿作用，常同用。

2. 均能治疗湿热黄疸，可以同用。白鲜皮治疗黄疸效果尤佳。《本草纲目·卷十三》记载，认为白鲜皮为"为诸黄风痹要药，世医止施之疮科，浅矣"。李时珍批评人们只知道用白鲜皮治疗疮疡，而不知道用其治疗黄疸病证。二药因能燥湿，亦治疗带下。

3. 苦参能利尿消肿，杀虫。白鲜皮尚能解毒，用于风湿热痹。

【用药体会】

苦参、白鲜皮的止痒作用很好，如治疗皮肤瘙痒，湿热带下、阴肿阴痒、湿疹湿疮、疥癣等，将其煎水外洗能很快达到止痒之功。尤其是治疗阴道滴虫效果好。通过多年的临床，笔者总结一首治疗癣疮、瘙痒的验方，命名为苦参止痒汤。组成：苦参、百部、白鲜皮、地肤子、蛇床子各 30g，花椒 20g，芒硝 50g，樟脑 10g，冰片 2g。功效：杀虫止痒，软化皮肤。主治多种皮肤瘙痒，如湿疹、湿毒、疮疡，阴道滴虫瘙痒。使用方法是煎水外洗、外泡、外敷。禁内服。若皮肤破损者不宜应用。

笔者认为在治疗黄疸方面，白鲜皮应为首选，尤其是对于黄疸久久不退者效果极佳，若配伍秦艽后作用更好，笔者常将二药同用于黄疸病证。用白鲜皮治疗黄疸，应大力提倡。

败酱草　大血藤

【药性概述】

败酱草：见牡丹皮、败酱草药对。

大血藤：苦、辛，微寒。①清热解毒：用于肠痈初起，热毒瘀滞，腹痛胀满者。本品为治肠痈之要药。其清热解毒之力虽不及败酱草，但活血作用较败酱草强。②活血止痛：用于瘀血阻滞跌打损伤，经行腹痛，风湿痹痛。③祛风通络：用于风湿所致疼痛，关节不利。

【注意事项】

大血藤煎服 10~15g。大剂量 15~30g。孕妇慎服。

【药对主治】

1. 体内痈肿，肠痈，肺痈。

2. 热毒病证。

3. 瘀血病证，月经不调，痛经。

【应用比较】

1. 均能消痈，为治疗肠痈的要药，同用加强作用，张仲景治肠痈，有薏苡附子败酱散（用败酱草）。亦用治疮痈肿毒，内服、外用均可。临床上治疗肠痈，败酱草也可配伍薏苡仁、桃仁、牡丹皮、大黄等同用，若治疗肺痈可配伍鱼腥草、桔梗、薏苡仁、冬瓜仁、芦根等同用。用治疮痈肿毒，与金银花、连翘等配伍，亦可用鲜草捣烂外敷。

2.均能活血解毒，但作用不强。肠痈之形成与瘀滞有关，叮选二药解毒活血，在活血方面可治疗妇科疾患，如痛经，经闭等，但不作为主药。大血藤的药材色红入心，活血作用也用治胸痹心痛病证。尚具祛风通络作用，用治风湿痹痛。

【用药体会】

败酱草、大血藤均为治疗体内痈肿常用药。败酱草以干品为佳，因新鲜药材味道不好闻。现临床常用败酱草治疗肝病所致胁痛。藤类药物能祛除风湿。笔者认为藤类药物除雷公藤、丁公藤作用猛烈外，其余药性多较平和，治疗风湿病证适当选用藤类药物有利于通经活络，《本草便读·蔓草类·青风藤》云："凡藤蔓之属皆可通经入络"。盖藤者缠绕蔓延，犹如网络，纵横交错，无所不至，其形如络脉。具有"藤"字的中药有大血藤、鸡血藤、忍冬藤、天仙藤、络石藤、常春藤、夜交藤、海风藤、青风藤、丁公藤、雷公藤等，这些均为通络之品。

金银花　连翘

【药性概述】

金银花：甘，寒。①清热解毒：用于热毒证，如疮疖，疔毒，痈肿等。为治疗疮痈要药。②疏散风热：用于外感风热或温病初起，头痛，发热，口渴，咽痛。也用于外感温热病的各个阶段。本品善走表，其气味芳香，轻宣疏散，乃治疗风热表证要药。亦用于温热病卫、气、营、血各个阶段的多种证侯。③凉血止痢：用于热毒痢疾，大便脓血者，可单用本品浓煎频服。④清解暑热：用于暑热烦热口渴，以及小儿热疖，痱子等病证。取解暑作用多经蒸馏制成金银花露使用。

连翘：见玄参、连翘药对。

【注意事项】

金银花煎服 10~15g。清热解毒，疏散风热多用生品；凉血止痢，多炒炭用。金银花露，可作小儿夏季的清凉饮料。气虚疮疡脓清者忌用。

【药对主治】

1. 外感风热病证。

2. 温病初起，又有里热病证者。

3. 热毒疮疡痈肿。

【应用比较】

1. 均能疏散风热，用于外感风热或温病初起所致发热，口干咽痛，常同用以加强作用，如银翘散。也同用于暑温病证，如新加香薷饮。从解表来说，金银花因为口感好，尤其是小儿容易接受，则更为多用。

2. 均能清热解毒，其一用于热毒痈肿、疮疡肿疖、丹毒，为疮家要药；其二用于热入气分、营分、血分所致高热，神昏，发斑，心烦等，如清营汤、神犀丹。尤其是治疗热毒疮疡方面具有很好的作用。金银花更多用。在所有清热解毒药中，金银花由于作用强，口感好，带有清香气味，倍受人们的喜爱。对于热在卫分者可表散，热在气分者可透热达表，热在营血分者可透营转气。凡温热病邪气在卫气营血各个阶段者均可以选用。

3. 金银花能凉血，炒炭能止血。连翘能清热散结，清心利尿。

【用药体会】

笔者认为金银花、连翘对于面部痤疮效果好，可以同用，验方薏苡仁消痤汤（方见茯苓、薏苡仁药对）配伍有二药。对于金银花凉血作用，许多中药书籍不予记载。笔者认为金银花直接入血分，用治血热病证，如清营汤即配伍有本品。无论炒炭或不炒炭均有此作用。由于走血分，金银花止血并不限于大便下血，也用于其他部位出血，但多炒炭用。临床使用金银花一般剂量要大，量小则力弱，难以发挥作用。连翘现亦用其治疗呕吐病证。笔者验方银翘愈疮汤配伍有二药。组成：金银花 15g，连翘 15g，生地黄 15g，玄参 15g，麦冬 10g，山茱萸 15g，山药 15g，丹皮 10g，茯苓 15g，泽泻 10g，五味子 10g，藿香 10g，佩兰 10g，竹叶 10g，甘草 6g。功效：解毒除湿，清降虚火。主治口舌生疮，反复发作，疮面红肿，灼热疼痛，口臭异味，口渴多饮，不思饮食等。

金银花　菊花

【药性概述】

金银花：见金银花、连翘药对。

菊花：见木贼、菊花药对。

【药对主治】

1. 外感风热表证。

2. 热毒疮疡。

【应用比较】

1. 均能解表，用于外感风热表证所致发热，头痛，口燥咽干等。可同用。菊花作用略强于金银花。但因为金银花能入血分，所治部位要深一些。在解表方面，分别有桑菊饮（用菊花）、银翘散（用金银花）。

2. 均能清热解毒，用于热毒病证，金银花解毒作用强于菊花，解毒作用范围广泛，既用于热毒病证，也用于卫气营血因热邪过盛所致诸证，金银花在临床上更多用，如五味消毒饮、四妙勇安汤等，而菊花多只作辅助药物使用。

3. 金银花能凉血，止血。菊花能清肝明目，平抑肝阳。

【用药体会】

临床上若取金银花、菊花的共同作用，即清热解毒，解表，可以将其泡水饮服，治疗暑热外感，热毒疮疡病证，二药口感佳，尤其是夏季常同用。笔者治疗痤疮也常选用二药，剂量可以适当大一些。

《本草纲目·卷十五》指出："菊之品凡百种，宿根自生，茎叶花色，品品不同"。菊花的品种非常多，而入药者主要分为两类，即白菊花、黄菊花。菊花的特点是虽经霜露，叶枯不落，花槁不零，味兼甘苦，性秉中和。黄菊花偏于治疗外感风热，白菊花偏于治疗肝热目赤，清肝作用好。通常所云菊花指的是白菊花，但也可以用黄菊花代用。菊花品种最著名的是四大名菊，即杭菊、亳菊、滁菊、怀菊。①杭菊主产于浙江杭嘉湖平原，朵大瓣宽，白色或黄白色，中心黄色，气清香，味甘微苦。分杭白菊和杭黄菊两种，杭白菊滋味更甘美一些。杭白菊肉质肥厚，味道清醇甘美，特别适合泡茶饮用，与枸杞同服可增强养肝明目的作用。杭黄菊善于疏风清热，常用于风热感冒，头痛目赤，咽喉疼痛等。②亳菊主产于安徽亳州，阴干入药。气清香，以花大、苞厚、花朵较松，容易散瓣为主要特点。亳菊以疏风散热，解暑明目见长。夏季还可将亳菊与大米一起煮成粥，可预防中暑。使用方法是将其煎水后去渣，煮粥吃。③滁菊主产于安徽滁州，是菊花中花瓣最为紧密的一种。为头花，朵大，色粉白，花心较大，黄色，不散瓣，无枝叶。滁菊偏于平肝阳，常用于肝阳上亢所致的头晕目眩等证，若高血压病而中医辨证属肝阳上亢者可将滁菊、决明子泡水代茶饮。《日华子本草·草部》载菊花可"作枕明目"，头痛眩晕，目赤肿痛等属肝阳上亢者可使用滁菊做成的药枕。④怀菊主产于河南北部新乡一带（古称怀庆府），为四大怀药（怀菊花、怀地黄、怀牛膝、怀山药）之一，同滁菊功效相似，也擅长平肝明目。⑤贡菊主产于黄山歙县，由于古代作为贡品而得名。又名徽菊，花头圆形，花瓣密、白色，花蒂绿色，花蕊小，淡黄色，均匀，不散朵。贡菊以清肝明目、清热解毒见长，主治眼部疾患。

鱼腥草　芦根

【药性概述】

鱼腥草：辛，微寒。①消痈排脓：用于肺痈咳吐脓血，肺热咳嗽，痰黄黏稠。乃治疗肺痈要药。②清热解毒：用于热毒疮痈，红肿热痛或热盛脓成，可单用本品内服，亦可用鲜品捣烂外敷。③利尿通淋：用于热淋小便涩痛；湿热所致的带下，泻痢，黄疸等。

芦根：见白茅根、芦根药对。

【注意事项】

鱼腥草煎服 15~30g，鲜品 60~100g。外用适量。新鲜蕺菜可炒食。以冬春交际时其刚吐嫩芽，味道最佳。可以将其洗净后，蘸调味品吃。也可以凉拌、与肉食炒食。将蕺菜榨取汁液饮用，可作为放疗、化疗及癌症患者的辅助治疗，对改善症状有一定效果。含挥发油，不宜久煎。

【药对主治】

1. 肺痈，咳唾脓痰。
2. 肺热咳嗽。
3. 小便不利。

【应用比较】

1. 均能消痈排脓，尤以治疗肺痈作用佳，可以同用。肺痈表现为咳唾脓痰，痰中带血，血呈铁锈色。鱼腥草为治疗肺痈的要药。由于肺痈目前临床上较少见，现常用治肺热咳嗽。芦根作用较平和，外感咳嗽也使用，如桑菊饮。

2. 均能清热解毒，鱼腥草治疗热毒疮疡，痈肿，可单味煎汤内服，也可用鲜草捣烂外敷。古代本草书中记载芦根能解毒，如唐代《千金方·卷二十四·解食毒》载："锉芦根，春取汁，多饮良，并治蟹毒。亦可取芦苇茸汁饮之，愈"。古代用其解河豚毒、鱼蟹毒、酒毒、狗肉毒等，从临床使用来看，作用并不强，多只作辅助药物使用，在解鱼蟹毒方面，民间常用。若突然食物中毒，可用新鲜芦根汁饮服。现时的中药书籍多不记载芦根解毒的功效。

3. 均可利尿，治疗小便不利，湿热淋证，作用不强，临床不作为首选药物，芦根较鱼腥草多用。

4. 均可作为食物食用。芦根的嫩芽为芦苇笋。鱼腥草又名蕺菜，其食用部分为肉质的根状茎和嫩茎叶，可凉拌、炒食，烹饪成多种菜肴，腥香脆嫩，风味独特。蕺菜气腥味劣，但其阴干后，不但没有腥气，而且微有芳香，在加水煎汁时，则挥发出一种类似肉桂的香气，芳香而稍有涩味，且毫无苦味，若要除掉鱼腥草的腥味，可以将其洗干净，入食盐腌渍 30 分钟左右，再淘干水分，腥味便没有了。因此当患有肺部疾病时，可以食用芦苇笋、蕺菜。芦根的嫩芽称芦笋，由于现在又有一种进口的食材石刁柏也名芦笋，为避免一名二物，故笔者将芦根之嫩芽称为芦苇笋。

5. 鱼腥草清热解毒强于芦根。芦根清胃止呕，清热生津。

【用药体会】

鱼腥草、芦根均可清肺热。笔者更喜用芦根，一般多大剂量使用，量小达不到清热作用。芦根在清热方面，上清肺热，中清胃热，下清膀胱之热，笔者认为主要是清肺热。在利尿方面，利尿不伤阴，所以即使津伤者也可以使用。传统用鱼腥草治疗肺痈病证，但现临床上肺痈病证相对而言较少见，所以鱼腥草乃是治疗肺热咳嗽的要药，而对于外感咳嗽也可选用。由于清肺热作用好，笔者喜用其治疗因肺热导致的一些感染性疾病。现也认为能抗过敏，所以对于过敏性疾患笔者也喜应用。

鱼腥草　蒲公英

【药性概述】

鱼腥草：见鱼腥草、芦根药对。

蒲公英：苦、甘、寒。①清热解毒：用于热毒壅盛所致疮疡肿毒，视为要药。亦用治咽喉肿痛。②消痈散结：用于乳痈初起，红肿坚硬，脓尚未成者，有显著疗效。既可单用内服，亦可鲜品捣汁内服，渣敷患处。亦治内痈，如肠痈、肺痈。本品善消痈，尤为治乳痈要药。③清利湿热：用于湿热黄疸，热淋涩痛。

【注意事项】

蒲公英煎服 10~30g；鲜品加倍。外用鲜品适量捣敷或煎汤熏洗患处。大量可致缓泻。

【药对主治】

1. 热毒疮痈，红肿热痛。

2. 热淋小便涩。

3. 湿热泻痢。

4. 黄疸。

【应用比较】

1. 均能清热解毒，消痈排脓，清利湿热，用于热毒疮疡，痈肿，蒲公英作用强，如五味消毒饮。

2. 均能利湿，用于湿热小便不利，亦用于湿热泻痢，黄疸。鱼腥草利湿作用较弱。蒲公英为治疗黄疸常用药。

3. 鱼腥草乃治疗肺痈要药。蒲公英乃治疗乳痈要药。

【用药体会】

鱼腥草、蒲公英均为消痈、解毒之品，笔者使用的剂量多偏大。有关用蒲公英治疗胃病的报道不少，认为具有治疗幽门螺旋杆菌的作用。笔者认为，治疗胃病仍然要按照中医的辨证论治投药，因蒲公英性寒，对于寒证是不宜选用的。笔者曾治疗一胃炎患者，前医套用蒲公英杀幽门螺旋杆菌而连用 3 个月，导致患者胃阳受损，诸证加重，险酿大病，不可不慎。有认为用蒲公英治疗胃病长服久服而无碍，其实这是不对的，故不可囿于"杀菌"说。

蚤休　拳参

【药性概述】

白蚤休：苦，微寒。有小毒。①清热解毒：用于痈肿疔毒，咽喉肿痛，疬腮，喉痹，毒蛇咬伤。本品为治疗毒蛇咬伤的常用药。②凉肝定惊：用于小儿热极生风，手足抽搐等均有良效。③活血止痛：用于外伤出血，跌打损伤，瘀血肿痛，可单用研末冲服。

拳参：苦，涩，微寒。①清热解毒：用于疮痈肿痛、瘰疬、痔疮、水火烫伤、毒蛇咬伤等证，可以本品捣烂敷于患处，或煎汤外洗。此作用类似于白蚤休。②祛风止痉：用于热病高热神昏，惊痫抽搐以及破伤风等。③凉血止痢：用于赤痢脓血，湿热泄泻。④凉血止血：用于血热妄行所致的吐血、衄血、崩漏等出血证。此外，本品还能利湿，也可用于水肿、小便不利等症。

【注意事项】

蚤休（白蚤休）煎服 3~10g。外用适量，捣敷或研末调涂患处。体虚、无实火热毒者、孕妇及患阴证疮疡者均忌服。拳参煎服 5~10g。外用适量。无实火热毒者不宜使用。阴证疮疡患者忌服。

【药对主治】

1. 痈肿疮毒，瘰疬，毒蛇咬伤。

2. 惊痫抽搐。

3. 癌肿。

【应用比较】

1. 均能清热解毒，用于痈肿疮毒，瘰疬，毒蛇咬伤。为治疗疮疡的药物，白蚤休解毒作用强于拳参，尤善疗痈疽疔疮。

2. 均能活血止痛，用于瘀血病证，现多用于癌症。

3. 均能止痉，用于惊风抽搐证，白蚤休多用。

4. 二药药材相似，作用相似，只是颜色不同，白蚤休（重楼、蚤休、七叶一枝花）颜色偏白，拳参（紫参、红蚤休）颜色偏暗，其别名也称为重楼、草河车。为了便于区别，可以根据《神农本草经》所载之名，将七叶一枝花用蚤休或白蚤休的名称，或用七叶一枝花的名称。拳参尤以治疗里热所致之痢疾、腹泻为其特长，亦能凉血止血、利湿。

【用药体会】

《神农本草经·下品》之蚤休即白蚤休，现用重楼名称。笔者认为白蚤休具有美白作用，尤其是对于痤疮引起的皮肤黯而无光泽常选用之，但由于白蚤休价格偏贵，笔者常以拳参代用之。中药中带有"白"字的药材多有美白作用，如白茯苓、白术、白芷、白及、白附子、白蒺藜、白僵蚕、白扁豆、白鲜皮、白茅根、白果、白蔹、白丑、白前、白芍、桑白皮等。笔者验方狐臭止臭方配伍有二蚤休。组成：樟脑、白蚤休、红蚤休、木香、山柰、青蒿、姜黄各等份，冰片少许，研末，外用。功效：芳香除臭，运行气血。主治狐臭，臭汗，脚汗多，湿痒。使用方法是将药物研粉，外扑臭汗处，或以面粉少许与药粉调成糊，贴于病患处固定。每日1换。此药不内服。笔者验方蚤休解毒外用酒亦配伍有二药。组成：白蚤休50g，红蚤休50g，蜈蚣3条。功效：清热解毒，消肿止痛。主治带状疱疹，无名肿毒，痈疖疮疡，蜂虫蜇伤，毒蛇咬伤。

秦皮 黄柏

【药性概述】

秦皮：苦、涩，寒。①燥湿止痢：用于湿热泻痢，里急后重。本品略具收涩之性。②清热明目：用于肝经郁火所致目赤肿痛、目生翳膜，作用不强。也可单用煎水洗眼。

黄柏：见龙胆草、黄柏药对。

【注意事项】

秦皮6~12g，煎服。外用适量，煎洗患处。脾胃虚寒者忌用。

【药对主治】

湿热痢疾。

【应用比较】

1. 均能清热燥湿，用于湿热痢疾，里急后重，下痢脓血，常同用，如白头翁汤。黄柏作用强。亦可用治湿热带下。

2. 秦皮清肝明目，具涩味，略有涩肠之功，重在治痢。黄柏泻火解毒，清退虚热，除下焦湿热，重在解毒。

【用药体会】

秦皮、黄柏治疗湿热痢疾可以同用。秦皮具有涩味，通常治疗湿热痢疾是不应该使用涩味药物的，这是因为涩味的秦皮略有涩肠之功，但因为白头翁汤中同时配伍有白头翁、黄连、黄柏苦寒燥湿之品，抑制了其涩味，所以在临床上可选用，但实际上较少使用。若将秦皮煎水洗眼，可治疗目赤。笔者在临床上不太喜用涩味之品。

莲子心　竹叶卷心

【药性概述】

莲子心：苦，寒。①清心除热：用于心肾不交之心烦，口渴，失眠，多梦。②涩精：用于遗精，滑精。

竹叶卷心：甘、淡、凉。清心除烦、消暑止渴：用于暑热烦渴及温病神昏谵语等证。

【注意事项】

莲子心煎服 1.5~5g。竹叶卷心煎服 5~15g。

【药对主治】

心经热盛之心烦，神昏谵语。

【应用比较】

1. 均能清心除烦，用于温病神昏谵语，常同用，如清宫汤。二药清心热作用不强，在清心热方面，多同时应用以加强作用。莲子心有平静性欲的作用，临床可以将其泡水饮服。

2. 莲子心为莲子中的青嫩胚芽，尚能涩精，以治遗精，滑精。竹叶卷心为卷而未放的幼叶，善治心经热盛，口舌生疮，尿赤。

【用药体会】

莲子心清心火，平肝火，泻脾火，降肺火，消暑除烦，有平静性欲的作用，临床可以将其泡水饮服。因同时也能涩精，泡水饮服也治疗遗精，滑精，对于因心火妄动导致遗精者，因太苦，可以适宜佐以甜味以中和苦味。竹叶卷心也可以这样应用，但莲子心作用好些。

夏枯草 决明子

【药性概述】

夏枯草：见龙胆草、夏枯草药对。

决明子：见石决明、决明子药对。

【药对主治】

1. 肝热之目赤肿痛。

2. 肝阳上亢之头晕目眩，烦躁易怒。

3. 肝阴不足之视物昏花。

【应用比较】

1. 均能明目，用于肝热之目赤肿痛，羞明多泪，肝阳上亢之头晕目眩，烦躁易怒，肝阴不足之视物昏花。决明子因善治目疾而命名，为目疾要药。夏枯草主要是清除肝经热邪而达到明目之功，清肝热作用强于决明子，尤善治目珠疼痛而以夜甚者为佳。二药均可以单用煮水后饮服或以开水泡之代茶饮，治疗眼睛疾患。

2. 决明子尚能润肠通便。夏枯草尚能清热散结。

【用药体会】

夏枯草、决明子为常用明目之品，喜配伍同用。可以将决明子作枕头，既明目，又治头风。对于肝阳上亢引起的烦躁易怒，笔者常选用二药，同时有降血压作用，作用缓慢，但比较稳定。决明子有降血脂的作用。

夏枯草　菊花

【药性概述】

夏枯草：见龙胆草、夏枯草药对。

菊花：见木贼、菊花药对。

【药对主治】

肝热目赤肿痛，迎风流泪。

【应用比较】

1. 均能清肝热，用于肝热目赤肿痛，视物昏花，迎风流泪，可以同用。清肝热作用夏枯草强，但明目方面菊花作用强，菊花乃是清肝明目的要药。二药区别的要点是，夏枯草以眼珠疼痛为常用，菊花以视物昏花为常用。

2. 夏枯草清热散结消肿作用好。菊花尚能清热解毒，疏散风热，平抑肝阳。

【用药体会】

治疗肝热引起的目赤肿痛，迎风流泪，夏枯草、菊花常配伍同用，取菊花清肝明目可以单用其泡水饮服即具有良好的效果。夏枯草平肝，用于肝阳上亢所致头昏，头痛，简单的方法是将夏枯草煮水后饮服或以开水泡之代茶饮，此法也可以治疗疖、痈、瘰疬、眼疾，尤其对高血压肝阳上亢型者较为有效。夏枯草全花经蒸馏可得芬芳之蒸馏液，称夏枯草露，可作清凉祛暑饮料。若以其煎液熬成膏汁，称夏枯草膏，可治疗瘿瘤、瘰疬。也可制成颗粒冲剂，服用更为方便。高血压患者每天早晚各服1匙夏枯草膏剂，温开水送服，能使血压持久稳定于正常范围。若头昏眼花，因于高血压所致者，可以用夏枯草做枕头使用。

夏枯草　猫爪草

【药性概述】

夏枯草：见龙胆草、夏枯草药对。

猫爪草：猫爪草甘、辛，温。①化痰散结：用于痰火郁结之瘰疬痰核，内服外用均可。现用于肺结核、淋巴结结核、淋巴结炎、咽喉炎。②解毒消肿：用于疔疮，蛇虫咬伤。临床多用鲜品捣敷患处。此外，外用有发泡作用，可治偏头痛、疟疾、牙痛。

【注意事项】

猫爪草煎服 10~15g，外用适量，捣敷或研末调敷。

【药对主治】

1. 瘰疬痰核。
2. 体内各部位结节。

【应用比较】

1. 均散结消肿，用于瘰疬痰核，体内各部位结节，如甲状腺结节、肺结节、乳腺结节，各部位囊肿。
2. 夏枯草能清肝明目。猫爪草能解毒，化痰。

【用药体会】

夏枯草、猫爪草具有良好的散结消肿作用，笔者对于体内各种结节，将二药作为首选之品，同用散结作用增强。

夏枯草清热散结，乃是治疗瘰疬、痰核的常用药物，现在所说的甲状腺疾病为常用之药，单独应用即有效果，临床有夏枯草膏。由于此药能散结，所以治疗乳腺增生，常选用此药。因乳房乃肝经循行部位，若情志不畅，郁怒伤肝，致痰气凝滞，阻塞乳络聚结成核，使用此药，比较合拍。笔者习惯大剂量使用。对于甲状腺疾病，常将夏枯草、猫爪草配伍同用，猫爪草有抗肿瘤作用，笔者在治疗多种癌肿时，常选用此药，对于控制癌肿生长有一定抑制作用，一般使用剂量在 20g 左右。凡属痰核之类病变，配伍此药，效果良好。

笔者验方消癖汤配伍有二药。组成：青皮 15g，鳖甲 30g，郁金 15g，香附 15g，佛手 15g，玫瑰花 15g，川芎 10g，菝葜 30g，丝瓜络 30g，橘络 15g，夏枯草 15g，猫爪草 15g，延胡索 30g，当归 15g，石见穿 30g，三棱 15g，莪术 15g，八月札 15g。功效：疏肝解郁，散结消癖。主治乳癖，乳房胀痛，情绪不佳，忧思善怒，瘀血所致痛经，月经不调，子宫肌瘤，以及身体的痰核、各部位结节、肿块等，如肺结节、甲状腺结节、乳腺结节等。若肺结节者，加浙贝母 15g，玄参 15g，生牡蛎 30g。具有散结作用的药物可以灵活选加，如僵蚕、天南星、拳参等。

射干　山豆根

【药性概述】

射干：苦，寒。①解毒利咽：用于热毒壅盛之咽喉肿痛，尤宜于热毒或肺热兼见痰浊阻滞者。《本草纲目》称之为"治喉痹咽痛为要药"。②清热祛痰：用于痰壅咳喘，痰稠色黄。

山豆根：见玄参、山豆根药对。

【注意事项】

射干煎服 6~10g。脾虚便溏者慎用。孕妇忌用。

【药对主治】

1. 咽喉肿痛。
2. 牙龈肿痛。

【应用比较】

1. 均能清热解毒，利咽消肿，配伍应用治疗咽喉肿痛。射干利咽作用极好，为治疗咽喉肿痛的要药。《本草纲目·卷十七》谓："射干能降火，故古方治喉痹咽痛为要药"。山豆根的解毒作用强于射干，但味道非常苦，远不及射干多用，虽能治疗咽喉肿痛，但因为患者不太愿意接受，同时由于寒性太重，又容易伤脾胃，故并不常用。现在所用山豆根为豆科植物越南槐的根及根茎，有豆腥味，也称广豆根，中药书中未记载有毒，但一次性的用量也不宜太大。而北豆根有毒，过量服用会致中毒，还对肝脏有不同损害，故北豆根不宜多用。

2. 射干降气消痰。山豆根清热散肿，现用其治疗癌症。

【用药体会】

在治疗咽喉肿痛方面，笔者更喜用射干而少用山豆根、马勃，主要是病人难以接受此药材。因山豆根极苦，容易伤脾胃，而马勃药材为粉状，不便于应用。《神农本草经疏·卷十一》记载山豆根"入散乳毒药中，能消乳岩"。乳岩相当于乳腺癌，而现在的研究认为山豆根具有抗癌作用，可以治疗多种癌症。而实际上由于太苦，所以不作为常用药。

射干　牛蒡子

【药性概述】

1. **射干**：见射干、山豆根药对。

2. **牛蒡子**：见牛蒡子、山药药对。

【药对主治】

咽喉肿痛，喉痹。

【应用比较】

1. 均能清热解毒，利咽，用于咽喉肿痛，喉痹。

2. 射干专于降泄，善于消痰，以痰热壅盛咽喉肿痛为宜。牛蒡子能宣能降，能清能透，以风热袭于咽喉肿痛为宜，尚能发散风热，润肠通便。

【用药体会】

射干、牛蒡子主要用于热毒咽喉肿痛，现用于急慢性咽喉炎。射干清热解毒作用强于牛蒡子，笔者在临床上治疗咽喉肿痛，更喜用牛蒡子，因为苦寒之性较射干要弱，患者也更容易接受。

射干　麻黄

【药性概述】

射干：见射干、山豆根药对。

麻黄：见石膏、麻黄药对。

【药对主治】

咳喘。

【应用比较】

1. 均能治疗咳喘病证，可以配伍使用，如射干麻黄汤，作用机制不同。麻黄宣肺以止咳喘，主要用于外感风寒，肺气不宣之咳喘。射干消痰以止咳喘，主要用于痰涎壅盛之咳喘病证。二药宣降配伍，正好符合肺能宣能降的特点。

2. 射干尚能清热解毒。麻黄尚能利水消肿，散寒通滞。

【用药体会】

麻黄、射干配伍应用主要治疗咳喘病证，麻黄汤主治"头痛……骨节疼痛，恶风，无汗而喘者"（见《伤寒论》35条），射干麻黄汤主治"咳而上气，喉中水鸡声"，射干、麻黄配伍应用可以加强平喘作用。笔者在应用麻黄平喘时，一般用炙麻黄。临床治疗耳鸣、耳闭、耳聋，多从肝肾入手，乃因为肾开窍于耳、肝肾同源之故，但也有通过宣肺治疗此病者，笔者治疗此病，常在辨证论治的基础上加用生麻黄 3g（不宜量大），通过宣肺能收到较好效果。生活中，治疗耳闭，通过鼓腮就是起到宣肺的特点，所以麻黄治疗耳病不可忽视。

菝葜　薏苡仁

【药性概述】

菝葜：见石见穿、菝葜药对。

薏苡仁：见地龙、薏苡仁药对。

【药对主治】

1. 小便不利。

2. 湿痹。

3. 湿毒病证。

4. 癌肿。

【应用比较】

1. 均能利湿，用于湿毒病证，也能利小便，使湿邪从小便排除。

2. 均能除毒，菝葜除毒作用较多用，为治疗湿毒要药。

3. 均用于癌肿病证，菝葜乃是治疗癌肿要药。

4. 均用于风湿病症，偏治湿痹，以薏苡仁多用。

5. 菝葜主要作为抗癌药使用。薏苡仁健脾祛湿作用好。二药均需要大剂量使用方能显现效果。

【用药体会】

菝葜、薏苡仁均为治疗湿邪为患的要药，作用平和，需要大剂量使用，通常应在30g以上，尤其是取其抗癌作用更应大剂量。《本草衍义·卷七》云薏苡仁："凡用之须倍于他药。此物力势和缓，须倍加用，即见效"。薏苡仁上祛肺热，下利膀胱，中能健运脾胃，性寒不伤胃气，补脾而不滋腻，渗湿力不峻烈，药性和缓，乃清补淡渗利湿要药。《本草述钩元·卷十四·谷部·薏苡仁》曰："其除湿不如二术之助燥，其清热不如芩连之损阴，其益气不如参术之犹滋湿热，诚为益中气要药"。将菝葜、薏苡仁同用，祛湿、抗癌作用增强。薏苡仁尚能养颜美容，具有营养头发，防止脱发，并使头发光滑柔软的作用。若皮肤赘疣，不光滑者，既可单用，也可配合他药一起使用。薏苡仁具有美白作用。治疣效果好，药食兼具，作用平和。

黄芩　黄连

【药性概述】

黄芩： 见半夏、黄芩药对。

黄连： 见干姜、黄连药对。

【药对主治】

1. 湿热泻痢，腹痛，里急后重。

2. 热毒疮疡。

3. 热病高热，神昏谵语。

4. 热邪损伤血络导致的出血病证。

5. 湿热身热不扬。

6. 湿热阻滞脘腹痞满，恶心呕吐。

【应用比较】

1. 均能泻火解毒，治疗热毒疮疡，常同用以增强作用，如黄连解毒汤、普济消毒饮、清瘟败毒饮。黄芩善清泻肺金之热。黄连主要作用部位是心胃，清热作用强于黄芩，苦味也强于黄芩。

2. 均能清热燥湿，治疗实火、湿热病证，如当归龙荟丸。可以治疗多种湿热病证，如肠胃湿热之泄泻、痢疾等；肝胆湿热之黄疸、胁痛、口苦等；下焦湿热之小便淋沥涩痛、带下黄稠等；湿热流注关节、肌肤之关节肿痛、湿疹、痈肿疮毒等。燥湿作用以黄连作用强。通过燥湿，治疗湿热痢疾，如葛根芩连汤、枳实导滞丸、白头翁汤，均配伍有二药。《本草纲目·卷十三》曰："黄连治目及痢为要药"。对于湿热痢疾，黄连一般为首选，并多与木香同用，如香连丸，取黄连治痢，木香调气则后重自除。

3. 黄芩清泻肺热，清热安胎，善治上焦热邪。黄连苦寒之性尤胜，清胃止呕，清心除烦，善治中焦热邪。

【用药体会】

黄芩、黄连均为清热解毒常用之品，临床上笔者更喜用黄芩，主要是因为黄芩口感较黄连要好，苦味较正，且不太容易伤阳气。笔者开具膏方时，常常加用黄芩，这是因为膏滋在收膏时要加用蜂蜜、饴糖、木糖醇等甜味的赋形剂，口感甜腻不便于服用，加用黄芩以其苦味抑制甜味，改善膏滋的口感。不加黄连是因为黄连口感没有黄芩好。

黄芩　黄柏

【药性概述】

黄芩：见半夏、黄芩药对。

黄柏：见龙胆草、黄柏药对。

【药对主治】

1. 湿热泻痢，腹痛，里急后重。
2. 热毒疮疡。
3. 热病高热，神昏谵语。
4. 热邪损伤血络导致的出血病证。

【应用比较】

1. 均能泻火解毒，用于热毒疮疡，同用以增强作用，如黄连解毒汤。通过泻火，可以达到止汗的作用，如当归六黄丸配伍有黄芩、黄连、黄柏。黄芩善清泻肺热，李时珍之父李言闻单用一味黄芩"泻肺经气分之火"治愈了李时珍肺热病证。《医学启源·卷下·药类法象》对黄芩功效总结为："其用有九：泻肺经热，一也；夏月须用，二也；去诸热，三也；上焦及皮肤风热风湿，四也；妇人产后，养阴（笔者注：此说欠妥）退阳，五也；利胸中气，六也；消膈上痰，七也；除上焦及脾诸湿，八也；安胎，九也"。黄柏主要作用的部位在下焦，然历代本草书中记载治疗多种脏腑热证，如《神农本草经·上品·檗木》云："主五脏肠胃中结热，黄疸，肠痔，治泄痢，女子漏下赤白，阴阳蚀疮"。若其他脏腑有热也是可以灵活选用的。

2. 均清热燥湿，均苦寒，治疗实火、湿热病证，如当归龙荟丸。可以治疗多种湿热病证，如肠胃湿热之泄泻，痢疾等；肝胆湿热之黄疸、胁痛、口苦等；下焦湿热之小便淋沥涩痛、带下黄稠等；湿热流注关节、肌肤之关节肿痛、湿疹、痈肿疮毒等。

3. 均可治疗热邪导致的出血病证，通过清除气分之热，使热邪不过盛而达到止血作用的，故有黄芩止血之说，实际上这是一种间接作用。血热妄行是指血分有热，直接损伤血络，导致血液不循常道而溢于肌肤，出现体内外的出血，对于此种出血应该选用凉血止血药物进行治疗。另有一种迫血妄行，指的是气分热邪过盛，影响到血分，导致热邪耗伤血络，血液不循常道而出血，对于此种出血应该选用清气分热邪的方法进行治疗。黄芩乃是走气分之药，通过清除气分热达到止血的目的。为什么说黄芩是走气分之药呢，李时珍说得非常清楚，"病骨蒸发热，肤如火燎……气分热也，宜一味黄芩汤，以泻肺经气分之火"。这足以说明黄芩并不走血分凉血。凉血止血与清热止血是不同的，清热止血针对的气分热邪过盛，即所谓迫血妄行，而凉血止血针对的是血分有热，即所谓血热妄行，二者作用机制不一样。正因为能清气分热邪，所以黄柏同样可以治疗出血病证。

4.黄芩清热安胎，泻肺热。黄柏清退虚热，泻下焦湿热。

【用药体会】

临床上对于热毒病证，黄芩、黄连、黄柏可以同用以加强清热燥湿，泻火解毒的作用。笔者认为，黄芩的止呕作用亦很佳，主要是治疗胆热呕吐病证，小柴胡汤中就取其清除少阳之热而能止呕吐。在清热方面，黄连作用强，黄芩次之，黄柏又次。通常认为黄芩主治上焦病证，力次于黄连。黄连主治中焦病证，力最强。黄柏清泻肾火，退热除蒸，主治下焦病证，力次于黄芩。笔者对于黄芩、黄连、黄柏这种大苦大寒之品，向来不用大剂量以免耗伤阳气。

黄连　芦根

【药性概述】

黄连：见干姜、黄连药对。
芦根：见白茅根、芦根药对。

【药对主治】

胃热呕吐。

【应用比较】

1.均能清胃止呕，用于胃热呕吐。黄连作用强，乃是止呕常药，芦根多作为辅助药物使用。

2.均能清热泻火，用于火热病证，黄连用于热盛毒盛的病证，芦根泻火作用不及黄连强。

3.黄连又能清热燥湿，泻火解毒，清心除烦，善清心热。芦根又能生津止渴，透疹，清肺排脓，利尿。

【用药体会】

黄连、芦根均治疗热性呕吐，在止呕方面，芦根虽作用不强，但因为是甘味药物，病家容易接受，所以笔者喜用此药，取芦根清肺热，需大剂量，量小则杯水车薪。黄连作用虽好，实在是太苦，若非湿热重者多不选用。二药对于胃热呕吐可以配伍同用。

黄连　细辛

【药性概述】

黄连：见干姜、黄连药对。

细辛：见干姜、细辛药对。

【药对主治】

1.牙痛，齿龈肿痛。

2.口舌生疮。

【应用比较】

1.黄连、细辛的药性相反，但配伍应用，有相反相成之妙，可以治疗口舌生疮，牙龈肿痛。李时珍对此有独特见解。《本草纲目·卷十三·黄连》中记载"治口疮，用黄连、细辛。皆是一冷一热，一阴一阳，寒因热用，热因寒用，君臣相佐，阴阳相济，最得制方之妙，所以有成功而无偏胜之害也。"《本草纲目·卷十三·细辛·附方》载"口舌生疮：细辛、黄连等份，为末掺之，漱涎甚效，名兼金散"。这是取细辛升散走上，祛风止痛，取黄连清热解毒，清泻心胃之火，同时引黄连直达病所，达到泻火解毒，止痛之功。

2. 黄连清热解毒，泻火燥湿，清心胃热。细辛解表，散寒止痛，温肺化饮，宣通鼻窍。

【用药体会】

黄连、细辛配伍同用，组成药对多外用。二药在用量上比较特殊，由于黄连大苦，而细辛有用量不过钱的说法，所以内服药时，一般不宜大剂量。此二药外用即兼金散，用二药研粉，以食醋调成糊状敷肚脐眼，治疗口舌生疮，也治疗牙痛，当牙痛止住之后即应停药。

黄连　胡黄连

【药性概述】

黄连：见干姜、黄连药对。

胡黄连：苦，寒。①清退虚热：用于阴虚内热，骨蒸潮热。本品退虚热作用与银柴胡相似。②清除疳热：用于小儿疳积，消瘦腹胀，低热不退。③清热燥湿：用于湿热泻痢，痔疮肿痛。本品尤善除胃肠湿热。

【注意事项】

胡黄连煎服 3~10g。外感风寒、血虚无热者慎用。

【药对主治】

1. 湿热泻痢。
2. 痈肿疮疡。

【应用比较】

1. 均能清热燥湿，用于湿热痢疾之里急后重，下痢不爽以及泄泻等。善除胃肠湿热，同为治湿热泻痢之良药。黄连更多用。

2. 均能泻火，用于痈肿疮疡，黄连泻火力强，尤以清泻心胃之火见长，一是治热病高热神昏烦躁，汗出口渴，身热等，如安宫牛黄丸，所以又有泻火除烦之说；二是治心火内炽，迫血妄行之衄血、吐血，如泻心汤，所以又有清心除热之说；三是治胃火亢盛之牙宣以及胃热呕吐，多食善饥，如清胃散，所以又有清胃止呕之说；四是治热毒疮疡，如黄连解毒汤，所以又有解毒疗疮之说；五是治肝经火盛，暴发火眼等，外用煎水洗眼效好，所以又有外用解毒消肿之说，故黄连为泻火解毒要药。胡黄连泻火方面少用。

3. 黄连为清热燥湿，泻火解毒要药。胡黄连苦寒之性不及黄连强，清热凉血，清退虚热，又清疳热。

【用药体会】

黄连、胡黄连在治疗湿热痢疾方面可以同用。结合临床应用来看，胡黄连主治湿热和虚热病证。笔者认为，胡黄连虽作用类似于黄连，但胡黄连退虚热稍多用一些。使用时剂量一般不要太大。煎水外用可以治疗痔疮肿痛。对于热毒疮疡，若外用，笔者更喜用黄连。

黄连　紫苏叶

【药性概述】

黄连：见干姜、黄连药对。

紫苏叶：辛，温。①发散风寒：用于风寒表证兼气滞之恶寒发热，胸脘满闷，呕吐等。本品解表之力较为缓和。②解鱼蟹毒：用于进食鱼蟹中毒而致腹痛吐泻者。

【注意事项】

紫苏叶煎服 3~10g。紫苏分紫苏叶与紫苏梗，紫苏叶发汗力较强，紫苏梗长于行气宽中安胎。表虚有汗及温热病慎用。

【药对主治】

呕吐。

【应用比较】

1. 黄连清热燥湿，尤长泻心、胃之火毒，清胃止呕，苏叶芳香，通降顺气宽中，化浊醒脾而止呕。二药寒温配对，辛开苦降，平调寒热，共奏清热和胃、理肺畅中之功。主治湿热阻困中、上二焦，恶心呕吐，胸闷不舒；肝胃郁热，胃气上逆所致的妊娠恶阻、胎动不安证；外感风寒或脾胃气滞兼见呕恶，腹泻偏有里热者。二药配对，黄连侧重清热燥湿、和胃止呕，苏叶侧重芳香化湿、宣畅气滞，伍用则祛邪中寓有调和之治，调和中含有祛邪之法。

2. 黄连尚能泻火解毒，清心除烦。苏叶和胃止呕、理气和中。

【用药体会】

《温热经纬·卷四·薛生白湿热病篇》："湿热证：呕恶不止，昼夜不瘥欲死者，肺胃不和，胃热移肺，肺不受邪也。宜用川连三四分、苏叶二三分，两味煎汤，呷下即止"。黄连、苏叶组成药对，用于湿热呕恶不止，二药能止呕，但机理有区别，黄连清胃止呕，用于胃火炽盛所致呕吐，亦用于肝火横逆犯胃之呕吐吞酸。紫苏用于邪气外袭，中焦气机郁滞之恶心呕吐等，若痰凝气滞恶阻而胎动不安，呕吐亦为常药。笔者认为苏叶止呕作用不强，根据原方黄连剂量只用 1~1.2g，苏叶剂量 0.6~1g 来看，也只用于比较轻浅的呕吐病证。

黄柏　知母

【药性概述】

黄柏：见龙胆草、黄柏药对。

知母：见天花粉、知母药对。

【药对主治】

1. 肾经虚火上炎，五心烦热，潮热盗汗，遗精等证。
2. 实热所致高热不退，烦躁。

【应用比较】

1. 均能清退虚热，用于虚热骨蒸劳热。

2. 均能清泻肾火，用于肾经虚火所致遗精，五心烦热，潮热盗汗，同用以增强疗效，此作用一般也可说成坚阴。所谓坚阴，指的是清泻肾中虚火，使虚火不伤阴，阴液得以保存，亦即泻火存阴，所以二药具有泻肾火的作用。因此在治疗肾经虚火时常同用，如滋肾丸、知柏地黄丸、大补阴丸、虎潜丸。《本草纲目·卷三十五·檗木》李时珍云："古书言知母佐黄柏，滋阴降火，有金水相生之义"。《本草纲目·卷十二·知母》李时珍云"肾苦燥，宜食辛以润之；肺苦逆，宜食苦以泻之。知母之辛苦寒凉，下则润肾燥而滋阴，上则清肺金而泻火，乃二经气分药也。黄柏则是肾经血分药，故二药必相须而行，昔人譬之虾与水母，必相依附"。古代本草形容黄柏无知母，犹水母之无虾，二者对于肾经虚火，同用相得益彰。黄柏，知母大苦大寒，泻火以存阴，达到补肾与膀胱，使阴气行而阳自化，小便自通。二者配伍以后作用加强。《珍珠囊补遗药性赋·主治指掌·逐段锦》云知母："其用有四：泻无根之肾火，疗有汗之骨蒸，止虚劳之阳胜，滋化源之阴生"。知母的作用主要是滋润脏腑。本草书籍均不直接云其泻肾火。

3. 均治疗实热病证，用于实热所致高热不退，烦躁。知母常与石膏配伍以加强作用，如白虎汤。黄柏常与黄连、黄芩同用，如黄连解毒汤。

4. 黄柏取以泻为补之意，使火去不复伤阴，非有滋阴补肾之功，其泻火作用强，又能解毒，燥湿，侧重于除下焦实热和湿热。知母尚能滋阴润燥，其上清肺热，中清胃热，下能泻肾火。

【用药体会】

黄柏、知母组成药对，侧重于清泻人体下部的热邪病证。黄柏苦以燥湿，寒以清热，对下焦湿热所致的泄泻、带下、淋证、痹证、遗精均适宜。若湿热带下，黄浊秽臭者，用易黄汤（含黄柏）确有效果。对于湿热淋证，症见小便频数短涩，滴沥刺痛，欲出未尽，小腹拘急，或痛引腰腹者，黄柏乃常用之药。若下焦小便不通，属于湿热者，通过清利湿热，泻火，可以祛除壅闭之证。若使用黄柏不当，苦燥反可伤阴耗液，因此在治疗阴虚发热时，临床常将黄柏、知母同用。

银柴胡　胡黄连

【药性概述】

银柴胡：见柴胡、银柴胡药对。

胡黄连：见黄连、胡黄连药对。

【药对主治】

1. 骨蒸劳热，潮热盗汗。

2. 小儿疳积发热，腹大消瘦，毛发焦枯。

【应用比较】

1. 均能清退虚热，常同用，如清骨散，可以配伍青蒿同用，胡黄连在退虚热方面较银柴胡较少使用，主要原因是胡黄连为苦寒之品，容易伤阴，病人不太容易接受。

2. 均能清疳热，用于疳积发热，而疳积发热是指小儿以面黄肌瘦、毛发焦枯、肚大筋露、纳差、发热为主要表现的病证。其发热程度不高，由于二药能退虚热，所以也用于疳积发热。胡黄连尚能除湿热。

【用药体会】

银柴胡、胡黄连均为退虚热之品，笔者认为银柴胡作用更佳。《本草纲目拾遗·卷三》引周一士语云："凡热在骨髓者，非银柴胡莫疗"。赵学敏云："治虚劳肌热，骨蒸劳疟，热从髓出，小儿五疳羸热。"也就是说银柴胡乃是治疗虚热要药。《本草便读·草部·山草类》认为："银柴胡，从来注《本草》者，皆言其能治小儿疳热，大人痨热，大抵有入肝胆凉血之功。性味与柴胡相似……其质坚，其色白，无解表之性"。由于疳热多有四肢消瘦，腹大如鼓，嗜食异物等，所以在使用时一般要配伍消积、健脾药物同用。胡黄连对于湿热引起者可以选用。古代本草载胡黄连"浸人乳汁，点目甚良。"用治眼疾。也有用茶水调胡黄连末，涂手足心部位用治目赤者。现临床也用黄连外用治疗目赤肿痛。

密蒙花　青葙子

【药性概述】

密蒙花：甘，微寒。①清泻肝热：用于目赤肿痛、羞明多泪。本品清肝热作用较平和。②退翳明目：用于肝虚有热兼有肝血不足所致目暗干涩、视物昏花、翳膜遮睛。本品既能清肝，又能养肝。

青葙子：见青葙子、决明子药对。

【注意事项】

密蒙花煎服 10~15g。目疾属阳虚内寒者慎服。

【药对主治】

1.肝热目赤肿痛、羞明多泪。

2.肝虚视物昏花，眼生翳膜。

【应用比较】

1.均能清泻肝热，退翳明目，用于肝热目赤肿痛、羞明多泪，肝虚视物昏花，眼生翳膜。从使用方面来说，密蒙花与菊花作用也相似，但菊花多用。青葙子清肝热作用强于密蒙花，密蒙花多用，主要是因为青葙子有扩瞳作用。石斛夜光丸中配伍有青葙子。

2.密蒙花消肿祛翳，作用平和，对肝经实热、虚火皆宜。青葙子清肝火力强，专泻肝经实火，只清无补。

【用药体会】

古代本草认为密蒙花有微弱的补血作用，尤其是虚损程度不是很重的情况下，若肝血虚，视物昏花，可以选用，所以笔者个人喜用密蒙花。青葙子清肝火力强，虽有明目作用，但不及决明子、菊花作用好，所以青葙子少用。

紫草　牛蒡子

【药性概述】

紫草：甘、咸，寒。①凉血解毒：用于温热病血热毒盛，身发斑疹、色紫黑而不红活。②活血透疹：用于水火烫伤，麻疹不透，湿疹。若疮痈久溃不收口，常与活血生肌敛疮之品当归、血竭等同用，如生肌玉红膏。本品可治多种体表病变。

牛蒡子：见牛蒡子、山药药对。

【注意事项】

紫草煎服 3~10g。外用适量，熬膏或油浸外涂。本品有缓下通便作用，脾虚便溏者忌服。

【药对主治】

1. 麻疹。

2. 大便秘结。

【应用比较】

1. 均能清热解毒，适应证方面不同，紫草用于血热毒盛，水火烫伤，疮痈久溃不收口。牛蒡子用于热毒疮疡，但作用不强。

2. 均能透疹，治疗麻疹透发不畅，牛蒡子透散作用强于紫草。紫草常与赤芍、蝉蜕等同用。

3. 均能通导大便，牛蒡子因种子含有油脂，能濡润大肠，治疗肠燥便秘。紫草有滑肠作用，可以用治大便秘结。

4. 紫草入血分，以凉血为功。牛蒡子入气分，以疏散为用。

【用药体会】

紫草、牛蒡子对于面部热毒病证可以配伍同用。对于痤疮因热毒者笔者常选用。紫草由于有凉血作用，因能消斑疹，消除面部色素沉着有一定疗效。尤其是对于患痤疮后留下痘印可选用。笔者对于皮肤病变如颜色较深，暗斑，多用之。通过多年临床，发现此药消除老年斑有很好的效果，临床配伍凌霄花作用更好。

紫草　凌霄花

【药性概述】

紫草：见紫草、牛蒡子药对。

凌霄花：见月季花、凌霄花药对。

【药对主治】

1. 血热斑疹。

2.瘀血病证。

【应用比较】

1.均能凉血清热，用于血热身发斑疹、色紫黑。

2.均能活血，用于血瘀证，但所主治的病证稍有不同。

3.紫草解毒，透疹，为治疗水火烫伤要药，本品可治多种体表病变。凌霄花通经，治疗血瘀经闭，癥瘕积聚，跌打损伤，为祛风止痒要药。

【用药体会】

笔者常将紫草、凌霄花作为对药，乃是治疗血热瘙痒的要药，若皮肤瘙痒，皮肤出现划痕症，荨麻疹为必用之药。紫草凉血特点是凉血不峻，活血不妄，此作用类似于丹皮、赤芍。笔者验方枳壳抗敏汤（方见桔梗、枳壳药对）配伍有二药。笔者将紫草、凌霄花作为治疗皮肤瘙痒的首选之品，尤其是当皮肤上有瘀斑，色素沉着，二药同用效果好。因能祛色素沉着，故亦有美白作用。对于老年斑，笔者也常选用二药。

紫草　紫珠

【药性概述】

紫草：见紫草、牛蒡子药对。

紫珠：苦、涩，凉。①凉血收敛止血：用于各种内外伤出血，尤多用于肺胃出血之证。可单用也可配伍应用。其特点是味涩能收敛，性凉能凉血，故既能收敛止血，又能凉血止血。②清热解毒：用于烧烫伤，用本品研末撒布患处，或用本品煎煮滤取药液，浸湿纱布外敷。治热毒疮疡，可单用鲜品捣敷，并煮汁内服，也可配其他清热解毒药物同用。

【注意事项】

紫珠煎服 10~15g；研末 1.5~3g。煎服。外用适量。

【药对主治】

1. 热毒疮疡。

2. 水火烫伤。

【应用比较】

1. 均凉血解毒，用于痈肿疮疡，以及水火烫伤等证。在凉血方面，对于血热毒盛，痘疹欲出不畅或斑疹因血热而不红活者为常用之药，同时乃治疗水火烫伤要药。

2. 紫珠凉血兼能收敛止血，广泛用于各部位出血。紫草尚能透疹。

【用药体会】

紫草、紫珠对于热毒疮疡病证可配伍同用。紫珠的止血作用不是很强，一般只作为辅助药物使用。既能收敛止血同时又能凉血止血，作用部位类似于白及，偏重于治疗肺胃出血，如咯血，呕血，便血，以及衄血，牙龈出血，尿血，月经过多，外伤出血。可单独使用。

蒲公英　山慈菇

【药性概述】

蒲公英： 见鱼腥草、蒲公英药对。

山慈菇： 甘、微辛，凉。①清热解毒：用于痈疽发背，疔疮肿毒，瘰疬痰核，蛇虫咬伤，内服外用均可。②消痈散结：用于癥瘕痞块和多种肿瘤，可以配伍土鳖虫、穿山甲、蝼蛄等应用，现用于肝硬化，对软化肝脾，恢复肝功能，有明显效果。对甲状腺瘤可配伍蚤休、浙贝母等同用。此外，尚能化痰，治疗由风痰所致的癫痫等证。

【注意事项】

山慈菇 3~10g。煎服。外用适量。体弱者慎用。

【药对主治】

热毒疮疡，痈肿。

【应用比较】

1.均清热解毒，消痈，用于疔疮肿毒，痈疽发背，瘰疬痰核，内服外用均可。

2.山慈菇散结作用好，尤为治疗癥瘕肿瘤要药。蒲公英清热利湿，尤为治疗乳痈要药。

【用药体会】

治疗热毒病证方面，笔者常将山慈菇、蒲公英配伍应用。山慈菇具有良好的解毒散结，消肿抗癌作用，广泛用治乳腺癌、宫颈癌、食道癌、肺癌、胃癌、皮肤癌等多种癌症。此药乃是消血尿酸的要药，笔者验方山慈菇解毒汤配伍有山慈菇、蒲公英。组成：山慈菇 15g，当归 15g，赤芍 10g，玄参 15g，丹参 20g，紫草 15g，忍冬藤 30g，川牛膝 15g，凌霄花 15g，薏苡仁 30g，紫花地丁 20g，蒲公英 20g，丹皮 10g，延胡索 15g，地龙 15g。功效：清热凉血，活血止痛。主治急性期的痛风病证，以及各种热毒病证引起的肢体红肿热痛。同时笔者临床体会，山慈菇具有减肥瘦身作用，对于肥胖者常加用之。对于山慈菇的减肥作用，诸本草书中无记载。

蒲公英　金银花

【药性概述】

蒲公英：见鱼腥草、蒲公英药对。

金银花：见金银花、连翘药对。

【药对主治】

热毒疮疡。

【应用比较】

1. 均能清热解毒，用于热毒疮疡，尤其是金银花为解热毒要药。二药配伍应用作用加强，如五味消毒饮。《本草新编·卷四》云："或问，蒲公英与金银花，同是消痈化疡之物，二物毕竟孰胜？夫蒲公英止入阳明，太阴二经，而金银花则无经不入，蒲公英不可与金银花同论功用也。然金银花得蒲公英而其功更大。"据此可以认为蒲公英的作用范围不及金银花广，但二者配伍组成药对可以加强作用。

2. 蒲公英消痈散结，尤为消乳痈要药，用于乳痈初起，红肿坚硬，脓尚未成者，有显著疗效。既可单用内服，亦可鲜品捣汁内服，渣敷患处，亦能清利湿热。金银花为消疮痈要药，亦能疏散风热、凉血止痢、清解暑热。

【用药体会】

蒲公英、金银花在清热解毒方面均为常用之品，笔者仿照五味消毒饮的方义，常将二药用于多种热毒病证，诚如陈世铎所云，金银花得蒲公英而其功更大。在剂量方面蒲公英应大一些，主要是因为药品价格的因素，蒲公英至贱有大功，而金银花价格较贵，为患者经济着想，可以忍冬藤代金银花使用。取清热解毒之功，夏季可用金银花泡水饮服。

蒲公英　菊花

【药性概述】

蒲公英：见鱼腥草、蒲公英药对。

菊花：见木贼、菊花药对。

【药对主治】

热毒疮疡。

【应用比较】

1. 均能清热解毒，用于各种热毒疮疡病证。尤其是均可以治疗眼目疾患，清热解毒作用蒲公英强。蒲公英善治多种热毒病证。

2. 蒲公英消痈作用好，尤善消乳痈，兼能清利湿热。菊花解毒作用不强，乃清肝明目要药，又能疏散风热，平肝明目。

【用药体会】

蒲公英、菊花在清热解毒方面为常用之品，尤其是夏季可作为预防热毒的药物，菊花尚可以用食疗的方式应用。均可以单独泡水饮服。若热毒证，笔者喜将二药配伍应用。《千金要方·卷二十五·被打第三》云："以凫公英草（即蒲公英）摘取根茎白汁，涂之，惟多涂为佳，瘥止。余以贞观五年七月十五日夜，左手中指背触着庭树，至晓遂患痛不可忍。经十日，痛日深，疮日高大，色如熟小豆色。常闻长者之论，有此治方，试复为之。手下则愈，痛亦即除，疮亦即瘥，不过十日，寻得平复。此大神效"。这是孙思邈自己的体会，述说左手中指受伤，到天亮出现肿胀疼痛，痛不可忍，经 10 多天，疼痛加重，疮疡更甚，色如熟小豆色，后用蒲公英汁外涂，达到了消肿止痛的作用。说明蒲公英治疗热毒病证效果非常好。所以热毒证尚可以外用。

蒲公英　紫花地丁

【药性概述】

蒲公英：见鱼腥草、蒲公英药对。

紫花地丁：苦、辛，寒。①清热解毒：用于热毒炽盛兼血热壅滞所致疮痈肿毒，可单用鲜品捣汁内服，以渣外敷。其解毒作用类似于蒲公英。②消肿散结：用于血热壅滞所致疔毒，可单用内服或用鲜品捣汁内服，渣敷患处；亦治内痈，如肠痈、肺痈。也用于咽喉肿痛，痢疾，肝热目赤肿痛，毒蛇咬伤等。本品尤为治疗疮要药。

【注意事项】

紫花地丁煎服15~30g。外用鲜品适量，捣烂敷患处。体质虚寒者忌服。

【药对主治】

1. 热毒疮疡。

2. 内痈、外痈。

【应用比较】

1. 均能清热解毒，消痈散结，用治热毒疮疡，咽痛，为治疮痈肿痛的要药，单用即可取效，鲜品疗效更佳，二药配伍应用效果更好，如五味消毒饮。《本草新编·卷四》云蒲公英"至贱而有大功。"鲜紫花地丁既可以捣汁内服，也可以捣烂外敷，还可以用治药物中毒，毒蛇咬伤，可用鲜品捣汁内服，亦可配雄黄少许，捣烂外敷。

2. 蒲公英在消痈散结方面，尤长于治疗乳痈，为乳痈要药，内服、外用均可。又能清利湿热，清肝明目，入气分，以治疗痈疮为主。紫花地丁凉血消肿，兼能解蛇毒，入血分，以治疗疔毒为主。

【用药体会】

笔者认为取蒲公英、紫花地丁治疗疮痈肿毒应大剂量使用方效果明显。个人常喜用蒲公英配伍香附、橘叶、青皮等治乳房红肿热痛。在用法方面既可以作为内服药使用，亦可将其鲜品捣烂外敷。蒲公英因可祛湿，能治疗面部痤疮，雀斑，色素沉着。在治疗青春痘方面，二药可以与连翘，木贼同用。若皮肤老化，可以取蒲公英洗净后捣烂与适量的白开水，蜂蜜混匀在脸上抹。也可以配伍其他药内服。现有认为蒲公英可以杀幽门螺旋杆菌，其实使用此药，也必须进行辨证论治。

藤梨根　菝葜

【药性概述】

藤梨根：酸、涩，凉。①清热解毒：用于痈疡疮疖，但作用不强。②清热利湿：用于黄疸，淋浊，带下，水肿。③抗癌：用于消化道肿瘤如胃癌、食道癌、贲门癌等，疗效确切。④祛风除湿：用于风湿痹痛、风湿骨痛，也用于跌打损伤，瘰疬结核。

菝葜：见石见穿、菝葜药对。

【注意事项】

藤梨根水煎服，20~40g。脾胃虚寒者慎用。

【药对主治】

1. 癌肿。

2. 热毒疮疡。

3. 湿热病证。

4. 痹痛。

【应用比较】

1. 均能抗癌，解毒消肿，用于多种癌症，亦用于痈疽疔疮，肿毒。以菝葜更多用。二药均可以单用治疗癌肿。

2. 均能祛除风湿，用于风湿痹痛，关节痛，肌肉麻木，跌打损伤。作用均不强。

3. 均能清利湿热，用于泄泻，痢疾，水肿，淋证。

4. 菝葜亦用于消化不良，乳糜尿，白带多。

【用药体会】

藤梨根、菝葜作用基本相似，尤其在治疗癌肿方面，笔者常将二药配伍同用，能有效地抑制癌肿发展。现常用其治疗多种癌肿，能延长生命，提高生存质量。在治疗湿热病证方面，也可以配伍同用，笔者使用二药组成药对，均大剂量。由于治疗癌肿需要长期用药，所以短期内看不到明显作用，但坚持应用，能达到预期效果。菝葜又名金刚藤，根据李时珍对其作用的认知，菝葜的作用与萆薢相似，但现在临床应用方面，萆薢偏于治疗小便异常，而菝葜主要是抗癌。

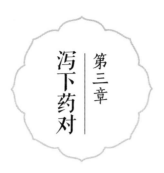

第三章

泻下药对

大黄　人参

【药性概述】

大黄：见土鳖虫、大黄药对。

人参：见人参、西洋参药对。

【药对主治】

气虚邪实，大便不通。

【应用比较】

1. 大黄为泻下攻积要药，人参为大补元气要药，二药配伍，具有扶正祛邪作用，黄龙汤（大黄、芒硝、枳实、厚朴、当归、人参、甘草）中配伍有二药。黄龙汤益气养血，泻火通便，主治胃肠燥热而气血不足，症见自利清水，腹痛拒按，口舌干燥，谵语身热，神疲少气，或大便秘结，腹满硬痛，身热口渴。

2. 大黄能清热解毒，泻火凉血，活血祛瘀，清泄湿热。人参补脾益肺，生津止渴，安神益智。

【用药体会】

泻药以祛邪，补药以扶正，是为攻补兼施，黄龙汤将大黄、人参配伍同用，顾及祛邪安正，这是一组补泻药对。临床对于体虚又有肠道积滞者应考虑驱邪不忘扶正，补虚不忘驱邪，笔者在临床上亦常遇到正虚邪实证这种情况，掌握此法方不贻误病情。师其法而不泥于药，临床可以根据此治法将其中之大黄灵活改用他药亦可。

大黄　芒硝

【药性概述】

大黄：见土鳖虫、大黄药对。

芒硝：咸、苦，寒。①泻下通便：用于胃肠实热积滞之证，为治里热大便燥结的要药。②软坚消肿：用于大便不通，燥结如羊矢，体内外痈肿。本品既有较强的通便泻热之功，又能软化坚硬燥结之大便，为"咸能软能下"的代表性药物。③清热解毒：咽痛，口疮，目赤及疮疡肿痛。此外外用具有良好的止痒作用，用治皮肤瘙痒。

【注意事项】

芒硝煎服 10~15g，冲入药汁内或用开水溶化后服，不入煎剂。孕妇禁用。不宜与三棱、硫黄同用（十九畏）。芒硝有不同的名称。①皮硝：天然矿物含水硫酸钠溶于热水中，滤过冷却后析出的结晶，多外用。②朴硝：含水硫酸钠加热后，沉于下层者，所谓"硫黄原是火中精，朴硝一见便相争"，指的就是此药，其特点是如板状，杂质较多，多外用。③牙硝：也称马牙硝，是结于中间层者，呈柱状，十九味中所谓"牙硝难合京三棱"指的就是此药。④芒硝：将皮硝与萝卜片同煮，取上层液冷却后析出的结晶，其特点是针状如芒刺，内服多用此品。⑤玄明粉：也称元明粉。芒硝经风化后失去结晶水而成的白色粉末，芒硝较朴硝泻下略缓，玄明粉较芒硝略缓。玄明粉多外用于五官科疾患。古代将芒硝写作"芒消"，这是因为古代认识"消"有遇水则消的意思，按照现在的解释就是具有水溶性，后来认识到药材为矿物药，就将"消"改成"硝"。

【药对主治】

1. 胃肠实热积滞之大便秘结，腹痛胀满。

2. 热毒疮疡病证。

3. 壮热，神昏，谵语。

【应用比较】

1. 均能泻下通便，用治胃肠实热积滞肠燥便秘，腹痛或因热结便秘所致壮热不退，神昏谵语等，起到荡涤胃肠积滞而清热的作用，同用则力量更强，常相须为伍，如大承气汤、调胃承气汤。大黄偏治大便热结，芒硝偏治大便燥结。芒硝软坚润燥，善除燥屎坚结，为治里热大便燥结之要药。若阴亏便秘配伍养阴之品可以使燥屎下行，达到通便的作用，如增液承气汤。而大陷胸汤、大陷胸丸中配伍同用则可以治疗结胸病证。大黄也治寒结便秘，配伍温性之品，如温脾汤，这是祛性取用法，即取大黄通便作用，用附子、干姜抑制大黄的寒性。大黄作用峻快，特点是"定祸乱而致太平"。芒硝软坚润燥，尤以大便干燥如羊屎者为宜。

2. 均能泻火解毒，治疗热毒疮疡，目赤口疮。使用方面又有区别。大黄以内服为主，芒硝以外用为主。

3. 大黄能清利湿热，活血化瘀，泻火凉血。芒硝软坚。

【用药体会】

大黄的功效较多，一般中药书中对其功效归纳比较乱，且难以记忆，总结大黄的功效，笔者将其功效总结为两清（清热解毒，清利湿热）、两泻（泻下攻积、泻火凉血）一活血（活血化瘀）兼止血。大黄通便只是其中之一的作用，但通便又是其主要特点。

笔者认为，芒硝具有良好的止痒作用，现在通行的各种中药书籍多不记载此作用。芒硝在止痒方面主要是外用煎水洗。在古代医药书中载治疗漆疮，也是取其止痒的作用，而临床上芒硝为外治瘾疹之佳品。根据治疗接触性皮炎的作用，对多种原因所致瘙痒均有作用，所以笔者验方"苦参止痒汤"中配伍有此药（方见苦参、白鲜皮药对）。

在临床中选用芒硝，关键是抓住一个"燥"，若大便虽然干结，但并不燥结一般不选用。笔者经验，将芒硝置于鞋垫下，穿上鞋子即可，治疗跟骨疼痛有很好的效果，乃笔者根据其软坚特点于临床中悟出。

大黄　附子

【药性概述】

大黄：见土鳖虫、大黄药对。

附子：见干姜、附子药对。

【药对主治】

胁下偏痛，发热，寒邪盛。

【应用比较】

1.附子大辛大热，散寒止痛，大黄苦寒，泻下通便，二药配伍，治疗"胁下偏痛，发热，其脉紧弦，此寒也，以温药下之，宜大黄附子汤（大黄、附子、细辛）。"（《金匮要略·腹满寒疝宿食病脉证治第十》）以附子、细辛之辛热，抑制大黄寒凉之性，存其通下走泄之用，乃祛性取用之法，如此则突出止痛通下之力，主治寒实内结病证，如大便不通，腹满胀痛。

2.大黄泻下攻积，清热解毒，泻火凉血，活血祛瘀，清泄湿热，乃通泻要药。附子能回阳救逆，补火壮阳，散寒止痛，乃除寒要药。

【用药体会】

大黄、附子这组药对，乃是寒温并用，祛邪与扶正兼施，用于因寒实内盛导致大便难以排出，通常认为乃祛性取用法，即以附子温热之性，抑制大黄寒凉之性，只取大黄通导大便作用，即所谓"温药下之。"笔者临床亦常见因寒湿、寒实所致大便秘结而难以排出者，此时乃以温热之性药材温散体内寒邪，配用通便之品治疗能取得疗效。类似的如麻杏甘石汤之麻黄与石膏，薏苡附子败酱散之薏苡仁、败酱草与附子等，均为祛性取用之法。

大黄　栀子

【药性概述】

大黄：见土鳖虫、大黄药对。

栀子：苦，寒。①泻火除烦：用于热病烦热，躁扰不宁，睡眠不安。也用于高热烦躁，神昏谵语。②清热解毒：用于多种热毒病证。③凉血止血：用于血热妄行之吐血、衄血、咯血及尿血。④清利湿热：用于肝胆湿热郁结不解所致黄疸；膀胱湿热所致之小便短赤涩痛，淋沥不尽。

【注意事项】

栀子煎服 5~15g。或生用，偏于清热；或炒用，降低苦寒之性，或炒炭，专于凉血止血。外用适量。虚寒证不宜。脾虚便溏者忌用。

【药对主治】

1. 湿热黄疸，目黄，身黄，尿黄。

2. 湿热小便不利，淋沥不尽。

3. 热毒疮疡痈肿。

4. 热盛身热口渴，烦躁。

5. 血热出血病证。

【应用比较】

1. 均能清利湿热，用于湿热黄疸，小便不利。如治疗湿热黄疽，最著名的代表方是茵陈蒿汤，二药配伍以后可以加强利湿退黄的作用。治疗湿热下注之小便不利，如八正散（用大黄）。大黄清利湿热也用于湿热痢疾之里急后重，下痢脓血等，如芍药汤。栀子清利湿热还用于上焦、中焦湿热壅盛证。凡三焦湿热皆可用之，故栀子以清利三焦为功。

2. 均能清热解毒，治疗热毒疮疡，可配伍同用，也可将其研末外用。

3. 均能清热泻火，主治胸膈热聚，身热口渴，面赤唇焦，胸膈烦热，口舌生疮等，如凉膈散。

4. 均能止血，以炒炭用为好，用于血热妄行之吐血、衄血、咯血，《金匮要略》泻心汤用大黄与黄连、黄芩同用，其止血作用较迅速。栀子具有凉血作用，通过凉血而止血。《本草纲目·卷三十六·栀子》载李时珍的认识"治吐血、衄血、血痢、下血、血淋，损伤瘀血，及伤寒劳复，热厥头痛，疝气，汤火伤。"这里谈到治疗多个部位的出血病证。笔者认为栀子具有直接的止血之功。

5. 大黄尚能活血化瘀，泻下通便。栀子外用解毒消肿止痛作用好。

【用药体会】

大黄、栀子解热毒作用极佳，笔者验方"大黄润肤油膏"选用二药。组成：生地黄50g，栀子50g，大青叶50g，升麻50g，大黄50g，黄柏50g。功效：清热凉血，活血解毒。主治多种皮肤病变，如皮肤瘙痒，湿疹，溃烂，流水，冻疮，痔疮，皮肤皲裂等。使用方法是将上述药物一起置入500g麻油或猪油中熬炸，直至药材炸枯，过滤，祛除药渣，将所用的油浓缩，加入黄蜡15g，冷却，装入瓷器中，密封，将药物埋入地下7天后，取出，外用。如皮肤破溃不便应用。上方是笔者的一个固定处方，无需加减。但若热毒较重，可以适宜加用清热解毒之品。此方通过笔者多年的应用体会，对于一些顽固性的湿疹作用明显。若久患疮疡能促进其愈合。

大黄　番泻叶

【药性概述】

大黄：见土鳖虫、大黄药对。

番泻叶：苦，寒。①泻热通便：用于实热积滞，大便秘结之证。其泻下作用较强。②利水消肿：用于腹水肿胀。

【注意事项】

番泻叶煎服 2~6g，后下，或开水泡服。小剂量可起缓泻作用，大剂量则可攻下。①妇女哺乳期、月经期及孕妇忌用。②剂量过大易导致恶心、呕吐、腹痛等不良反应。

【药对主治】

热结便秘。

【应用比较】

1.均能泻热导滞，用治热结便秘，作用较强。番泻叶药效单一，在通导大便方面，以沸水泡服即可，只宜暂用，不宜久服，不宜于习惯性便秘者，因为番泻叶通导大便带走大量水分，继而导致大便更加干结。其特点是苦味不重，所以治疗便秘，泡水饮服较大黄多用。大黄通导大便的作用强，有泻下热结的作用，为通便要药。

2.均能利尿，均不作常规利尿药物使用。

3.大黄通导大便的作用强，泻下热结，尚能活血化瘀、凉血止血、泻火解毒。番泻叶通导大便多以沸水泡服即可，只宜暂用，不宜久服。

【用药体会】

大黄、番泻叶均为通便药，力量较强，若非便秘重症一般不选

151

用。现有报道用番泻叶减肥，主要是通过通利二便以减少水湿及食物残渣停留，达到减肥之功，然而近年来有关番泻叶的不良反应屡屡出现，常见的有胃肠系统的毒副作用，番泻叶中所含的番泻苷能抑制大肠对水分的吸收，伸肠内容物急剧增加，同时还能增加大肠的张力，引起腹痛、恶心、呕吐等，严重者可诱发上消化道出血，表现为上腹疼痛，呕吐咖啡样液体或出现柏油样便，因此，有胃溃疡或有消化道出血病史者不宜用番泻叶。老年患者服用番泻叶后可出现头痛及频繁呕吐，血压不稳定，应引起重视。笔者认为不宜将此药作为减肥药物使用。通大便以泡服作用好，但只宜暂用。

火麻仁　郁李仁

【药性概述】

火麻仁：甘，平。润肠通便：用于老人、产妇及体弱津血不足的肠燥便秘证。燥热便秘较甚者。本品质润多脂，略有滋养补虚作用。

郁李仁：甘、苦，平。①润肠通便：用于肠燥便秘。其质润多脂，功同火麻仁而力量较强，兼行大肠气滞。②利水消肿：用于水肿，小便不利。

【注意事项】

火麻仁煎服 10~15g。打碎入煎剂。郁李仁煎服 6~12g。打碎入煎剂。孕妇慎用。

【药对主治】

体虚肠燥便秘。

【应用比较】

1.均润肠通便，二药均滋润，富含油脂而能润肠通便，用于肠燥便秘。因肠燥便秘多见于老人、久病、产后、身体亏虚者，故治虚损病证。

2.火麻仁性缓，兼能滋养补虚，泻中有补，虚实夹杂证所致大便秘结多用。乃通便常用之药。郁李仁性润滑降，润下通便作用强于火麻仁。故称此药乃滑肠之品。又能利水消肿，无补益之性，泻而无补，用治实证为佳，治周身之水气，并行前后二阴。如润肠丸中配伍有麻仁，五仁丸中配伍有郁李仁。

【用药体会】

麻仁、郁李仁为常用之润肠通便药，常将二药配伍同用。笔者认为麻仁具有良好的润肠通便作用，但麻仁丸却不能用于习惯性肠燥便秘，这是因为方中大黄具有泻下和收敛的双重作用。大黄内含蒽醌类物质，这是可以促使通便的主要物质，故可以用于大便不通，但同时大黄又含有鞣质，这是一种具有收敛作用的物质，当服用大黄以后，达到通便作用，而紧接着大黄所含的鞣质开始发挥作用，导致继发性便秘。麻仁丸中含有大黄，因此有的人服用麻仁丸后，不仅不能通便，反而导致大便更加秘结，因此，对于肠燥便秘的患者，不要轻易服用麻仁丸。笔者验方"子仁润肠膏"配伍有二药。组成：麻仁15g，郁李仁15g，桃仁10g，杏仁15g，瓜蒌仁15g，柏子仁15g，决明子15g，胡麻仁15g，当归15g，枳实10g，生地黄15g，肉苁蓉15g，生首乌15g，莱菔子15g。功效：润肠通便，生津除燥。主治津枯肠燥便秘，口干舌燥，舌红少津。可熬制膏滋或水煎服。

巴豆　大黄

【药性概述】

巴豆：辛，热。有大毒。①峻下冷积：用于寒积便秘。本品荡涤肠胃，温通寒积，推陈致新，作用峻猛，有斩将夺关之功，作用强于大黄，为温通峻下之品。②逐水退肿：用于鼓胀腹水难消者，作用强烈，有泻水治标之效。③祛痰利咽：用于喉痹痰涎壅塞气道，呼吸困难，窒息欲死者。④蚀疮祛腐：用于疮痈脓成未溃或疮痈溃后腐肉不去，将其外用，达到腐蚀腐肉，促使疮疡破溃，或有利排脓。

大黄：见土鳖虫、大黄药对。

【注意事项】

巴豆0.1~0.3g，入丸散剂，不入煎剂。制巴豆霜减毒。①孕妇及体弱者忌用。②不宜与牵牛子同用。

【药对主治】

体质壮实之大便秘结。

【应用比较】

1.均为泻下祛积之要品，用治大便不通，积滞，可以同用，如三物备急丸。巴豆主治寒结便秘，大黄主治热结便秘。

2.巴豆能逐水退肿、祛痰利咽、蚀疮祛腐。为温通峻下之要药，脏病多寒者可用之，但由于毒性大，泻下作用猛烈，临床不多用。大黄为苦寒攻下之要药，腑病多热者用之。能活血化瘀、清热解毒、清利湿热、凉血止血。

3.巴豆性热，大黄性寒，二者配伍并不能加强通便作用，反而有减轻通便作用之效。李时珍认为虽然巴豆泻下作用峻猛，但"与大黄同用则泻人反缓。"这是因为二者药性寒温性质相反之故。并举例来说明之。其治"一老妇年六十余，病溏泄已五年，肉食、油物，生冷犯之即作痛。服调脾，升提，止涩诸药，入腹则泄反甚。延余诊之，脉沉而滑，此乃脾胃久伤，冷积凝滞所致。王太仆所谓大寒凝内，久利溏泄，愈而复发，绵历岁年者。法当以热下之，则寒去利止。遂用蜡匮巴豆丸药五十丸与服，二日大便不通亦不利，其泄遂愈。自是每用治泄痢积滞诸病，皆不泻而病愈者近百人。妙在配合得宜，药病相对耳。苟用所不当用，则犯轻用损阴之戒矣。"

（《本草纲目·卷三十五·巴豆》）李时珍这种妙用巴豆治泄之法，非医术高明者所能及。

【用药体会】

大黄为常用之通便药，主治热结便秘，而巴豆因为峻烈泻下，笔者临床极少使用。非体质壮实者不宜轻易使用。凡使用巴豆应事先做好预防准备，以防泻不止者。临床使用大黄，其处方用名有多种：①生大黄：取原生大黄洗净，切片晾干入药者，即生大黄。②熟大黄：取生大黄片加黄酒拌匀，置适宜的容器内，密闭，隔水加热，或蒸制至酒吸尽，至大黄内外均呈黑褐色时取出，晾干入药。每100kg生大黄片，用黄酒15kg。熟大黄泻下作用缓和，增强其活血化瘀功效，能减轻泻下时的腹痛。可用于老年体虚邪实证。③酒大黄：又称酒军，取生大黄片，用黄酒拌匀，润透，稍闷，置锅内用文火炒干，取出晾透入药。每50kg大黄片，用黄酒2.5kg。《汤液本草·卷中·大黄》曰："以酒将之，可行至高之分，若物在巅，人迹不及，必射以取之也"。治上者，非酒不至。酒大黄可用于热毒上炎所致之目赤、口疮、牙痛、头痛、咽喉肿痛等；血热妄行所致之吐血、衄血等证的治疗。④醋大黄：取生大黄片，加米醋拌匀，浸润后闷透，置锅内，用文火炒干，取出放凉入药。醋大黄入肝经，用于肝郁化热或热邪煎熬阴血成瘀。⑤大黄炭：取生大黄片置锅内，用武火炒至表面焦黑色、内部焦黄色为准。喷洒清水，取出晾干入药。大黄炭泻下作用微弱，其吸附和收敛作用极强，有止血、止泻的功效。⑥炒大黄：将大黄置于锅中以小火微炒，因微炒后寒性减弱，宜于胃弱者应用。⑦煨大黄：煨大黄一般用湿面粉或湿纸包裹后，置火灰中或火上加热。

甘遂 大枣

【药性概述】

甘遂：苦、辛，寒。有毒。①泻水逐饮：用于水饮内停所致水肿，鼓胀，悬饮，胁肋疼痛。亦可单用研末服。本品泻水逐饮力猛，可致峻泻，使体内潴留的水饮得以迅速排出体外。②消肿散结：本品外用治疮痈肿毒，可用甘遂末水调外敷，也可配清热解毒、消痈散结药同用。

大枣：见大枣、生姜药对。

【药对主治】

1. 水饮病证。
2. 又防其损伤正气。

【应用比较】

1. 甘遂有毒，泻水逐饮，用于水饮内停所致水肿，鼓胀，悬饮，胁肋疼痛，可致峻泻，而大枣补脾益胃，调和药性，可以防止甘遂损伤正气。这是一组攻补结合的药对，即所谓祛邪不忘扶正，时时顾及脾胃。

2. 甘遂消肿散结。大枣养血安神。

【用药体会】

《医学衷中参西录·医方·荡痰加甘遂汤》张锡纯认为甘遂"为下水之圣药。痰亦水也，其行痰之力，亦百倍于他药"。并以其治疗癫狂。在治疗水饮方面因作用峻猛，需要时时顾及正气，根据张仲景的经验，而配伍大枣之后就不会伤害身体。笔者根据此经验，在临床中，凡是使用峻猛有毒之品，多配用扶正药，尤其要照顾到脾胃。

甘遂 大戟

【药性概述】

甘遂：见甘遂、大枣药对。

大戟：苦、辛，寒。有毒。①泻水逐饮：用于水肿，鼓胀，停饮，胸腹积水等水饮内停之证。②消肿散结：用于痈肿疮毒，瘰疬痰核，可鲜用捣烂外敷，或配解毒消痈散结药同用。

【注意事项】

甘遂煎服 0.5~1g，入丸散剂。有效成分难溶于水，故不入煎剂。宜醋制减毒。①虚弱者及孕妇忌用。②不宜与甘草同用。

大戟煎服 1.5~3g；入丸散服，每次 1g。内服宜醋制减毒。①虚弱者及孕妇忌用。②不宜与甘草同用。

【药对主治】

1. 水饮内停之水肿、鼓胀。
2. 悬饮，胸胁疼痛。

【应用比较】

均具有泻水逐饮之功，用于胸胁停饮，水肿胀满的病证，常同用，如十枣汤、舟车丸。甘遂泻下作用尤强，故称为峻下之品，因为其有效成分不溶于水，所以一般是不入煎剂的。大戟的作用和甘遂基本相似，只是作用稍弱于甘遂，也属于峻猛之品，作为内服药时应该慎重，一般剂量不宜太大。《本草纲目·卷十七·大戟》云："大戟能泄脏腑之水湿，甘遂能行经隧之水湿，白芥子能散皮里膜外之痰气，惟善用者能收奇功也"。

【用药体会】

甘遂、大戟均为峻下逐水药，外用治疗胸腹积水有效。笔者有一验方，命名为腹水消肿散。组成：甘遂 10g，大戟 10g，芫花 10g，延胡索 10g，细辛 10g，麝香 0.5g，樟脑 2g。功效：峻下逐水，通利二便。主治肝硬化腹水，肢体浮肿。使用方法是将上述药物研成细末，用陈醋调匀，先在肚脐眼局部用麻油外搽后，将调好的药敷在上面，外面再覆盖一层不透气的胶布或塑料等，以利于药汁渗透入体内。本方有大毒，严禁内服。使用时，加用透皮作用好的麝香，能促进药物更好地吸收，但因为麝香价格高昂，可以用樟脑代替之。本方在应用时若患者腹水消退，食欲会有改善，但只能吃稀粥，不可进食油腻食物。

甘遂　芫花

【药性概述】

甘遂：见甘遂、大枣药对。

芫花：苦、辛，温。有毒。①泻水逐饮：用于水肿，鼓胀，停饮，对于胸胁停饮所致的喘咳痰多，胸胁引痛可以选用。②祛痰止咳：用于咳嗽咯痰者，虽有祛痰之功，因其泻下峻猛，毒性较大，故一般鲜有用者。③杀虫疗疮：用于头疮、顽癣及痈肿，可单用研末外用。

【注意事项】

芫花煎服 1.5~3g；或入丸散服，每次 0.6g。内服宜醋制减毒。①虚弱者及孕妇忌用。②不宜与甘草同用。

【药对主治】

1. 水饮内停之水肿、鼓胀。
2. 悬饮，胸胁疼痛。

【应用比较】

1. 均能泻水逐饮，用于鼓胀，停饮等，亦用于饮停痰多咳喘，甘遂、芫花同用之后，力量尤其峻猛，为了防止损伤正气，故十枣汤中配伍大枣以防正气受伤。

2. 内服时，多醋制以降低毒性。

3. 甘遂外用消肿散结。芫花尚能祛痰止咳，外用杀虫疗疮。

4. 峻下逐水药中，甘遂作用峻猛，大戟次之，芫花又次。对于三药的毒性大小，根据古代本草记载，甘遂毒最大，作用最猛，大戟次之，芫花再次，笔者认同此说，但也有认为芫花毒最大者。

5. 均不能与甘草同用，属于十八反的配伍禁忌。《本草纲目·卷十七·芫花》云："芫花、甘遂、大戟之性，逐水泄湿，能直达水饮窠囊隐僻之处，但可徐徐用之，取效甚捷，不可过剂，泄人真元也。陈言《三因方》以十枣汤药为末，用枣肉和丸，以治水气喘急浮肿之证，盖善变通者也。杨士瀛《直指方》云，破癖须用芫花，行水后便养胃可也"。

【应用体会】

甘遂、大戟、芫花均不能与甘草同用，这是药典规定的。从临床使用方面来看，的确如此。笔者曾经误将甘遂、大戟、芫花等研末做成丸剂治疗肝硬化腹水，患者内服无不良反应，后又将含有甘草的煎剂内服，结果导致病人恶心呕吐，身体不适，后停用内服汤剂，而丸剂照服，恶心呕吐症状又很快消失，由此证明甘遂的确不能与甘草同用。上述用法虽然是将甘草、甘遂分别以不同剂型使用，但由于丸剂、汤剂都在短期类发挥作用，导致患者不适，这也是要加以注意的。

甘遂　牵牛子

【药性概述】

甘遂：见甘遂、大枣药对。

牵牛子：见牛蒡子、牵牛子药对。

【药对主治】

1. 水肿、鼓胀。

2. 大便秘结。

【应用比较】

1. 均能逐水退肿，用于水肿、鼓胀。甘遂峻下，牵牛子作用稍平和。

2. 祛积通便，泻下而使水湿之邪从二便排除。

3. 甘遂逐水作用峻猛。牵牛子毒性和逐水之力弱于甘遂，但仍属峻下逐水之品，亦驱虫，能促使虫体排出体外。

【用药体会】

笔者将牵牛子作为治疗大便秘结的常用之品，一般从小剂量开始，初始 5g，以后根据病情可以逐渐加量，每日剂量不超过 15g，以保证用药安全，但甘遂不作为常用药。《本草新编·卷四·甘遂》云"破癥坚积聚如神，退面目浮肿，祛胸中水结，尤能利水。此物逐水湿而功缓，牵牛逐水湿而功速，二味相配，则缓者不缓，而速者不速矣。"其实甘遂泻下逐水力量很强，较牵牛子要强得多。二药配伍同用时，需用于体质壮实者。

甘遂　甘草

【药性概述】

甘遂：见甘遂、大枣药对。

甘草：见甘草、大枣药对。

【药对主治】

根据十八反记载，此二药属于禁忌配伍。而作为药对，组成一组特殊的配伍应用形式。

【应用比较】

1. 甘遂泻下作用尤强，故称为峻下之品，因为其有效成分不溶于水，所以一般是不入煎剂的。甘草具有很好的缓解诸药毒性、烈性、副作用的特点，但却不能与甘遂、大戟、芫花同用，否则会导致不良反应。

2. 甘草是使用频率最多的中药，所谓十方九草，离不了甘草，其味至甘，得中和之性，有调补之功，故毒药得之解其毒，刚药得之和其性，表药得之助其升，下药得之缓其速，临床上许多方中配伍甘草。在前人的应用中，亦有将甘遂、甘草同用者，如《金匮要略·痰饮咳嗽病脉证并治》之甘遂半夏汤（甘遂、半夏、芍药、甘草）将甘遂、甘草同用于一方，说明二者在特定的情况下也是可以应用的，但需谨慎用之。

【用药体会】

从传统的用药来看，内服时使用甘遂剂量不能过大，因其可能产生剧烈腹痛，水样大便，并有恶心、呕吐、头痛、头晕、心悸等多种病症，故使用时要严格控制剂量。

芫花　牵牛子

【药性概述】

芫花：见甘遂、芫花药对。

牵牛子：见牛蒡子、牵牛子药对。

【药对主治】

水肿、鼓胀。

【应用比较】

1. 均有毒，能泻水逐饮，用于水肿，鼓胀，停饮所致病证。芫花作用强于牵牛子。

2. 均能杀虫，但使用范围不同。芫花主要是外用治疗头疮，顽癣。牵牛子主要是驱杀蛔虫，并能促使虫体排出体外。

3. 芫花能祛痰止咳，用于咳嗽咯痰者，但少用。牵牛子能祛积通便，用于大便秘结，或泻痢里急后重者。

【用药体会】

对于较为严重的水肿，可以将芫花、牵牛子配伍同用。笔者认为牵牛子作用其实很平和，利水作用并不强，在通导大便方面作用好，经几十年的临床体验，具有良好的通便作用，剂量控制在 10g 以内，不会损伤正气，而芫花作用较牵牛子要猛，一般不用太大剂量。

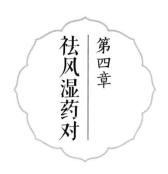

第四章 祛风湿药对

千年健　寻骨风

【药性概述】

千年健：苦、辛，温。祛除风湿：用于风寒湿痹，腰膝冷痛，下肢拘挛麻木。本品辛散苦燥温通，既能祛风湿，又能入肝肾强筋骨，颇宜于老人。

寻骨风：辛、苦，平。祛除风湿：用于风湿痹痛，肢体麻木，筋脉拘挛，关节屈伸不利。又可治疗跌打损伤。其止痛之功，亦用于胃痛，牙痛，痈肿。

【注意事项】

千年健煎服5~10g。或酒浸服。阴虚内热者慎服。寻骨风10~15g。外用适量。现在发现，寻骨风含有马兜铃酸，有毒，故应用时间不宜太久。

【药对主治】

风湿痹痛。

【应用比较】

均能祛除风湿，用于风湿痹痛，肢体筋脉拘挛。千年健多用于下肢拘挛麻木，腰膝冷痛，其有强壮筋骨作用，多用于身体虚弱病证。寻骨风用于全身肢体麻木，筋骨不利。能搜寻骨节间风湿，尤其善于治疗骨节间疼痛，麻木病证。

【用药体会】

千年健、寻骨风均能治疗风湿痹痛，二药作用很接近，千年健具有强壮筋骨的作用。笔者治疗腰腿疼痛常选用千年健，验方杜仲强腰汤（方见杜仲、续断药对）中配伍有本品。而寻骨风治疗骨节间风湿作用较好，名称即以此作用命名。寻骨风为马兜铃的根，现在发现，寻骨风含有毒性成分马兜铃酸，可能对于肾脏有损害，部分病人服用后可能产生恶心，呕吐，头晕，乏力，心慌等，所以使用此药应谨慎，现已不作为常用祛风湿药物。笔者过去也常喜用此药，但由于现在认为含有毒性，所以现极少使用此药。若使用时，一般时间也很短，剂量不大。

川乌　草乌

【药性概述】

川乌：辛、苦，热。有大毒。①祛除风湿：用于风寒湿邪而以寒邪偏盛之痛痹。为治风寒湿痹证的佳品，其既能祛在里之寒湿，又能散在表之风邪，具有开通关膜，驱逐寒湿之功，止痛力强。②散寒止痛：用于多种疼痛，可以治疗心腹冷痛，寒疝疼痛，跌打损伤，骨折瘀肿疼痛。亦可作为麻醉止痛药应用。

草乌：性能、功效、应用、用量用法、使用注意与川乌同，但毒性更强。

【注意事项】

川乌、草乌煎服 1.5~3g。宜先煎、久煎。外用适量。①孕妇忌用。②不宜与贝母类、半夏、白及、白蔹、天花粉、瓜蒌同用。③内服一般应炮制用，生品内服宜慎。④酒浸、酒煎服易致中毒，应慎用。

【药对主治】

1. 风湿寒痹疼痛，且病证重者。

2. 心腹冷痛，寒疝腹痛。

3. 跌打损伤疼痛。

【应用比较】

均能散寒止痛，用于风湿寒痹疼痛甚，心腹冷痛，寒疝腹痛，跌打损伤疼痛，且具有麻醉作用，同用作用加强，如小活络丹。因为毒性大而作为内服药物使用应谨慎，但外用是安全的，副作用少。草乌作用更强，毒性更大。

【用药体会】

川乌、草乌止痛作用强，但外用安全系数大，副作用少，笔者验方"跟骨疼痛浸泡液"治疗跟骨疼痛，作用良好。组成：生川乌30g，生草乌30g（若无生品，可用制品），麻黄30g，桂枝30g，苏木30g，延胡索30g，细辛20g，黄精30g，樟脑10g。功效：祛风止痛，散寒通络。方中生川乌、生草乌均有大毒，外用不会导致中毒。使用方法是将前8味同煎，待煎开后再煎30分钟，倒出煎液，投入樟脑，趁热热敷或热泡，若水凉后再加热，每次浸泡30分钟，每日1~2次，此药液可反复加热应用，一般夏季可连续用2~3天，冬天可连续用4~5天。若用药后出现局部干痛，可以在原方中加用熟地黄。此药液严禁内服，严禁入口、眼。外用时若皮肤有破损，浸泡的时间不宜太长。此方定要加用黄精，否则会出现皮肤干燥，皮肤不适感。

木瓜　蚕沙

【药性概述】

木瓜：酸，温。①祛除风湿：用于风湿痹痛，关节肿胀，腰膝酸痛。②舒筋活络：用于筋脉拘挛，足胫肿大，除常用于湿阻中焦吐泻转筋外，也可用于血虚肝旺，筋脉失养，挛急疼痛等。③消肉食：用于肉食积滞，消化不良，但少用。

蚕沙：甘、辛，温。①祛除风湿：用于风湿痹痛，肢体不遂者。若风湿寒痹，骨节肿痛。本品作用缓和。亦能止痒，用于风疹、湿疹瘙痒。②和胃化湿：用于湿浊中阻而致的腹痛吐泻转筋。

【注意事项】

木瓜煎服 6~10g。①内有郁热，小便短赤者忌服。②不可多食，有损齿、骨及伐肝之害。③胃酸过多者不宜食。蚕沙煎服 5~15g，宜布包入煎。外用适量。血不养筋、手足不遂者慎服。

【药对主治】

1. 湿痹拘挛，肌肉酸痛。

2. 湿阻中焦之腹痛，胸膈痞闷，吐泻转筋。

【应用比较】

1. 均能和胃化湿，主治湿热内蕴之霍乱，吐泻腹痛，肢冷转筋，口渴烦躁，可以配伍同用，如蚕矢汤。

2. 均能祛除风湿，治疗风湿痹痛，湿痹脚气，足胫肿大，关节肿胀，腰膝酸痛。

3. 木瓜入脾则和胃化湿，入肝则舒缓筋挛，为治筋挛要药。一切转筋腿痛均可应用，如鸡鸣散，也为湿留肌肉痹证要药。蚕沙以祛风除湿见长，风寒湿热痹痛均可应用。

【用药体会】

木瓜虽可以用治风湿，笔者认为其祛风湿作用并不强，故较少用此药。蚕沙现在临床上并不多用，主要是因为乃是蚕的粪便，病人不太容易接受，其作用由于与木瓜相似，所以现常用木瓜代替使用。一般以晚蚕沙作用好，这是因为晚蚕沙禀桑叶清香之余气，轻清化浊辟秽，对湿热郁蒸，缠绵不解者有效。若将其炒热后熨患处也有效。蚕沙除了可以作为内服药使用外，也可以做枕头，促进脑部血液循环，对于患有高血压者，经常头昏可以使用。若头风白屑作痒，可以之煎水洗头，《本草纲目》附方中是将其烧灰淋汁洗头。

木瓜 葛根

【药性概述】

木瓜：见木瓜、蚕沙药对。

葛根：见升麻、葛根药对。

【注意事项】

葛根煎服 6~15g。解表退热、透疹、生津宜生用，升阳止泻宜煨用。虚寒、表虚汗多者忌用。

【药对主治】

1. 泄泻。

2. 口干口渴。

【应用比较】

1. 均能治疗泄泻，可以同用。葛根升阳止泻，用于脾虚泄泻，也治疗湿热痢疾。葛根可鼓舞脾胃清阳之气上升，以治疗泻痢。木瓜具有很好的化湿作用，用于湿浊阻滞中焦的病证。《本草纲目·卷三十七·木瓜》云："木瓜所主霍乱吐利转筋，脚气，皆脾胃病，非肝病也"。而从中药的化湿作用来看，其主要作用的部位就是脾胃。其缓解痉挛疼痛的作用，对腓肠肌痉挛有明显的治疗作用。那么木瓜到底是以治疗脾胃病变还是治疗肝经病变为主就存在争议了，李时珍认为"皆脾胃病，非肝病"，笔者认为李时珍的观点是正确的，木瓜重在治疗脾胃病变，并非肝经病变。

2. 均可以治疗口干口渴，葛根具有直接的生津止渴作用，用于热病口渴，或阴液不足以及气阴两虚之口渴。木瓜则通过化湿，使湿浊得运而达到止渴作用。

3. 木瓜尚能舒筋活络。葛根尚能疏散风热，升阳举陷。

【用药体会】

木瓜、葛根治疗口干口渴可以同用。笔者认为木瓜祛风湿作用并不强。木瓜味酸，而酸味具有收敛的特点，在《本草备要·果部·木瓜》引郑奠一曰："木瓜乃酸涩之品，世用治水肿腹胀，误矣。有大僚舟过金陵，爱其芳馥，购数百颗置之舟中，举舟人皆病溺不得出，医以通利药罔效，迎予视之，闻四面皆木瓜香，笑谓诸人曰：彻去此物，溺即出矣，不必用药也。于是尽投江中，顷之，溺皆如旧"。这是讲其收涩之性，导致多人而不得小便，此说虽存疑，但收敛作用又不可忽视。笔者治疗疼痛病证多年，如风湿痹证，在使用木瓜的过程中，发现其作用并不佳，可能就与其酸收有关，所以笔者治疗风湿痹证一般不选用木瓜。有认为与配伍有很大关系，要加用温通之品，但实际上木瓜主要还是治疗湿浊病证。葛根治疗口干口渴作用好，笔者常以其配伍石斛、天花粉同用。

五加皮　桑寄生

【药性概述】

五加皮：见大腹皮、五加皮药对。

桑寄生：苦、甘，平。①祛除风湿，补益肝肾，强壮筋骨：用于风湿日久，肝肾亏虚，腰膝酸痛，筋骨无力者。②养血安胎：用于肝肾亏虚之月经过多、崩漏、妊娠下血、胎动不安。

【注意事项】

桑寄生煎服 10~15g。

【药对主治】

1. 风湿痹痛。

168

2.肝肾亏虚腰膝酸软无力，筋骨不健。

【应用比较】

1.均用于风湿痹痛同时又兼有肝肾不足的病证。从止痛作用来看，五加皮作用强于桑寄生。桑寄生为比较平和的祛风湿药物，一般在使用时剂量要大，若配伍五加皮作用加强，由于此药同时兼有补益作用，对于虚损病证较多用，故为祛风湿，补肝肾良药。桑寄生祛风湿的作用略同于桑枝，但桑枝多用于四肢痹痛，桑寄生则多用于腰腿痛，如虚人久痹，痿证，两足痿软无力。

2.均具有补益作用，那么到底是补什么呢？中药书中笼统的说是补益肝肾，从表达及理解方面来说，有补益肝肾之阴，肝肾精血，肝肾阴阳的不同，云五加皮补益作用，笔者认为是补益阳气，但又不能直云补阳，所以五加皮是一味在功效上比较特殊的药物，正因为偏于补阳，故老年人更多应用。《本草经疏·卷十二·桑上寄生》认为桑寄生乃是补益肝肾精血。

【用药体会】

笔者认为五加皮的两大作用（祛风湿、补肝肾）均强于桑寄生，尤其是对于腰腿疼痛效果良好，笔者验方杜仲强腰汤（方见杜仲、续断药对）配伍有五加皮。另外笔者也常使用五加皮泡酒治疗体虚病证，参看枸杞子补酒（方见枸杞子、菊花药对）。笔者临床使用桑寄生剂量多偏大，主要是因为作用平和。

金钱白花蛇　乌梢蛇

【药性概述】

金钱白花蛇：甘、咸，温，有毒。①祛除风湿：用于风湿痹痛病久邪深之顽痹所致经络不通，麻木拘挛，以及中风口眼歪斜，半身不遂。其搜风力强，能外达皮肤，内通脏腑，为祛风要药。②祛风止痒：用于风毒之邪壅于肌肤者，如疥癣。③息风止痉：用于小儿急慢惊风，破伤风之抽搐痉挛。本品既能祛外风，又能息内风，为治抽搐痉挛的常用药。

乌梢蛇：辛、甘，平。①祛除风湿：用于风湿顽痹，手足软弱，麻木拘挛，日久不愈者。以及中风口眼歪斜，半身不遂。本品性走窜，能搜风邪，透关节，通经络。②祛风止痒：用于疥癣。本品既能祛风通络，又善祛风而止痒。③息风止痉：用于小儿急慢惊风，惊搐。

【注意事项】

白花蛇煎服 3~5g；研粉吞服，1~1.5g。处方书写白花蛇药房给的是金钱白花蛇，即银环蛇的幼体。乌梢蛇煎服 10~12g。或研末，每次 2~3g。或入丸剂、酒浸服。外用适量。血虚生风者慎服。

【药对主治】

1. 风湿痹痛之顽痹而经络不通，麻木拘挛。

2. 中风口眼歪斜，半身不遂。

3. 疥癣，麻风。

4. 急慢惊风，破伤风之抽搐痉挛。

【应用比较】

白花蛇、乌梢蛇均能祛风，通络，止痉，凡内外风毒壅滞之证皆宜，其特点是善行而无处不到，外达皮肤，内通经络，透骨搜风。尤以善治病久邪深之风湿作用最好。祛风止痒则用于风疹瘙痒，疥癣。也用于恶疮、梅毒。

白花蛇有大白花蛇，小白花蛇（金钱白花蛇）之分。金钱白花蛇为银环蛇的幼蛇干燥体，又名小白花蛇、银环蛇。蕲蛇为大白花蛇，为五步蛇的干燥全体，产于湖北蕲州者佳，名蕲蛇，乃地道药材。乌梢蛇性平无毒，力较缓。金钱白花蛇与蕲蛇在各种中药书中均载有毒，其毒是活体之毒腺所分泌的毒液，性偏温燥，而药材所用是其干燥品，故对于二药有认为乃无毒之品。

蛇药祛风作用好，而瘙痒与"风"有密切的关系，所以均为治疗瘙痒常用药。蕲蛇力较强，金钱白花蛇力最强，乌梢蛇力偏弱。乌梢蛇为临床常用之品，其祛风作用虽不及蕲蛇、金钱白花蛇强，对于风湿痹痛也为常用之品，可以将其入煎剂，也可以入丸散剂。蛇药常用其泡酒饮服，一般泡酒时用 45° 左右白酒，以能淹过蛇体为度，浸泡半月后可以饮用。每日服 10ml，一日 2 次。要注意的是，若用活体蛇泡酒时，一定要将整个蛇体淹没透，尤其是用毒蛇泡酒时，饮用前注意仔细检查毒蛇是否已死，以防发生意外。

蕲蛇为保护动物，现临床极少应用。

丝瓜络　橘络

【药性概述】

丝瓜络：甘，平。①祛风通络：用于风湿痹证，筋脉拘挛，肢体麻痹，唯药力平和。也能治疗跌打损伤、胸痹等。②行气活血：用于气血瘀滞之胸胁胀痛，作用不强。③通乳消痈：用于乳汁不通，乳痈。

橘络：甘、苦，平。①行气通络：用于痰滞经络之胸胁作痛，经前腹痛腹胀等证。②化痰止咳：用于咳嗽痰多，痰中带血；伤酒口渴。

【注意事项】

丝瓜络煎服，5~15g。外用，适量。橘络煎服，5~15g。

【药对主治】

1. 胸胁疼痛。
2. 咳嗽。

3.痰证。

【应用比较】

1.均能行气通络，能理肺络之气，用于胸胁疼痛，咳嗽，配伍应用作用增强。二药特点是性平味甘，药性轻灵，平调气血，平正实用，体纤质轻，通达络脉，而无攻逐之峻。《本草纲目拾遗·卷七·橘瓤上丝》载："橘丝专能宣通经络滞气，予屡用以治卫气逆于肺之脉张，甚有效"。根据中医辨药，注重色香味形，心以治心，筋以治筋，络以治络，皮以治皮，乃其常也。橘络、丝瓜络二药其形类络，取象比类，有通行络脉之功。

2.均能化痰，散络中痰凝。橘络偏于走气，丝瓜络偏于走血，配伍应用，气血同调。

3.丝瓜络能活血，通乳。橘络化痰止咳，对于咳嗽痰多更多用。

【用药体会】

丝瓜络、橘络均为通络之品：①善通筋络，用于风湿痹痛，筋脉拘挛，肢体麻痹，若下肢膝盖以下常年怕冷，可用丝瓜络每天50g煮水喝。能疏通经络，温暖肢体，促进血液循环，加速新陈代谢。②善通胁络，用于胸胁胀痛，尤其能入肝活血通络，常用于气血瘀滞之胸胁胀痛。③善通经络，用于跌打损伤、胸痹等。④善通乳络，用于乳汁不通，乳痈，治产后乳少或乳汁不通者。唯药力平和，多入复方中应用。如果乳汁少，可以将丝瓜与鲫鱼、猪蹄等煨汤。

丝瓜络通络作用平和，尤其是对于胸胁部位疼痛如咳嗽、胸闷可以选用，笔者使用此药一般剂量比较大，多在30g以上，其单用效果不明显，常配入复方中使用。丝瓜络对于乳腺增生效果好，但需要大剂量使用。

笔者认为橘络乃是减肥药。大约是在1984年，笔者曾经治疗一位感冒的病人，当时在处方中无意用了橘络，病人复诊之时，述说穿的衣服要宽松一些，当时就想，是不是方中橘络的作用，在以后的临床中，笔者有意识地用橘络治疗肥胖病证，结果发现真有此作用，以致沿用到现在。临床上对于女子经前乳房胀痛，胁痛，情绪不稳就常选用橘络通络止痛。

寻骨风　徐长卿

【药性概述】

寻骨风：见千年健、寻骨风药对。

徐长卿：辛，温。①祛除风湿：用于风湿痹阻肢体疼痛，可以煎服或泡酒服。②祛风止痒：用于多种皮肤病，如湿疹、风疹、顽癣等，可内服或煎水外洗。③消肿止痛：用于如风湿、寒凝、气滞、血瘀所致的各种疼痛，治疗牙痛，可煎水含漱，尤以治疗腰痛为要药。也用于毒蛇咬伤。本品为止痛常用药。

【注意事项】

徐长卿煎服5~10g。外用适量。不宜久煎。

【药对主治】

风湿痹痛。

【应用比较】

1.均能祛风止痛，用于风湿痹痛，关节不利，止痛作用较好。

2.寻骨风善搜寻筋骨间风湿，用于风湿日久病证者。徐长卿止痛作用更好，为止痛要药，广泛用于风湿痹痛，腰痛，脘腹痛，损伤疼痛，牙痛等多种疼痛。尚能止痒。现临床以徐长卿多用。

【用药体会】

徐长卿所治疗的部位广泛，笔者体会，尤以治疗腰痛作用佳，如因闪挫所致腰部疼痛以徐长卿单用即有效，也可配伍复方中应用。一般认为徐长卿主要治疗实证腰痛，而杜仲主要是治疗虚证腰痛，若同时应用，笔者体会，效果更好。寻骨风因能搜寻骨节间风湿，止痛作用也佳，但由于现在认为其有毒，较少使用。

威灵仙　独活

【药性概述】

威灵仙：见川芎、威灵仙药对。

独活：见羌活、独活药对。

【药对主治】

风湿痹痛。

【应用比较】

1. 均能祛风通络止痛，用于风湿痹痛，威灵仙力强，善治全身病变，其善行，通行周身，素有行痹要药之称。

2. 威灵仙能软化鱼骨，用于鱼骨鲠咽。独活祛风湿作用较威灵仙平和，主治下半身风湿痹痛，又能解表。

【用药体会】

威灵仙祛风湿作用极佳，尤其是善治全身的风湿痹痛，具有通行十二经之说，故常用其治疗风痹（行痹），也就是治疗游走性风湿性关节炎，按照李时珍的说法，"威，言其性猛也。灵仙，言其功神也"。临床上对于风湿痹证，威灵仙常为首选。据《图经本草·卷九·威灵仙》记载："唐正元中，嵩阳子周君巢作《威灵仙传》云：先时，商州有人重病，足不履地者数十年，良医殚技莫能疗。所亲置之道旁，以求救者。遇一新罗僧见之，告曰：此疾一药可活，但不知此土有否？因为之入山求索，果得，乃威灵仙也。使服之，数日能步履。其后山人邓思齐知之，遂传其事"。上面这段记载是讲威灵仙治疗风湿效果神奇，可治多年不愈之疾。威灵仙能祛众风，通十二经脉，朝服暮效。服此四肢轻健，手足微暖。笔者也常用其治疗颈椎病、腰椎病、肩周疾患，效果明显，取其通络作用，若配伍川芎则作用加强。笔者验方杜仲强腰汤（方见杜仲、续断药对）中将威灵仙、独活配伍应用以治疗腰腿疼痛。

威灵仙　秦艽

【药性概述】

威灵仙：见川芎、威灵仙药对。

秦艽：辛、苦，平。①祛除风湿：用于风湿痹痛。为风药中之润剂，且善走四肢，无论寒热、新久痹痛均可选用，因其性平而偏寒，对热痹尤为适宜。若中风半身不遂，单用大量水煎服即能奏效。②清退虚热：用于骨蒸潮热，盗汗，小儿疳积发热。本品亦为治虚热要药。③祛湿退黄：用于肝胆湿热黄疸。本品尤以黄疸久久不退效果好。

【注意事项】

秦艽煎服 3~10g。

【药对主治】

风湿痹痛。

【应用比较】

1.均能祛风湿，止痹痛，用于风湿痹痛，肢节酸痛，拘挛掣痛等。威灵仙走窜力强，通络止痛力胜，通行周身，可祛在表之风，可祛在里之湿，为治疗风痹要药，通常云其治疗行痹。秦艽性质平和，寒热痹证均可以使用，多用于体虚之人。祛风湿药性多燥，容易伤阴，但由于秦艽质润，有风药中润剂的说法。此作用特点较防风更平和，不论偏寒偏热病证，均可配伍应用。但性平偏微寒。

2.威灵仙尚能软化鱼骨，消痰涎。治疗噎膈在古代本草书中有记载，取其通行脏腑，舒筋活络，消散癖积。噎膈以朝食暮吐，暮食朝吐，大便燥急，良久复出为表现形式。《本草纲目》中是以其配伍醋、蜜同用的。这与威灵仙能推新旧积滞，消胸中痰唾有关。秦艽尚能退虚热、退黄疸。

【用药体会】

威灵仙、秦艽在祛风湿方面可以配伍同用，笔者更喜用威灵仙治疗痹证。秦艽治疗风湿痹痛作用不强，而是治疗湿热黄疸的要药，尤其是对于黄疸久久不退者效果良好，若配伍白鲜皮作用更佳。若遍身黄疸如金为必用之品。

络石藤　海风藤

【药性概述】

络石藤：辛、苦，微寒。①祛除风湿：用于风湿热痹，筋脉拘挛，腰膝酸痛者。亦用治跌扑损伤，瘀滞肿痛，其作用平和。②清热解毒：用于热毒壅盛之疮痈及咽喉肿痛。

海风藤：见海桐皮、海风藤药对。

【注意事项】

络石藤煎服 6~12g。外用适量，鲜品捣敷。

【药对主治】

风湿痹痛。

【应用比较】

1. 均能祛风通络，作用平和，用于风湿所致的关节屈伸不利，筋脉拘挛及跌打损伤。

2. 络石藤性微寒，尤宜于风湿热痹，筋脉拘挛，腰膝酸痛者。海风藤性微温，适用于风寒湿痹，肢节疼痛，筋脉拘挛，屈伸不利者。

【用药体会】

络石藤、海风藤为性质平和之祛风湿药，作用不强，多只作为辅助药物使用，一般在临床上使用时剂量应该大些方能达到治疗效果。根据藤类药材的特点，藤蔓之类，尤善通络，可以将其配伍其他藤类药使用，一般有筋脉挛急时使用较好。临床上用海风藤治跌打损伤。凡血脉不通，气滞血瘀，局部瘀肿疼痛，活动不便，可以选用海风藤，进而达到舒筋骨、利关节的作用。二药也可以煎水外泡以祛除风湿。

秦艽　白鲜皮

【药性概述】

秦艽：见威灵仙、秦艽药对。

白鲜皮：见土茯苓、白鲜皮药对。

【药对主治】

湿热黄疸。

【应用比较】

1. 均能祛湿退黄，治疗湿热黄疸，尤以黄疸久久不退效果好。配伍应用加强疗效。

2. 秦艽祛除风湿，为风药中之润剂，且善走四肢，为清退虚热要药。白鲜皮善治湿热病证，亦能祛风解毒，对于湿疹，疥癣，可外用煎水洗。

【用药体会】

秦艽、白鲜皮治疗湿热黄疸效果极好，临床上笔者对于黄疸久久不退者，乃必用之品。《本草纲目·卷十三》记载，认为白鲜皮"为诸黄风痹要药，世医止施之疮科，浅矣"。李时珍批评人们只知道用白鲜皮治疗疮疡，而不知道用其治疗黄疸病证。白鲜皮治疗黄疸，既用于热毒黄疸，亦用于湿热黄疸，且对于久病不退之黄疸，伴有皮肤瘙痒症状，具有良好作用。笔者对于湿热黄疸，现目黄、身黄、尿黄，当清利湿热，利胆，多选加白鲜皮、秦艽等以利胆退黄。

秦艽　防风

【药性概述】

秦艽：见威灵仙、秦艽药对。

防风：见羌活、防风药对。

【药对主治】

风湿痹痛，筋脉挛急，肢体麻木，疼痛。

【应用比较】

1.均能祛风湿止痹痛。风药多燥，此二药偏润，俗有"风药中润剂"之谓，尤宜于病程时间长，身体虚弱者。防风入气分，疗周身风湿痹痛，以行痹为宜。秦艽入血分，可以治疗着痹、热痹、寒痹。对下肢风湿痹痛多用。其特点是作用平和，尤宜于体虚而又病程较长者。若因感受风寒湿邪又可以配伍同用，如《医学心悟·卷二》加味香苏散（紫苏叶、陈皮、香附、甘草炙、荆芥、秦艽、防风、蔓荆子、川芎、生姜）。二药尚用于风邪初中经络导致的口眼歪斜，秦艽虽不能祛除外风，但配伍防风又用于此证，如大秦艽汤（秦艽、石膏、甘草、川芎、当归、羌活、独活、防风、黄芩、白芍、白芷、白术、生地黄、熟地黄、白茯苓、细辛）。

2.秦艽的功效是一祛两退（祛风湿、退虚热、退黄疸）。防风的功效是一祛两解（祛风湿、解表、解痉）。

【用药体会】

笔者多年来一直从事疼痛病证的治疗，二药作用平和，一般是用于身体虚弱又不能接受猛药者则选用之。笔者认为秦艽祛风湿作用不强，而防风也多作为辅助药物使用。若风湿痹痛日久年长，选用二药较为合拍。虽药性平和，但使用剂量多不大，主要是药材价格偏贵。

海桐皮　海风藤

【药性概述】

海桐皮：苦、辛，平。①祛除风湿：用于风湿痹痛，四肢拘挛，腰膝酸痛，或麻痹不仁。本品尤善治下肢关节痹痛。②杀虫止痒：用于疥癣、湿疹瘙痒。

海风藤：辛、苦，微温。①祛除风湿：用于风寒湿痹，肢节疼痛，筋脉拘挛，屈伸不利。②通络止痛：用于跌打损伤，瘀肿疼痛。

【注意事项】

海桐皮煎服 5~15g。或酒浸服。外用，适量。海风藤煎服 6~12g。外用适量。①感冒、月经期者停服。②阴虚火旺者慎服。③孕妇慎服。

【药对主治】

风湿痹痛。

【应用比较】

1.均能祛除风湿，通达经络，用于风寒湿痹，肢节疼痛，筋脉拘挛，屈伸不利，作用平和，多只作辅助药物使用。

2.海桐皮以风湿热痹为宜，治疗腰背疼痛，四肢麻木，头昏目眩，牙痛，痢疾，其杀虫止痒，用于疥癣，湿疹，湿毒。可煎水外洗。治风虫牙痛，可用海桐皮煎水漱口。海风藤也能通络止痛，用于跌打损伤，瘀肿疼痛，治疗风湿痹痛而偏治寒痹。

【用药体会】

海桐皮、海风藤均为平和的祛风湿药材，笔者一般不将其作为主药使用。将海桐皮外用，对于风湿痹痛效果也很好，可以配伍麻黄、桂枝等同用。验方麻桂止痛液（方见麻黄、桂枝药对）配伍有海桐皮，因海桐皮能止痒，在外洗药中加用能治皮肤瘙痒。中药里面，在命名上带有"藤"字的药物多具有祛风湿的作用，如鸡血藤、红藤、天仙藤、夜交藤、雷公藤、忍冬藤、络石藤、海风藤等，但钩藤例外。

桑枝　桂枝

【药性概述】

桑枝：微苦，平。①祛除风湿：用于风湿痹证，无论新久、寒热均可应用，尤宜于风湿热痹，肩臂、关节酸痛麻木者。可单味煎服或熬膏服用。其性平，祛风湿而善达四肢经络，通利关节，但单用力弱。②利水消肿：用于小便不利，水肿，但作用较弱。此外，祛风止痒，用于白癜风、皮疹瘙痒等。

桂枝：见白芍、桂枝药对。

【注意事项】

桑枝煎服 10~15g。外用适量。

【药对主治】

风湿痹痛。

【应用比较】

1. 均能祛风湿，走四肢，又善走上肢，祛除风湿而用于风湿痹痛，肩臂肢节疼痛等证。也均能用治水肿，但机制不一。

2. 桑枝无论寒痹、热痹均可运用，其有微弱的利水作用。桂枝温通经脉，尚能解表，通阳化气，温燥之性强，止痛作用强于桑枝，以治风寒湿痹较为适宜，但易伤阴血，通过化气促进水湿运行而治疗水肿。

【用药体会】

桑枝、桂枝以枝走肢，主治上肢病变，桑枝祛风湿作用平和，主要用于体弱病证。笔者一般用桑枝治疗痹证时剂量较大，以 30g 以上为好。在治疗颈椎疾病时，若寒证则用桂枝，热证则用桑枝，有时也同时应用，参看颈椎舒筋汤（方见羌活、桂枝药对）。桑枝的特点是走上，但又能利水而走下，即能上能下。笔者体会，量小作用不佳。若肩臂疼痛，桂枝常作为首选，效果极佳。笔者常将其与羌活、威灵仙、姜黄同用，治疗颈肩臂病证。从临床来看，对于寒证选用桂枝，而热证则选用桑枝。桑枝可以大剂量使用，而桂枝则不能大剂量使用，这是因为桂枝辛温入血分，容易伤血耗血，容易导致人体上部出血。

桑寄生　独活

【药性概述】

桑寄生：见五加皮、桑寄生药对。

独活：见羌活、独活药对。

【药对主治】

1. 风湿痹痛，腰膝酸软，疼痛。

2. 痿证见足膝酸软无力。

【应用比较】

1. 均能祛风湿，用于风湿痹痛，肢体关节疼痛，拘挛掣痛，同用加强作用，如独活寄生汤。桑寄生偏于养肝肾，具有强壮筋骨的特点，用于肝肾不足，筋骨无力。独活善治伏风，配伍有标本兼顾的特点。

2. 独活尚有微弱的解表作用。桑寄生安胎方面较多用。

【用药体会】

桑寄生、独活祛风湿作用较平和，配伍用于下肢风湿痹痛，偏于走肾，所以腰膝酸痛，风邪偏盛者可以选用。独活寄生汤虽治疗风湿痹痛将二药同用，但力度并不强，若冷感明显者可以适宜重用温散之品。笔者使用二药，多作为辅助药物使用。

桑寄生　秦艽

【药性概述】

桑寄生：见五加皮、桑寄生药对。

秦艽：见威灵仙、秦艽药对。

【药对主治】

风湿痹痛。

【应用比较】

1. 均祛除风湿，用于风湿痹痛，作用平和。桑寄生更多用于下肢风湿痹痛。

2. 桑寄生既能扶正，又能祛邪，以肝肾不足兼有风湿痹痛者为宜。秦艽祛风湿方面尤以年老体弱者用之更多，如独活寄生汤，作用稍强于桑寄生，此外还能退虚热、退黄疸。

【用药体会】

桑寄生、秦艽在祛风湿方面可以配伍同用，独活寄生汤中配伍有二药。其作用平和，笔者使用桑寄生时，剂量多较大。真正的桑寄生较少见，《本经逢原·卷三·桑寄生》云"真者绝不易得，故古方此味之下有云，如无以续断代之，于此可以想象其功用也"。著名的"三痹汤"即独活寄生汤去桑寄生，加黄芪，续断，便是例证。陈嘉谟也认为"惟桑寄生最难得""川续断与桑寄生，气味略异，主治颇同，不得寄生即加续断"。这就告诉人们，若无桑寄生者可以续断代替之。若风湿日久，痹证寒热属性不明显，年老体弱者可以选用寄生、秦艽。

桑寄生　桑枝

【药性概述】

桑寄生：见五加皮、桑寄生药对。

桑枝：见桑枝、桂枝药对。

【药对主治】

风湿痹痛。

【应用比较】

均能祛风湿，治疗风湿痹痛，作用平和，以体虚病程较长者为宜。桑枝长于祛上肢痹痛，尤以肩臂部位多用，若兼有水肿者可以选用。桑寄生因能补益肝肾，强壮筋骨，长于祛腰以下风湿痹痛。

【用药体会】

桑寄生、桑枝祛风湿方面，在部位上有区别。桑寄生可作为补益药应用，主治腰腿疼痛，桑枝主治颈肩部位疼痛，笔者使用桑枝时，剂量多用 30g 以上。古代有将桑枝切段后，置锅内用文火炒至淡黄色。或加麸皮拌炒成深黄色（桑枝 100g，麸皮 20g），筛去麸皮，放凉备用。若用治风湿之类疾患，可用酒桑枝，取桑枝段用酒喷匀（桑枝 100g，白酒 15g），置锅内炒至微黄色，放凉备用。《本草易读·卷七·桑枝》载："祛风除湿，消食利水，聪耳明目，泽颜止渴。洗风痒干燥，疗水气脚气，除四肢拘挛，解肺气咳嗽"。并载："遍身风痒，水煎洗之。四肢拘挛，内服外洗"。根据其治疗"风痒干燥"之说，某些瘙痒病证也常选用桑枝，内服外用均可。另外临床上若高血压病也可选用桑枝，剂量亦大。

鹿衔草　千年健

【药性概述】

鹿衔草：甘、苦，温。①祛风湿，强筋骨：用于风湿痹证，骨节疼痛，腰膝无力者。②止血：用于月经过多，崩漏，咯血，外伤出血。③止咳：用于肺虚久咳或肾不纳气之虚喘。

千年健：见千年健、寻骨风药对。

【注意事项】

鹿衔草煎服 10~15g。外用，适量。

【药对主治】

均能祛除风湿，强壮筋骨，用于风湿痹痛，筋骨不健，配伍应用作用加强。鹿衔草尚能止血、止咳。

【用药体会】

鹿衔草、千年健配伍应用治疗风湿病痛。鹿衔草又名鹿蹄草，治疗风湿痹痛作用不强，临床多同时配伍诸如五加皮、独活、桑寄生等同用。尤其是肾虚腰痛、脚膝无力，可以选用此药。根据现在的认识，以鹿衔草配伍芡实等，还可用于肾炎、蛋白尿。在祛风湿方面，千年健、鹿衔草同用增强作用，尤其是病程日久多同用。笔者亦将鹿衔草、透骨草、老鹳草、伸筋草这四"草"同用，治疗风湿痹痛，常用量各30g。

豨莶草　伸筋草

【药性概述】

豨莶草：辛、苦，寒。①祛除风湿：用于风湿热痹，筋骨无力，腰膝酸软，或中风半身不遂。②清热解毒：用于风疹，湿疮，疮痈。

伸筋草：辛、微苦，温。①祛除风湿：用于风寒湿痹，关节酸痛，屈伸不利，肌肤麻木。本品尤善入肝经而通经络。②舒筋活络：用于跌打损伤，瘀肿疼痛，内服、外洗均可。

【注意事项】

豨莶草煎服10~12g。外用适量。治风湿痹痛、半身不遂宜制用，治风疹、湿疮、疮痈宜生用。①阴血不足者慎用。②孕妇、儿童慎用。伸筋草煎服10~15g。外用适量。孕妇慎用。

【药对主治】

风湿痹痛。

【应用比较】

1. 均能祛除风湿，用于风寒湿痹所致的肢体疼痛，肌肤麻木。

2. 豨莶草善治风湿热所致筋骨肢体麻木，腰腿疼痛，又能清热解毒。伸筋草性走而不守，舒筋活络，善治风寒湿所致筋脉拘急，伸展不利，为治疗筋脉挛急要药。亦消肿止痛，用于跌打损伤瘀肿疼痛。

【用药体会】

豨莶草、伸筋草为比较平和的祛风湿药，使用时剂量应大一些。古代本草认为豨莶草有补虚作用，即所谓"强壮筋骨"，但有认为有毒，又不可作为补益药持续应用。其除湿解毒作用缓慢，久服方见效，所以并不多用。伸筋草的伸筋作用很好，对于筋骨不利，疼痛，可以选用，以此药治疗腰腿痛，配伍鸡血藤以后作用加强。使用伸筋草需要大剂量应用效果才好，笔者一般用30g以上剂量。中药里面，在命名上带有"草"字的药物多为寒性，如夏枯草、龙胆草、旱莲草、木贼草、败酱草、谷精草、白花蛇舌草、豨莶草、鱼腥草、车前草、仙鹤草、益母草、垂盆草、鸭跖草、地锦草、金钱草、紫草、马鞭草、鸡骨草等。但伸筋草、猫爪草、透骨草例外，为温性。

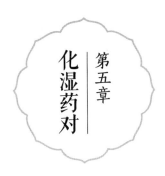

第五章

化湿药对

白豆蔻　肉豆蔻

【药性概述】

白豆蔻：甘，温。①化湿行气：用于湿阻气滞，脘腹胀满者。亦用于湿温初起，胸闷不饥者。②温中止呕：用于胃寒湿阻气滞呕吐者，可单用为末服。

肉豆蔻：辛，温。温中行气：用于胃寒气滞之脘腹胀痛、食少呕吐等证。

【注意事项】

白豆蔻煎服 3~6g。入汤剂宜后下。阴虚血燥者慎用。肉豆蔻煎服 3~10g。或入丸、散剂，1.5~3g。内服须煨熟去油用。湿热泻痢者忌用。

【药对主治】

中焦气滞病证之脘腹胀痛，不思饮食，呕吐。

【应用比较】

1.均能行气，用于脾胃气滞所致之脘腹胀痛，不思饮食，呕吐等。白豆蔻作用强。由于湿阻会导致气滞，所以白豆蔻能化湿而用于胸脘满闷，呕吐，食积不消，对湿温初期病证亦可选用。

2.白豆蔻芳香化湿止呕,主要作用于中上焦病变。肉豆蔻主要作用于中下焦病变,经配伍可以治疗五更泻,久泻,如四神丸。

【用药体会】

治疗中焦脾胃病变可以将白豆蔻、肉豆蔻配伍同用,但白豆蔻多用。关于肉豆蔻涩肠止泻,笔者个人认为,肉豆蔻因其富含油脂,不但不能止泻,反能致泻,若泄泻者用后多加重病情。若取其止泻必须煨用,即使这样也不能完全保证肉豆蔻不滑肠,所以对于久泄者应用肉豆蔻应慎重。

白豆蔻　砂仁

【药性概述】

白豆蔻:见白豆蔻、肉豆蔻药对。

砂仁:辛,温。①化湿行气:用于湿阻或脾胃气滞之脘腹胀痛,食少纳差,以寒湿气滞者最为适宜。本品为醒脾调胃要药。②温中止泻:用于脾胃虚寒之泄泻,可单用研末吞服。也用于呕吐病证。③安胎:用于气滞妊娠呕吐,胎动不安等证。

【注意事项】

砂仁煎服3~6g。入汤剂宜后下。阴虚血燥者慎用。

【药对主治】

1.湿浊内阻所致恶心呕吐。

2.气滞所致脘腹胀满。

3.口臭。

4.脾胃功能不振之食少纳差。

【应用比较】

1.均温中止呕,用于脾胃虚寒所致的呕吐病证,可以同用,也可以互相代用。在止呕方面，白豆蔻较砂仁多用，如甘露消毒丹、三仁汤。

2. 均能行气化湿，主治湿阻中焦，脾胃气滞病证，如脘腹胀痛，食少纳差。临床可以互相代用。砂仁行气作用强于白豆蔻，如香砂六君子汤，白豆蔻化湿作用强于砂仁，如三仁汤。二药的特点是性温而不燥，行气而不猛，芳香而不烈，调中不伤胃。

3. 均具有芳香气味，具有良好的香口除臭的作用，无论何种原因所致口臭，都可选用，能行气开郁，化湿和胃。

4. 二药因含有挥发油，既不宜久煎，也不宜用量过大，量大也易耗气，从临床使用来看，限制在 10g 以下为宜。

5. 白豆蔻偏于止呕，化湿，主治中上二焦病变。砂仁偏于安胎，止泻，主治中下二焦病变。

【用药体会】

均有较好的行气作用，但因为其芳香之气较浓，使用时剂量不宜太大，否则反致耗气。笔者体会香砂六君子汤中的砂仁剂量就不宜过大，这是因为此方主治胃脘气机不利，病程一般较长，且多伴有肝郁，剂量大反而不利于气机疏通，量小而有四两拨千斤之效。临床上使用白豆蔻、砂仁、薄荷、远志、木香、升麻这几味药时，剂量多限制在 6g 以内。

白豆蔻　藿香

【药性概述】

白豆蔻：见白豆蔻、肉豆蔻药对。

藿香：辛，微温。①芳香化湿：用于寒湿困脾，运化失职引起的脘腹痞闷，少食作呕，神疲体倦等证。其气味芳香，化湿辟秽，醒脾和胃作用较好。②和中止呕：用于湿浊中阻所致的呕吐最为适宜。③解暑：用于暑月外感风寒，内伤生冷而致的恶寒发热，头痛脘闷，呕恶吐泻之暑湿证。为暑令常用之药。

【注意事项】

藿香煎服 5~10g。鲜者加倍。不宜久煎。藿香叶偏于发表，藿香梗偏于和中，鲜藿香解暑化湿辟秽之力较强。阴虚血燥者不宜用。

【药对主治】

1. 湿浊阻滞中焦所致脘腹胀满。

2. 呕吐。

3. 腹泻。

【应用比较】

1. 均能芳香化湿，用于湿浊阻滞中焦所致脘腹胀满，食欲不振，倦怠乏力等。

2. 行气止呕，用于气滞湿阻所致恶心呕吐，泄泻等。白豆蔻的作用更好。

3. 白豆蔻温中作用好，用于中焦虚寒所致脘腹冷痛。藿香化浊作用好，用于湿浊阻滞病证，如藿香正气散，同时兼能解表，用于外感表证。若水土不服者则更多用，如藿香正气散。

【用药体会】

白豆蔻、藿香配伍同用治疗湿浊阻滞病证乃常用药对。《本草纲目》中用的是"白豆蔻"的名称，并对药物的别名专门设有"释名"，也没有"豆蔻"这一名称。宋代以前的本草书中白豆蔻、草豆蔻并不细分，《开宝本草》分列二药，但苏颂的《图经本草·果部·卷十六》有"豆蔻，即草豆蔻也"一说，在草部·卷七有白豆蔻，显然这里的豆蔻、白豆蔻是两味不同的药物。尚志钧先生辑校本《海药本草》中的"豆蔻"在注释中也引用了苏颂《图经本草》的说法"豆蔻，即草豆蔻也"。《本草纲目·卷十四》中的"豆蔻"有认为是"草果"，但实际上在表述该药物时将草豆蔻、草果混在一起论述，如"豆蔻"条下，引用寇宗奭、朱震亨用的是"草豆蔻"，而李时珍的论述指的又是"草果"。所收载附方9个，其中用"草豆蔻"名称者有2个，用"草果"名称者6个，用"豆蔻"名称者1个，而《本草纲目》中并未有草豆蔻的记载。这样一来，关于豆蔻到底是何药就有3种意见：①豆蔻指的是草豆蔻，即苏颂的《图经本草》。②指的是草果，见《本草纲目》刘衡如点校本831页。③豆蔻指的是白豆蔻，见《中华人民共和国药典》（2005版、2010版）。为了安全用药，按照现在临床应用来看，应书写药物全名，即分别是白豆蔻、草豆蔻、草果。

苍术　羌活

【药性概述】

苍术：见白术、苍术药对。

羌活：辛、苦，温。①发散风寒：用于外感风寒挟湿，症见恶寒发热，无汗，头痛项强，肢体酸痛较重者。本品辛燥，气味雄烈，长于止痛，外感表证以疼痛较重者常选用。②祛风胜湿：用于上半身风寒湿痹、肩臂肢节疼痛者。尤以除头项肩臂之痛见长，力量较强。因性质燥烈，不宜大量。

【注意事项】

羌活煎服3~10g。①血虚痹证，阴虚外感，表虚汗出者均忌用。②用量过多，易致呕吐，脾胃虚弱者不宜服。

【药对主治】

1.外感风寒表证挟有湿邪，发热恶寒，身体沉困重。

2.风湿痹痛，一身尽痛，关节酸楚不利。

3.头痛，头闷，头重。

【应用比较】

1. 均能解表，用于外感风寒表证，外感夹有湿邪者除恶寒发热，身痛外，常伴有头重痛，周身困重的表现，二药可以配伍同用，如九味羌活汤、大羌活汤。

2. 均能祛除风湿，二药药性燥烈，治疗风湿痹痛，作用较强，羌活尤宜于上半身风湿病证，苍术对于全身病证均可以选用。常配伍使用，九味羌活汤也可治疗风湿痹痛。

3. 均能止痛，治疗头痛方面，以兼有湿邪者作用较好，羌活善治头痛如裂，即头痛的程度较重者，苍术善治头痛如裹者，也就是头重痛的病证。

4. 苍术尚能燥湿健脾，芳香化湿。

【用药体会】

在治疗湿邪所致头痛方面。笔者常将苍术、羌活配伍同用。苍术、羌活、独活、防风均能发散风寒，用于外感风寒挟有湿邪者。羌活性燥烈，苍术次之，独活又次，防风则辛润。发散力则羌活最胜，苍术次之，防风又次，独活更次。也能祛风胜湿止痛，用于风湿痹痛。羌活最胜，苍术次之，独活又次，防风更次。羌活性燥，祛上半身风湿痹痛，独活性缓和，祛下半身风湿痹痛，苍术力猛，膝关节以下病变常用，防风性柔润，祛周身痹痛。笔者最喜用羌活。若风湿痹痛可以将四药配伍同用。

苍术　厚朴

【药性概述】

苍术：见白术、苍术药对。

厚朴：苦、辛，温。①行气消积：用于食积气滞，食欲不振，呕恶疼痛，便秘。②燥湿除满：用于脾为湿困，运化失调引起的脘腹胀满，痞闷等证。为消除胀满的要药。③下气平喘：用于痰浊阻肺，肺气不降，咳喘胸闷。

【注意事项】

厚朴煎服 3~10g。生用对喉舌有刺激性，姜炙后降低刺激性。气虚津亏者及孕妇慎用。

【药对主治】

1. 寒湿困脾之脘腹冷痛。

2. 湿浊阻滞之呕恶食少，大便异常。

【应用比较】

1. 均苦温燥湿，治疗湿阻中焦之证，常相须为用，如平胃散。苍术燥湿力量强，为治湿阻中焦之要药。

2. 均芳香化湿，用于湿浊阻滞病证，如霍乱吐泻，呕恶食少，大便异常，可以同用，如不换金正气散、柴平汤。

3. 苍术乃是治疗湿证主药，厚朴为常用的芳香化湿药，乃"除满要药"，既治湿阻致满，也治气滞致满。从应用来看，厚朴配伍白术以后，能治疗虚胀，配伍苍术以后，治湿浊更佳。在古代的荆楚大地，有将苍术以火点燃进行燃烧，达到"烧苍术以辟邪气"的说法。李时珍这个记载，就源于其乃是湖北人之故。苍术具有逐山岚寒疫的作用，苍术芳香，以其烟熏确有消毒之功，因此云苍术有化湿之功即源于此，现在的中药书籍中将苍术编在化湿药中即根据此特点。现也有苍术、白芷以烟熏，预防感冒及传染病者。

4. 苍术尚能健脾，祛除风湿，发汗解表。厚朴尚能降气平喘，消积。

【用药体会】

厚朴乃是行气的常用之品，笔者认为厚朴虽可以治疗多个部位的病变，但主要是治疗腹部病变为主，与陈皮配合用于湿困脾胃、脘腹胀满。古方中的平胃散、藿香正气散、不换金正气散等均是将二药配伍同用的。单用厚朴不及配伍陈皮作用好。厚朴除无形之湿满，消有形之实满，乃除胀满要药。尤其是在平喘方面作用较好，古方中使用很频繁，如苏子降气汤、厚朴麻黄汤、桂枝加厚朴杏子汤。在平喘方面，配伍麻黄作用效果要好一些。

苍术乃是治疗窠囊的要药，《本草纲目·卷十二·苍术》云："治湿痰留饮或挟瘀血成窠囊，及脾湿下流，浊沥带下，滑泻肠风"。这里的"窠囊"类似于西医学所谓体内囊肿一类的疾病，笔者临床上凡兼有乳腺囊肿、肝囊肿、肾囊肿、卵巢囊肿等将苍术作为首选之品。对于脾胃病变，将苍术、厚朴配伍同用则燥湿作用更佳。

苍术　黄柏

【药性概述】

苍术：见白术、苍术药对。

黄柏：见龙胆草、黄柏药对。

【药对主治】

1. 湿热下注之下肢痿软，腰膝筋骨疼痛，湿疮。

2. 湿热淋浊，带下。

3. 风湿性关节肿痛。

【应用比较】

1. 均能燥湿，但药性不同。苍术具有很强的燥湿作用，主要是用其治疗寒湿病证，黄柏治疗湿热病证，二药配伍以后，也是可以治疗湿热病证者，如二妙散。方中黄柏苦寒抑制了苍术的温性，只取燥湿之功。二妙散方中何以又用其治疗湿热呢？从苍术的作用来看，因健脾，诸湿肿满非此不能除，苍术集苦温燥湿，芳香化湿，祛风胜湿于一身，治湿则上中下均宜。其芳香，为治湿之要药，若湿与热合，则成湿热胶结难解，若单以其除湿会助长热邪，故配伍黄柏苦寒清热泻火，专入下焦，以黄柏之苦寒抑制辛温之苍术，此祛性取用法。二药用治痿证，以下焦湿热痿痹多用，若非湿邪为患的痿证一般是不宜选用此二药的。

2. 苍术能健脾，解表，芳香化湿，祛除风湿。黄柏清热解毒，泻火，清退虚热。

【用药体会】

合理掌握苍术、黄柏的剂量是应用的关键，若热重当重用黄柏，若湿重当重用苍术。二药的不同药性，互相制约又相互为用。此组配伍类于半夏泻心汤中黄连与干姜的关系。笔者对于下焦湿热病证常将二药配伍同用。

佩兰　香薷

【药性概述】

佩兰：辛，平。①芳香化湿：用于湿浊内阻之口中甜腻，多涎，口臭等的脾瘅证，单用煎汤服即可。其性平而无助热之弊，既化湿浊，又去陈腐。②解暑：用于暑湿证，如恶寒，恶心，呕吐。本品气味清香，但不如藿香之辛散。

香薷：见香薷、麻黄药对。

【注意事项】

佩兰煎服 5~10g。鲜品加倍。气虚者慎服。

【药对主治】

1. 湿浊中阻病证，如疲倦乏力，恶心欲吐，大便失调。
2. 暑湿病证。

【应用比较】

1. 均能芳香化湿，发散表邪，用于湿阻中焦，疲倦乏力，脘腹痞满，恶心呕吐，大便失调，可以同用。佩兰乃是芳香化湿要药，作用强于香薷。

2. 均能解暑，用于暑湿之困倦乏力，身热不扬。

3. 佩兰化湿作用好。香薷尚能利水消肿。

【用药体会】

佩兰、香薷对于夏季湿阻病证可以选用，二药配伍同用以提高疗效。佩兰解暑化湿作用优，尤其是盛夏酷暑当暑湿困脾，出现精神疲倦，四肢无力，食欲不振，大便稀溏等，以佩兰化脾湿而辟浊有一定作用。香薷乃夏月解表之药，如冬月之用麻黄，故暑季可选用，但由于香薷的味道不正，较佩兰少用。佩兰芳香，对于口臭者笔者常选用佩兰。

砂仁　紫苏

【药性概述】

砂仁：见白豆蔻、砂仁药对。

紫苏：辛，温。①发散风寒：用于风寒表证兼气滞之恶寒发热，胸脘满闷等。本品性温散寒，解表之力较为缓和，轻证可单用。②行气宽中：用于中焦气机郁滞之胸闷不舒，恶心呕吐等，亦用于七情郁结，痰凝气滞之梅核气。因其行气又能安胎，治疗妊娠恶阻气滞而胎动不安之证。③解鱼蟹毒：用于进食鱼蟹中毒而致腹痛吐泻者。

【注意事项】

紫苏煎服3~10g。紫苏分紫苏叶与紫苏梗，紫苏叶发汗力较强，紫苏梗长于行气宽中安胎。表虚有汗及温热病慎用。

【药对主治】

1. 气滞胎动不安。

2.气滞脘腹胀满。

3.恶心呕吐。

应用比较 】

1.均芳香,能行气,用于气机不畅之胸腹满闷,恶心,呕吐。行气方面砂仁作用强。

2.均行气安胎,为安胎常用药物,用于气滞胎动不安,妊娠恶阻。

3.砂仁偏走下,长于温中止泻,芳香之性,安胎之功均以砂仁为优。紫苏偏走上,长于发散风寒,尚能解鱼蟹毒。

【 用药体会 】

砂仁、紫苏在行气方面多用于脘腹胀满病证,笔者更喜用砂仁。若气机不利则用苏梗为好。因为安胎,若需要保胎,笔者常选用砂仁、苏梗,有些患者因身体原因,容易出现流产、早产,或胎死腹中,若遇此种情况,常用二药配伍红蓝黄白(红景天、绞股蓝、黄芪、白人参)具有很好的保胎作用。

砂仁　熟地黄

【 药性概述 】

砂仁:见白豆蔻、砂仁药对。

熟地黄:见生地黄、熟地黄药对。

【 药对主治 】

熟地黄补血滋阴,较为滋腻,为防其碍脾,配伍以砂仁,相辅相成。

【 应用比较 】

1.熟地黄乃补血要药,在植物药中,以熟地黄补血作用最佳,

第五章　化湿药对

197

但滋腻滞脾，有碍消化，《本草正·隰草》云熟地黄"阴虚而躁动者，非熟地黄之静不足以镇之"。即是说熟地黄补阴补血，主静；而配伍砂仁行气，主动，防熟地黄滋腻，这是一组动静结合的药对。从现在使用熟地黄来看，为防止其滋腻之性，熟地黄、砂仁同用，可杜其弊端。两药相伍，砂仁既可减除熟地黄滋腻碍胃之弊，又可助熟地黄下沉于肾之性而不碍胃气运行。砂仁拌熟地黄是将砂仁捣碎，拌粘在熟地黄上，可引熟地黄归肾，可谓一举数得。《本草备要·卷一》云：熟地黄"性泥，得砂仁则和气，且能引入丹田"。

2.熟地黄补阴补血，补肾补肝。砂仁芳香化湿，行气醒脾，温中止泻，安胎。

【用药体会】

熟地黄是将生地黄经过多次蒸晒后而由甘寒之品变为甘微温之药。熟地黄滋腻，容易损伤脾胃，导致运化功能失常，诸如食欲不振，脘腹不适等，使用时，在剂量上进行控制，以免导致不适，临床可以配伍砂仁同用，组成药对以防止滋腻碍脾。笔者在临床上使用熟地黄一般不用大剂量。熟地黄因滋腻，在熬制膏滋时，加用熟地黄，其成膏率高，这又是熟地黄的一大特点，所以为了增加膏滋的量，可加用熟地黄制膏。

荷叶　山楂

【药性概述】

荷叶：苦、涩，平。①消暑利湿：用于暑热烦渴，口干引饮，头痛眩晕，面色红赤，小便短黄，水肿，白带过多。新鲜者善清夏季之暑邪。②健脾升阳：用于食少腹胀，泻痢，脱肛，对暑热泄泻，脾虚气陷，大便泄泻者，均可应用。③散瘀止血：用于吐血，衄血，咯血，便血，崩漏，产后恶露不净，损伤瘀血。

山楂：见山楂、莱菔子药对。

【注意事项】

荷叶煎服 5~10g（鲜品 15~30g），荷叶炭 3~6g，或入丸、散。外用适量，捣敷或煎水洗。①脾胃虚寒者慎用。②体瘦气血虚弱者慎服。

【药对主治】

1. 肥胖症。

2. 血脂偏高。

【应用比较】

1. 均活血化瘀，用于血瘀所致腹痛，经闭。通过其活血作用，能祛除体内血脂偏高，亦能达到减肥瘦身作用。

2. 荷叶消暑利湿，健脾升阳，为清解暑热要药。山楂消食化积，为消化油腻肉食积滞要药。

【用药体会】

荷叶、山楂均为减肥良药。戴原礼《证治要诀·卷三·诸气门·肿》云："荷叶灰服之，令人瘦劣"。李时珍在《本草纲目·卷三十三·莲藕·荷叶》中引用戴原礼的论述时，改为"荷叶服之，令人瘦劣"。由此一改，则大大扩大了荷叶的使用范围和方法，后人据此而用其治疗肥胖病、高血压。取荷叶减肥，可单用之，泡浓水饮服，只取第一泡，也可以入煎剂使用，饮后大便畅通。现在市面上许多减肥方中配有荷叶。笔者常用此药配伍生山楂、决明子等，治疗肥胖病有效。用荷叶减肥，不必节食，因喝一段时间后，对食物的爱好就会自然发生变化，很多人就不太爱吃荤腥油腻的食物了。西医学认为荷叶降血脂，扩张血管，降血压，减肥原理即服用后在肠壁上形成一层脂肪隔离膜，可有效阻止脂肪的吸收，从根本上减重，并有效地控制反弹。笔者验方山楂瘦身汤中配伍有二药（方见山楂、莱菔子药对）。临床使用荷叶宜大剂量，笔者常用量30g。

葛花　枳椇子

【药性概述】

葛花：甘，平。解酒醒脾：用于饮酒过度，头痛，头昏，烦渴，呕吐酸水等伤及胃气之证。

枳椇子：甘、酸，平。①利水消肿：用于水湿停蓄所致的水肿，小便不利证，可与猪苓、泽泻等同用。②解除酒毒：用于饮酒过度，可与甘蔗，炖猪心肺服。本品善解酒毒，清胸膈之热。治酒醉后诸证。

【注意事项】

葛花煎服 3~12g。泡服或煎服。饮酒之前或饮酒中饮用葛花效果会更好一些。枳椇子煎服 10~15g。煎服。多食损齿。

【药对主治】

酒醉。

【应用比较】

1. 均能解除酒毒，用于饮酒过度所致病证，并且同用效果更好。

2. 葛花解酒作用更强，应用更方便。枳椇子尚能利水消肿。

【用药体会】

葛花、枳椇子均为解酒要药。葛花可直接将其泡水饮服，对于经常饮酒之人，为防止饮酒伤身，笔者常常将葛花单味药嘱其泡水饮服，对于因饮酒导致肝病，笔者常在处方中大剂量使用之。葛花瘦身作用好，每遇需要减肥者，笔者多选用，可以单用泡水饮服，每天 15g。现临床少有人用葛花减肥。葛花清热解毒，能保护肝胃，增大酒量。喝葛花茶尚有美容特点。笔者验方葛花醒酒方具有解酒作用。组成：葛花 20g，枳椇子 15g，砂仁 6g，白豆蔻 6g，泽泻 10g，猪苓 10g，石菖蒲 6g，丁香 3g，香薷 10g，生甘草 10g，薄荷 6g，太子参 10g，佛手 10g。功效：醒酒解醉，化湿利尿。主治酒醉导致的呕吐，腹满不适，神志不清，胡言乱语，狂躁等。将上方的药物按照此比例，一起研末后以水冲服。也可以泡水饮服。每次用药粉约 20g 左右即可。若在某种特定场合，需要饮酒时，可以事先取药末适量，将其泡水后饮服，或者在饮酒过程中，边饮酒，边饮此药茶水，会使酒量增加，且无不良反应。

藿香　佩兰

【药性概述】

藿香：见白豆蔻、藿香药对。

佩兰：见佩兰、香薷药对。

【药对主治】

1. 湿浊内阻所致恶心呕吐，食欲不振。

2. 外感表邪兼挟湿邪头昏，头胀者。

3. 口甜口腻，口臭。

【应用比较】

1. 均芳香化湿，用于湿阻中焦脘腹胀满，食少，恶心，呕吐，大便溏薄，身体困倦。也用于湿温，暑湿证。可以配伍同用。特点是芳香而不猛烈，温煦而不燥热，善理中州湿浊，祛除阴霾湿邪，醒脾快胃，为湿困脾阳，怠倦无力，舌苔浊垢者最捷之药。若湿浊阻滞，伤及脾土清阳之气，吐泻交作，其助中州清气，化湿辟秽，振动清阳，尤其是中焦湿浊病证更多用。藿香长于止呕吐，为治疗水土不服的要药，尤对于人们到异地而引起的水土不服，如恶心呕吐，腹痛泄泻，疲倦乏力，食欲不振有良好的效果，临床一般是用藿香正气散内服。佩兰化湿作用优于藿香，对于湿浊病证，此药为首选。《素问·奇病论》中就用其治疗脾瘅病证，所谓脾瘅，是指感受湿邪以后，影响脾的运化功能，表现为口中甜腻，周身困重，其产生原因，与多食美味，助湿碍脾，导致湿浊内阻有关，久之又可转为消渴。佩兰化湿，除秽恶作用好，同时也为治疗消渴良药。

2. 均能解暑，用于外感表证兼有湿邪者，因暑多夹湿之故。二药芳香而不走窜，化湿而不燥烈，药性平和。特点是外散表邪，内化湿浊。暑乃阳邪，解暑实际就是解暑热，从单味药物来说，藿香药性偏温，用温性的药物来解暑热，在理论上说不过去。那么其治疗暑证该如何解释呢？湿乃阴邪，二药实际上是解暑湿，也可以说成解阴暑。

3. 藿香止呕作用更好一些，略有解表作用。佩兰醒脾作用好，解表之力较弱，偏于化湿。

【用药体会】

藿香、佩兰治疗暑湿常同用，亦能香口除臭。笔者认为二药也是治疗磨牙的要药。临床体会其治疗磨牙配伍益智仁则作用更好。同时也是治疗口水过多的要药。经多年的临床体会，笔者治疗磨牙的验方补肾止龂（xiè）汤配伍有二药。组成：佩兰10g，藿香10g，泽泻10g，茯苓15g，益智仁10g，丹皮10g，山药15g，生地黄15g，山茱萸15g，石菖蒲10g，厚朴10g，陈皮15g，天花粉15g，车前子15g。功效：补肾固齿，止唾祛湿。主治磨牙。水煎服。笔者体会，此方也可以做成丸剂应用。若肾虚可以加骨碎补15g。

藿香　厚朴

【药性概述】

藿香：见白豆蔻、藿香药对。

厚朴：见苍术、厚朴药对。

【药对主治】

1. 暑湿病证。
2. 恶心呕吐。

【应用比较】

1. 均芳香化湿，用于湿浊病证，以及胸膈满闷，脘腹疼痛，恶心呕吐，肠鸣泄泻，如《和剂局方》之藿香正气散中配伍有二药，对于外感风寒，内伤湿滞证多同用。藿香辛温，理气和中，辟秽止呕，外散表邪，内化湿浊，表里同治，厚朴乃为除胀要药，组成药对则尤善治湿浊病证。

2. 均用于恶心呕吐，若湿浊中阻，脾胃不和，升降失常，上吐下泻，亦多同用。二药可辟秽和中而止呕。藿香对于湿浊呕吐尤为适宜。

【用药体会】

《温病条辨》中五个加减正气散均藿香、厚朴同用，宣化湿浊，疏畅气机，畅气醒脾，芳化化湿，调理胃肠功能，是治寒湿困脾，湿凝气阻的有效对药。笔者对于湿浊病证常将二药同时选用，但剂量一般不大。藿香具有香口除臭作用，若因湿浊内阻引起的口臭，常选用之。

另外厚朴、厚朴花同出一物，均具芳香味。宽中行气，化湿开郁，用于湿困脾胃，食积气滞所致的胸腹痞满胀痛，以及梅核气。厚朴花芳香上浮，偏于走上，化湿而用于胸闷不适，胃脘胀痛等证，作用不及厚朴应用广泛。厚朴能下有形之实满，散无形之胀满。

藿香　香薷

【药性概述】

藿香：见白豆蔻、藿香药对。

香薷：见香薷、麻黄药对。

【药对主治】

1. 湿浊中阻恶心、呕吐。

2. 外感暑湿发热恶寒，头痛身痛。

【应用比较】

1. 均能解表，用于外感暑湿所致发热恶寒，可以同用。香薷乃夏月解表之药，如冬月之用麻黄。香薷发汗之力强于藿香，尤善治疗暑月形寒饮冷，脘腹痞闷吐泻等证。

2. 均能芳香化湿，用于湿阻中焦恶心呕吐，腹泻等证，对于既有外感风寒，又有内湿困阻中焦者较宜。藿香芳香而不烈，悦脾而能快气宽中，为治疗脾胃湿浊吐逆最要之药。

3. 藿香长于止呕。香薷能利水消肿。

【用药体会】

藿香、香薷配伍用于暑季感受湿邪的病证，藿香多用。藿香芳香，能香口除臭，若因为湿浊内阻引起的口臭，可以选用。临床以广藿香浓郁的特异清香，品质最佳，化湿和中、解暑辟秽之力尤胜。可以将藿香洗净，煎汤，时时噙漱。若口臭可以选用藿香、佩兰、砂仁、白豆蔻、厚朴花、木香适量，泡水饮或煎服。

藿香　紫苏

【药性概述】

藿香：见白豆蔻、藿香药对。

紫苏：见砂仁、紫苏药对。

【注意事项】

1. 外感表证，暑湿所致恶寒发热，倦怠困重。

2. 湿浊内停，脾胃气滞之胸闷痞塞，恶心呕吐。

【应用比较】

1. 均能解表，治疗外感表证，尤以治疗外感兼有湿阻者如脘腹痞闷，呕吐者为宜，又常同用，如藿香正气散。紫苏解表作用强于藿香。

2. 均能和中行气，止呕，治疗脾胃气滞的病证，紫苏行气作用较强，而止呕方面藿香作用较强。藿香化湿醒脾为优，乃芳香化湿要药。取行气，一般多用藿香梗。藿香梗、紫苏梗较其叶理气宽中方面多用。

3. 藿香芳香化湿。紫苏解鱼蟹毒。另外，藿香梗、紫苏梗、薄荷梗、荷叶梗均能芳香化湿，疏散外邪，然四药之叶发散作用均强于其梗。均能理气宽中，用于脘腹胀满。薄荷梗、荷叶梗性偏凉，薄荷梗芳香化湿及理气宽胸作用均强于荷叶梗；紫苏梗、藿香梗性偏温，因紫苏走表，故紫苏梗亦能走表，藿香梗重于走里。

【用药体会】

笔者对于湿浊呕吐常选用藿香、紫苏。夏季若长期在空调房中，很容易出现头晕头痛、咽喉疼痛、鼻塞、全身乏力、食欲不振、皮肤干燥、全身发冷、关节疼痛等症状，即所谓空调病，可服用藿香正气散。对于常见的空调综合征、暑湿感冒、热伤风等都有很好的疗效，且同时兼具防暑解暑，防治胃肠型感冒等功能。自然界中，百合花昼开夜合，紫苏叶朝挺暮垂，苏色紫赤，枝茎空迪，其气朝出暮入，有如经脉之气，昼行于阳，夜行于阴，是以苏叶能发表，枝茎能通血脉，血脉疏通，则食饮自化，紫苏昼出夜入之行速，故亦有以紫苏梗通血脉者。

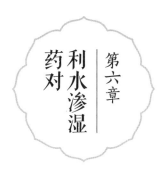

第六章 利水渗湿药对

木通　泽泻

【药性概述】

木通：苦，寒。有毒。①利尿通淋：用于膀胱湿热之小便短赤，淋沥涩痛等证。本品上能清心降火，下能清热利尿，使湿热之邪下行从小便排出，故治热淋尿赤。②清泻心火：用于心火上炎之口舌生疮，或心火下移之尿赤心烦等证。③通经下乳：用于产后乳少或乳汁不通。此外，本品通过清湿热，利血脉还可除痹痛，宜于湿热痹证见关节红肿热痛者。

泽泻：甘、淡，寒。①利水消肿：用于水湿停蓄之水肿，小便不利，妊娠浮肿。本品利水作用较茯苓强。②清泻肾火：用于湿热蕴结膀胱之热淋，小便短赤，淋沥涩痛。

【注意事项】

木通煎服 3~6g。①孕妇忌服。②儿童与年老体弱者慎用。③内无湿热者不宜使用。

泽泻煎服 5~10g。①肾虚滑精者忌服。②无湿热者忌服。

【药对主治】

1. 水肿，小便不利。

2.淋证。

【应用比较】

1.均能清热利水，通淋，用于热病小便不利，湿热淋证。木通作用强于泽泻。

2.木通作用强，苦寒之性重，偏清心与小肠之火，如导赤散配伍有本品。又能通经下乳，通利血脉。泽泻甘寒，专祛膀胱之湿。疗君火病变宜木通，疗相火病变宜泽泻。

【用药体会】

木通有川木通、关木通之分，均味苦，由于川木通无毒，而关木通有毒，所以临床不用关木通。笔者临床使用木通时，剂量控制在6g左右，若用导赤散、八正散、龙胆泻肝汤诸方时，笔者多将其中的木通严格控制剂量，或将其改为路路通。偶尔短暂用之，但用量亦少。若清心火用导赤散时，其中的生地黄、竹叶剂量均大于木通，也只暂用。有认为炮附子对关木通具有减毒的作用，将关木通、炮附子（6∶1）共煎后，炮附子可制约关木通的毒性。此说可供参考用药。泽泻的剂量可以大一些。笔者临床使用泽泻，认为其具有减肥瘦身，降脂作用，并常用之。治疗水肿因于热邪，可配伍木通、泽泻，但量不宜大。

木通　通草

【药性概述】

木通：见木通、泽泻药对。

通草：甘、淡，微寒。①利尿通淋：用于水肿，热淋之小便不利，淋沥涩痛。②通气下乳：用于产后乳汁不畅或不下。本品通胃气上达而下乳汁。

【注意事项】

通草煎服 6~12g。孕妇慎用。

【药对主治】

1.湿热淋证，小便不利。

2.产后乳汁不畅。

【应用比较】

1.均能清热利尿通淋，用于水肿，小便不利，淋证，木通通淋作用强，如八正散中用木通。

2.均能通乳，木通作用强，但由于木通极苦，产后身体虚弱，不太容易接受此药。木通少用。具有通乳作用的药物还有王不留行、冬葵子、漏芦、路路通、刺蒺藜、丝瓜络等，而以王不留行作用佳，多用。

3.木通降泄力强，治重在心，走血分，用于心经热盛所致口舌溃烂，心烦及心移热于小肠之小便赤涩热痛，如导赤散。通利血脉而用于血瘀经闭，湿热痹痛。木通上能清降心火，下能利水泄热。通草降泄力缓，治重在肺，走气分，清泄肺热，用于湿温病之小便不利，如三仁汤。能通达胃气而下乳汁，降泄力缓。

【用药体会】

木通有川木通、关木通之分。川木通用的是毛茛科植物小木通或绣球藤的藤茎。无毒。关木通为马兜铃科植物东北马兜铃的木质茎，现发现关木通有毒，对肾脏会产生损害，过量易致肾功能衰竭，应用要注意。龙胆泻肝汤（丸）具有清肝胆实火，泻下焦湿热的功效，用于肝胆实火上炎和肝胆湿热下注证。临床实践证明，其疗效确切，方症对应，效果显著，也很少有不良反应的记载。但也有服用龙胆泻肝丸后出现了肾功能损害，甚至引致肾衰竭的个案报告。这是因为龙胆泻肝丸含有木通之故。由于东北出产的关木通进入市场，而关木通含有马兜铃酸，其对肾脏有较强的毒性，损害肾功能，严重者导致肾功能衰竭，所以若龙胆泻肝丸中所用木通为关木通就可能会导致中毒反应损害肾脏。这是服用龙胆泻肝丸时要注意的。开处方时，应注明为川木通。

通草为平和的利尿通淋之品，可以治疗淋证，此药药材质轻，占空间大，笔者使用此药时剂量一般不超过 10g。

木通　路路通

【药性概述】

木通：见木通、泽泻药对。

路路通：路路通苦，平。①祛除风湿：用于风湿痹痛，麻木拘挛者，常与伸筋草、络石藤等配伍。若气血瘀滞，脉络痹阻，中风后半身不遂，可与黄芪、川芎等同用。也用于跌打损伤，瘀肿疼痛，常配桃仁、红花等。②利水消肿：用于水肿胀满，小便不利，多与茯苓、猪苓等同用，作用较平和。③通经下乳：用于气滞血瘀之经少不畅或经闭，小腹胀痛，常与当归、川芎等配伍。用于乳汁不通，乳房胀痛，或乳少之证，常配穿山甲、王不留行等同用。

【注意事项】

路路通 5~15g。煎服，外用适量。月经过多及孕妇忌服。

【药对主治】

1. 月经不调。

2. 风湿痹痛。

3. 乳少。

4. 水肿，小便不利。

【应用比较】

1. 均能通经下乳，用于月经量少，不畅或经闭，乳汁不通，乳房胀痛，或乳少之证。木通作用强，但临床一般不用木通通乳，因为其苦寒，容易伤阳气，而产后宜温。

2.均能利水消肿，用于水肿胀满、小便不利。木通可以通淋，善治淋证。

3.均能祛除风湿，用于风湿痹痛、麻木拘挛、中风后半身不遂。路路通作用较平和。二药的功效用"三通"进行总结，即通乳汁、通小便、通经络，同时也能通血脉。

4.路路通作用平和，临床多用。木通清泻心火，其特点是上清心经火热，下利膀胱湿热，使心火、湿热下行从小便而出，由于苦寒之性太重，现少用。

【用药体会】

木通、路路通均以"通"为效，木通苦寒之性较重，笔者使用时剂量多不大，以免伤阳气，因其苦，在熬制膏剂时稍加木通可以抑制其太甜腻。对于路路通，笔者尤喜将其用于经络不通所致的腰痛疼痛，因为其利尿而走下，据此笔者又常用其来减肥瘦身，凡肥胖者多喜用之。在使用时，此药剂量可以大一些，常用量 30g 以上，因其药性比较平和。路路通祛风止痒，具有抗过敏作用，可治诸多变态反应性疾病，如过敏性鼻炎、接触性皮炎等。

车前子　竹叶

【药性概述】

车前子：甘，微寒。①利尿通淋：用于湿热下注膀胱之小便淋沥涩痛。②渗湿止泻：用于小便不利之水湿泄泻，可单用本品研末，米饮送服。本品能利水湿而分清浊，使小便利而泄泻止。③清肝明目：用于肝热目赤肿痛。④清肺祛痰：用于肺热咳嗽痰多。本品性寒，又能清泄肺热、化痰止咳，但作用不强。

竹叶：甘、淡，寒。①清热除烦：用于热病伤津，烦热口渴以及热病后期，余热未清，气津两伤之证。②利尿通淋：用于心火上炎之口舌生疮，或心热下移之小便短赤涩痛。其上清心火，下利小便。

【注意事项】

车前子煎服 10~15g。布包入煎剂。肾虚精滑无湿热者忌用。竹叶煎服 6~15g；鲜品 15~30g。阴虚火旺，骨蒸潮热者忌用。

【药对主治】

1. 小便不利。

2. 淋证。

【应用比较】

1. 均能清热利尿，用于热淋涩痛，小便不利。车前子作用稍强。

2. 车前子用于湿热下注所致小便不利，导膀胱湿热于外，利湿作用范围广。在利小便方面，车前子使用更多。车前子还能清肝明目，渗湿止泻，清热化痰，若泄泻者，常选用，取治泻不利小便非其治也。竹叶用于心火上炎又有小便不利者，能导湿热于外。

【用药体会】

车前子、竹叶在治疗湿热病证方面可以同用，一般清肝火用车前子，清心火用竹叶。车前子具有良好的利尿通淋作用，可以治疗多种淋证，但主要是治疗热淋。笔者在临床上更喜用车前子通淋，其虽利尿，但作用较平和，功用似泽泻，泽泻专去肾之邪水，车前子则兼去脾之积湿。竹叶因清心火作用常用，对于诸如口舌糜烂、失眠常使用之。湿热病证常配伍同用。

车前子　泽泻

【药性概述】

车前子：见车前子、竹叶药对。

泽泻：见木通、泽泻药对。

【药对主治】

1. 水肿，小便不利。

2. 淋证。

3. 泄泻。

【应用比较】

1. 均能利水消肿，清泄湿热，用于水肿胀满，小便淋痛以及暑热泄泻。皆取利小便而实大便之功。可同用，如济生肾气丸。

2. 车前子入肾以强阴，用于肾亏无子者，如五子衍宗丸，尚能清肺化痰，清肝明目，渗湿止泻。泽泻入肾以泻相火，阴虚火旺证多用之，如六味地黄丸。

【用药体会】

车前子具有良好的利尿通淋作用，可以治疗多种淋证，但主要是治疗热淋。其虽利尿，但作用较平和，功用似泽泻。临床上笔者对于淋证、泄泻作为常用药使用。对于肥胖、血脂过高者，笔者常选用泽泻。治疗泄泻，笔者验方车前止泻汤。组成：车前子15g，白术15g，白芍15g，陈皮15g，防风10g，党参15g，茯苓15g，薏苡仁30g，莲子15g，山药15g，扁豆15g，砂仁6g，桔梗10g，大枣15g，甘草10g。功效：健脾祛湿，培补中气。主治脾胃虚弱，饮食不进，多困少力，精神不振，泄泻便溏。水煎服，或熬制成膏剂应用。

车前子　滑石

【药性概述】

车前子：见车前子、竹叶药对。

滑石：甘、淡，寒。①利尿通淋：用于湿热下注所致的热淋，小便赤涩疼痛等证。本品质重而滑，泻膀胱之热而利小便，为治石淋之要药。②清热解暑：用于暑热烦渴，小便短赤，或有水泻等证。为祛暑除湿之要药。③吸附水湿：用于湿疮，湿疹，痱子，还可作为小儿推拿的润滑剂。

【注意事项】

滑石煎服 10~20g。宜包煎。外用适量。脾虚、热病伤津及孕妇忌用。

【药对主治】

湿热下注所致淋证，小便不利，水肿。

【应用比较】

1. 均能清热通淋，用于热蕴下焦所致小便不利、水肿、热淋涩痛以及泄泻之证，可同用，如八正散。滑石通淋作用强于车前子。

2. 车前子偏于治疗热淋，还可渗湿止泻，清肝明目，清肺祛痰。滑石偏于治疗石淋，又能清热解暑，外用可吸附水湿。

【用药体会】

车前子、滑石组成药对以利尿通淋，为治疗淋证常用之品。古代本草书中记载，车前子能益肾种子，强阴益精，五子衍宗丸中配伍有本品，用治不孕、不育证，其机理乃是菟丝子、覆盆子偏于助阳，五味子偏于涩精，枸杞子乃为阴柔之品，故用车前子小利。对于五子衍宗丸中所用车前子，有认为乃是通过补虚之功，达到治疗目的，对此笔者认为不能这样解释，因为车前子主要还是利尿，实际是寓补而兼泄，寓闭而兼利，使精窍通，水窍开，精神健，达到益肾种子之效。沈金鳌《妇科玉尺·卷一》"治男女求嗣方"有"惯遗精者，去车前，以莲子代之。"认为五子衍宗丸中的车前子可以莲子代之，则不损肾气。笔者常以莲子代车前子治疗不育不孕证。笔者验方十子种子汤（方见菟丝子、沙苑子药对），就是在五子衍宗丸的基础上加味组成。

石韦　海金沙

【药性概述】

石韦：甘、苦，微寒。①利尿通淋：用于热淋，血淋，石淋等多种淋证，因兼可止血，故尤宜于血淋。②清肺止咳：用于肺热咳喘痰多。③凉血止血：用于血热妄行的尿血、崩漏、吐血、衄血，可单味水煎服。

海金沙：甘、咸，寒。利尿通淋，止痛：用于热淋、血淋，可单用本品为末。又能治水肿。本品尤善止尿道疼痛，为治诸淋涩痛之要药。

【注意事项】

石韦煎服 6~15g。阴虚、无湿热者慎用。海金沙煎服 6~15g。布包入煎。肾阴亏虚者慎服。

【药对主治】

多种淋证。

【应用比较】

1.均能利水通淋，用于热淋、血淋、石淋、砂淋等证。且均为治疗淋证要药。

2.石韦乃血淋、尿血要药，尚能清肺止咳，凉血止血。海金沙乃石淋要药。从通淋的力度来看，海金沙作用强于石韦。

【用药体会】

泌尿道结石、淋证，石韦、海金沙配伍同用作用增强。《长沙药解·卷四》云石韦"清金泄热，利水开癃，《金匮》鳖甲煎丸方在鳖甲，用之，治疟日久，结为癥瘕，以其泻水而消瘀也。"在此黄元御认为石韦通过泻水有消瘀的作用，从临床来看，石韦主要是治疗小便异常，而鳖甲煎丸是用鳖甲、桃仁、丹皮等活血药治疗癥瘕，并非石韦的作用。笔者认为石韦不能消瘀。对于尿血、血淋，笔者将石韦作为首选之品，多与白茅根配伍同用。

石韦　滑石

【药性概述】

石韦：见石韦、海金沙药对。

滑石：见车前子、滑石药对。

【药对主治】

1. 多种淋证。

2. 水肿。

【应用比较】

1. 均能清热利水通淋，用治石淋、热淋。二药通淋作用强，通过通淋，也可以治疗水肿、小便不利。

2. 石韦偏治血淋。滑石偏治石淋。

【用药体会】

石韦、滑石均治疗淋证，笔者将石韦作为治疗血淋要药，剂量可以稍大一些。滑石因乃矿物药，煎液浑浊，故不太使用。《名医别录·上品》载滑石"止渴"，《本草蒙筌·卷八·石部》云"滑石治渴，非实能止渴也，资其利窍，渗去湿热，则脾气中和，而渴自止尔。假如天令湿淫太过，人患小便不利而渴，正宜用此以渗泄之，渴自不生。若或无湿，小便自利而渴者，则知内有燥热，燥宜滋润，苟误用服，是愈亡其津液，而渴反盛矣"。滑石所谓止渴，主要是通过利小便而实现的，并不是滑石具有直接的止渴作用。对于尿路结石，笔者常将石韦、滑石配伍同用，因结石在下排的过程中，容易损伤血络，而石韦有止血作用，故尤喜用之。

冬瓜仁　薏苡仁

【药性概述】

冬瓜仁：见桃仁、冬瓜仁药对。

薏苡仁：见地龙、薏苡仁药对。

【药对主治】

1. 体内痈肿。

2. 湿热带下。

3. 小便不利。

4. 面色晦暗。

【应用比较】

1. 均能消肿排脓，用于肺痈、肠痈，常同用，如苇茎汤。

2. 均能清热利湿，用于带下，白浊等证。薏苡仁利水消肿作用强于冬瓜仁，用于水饮内停所致水肿，小便不利。

3. 冬瓜仁能化痰。薏苡仁尚能健脾渗湿，舒筋除痹。

【用药体会】

冬瓜仁、薏苡仁均为美容要药，具有驻颜悦色，祛斑增白，轻身减肥作用，效果很好。《神农本草经·上品》云冬瓜仁："主令人悦泽，好颜色"。从临床应用来看，取二药美白，需要大剂量使用，并且无副作用。笔者常用 30g 以上配伍应用，验方八白膏中选用二药（方见桃仁、冬瓜仁药对）。可煎水内服，或熬制膏滋服用。冬瓜子除美白外，又因能祛痰，所以对于肺热咳嗽，痰多，笔者也喜用此药，剂量在 30g 以上。

地肤子　白鲜皮

【药性概述】

地肤子：辛、苦，寒。①利尿通淋：用于膀胱湿热引起的小便不利，淋沥涩痛等。②清热利湿，止痒：用于风疹，湿疹，外阴湿痒，带下。

白鲜皮：见土茯苓、白鲜皮药对。

【注意事项】

地肤子煎服 10~15g。外用适量。脾胃虚寒者慎用。

【药对主治】

1. 皮肤瘙痒，湿疹。

2. 湿热黄疸。

【应用比较】

1. 均清热止痒，用于皮肤瘙痒，湿疹，阴肿阴痒，可内服，可外洗。通过祛湿也用于湿热黄疸病证。

2. 地肤子清热利湿，用于湿热淋证，小便淋沥涩痛。白鲜皮清热解毒，用于热毒疮痈肿毒，湿疮皮肤瘙痒多用，尤以治疗黄疸作用好，亦能祛风燥湿。

【用药体会】

笔者认为地肤子、白鲜皮配伍后止痒作用增强，由于地肤子能祛湿，而湿盛又容易导致瘙痒，所以若下部湿浊病证为常用之品。

笔者验方苦参止痒汤配伍有二药（方见苦参、白鲜皮药对），其止痒效果明显。在使用时，地肤子剂量可以适当加大。

地肤子　苦参

【药性概述】

地肤子：见地肤子、白鲜皮药对。

苦参：苦，寒。①清热燥湿：用于湿热蕴结之黄疸，带下，湿疹，湿疮，内服与外用皆宜。对湿热下注所致的痔疮疼痛，大便下血，小便不利，阴囊湿肿等，亦多选用。②杀虫止痒：用于疥癣，皮肤瘙痒，湿疹，脓疱疮及阴部瘙痒证，可单用，一般是外用，可煎汤外洗。③清热利尿：用于湿热蕴结之小便淋涩热痛等。

【注意事项】

苦参煎服 3~6g。外用适量。皮肤病使用本品，多煎汤熏洗，或煎水坐浴。虚寒证忌用。本品苦寒易败胃伤津，不宜过用。反藜芦。

【药对主治】

1. 皮肤瘙痒。

2. 水肿，小便不利。

【应用比较】

1. 均清热利尿，用于小便不利，淋沥涩痛。取利尿作用，地肤子较苦参多用，主要是苦参太苦之故。

2. 均能祛湿止痒，用于湿疮，皮肤瘙痒，常煎水外熏洗。二药常同用。

3. 地肤子清热力弱，利尿力逊，止痒作用不及苦参。苦参味极苦，燥湿作用强，止痒功效好。

【用药体会】

笔者认为地肤子、苦参配伍后止痒作用增强，因此临床上常同用治疗皮肤瘙痒的病证，笔者验方苦参止痒汤（方见苦参、白鲜皮药对）配伍有二药。地肤子乃是治疗小便不利常用之品，作用平和，临床多选用之。若皮肤湿痒，流水，搔抓，此时选用外用药，比内服药见效快，笔者常选用苦参、地肤子、白鲜皮等。

地肤子　萹蓄

【药性概述】

地肤子：见地肤子、白鲜皮药对。
萹蓄：见瞿麦、萹蓄药对。

【药对主治】

1. 湿热淋证。
2. 皮肤瘙痒。

【应用比较】

1. 均能清热利尿通淋，用于多种淋证。萹蓄作用强。
2. 均能止痒，用于湿疹，湿疮，阴痒等证，可单味煎水外洗。地肤子多用。
3. 地肤子止痒作用更好，用于风疹、湿疹、外阴湿痒、湿热带下。笔者喜将地肤子煎水外洗以止痒。萹蓄能杀虫，用于治蛔虫病、蛲虫病、钩虫病等。

【用药体会】

地肤子、萹蓄为治疗湿热皮肤瘙痒的常用药物，又由于能利尿，可使湿热从小便而出，因此无论是内服抑或是外用均有良好的止痒作用，笔者对于皮肤瘙痒病证常常是将地肤子作为首选之品使用。而湿热淋证配伍二药后应用作用增强，尤其是对于小便痒作用较好，并为必选用之品。

虎杖　大黄

【药性概述】

虎杖：见郁金、虎杖药对。

大黄：见土鳖虫、大黄药对。

【药对主治】

1. 湿热黄疸。

2. 淋浊带下。

3. 大便秘结。

4. 热毒疮疡。

5. 水火烫伤。

6. 瘀血所致经闭、痛经、跌打损伤。

【应用比较】

1. 均能利湿退黄，用于湿热黄疸，但传统以大黄多用，如茵陈蒿汤。虎杖在治疗黄疸方面可以单用，具有很好的退黄之效。现也常用于胆囊炎、胆石症、急性传染性肝炎等疾患属湿热瘀结者。用治黄疸、胆结石等症，可配合茵陈、金钱草等同用，治淋浊带下，可与萆薢、薏苡仁同用。

2. 均能清热解毒，用于痈肿疮毒，烧烫伤，毒蛇咬伤。大黄更多用。

3. 均能活血化瘀，用于血瘀经闭，跌打损伤。大黄作用强于虎杖。二药亦可与当归、红花同用。

4. 均能泻火通便，用于大便不通，热结便秘。

5. 虎杖略有化痰止咳作用，通便作用不及大黄强。大黄乃是通

221

导大便的要药，泻火凉血作用佳，又能止血。

【用药体会】

笔者对大黄的功效总结为"两清两泻，活血兼止血"，即清热解毒、清利湿热、泻热通便、泻火凉血、活血化瘀，兼能止血。而虎杖与大黄的作用基本相似，所不同的是，大黄泻下通便作用强，凉血止血作用好，而虎杖兼有化痰之功，但少用。大黄泻下作用远强于虎杖。其他诸如活血化瘀、清热解毒诸作用亦均强于虎杖。虎杖由于具有利湿作用，笔者用其减肥来治疗肥胖病，参看山楂瘦身汤（方见山楂、莱菔子药对）。临床治疗大便不通，一般不轻易选用大黄，若习惯性便秘，因大黄含有鞣质，而会导致继发性便秘。若体质虚弱，用大黄后损伤正气，又会导致身体更加虚弱，所以使用大黄通便，主要还是治疗热结便秘。大黄一般不宜剂量过大，而使用虎杖可以适当加大剂量，虎杖可以代替大黄应用。

金钱草　大黄

【药性概述】

金钱草：见郁金、金钱草药对。

大黄：见土鳖虫、大黄药对。

【药对主治】

1. 湿热黄疸。

2. 热毒疮疡。

【应用比较】

1. 均能清热利湿，退黄疸，用于湿热黄疸，湿热小便不利，淋证。金钱草可以单味大剂量的使用，大黄乃是传统的退黄疸之药。

2. 清热解毒，用于各种热毒病证，大黄力量强。

3. 金钱草尤为治疗结石要药，对于肝胆结石、膀胱结石均为首选之药。大黄乃泻下通便要药，主治热结便秘。又能活血化瘀，泻火凉血。

【用药体会】

金钱草、大黄均通过清热利湿解毒用治湿热黄疸，传统以大黄多用，而现在临床上以金钱草更多用。笔者对于金钱草多大剂量使用，其退黄作用极佳，根据退黄疸的特点，也用于其他肝胆疾患，同时又是治疗多种结石的要药，包括胆结石，泌尿道结石。笔者体会治疗胆结石，临床首选三金，即金钱草、鸡内金、广郁金，再适宜配伍疏肝利胆，行气开郁之品。中医的所谓"淋证"类似于泌尿系统感染和结石，也是首选三金，即金钱草、鸡内金、海金沙，再适宜配伍利尿通淋，止痛之品。对于热毒疮疡，因大黄、金钱草均能清热解毒，也可配伍使用。

金钱草　垂盆草

【药性概述】

金钱草：见郁金、金钱草药对。

垂盆草：甘、淡、微酸，微寒。①利湿退黄：用于湿热黄疸。②清热解毒：用于痈肿疮疡，咽喉肿痛，毒蛇咬伤，烫伤，烧伤，鲜品捣汁外涂即可。

【注意事项】

垂盆草煎服 15~30g。鲜品可达 250g。

【药对主治】

1.湿热黄疸。

2.热毒疮疡。

【应用比较】

1. 均能利湿退黄，用于湿热黄疸，可同用，作用较好，亦可用于小便不利。可内服或外用。

2. 均能清热解毒，用于痈肿疮毒，蛇伤、烫伤，此作用金钱草强。

3. 金钱草为通淋主药，尤对石淋、砂淋效果好。亦用于胆道结石，乃治疗各种结石要药。垂盆草一般认为为治疗黄疸的专药。

【用药体会】

金钱草、垂盆草在退黄方面可以配伍同用，均需用较大剂量。垂盆草为治疗黄疸的常用药物，可单独使用。尤其是治疗急性黄疸性肝炎，急性无黄疸性肝炎，以及迁延性肝炎，慢性肝炎的活动期，对降低血清转氨酶有一定作用，且可使患者的口苦、食欲不佳、小便黄赤等湿热症状减轻或消除。其清热解毒可以用来治疗水火烫伤、痈肿恶疮、丹毒、疖肿等，以鲜草捣烂外敷。也为民间治疗毒蛇咬伤的常用药品，可单用鲜草捣烂绞汁，或煎汤内服，鲜草捣烂外敷。因许多中药店不备垂盆草，故过去在临床上少用。此外，又用于癌肿。

金钱草 海金沙

【药性概述】

金钱草：见郁金、金钱草药对。

海金沙：见石韦、海金沙药对。

【药对主治】

1. 水肿，小便不利。

2. 砂淋、石淋。

【应用比较】

1. 均能清热利尿通淋，用于热淋，砂淋，血淋，膏淋，尿道涩痛，湿热肿满，善通利水道，并解诸热毒，而尤以石淋为佳。也用于热淋、水肿。

2. 金钱草又能清热解毒，利湿退黄，化石通淋。海金沙兼能走血分，用治血热吐血、衄血、尿血。

【用药体会】

现将金钱草、海金沙作为治疗尿道结石的首选药物。由于结石会导致疼痛，所以又云二药为诸淋要药。笔者临床治疗尿路结石，首选"三金"（鸡内金、金钱草、海金沙），一般是大剂量应用，而更喜欢用金钱草，主要是海金沙的药材为粉末状，入煎剂后汤液难看。若前列腺疾患导致的小便不利，涩痛，也可以选用。

茵陈　大黄

【药性概述】

茵陈：苦、辛，微寒。①利湿退黄：用于湿热熏蒸而发黄的阳黄证。可单用茵陈，大量煎服。本品尤善清利肝胆湿热，使之从小便而出，故为治黄疸的要药。②解毒疗疮：用于湿热蕴结之湿疮、湿疹，可单味煎汤外洗或内服。

大黄：见土鳖虫、大黄药对。

【注意事项】

茵陈煎服 6~15g。外用适量，煎汤熏洗。蓄血发黄者及血虚萎黄者慎用。

【药对主治】

1. 湿热黄疸。

2. 小便不利。

3. 热毒疮疡。

【应用比较】

1. 均能清利湿热，治疗湿热黄疸，可以使湿热从小便而出，达到使黄疸消退的目的，常同用，如茵陈蒿汤。二药分别单用即有效果。古代的本草书将茵陈作为治疗黄疸的要药。茵陈蒿汤被后人视为治黄疸要方，无论是阳黄抑或是阴黄均可以应用。茵陈还可治疗肝胆结石、胆囊炎、胆道蛔虫症以及皮肤病。根据其祛湿作用，亦用其治疗湿温、暑湿病证，所以甘露消毒丹中配伍有茵陈，现有用其治疗痤疮者。大黄利湿，亦治疗小便淋涩疼痛，如八正散。

2. 均能清热解毒，用于热毒病证，但二药在应用方面有区别。大黄清热解毒主要用于各种热毒病证，如痈肿疮毒，水火烫伤。茵陈在清热解毒方面，主要用于皮肤瘙痒，湿疹，湿疮等。

3. 茵陈芳香，兼有化湿作用。大黄以泻下通便为主要作用，又能活血化瘀，泻火凉血兼止血。

【用药体会】

在退黄疸方面，茵陈、大黄配伍应用作用更好一些。使用茵陈可以适当加大剂量。大黄不仅可以通大便，也可以利小便，其作用明显，《药性本草》载"利水肿，利大小肠"。笔者认为茵陈蒿汤、八正散中所用大黄就是取其利尿之功，也云利湿。也就是说大黄具有通利二便的作用，但以通大便为主。

茵陈　青蒿

【药性概述】

茵陈：见茵陈、大黄药对。

青蒿：见白薇、青蒿药对。

【药对主治】

1.寒热往来，身热无汗，肢体困倦。

2.暑湿症。

【应用比较】

1.均能清热，气味芳香，苦寒不伤胃，清泻肝胆，用于寒热往来，口苦及其他肝胆热证。

2.均芳香，能祛湿，茵陈能化湿，所以湿阻病证常选用。青蒿因能解暑，善治暑湿病证。

3.茵陈既走肝胆又走脾胃，入气分，以退黄疸为主，乃湿热黄疸要药。青蒿专走肝胆，入血分，也用于各种虚热病证，又能截疟。

【用药体会】

茵陈、青蒿均为芳香之品，茵陈乃是传统治疗黄疸的主药，茵陈蒿汤中的茵陈要求先煎，主要是去其轻扬外散之气，以厚其味，使其专于苦降，不使达表而直入于里，以利湿热从小便而出，则黄疸自去。周岩云："茵陈发扬芳郁，禀太阳寒水之气，善解肌表之湿热，欲其驱邪又小便而去，必得多煮以厚其力"。(《本草思辨录·卷二·大黄》)现临床多不久煎，主要是茵陈具有芳香的特点。若暑湿、暑热病证，二药可配伍应用。

茵陈　金钱草

【药性概述】

茵陈：见茵陈、大黄药对。

金钱草：见郁金、金钱草药对。

【药对主治】

1. 湿热黄疸。

2. 热毒痈肿疮疡。

【应用比较】

1. 均能清热除湿，退黄疸，用于湿热黄疸所致身目黄色鲜明，发热，小便短赤等证。为治疗湿热黄疸之要药。茵陈使用的历史悠久，无论湿热、寒湿，阴黄、阳黄均可配伍使用，如治湿热黄疸之茵陈蒿汤，治寒湿黄疸之茵陈四逆汤。

2. 均能清热解毒，用于热毒痈肿疔疮，以金钱草作用强，多用，也可以鲜品捣汁涂擦患处以治烧烫伤。

3. 茵陈对于黄疸是无论阳黄、阴黄均可配用。金钱草主用于阳黄证，并能清热解毒，利尿通淋，且尤善治石淋。

【用药体会】

茵陈、金钱草均为治疗湿热黄疸之要药，配伍同用加强作用。金钱草的退黄作用极佳，可以单用一味大剂量使用。同时又是治疗多种结石的要药，笔者治疗胆结石，泌尿道结石，以金钱草为首选，并量大。

茵陈　栀子

【药性概述】

茵陈：见茵陈、大黄药对。

栀子：见大黄、栀子药对。

【药对主治】

1. 湿热黄疸。

2. 小便不利。

【应用比较】

1. 均能清利湿热，用于湿热黄疸，常同用，如茵陈蒿汤。茵陈更多用。

2. 均能解毒：用于湿毒病证，栀子作用强。

3. 茵陈通过利湿达到治疗湿疮、湿痒病证。可外用。栀子泻火解毒，凉血止血，外用可消肿止痛。

【用药体会】

茵陈、栀子配伍应用治疗湿热黄疸，茵陈更多用。茵陈以入气分为主，栀子以入血分为主，所以同用尚可以治疗气分血分病证。笔者使用栀子向来不用大剂量。全国各地都有茵陈生长，其宿根及木质茎经冬不死，届春旧茵虽枯，但能借陈茎再生新茵，故名茵陈。一般在农历三四月间采收，谚云"三月茵陈四月蒿，五月六月当柴烧"，意思是说茵陈应在春天采收作药物，到了五六月后即老枯，就不能入药了，只能当柴火烧。三四月采收的茵陈称"绵茵陈"，夏季时地面上的茵陈枯萎，而到了秋季，其植株上又长出新的嫩苗，称"茵陈蒿"。绵茵陈较茵陈蒿质量要好，但因《伤寒论》用的是茵陈蒿的名称，故后人以茵陈蒿为常用名。实际上应该用"茵陈"的名称为妥。笔者使用茵陈时，剂量较大，凡湿热身体困重，也常用之。

茯苓　土茯苓

【药性概述】

茯苓：见白术、茯苓药对。

土茯苓：见土茯苓、白鲜皮药对。

【药对主治】

1. 湿邪内停病证，如水肿，小便不利，淋证等。

2. 带下。

【应用比较】

1. 均甘、淡、平，能利湿，用于水湿停滞病证，如水肿，小便不利，淋证等，可以同用，但土茯苓所治疗的湿邪，以兼夹有毒邪者为宜，包括小便湿浊之毒，也包括湿浊在皮肤的湿痒、湿疮、湿疹等。尤其是善于解毒，也治疗梅毒。茯苓利湿更多用于小便不利。通过利湿又能治疗带下。

2. 茯苓健脾补中，宁心安神，性质平和，能补能泻。土茯苓解梅毒、汞毒，为治疗梅毒要药，除湿作用较茯苓强，解毒是其专长。

【用药体会】

茯苓、土茯苓在利湿方面可以同用以提高疗效。笔者使用土茯苓，一般是大剂量应用。剂量多超过书中所载量。此药量小则作用甚微，若常规剂量往往效果并不明显。通常所云茯苓指的是白茯苓，偏于健脾渗湿，而赤茯苓偏于渗湿，茯神偏于宁心安神，茯苓皮偏于利湿消肿。笔者验方除湿止带汤配伍有二药。组成：太子参15g，茯苓15g，土茯苓30g，猪苓10g，车前子15g，泽泻10g，地肤子15g，薏苡仁30g，牛膝15g，山药20g，白芍15g，茵陈15g，陈皮15g，白术15g。功效：健脾止带，除湿止痒。主治湿热蕴积下焦，带下病经久不愈，带下色黄量多，质稠味腥，阴部瘙痒。水煎服。

茯苓　泽泻

【药性概述】

茯苓：见白术、茯苓药对。

泽泻：见木通、泽泻药对。

【药对主治】

1. 水肿，小便不利。

2. 泄泻。

【应用比较】

1. 均能利水渗湿，用于水湿停滞之水肿，小便不利，常配合应用，增强利尿功效，如五苓散。二药对于阴伤的病证也可以选用，如六味地黄丸中配伍有此二药，但是并不是取其补阴。李时珍解释，聚水者谓之泽，去水者谓之泻，泽泻就是因为能利水而命名。一般认为冬季产的泽泻利尿效力最大，春泽泻效力稍差，《本草衍义·卷七》云："泽泻，其功尤长于行水。"泽泻利尿作用强于茯苓。

2. 泽泻能清热。茯苓能健脾，也能宁心安神。

【用药体会】

茯苓、泽泻通过利水，可以达到减肥的作用，笔者认为泽泻减肥效果不错，对水湿停留使精津不能布化所致的面垢、肥胖皆有疗效。中医认为肥胖多与"痰浊"有关。由于痰浊随血流窜，无处不到，其黏稠之性可滞着血管，阻塞管腔，通过利尿，排除水湿，所以泽泻有减肥作用。泽泻通过利水可以治疗单纯性肥胖、高胆固醇血症、脂肪肝、糖尿病及原发性高血压症。验方山楂瘦身汤（方见山楂、莱菔子药对）中配伍有泽泻。

茯苓 猪苓

【药性概述】

猪苓：甘、淡，平。利水消肿：用于水湿内停的水肿、小便不利。本品以渗利见长，且利水渗湿之力较茯苓强，可用治水湿停滞的各种水肿。

茯苓：见白术、茯苓药对。

【注意事项】

猪苓煎服6~12g。湿证而肾虚者忌用。

【药对主治】

1.水肿、小便不利，淋浊。

2.泄泻，便溏。

3.带下。

【应用比较】

1.均能利尿渗湿，用于水肿、小便不利、淋浊、泄泻、便溏、带下等证，临床上常配合应用，增强利尿功效，如猪苓汤、五苓散。猪苓利尿作用强于茯苓。《长沙药解·卷四》认为："猪苓渗利泄水，较之茯苓更强"。

2.茯苓尚能宁心安神，健脾补中。猪苓纯为利尿之品。

【用药体会】

茯苓、猪苓均为利水渗湿之品，同用作用更好，若水肿较甚笔者常选用猪苓。《本草衍义·卷四》云："猪苓，行水之功多，久服必损肾气，昏人目"。猪苓利水作用较茯苓、泽泻、薏苡仁要强，所以有利水容易伤阴损肾气之说，因利尿，故一般剂量不宜过大。若肾虚者一般不用。笔者使用猪苓，在剂量上一般要小于泽泻、茯苓、薏苡仁。

茯苓　薏苡仁

【药性概述】

茯苓：见白术、茯苓药对。

薏苡仁：见地龙、薏苡仁药对。

【药对主治】

1. 水肿，小便不利。
2. 泄泻。
3. 脾胃虚弱之倦怠乏力，食少纳差。
4. 养颜美容。

【应用比较】

1. 均能健脾，治疗脾虚病证，如食少，纳差，消化不良等。常同用，如参苓白术散。从作用来说，茯苓作用要强于薏苡仁，如四君子汤。二药淡而不燥，补而不滞，利而不克，至和至美，渗湿不耗真气，为治疗脾虚良药。

2. 均治泄泻，其机理是"治泻不利小便，非其治也"，就是使小便通过前阴排出，而使后阴的水湿减少，此作用也称为"开支河"，即所谓利小便，实大便。这也是参苓白术散所以能够治疗泄泻的原因之一。

3. 均能利水，在治疗水肿方面，作用平和。既作药用，也作食用，可以治疗小便不利，水肿，脚气，淋证，白带多。《汤液本草·下卷·木部》云茯苓："小便多能止之，小便涩能利之，与车前子相似"。茯苓的这种双重作用在临床上具有重要意义。取其利水，可以用于水湿内停的病证，如五苓散，而临床主要用于水湿兼脾虚的病证，如四君子汤，关键是在辨证时要把握使用要领。对此李时珍有较为详尽的解释。治疗水肿而以茯苓更多用，如五苓散、猪苓汤等。茯苓之作用，在于泄不在于补。其作用机制在于利水，俾清升浊降，下行外出，而心脾肾三脏得以补益也，所以有茯苓淡而能渗，甘而能补，能泻能补，两得其宜。其机制是利水湿以治水肿，化痰饮以治咳嗽，健脾胃而能止泻止带，宁心神治惊悸失眠。在食用方面，薏苡仁可以大剂量应用，主要是因为作用平和之故。若从治病效果来说，一般剂量要大并坚持应用。多吃、常吃薏苡仁可以补充由于因食精米而失去的营养素。《神农本草经》中将薏苡仁列为上品，并认为其"久服，轻身益气"。

4. 均美白：用于皮肤晦暗、蝴蝶斑、皮肤粗糙者。配合同用效果更好。《本草经集注·草木上品》云茯苓："通神而致灵，和魂而炼魄，利窍而益肌，厚肠而开心，调营而理卫，上品仙药也"。薏苡仁能养颜和美容，具有营养头发，防止脱发，并使头发光滑柔软的作用。尤对面部痤疮，扁平疣，蝴蝶斑及皮肤粗糙有明显的疗效。若皮肤赘疣，不光滑者，既可单用，也可配合他药一起使用。在治疣方面，可以取薏苡仁熬粥食用。如果将其研细粉，用温开水调敷患处，可以治疗扁平疣、寻常疣。一般要求连续应用1周以上时间。

5. 茯苓尚能宁心安神。薏苡仁可舒筋除痹，清热排脓。

【用药体会】

在美容方面，笔者常将茯苓、薏苡仁配伍同用。笔者使用薏苡仁，多采用大剂量。在多年的临床实践中，笔者认为薏苡仁治疗痤疮效果好，并总结出一首验方，命名为薏苡仁消痤汤。组成：薏苡仁30g，板蓝根10g，香附10g，木贼10g，桑叶15g，菊花15g，荆芥10g，防风10g，牡丹皮12g，赤芍12g，金银花15g，连翘15g。功效：消疮止痒，祛痤解毒。主治痤疮，扁平疣，蝴蝶斑，面部疖肿等。水煎服。也可以做成丸剂或膏剂内服。若风热甚可加刺蒺藜15g，牛蒡子15g；面部有脓点，热毒较重，加皂角刺6g，紫花地丁20g，蒲公英20g，也可以合五味消毒饮同用。在加用皂角刺以后，面目可能会出脓点更多，一般1个星期以后，症状则明显好转，这是取皂角刺的透散作用。个人体会，若加用升麻也可以，一般不要超过6g，因为升麻有升散作用，面黑可加具有美白的白僵蚕15g，冬瓜仁30g，天花粉15g。笔者曾遇到这样一种情况，就是在方中加用升麻时，虽处方中剂量控制在6g以内，剂量不大，有时病人面部的症状会明显加重，所以在后来的临床中，笔者一般不轻易使用升麻，而多用皂角刺。

茯苓皮 大腹皮

【药性概述】

茯苓皮：甘、淡，平。利水消肿：用于皮肤水肿，小便不利。

大腹皮：见大腹皮、五加皮药对。

【注意事项】

茯苓皮煎服 5~15g。阴虚无湿热、虚寒滑精、气虚下陷者慎服。

【药对主治】

1. 水肿，小便不利。
2. 肥胖。

【应用比较】

1. 均能利水消肿，用药水肿，小便不利。二药通过利水而能减肥瘦身。

2. 茯苓皮以利水为主要作用，善治皮肤水肿。大腹皮利水善治腹部水肿，尚能行气除胀。

【用药体会】

笔者认为茯苓皮、大腹皮通过利水而具有良好的减肥瘦身作用，尤其是肥胖腹部大，大腹皮乃是必用之药，常用量 15g，若体重超过 80kg，加大剂量效果会好些。笔者验方山楂瘦身汤（方见山楂、莱菔子药对）配伍有二药。

香加皮　五加皮

【药性概述】

五加皮：见大腹皮、五加皮药对。

香加皮：辛、苦，温。有毒。①利水消肿：用于水湿内停所致水肿，小便不利。本品利水消肿之功与五加皮相似，且力量更强。②祛除风湿，强壮筋骨：用于风湿闭阻，关节拘挛疼痛，筋骨痿软。

【注意事项】

香加皮煎服 3~6g。浸酒或入丸散，酌量。服用不宜过量，过量致恶心、呕吐、腹泻、心律失常。

【药对主治】

1. 风湿痹痛。

2. 水肿，小便不利。

【应用比较】

1. 均能祛除风湿，强壮筋骨，用于风湿痹痛，肢体关节疼痛。五加皮为五加科植物细柱五加的根皮，习称"南五加皮"。无毒，祛除风湿、补益肝肾，强壮筋骨作用较好，以肝肾不足所致筋骨疼痛多用。

2. 均能利水消肿，用于水肿，小便不利，取其以皮达皮之效。香加皮有毒，为萝摩科植物杠柳的根皮，习称"北五加皮"，有强心利尿作用，多用于心脏功能不好而引起的水肿病证。五加皮多用于肾脏功能失常的水肿。

【用药体会】

五加皮最早记载于《神农本草经·上品》。古方所用五加皮为南五加皮。现处方"五加皮"即为此。谯周《巴蜀异物志》云五加皮为"文章草"，有赞云："文章（指五加皮）作酒，能成其味，以金买草，不言其贵"，李时珍也称其为文章草。将五加皮、地榆等量，用袋盛装，入一瓮好酒中，封固，置大锅内，文武火煮之，捞取药渣晒干，做成药丸，早晚各服50粒，以药酒送下。久之颇受添精补髓、健脑增智之益，因此古人把五加皮称为"文章草"。现临床以南五加皮多用，治疗腰腿疼痛笔者常选用南五加皮而少用北五加皮。

萆薢　土茯苓

【药性概述】

萆薢：苦，平。①利湿祛浊：用于下焦湿热所致的膏淋，小便混浊，湿浊下注之带下。本品有很好的分清祛浊的作用，为治膏淋要药。②祛风除痹：用于湿热痹痛，筋脉屈伸不利等证，不论寒湿或湿热痹痛皆可应用。

土茯苓：见土茯苓、白鲜皮药对。

【注意事项】

萆薢煎服9~15g。肾阴亏虚遗精滑泄者慎用。

【药对主治】

1.湿热所致淋浊，白带过多。

2.梅毒。

【应用比较】

1.均能清利湿热，作用相似，用于湿盛之淋浊、湿热疮毒，以及杨梅疮毒等。

2.土茯苓尤善解梅毒，常用于皮肤病。萆薢利湿而分清别浊，常用治膏淋、带下，又能祛风除湿。《本草新编·卷四》载萆薢"能消杨梅疮毒",因梅毒到了后期,其表现特点好像成熟的杨梅一样,故又称梅毒为杨梅疮毒。从萆薢的药材来源来看,其与土茯苓乃是同科属植物,土茯苓、萆薢均治疗杨梅疮毒,需重用,方能达到效果。根据此特点,可用其治疗湿热性的各种性病。李时珍云:"萆薢、菝葜、土茯苓三物,形虽不同,而主治之功不相远……漩多白浊,皆是湿气下流,萆薢能治阳明之湿而固下焦,故能去浊分清"。(《本草纲目·卷十八·萆薢》)前人还认为萆薢治湿最长,治风次之,治寒又次,故治淋证以湿重于热者多用。

【用药体会】

临床使用萆薢、土茯苓,笔者多大剂量应用,因量小难以达到治疗目的。土茯苓常用剂量应在30g以上。萆薢善治下部湿浊病证,主治男子白浊,茎中作痛,女子白带过多,现主要是用其治疗膏淋,即小便浑浊,疼痛。根据此特点,可用其治疗湿热性的各种性病。古人将萆薢与土茯苓、菝葜等归为一类,很有深意。凡下焦湿浊、小便频数、白浊如膏,为首选之药,故认为萆薢为治疗膏淋要药。二药在治疗前阴病变小便浑浊方面,配伍应用作用更好。

滑石　冬葵子

【药性概述】

滑石:见车前子、滑石药对。

冬葵子:见王不留行、冬葵子药对。

【药对主治】

1.小便不利,水肿。

2.淋证。

【应用比较】

1.均能滑利通窍,利尿通淋,用于小便不利,尿道涩痛之证。

2. 滑石寒凉之性更甚，清暑利湿作用好，外用收湿，用于湿疮、湿疹等。冬葵子滑利之性更甚，尤宜于小便不利病证。亦能润肠通便，通乳消肿。

【用药体会】

滑石以滑利为主，可利诸窍，其通淋作用主要是治疗石淋，因其滑利之性较强，在治疗诸如小便不利，水肿，结石方面为较常用之品，但因药材乃是粉末状，入煎剂汤液混浊，所以笔者更喜用冬葵子治疗小便不利。将滑石外用能够治疗湿疹、湿疮等，中药书籍记载此作用为收敛，从中药的作用途径分析，具有收敛作用的药物是不能利水的。滑石的这一功效可以认为是"吸湿"。外用具吸附作用者还有煅石膏、海蛤粉、牡蛎粉、珍珠母粉，这些药物均非收敛之品。凡是湿病是不能轻易选用收涩药物的。

冬葵子具有通小便，通大便，通乳汁的作用，即"三通"。笔者体会，尤其是与牛膝、王不留行同用治疗小便排便困难，效果尤佳，现用于前列腺炎引起的小便排泄不畅效果好。笔者临床上更多使用冬葵子以利尿。

滑石 泽泻

【药性概述】

滑石：见车前子、滑石药对。
泽泻：见木通、泽泻药对。

【药对主治】

水肿，小便不利。

【应用比较】

1. 均能通利小便，清泄湿热，用于水肿胀满、小便不利、淋沥涩痛、泄泻，常配伍同用，如猪苓汤。滑石通利作用更强一些。二药也用于其他湿热病证。

2.滑石滑利，通淋力强，又能清热解暑，吸附水湿。泽泻专主下焦泻肾火。

【用药体会】

治疗湿热病证，滑石、泽泻常配伍同用。笔者更喜用泽泻利水消肿，因滑石入煎剂时，汤液混浊。中药理论认为，酸，涩味能收能涩。滑石甘淡寒，临床外用可以治疗湿疹，湿疮，湿毒，痱子。李时珍有一首治脚趾缝溃烂方，用滑石1两，石膏（煅）半两，枯白矾少许，研掺之，亦治阴下湿汗(见《本草纲目·卷十二·滑石》)。显然这也是一种吸附作用。

薏苡仁　冬瓜皮

【药性概述】

薏苡仁：见地龙、薏苡仁药对。

冬瓜皮：甘，凉。①利水消肿：治水肿，小便不利，体虚浮肿，本品味甘，药性平和。②清热解暑：用于夏日暑热口渴，小便短赤。

【注意事项】

冬瓜皮煎服15~30g。胃寒疼痛，月经期慎用。

【药对主治】

1.水肿，小便不利。

2.肥胖。

【应用比较】

1.均能利水渗湿，用于水湿内停水肿，小便不利。

2.薏苡仁为滋养性利尿消肿药，清热排脓，尤善于消内痈，如肺痈、肠痈，亦能健脾止泻，舒筋除痹，能补能渗，性微寒不伤胃，祛湿不碍脾，药性缓和，能补能渗，补指益脾胃而助其健运，渗指走肌肉而祛除水湿。冬瓜皮清解暑热，具有良好的利水消肿作用，为减肥良药。

【用药体会】

笔者在临床上治疗肥胖常选用薏苡仁、冬瓜皮，通过利尿作用，减轻体内水湿，具有良好的减肥瘦身作用，坚持应用有一定效果。以冬瓜皮配伍茯苓皮、大腹皮等，治疗肥胖证有效，笔者验方山楂瘦身汤（方见山楂、莱菔子药对）配伍有冬瓜皮，常用量 30g 以上。

瞿麦　萹蓄

【药性概述】

瞿麦：苦，寒。①利尿通淋：用于湿热壅滞，小便不利，淋沥涩痛之各种淋证，尤以热淋最为适宜。《本草备要》称之"为治淋要药"。②破血通经：用于血热瘀阻之经闭或月经不调。

萹蓄：苦，微寒。①利尿通淋：用于热淋、石淋、血淋。②杀虫止痒：用于湿疹、湿疮、阴痒等证，可单味煎水外洗。又善"杀三虫"，用于治蛔虫病，蛲虫病，钩虫病等。

【注意事项】

瞿麦煎服 10~15g。孕妇忌服。萹蓄煎服 10~15g。鲜者加倍。外用适量。脾虚者慎用。

【药对主治】

湿热壅滞，小便不利，淋沥涩痛之各种淋证。

【应用比较】

1. 均能清热利水通淋，用于湿热下注之小便不利、淋沥涩痛，同用加强作用，如八正散。若治石淋常与金钱草、滑石等配伍。血淋可配石韦、小蓟等同用。

2. 瞿麦沉降而滑利，其作用强于萹蓄，特点是通心经走血分而破血，通小便除五淋而导热，治淋证热重于湿者多用。萹蓄通淋作用不及瞿麦强，内服取利尿通淋之功，外洗取杀虫止痒之效。治淋证以湿热并重者多用。

【用药体会】

笔者认为瞿麦利尿通淋作用较强，一般是治疗湿热淋证较重者，从临床应用来看，配伍萹蓄以后作用加强。临床验证，瞿麦的穗部利尿作用比茎部效果好，故用于利尿时常选用瞿麦穗。笔者体会，瞿麦通淋作用也强于石韦、萹蓄、地肤子。从古代本草对其的认识来看，大多认为力猛，走血分破血，所以只用于湿热淋证较重者。若非淋证而小便艰难出者，多不选用。笔者临床治疗淋证，常选用萹蓄，因具有止痒作用，若小便不利，有痒感者多选用之。

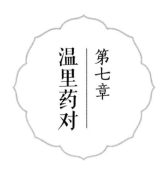

第七章

温里药对

丁香　小茴香

【药性概述】

丁香：辛，温。①温中降逆：其既温中散寒，又降逆止呕、止呃，为治胃中虚寒呕吐、呃逆之要药。②散寒止痛：用于中焦虚寒脘腹冷痛。③温肾助阳：用于肾虚阳痿证，单用力弱。

小茴香：辛，温。①散寒止痛：用于寒滞肝脉之疝气疼痛，肝郁气滞有寒之睾丸偏坠胀痛，肝经受寒之少腹冷痛，或冲任虚寒、气滞血瘀之痛经。②理气和胃：用于胃寒气滞之脘腹胀痛。

【注意事项】

丁香煎服 1~3g。外用适量。①热证及阴虚内热者忌用。②畏郁金。③因香气浓郁，用量不宜过大。

小茴香煎服 3~6g。①阴虚火旺者慎用。②发霉茴香勿吃。③茴香菜作馅应先用开水焯过。④作香料，常用于肉类、海鲜及烧饼等面食的烹调。

【药对主治】

1.呕吐，呃逆。

2.脘腹冷痛，食纳不佳。

【应用比较】

1. 均能温中散寒止呕，用于脾胃虚寒呕吐，呃逆。由于温散，可以用治脘腹冷痛病证。丁香乃是治疗呃逆要药，如丁香柿蒂汤。小茴香性质稍微平和，对于胃寒冷痛较丁香多用。

2. 温暖下元，用治脘腹冷痛病证。丁香、小茴香亦可炒热布包温熨下腹部，有良好的止痛效果，可治疝气疼痛，睾丸肿痛，痛经。

3. 均可作为调味品，二药香气浓郁，卤菜中常用之。能提高人的食欲。丁香香味更浓。

4. 丁香温散的作用更强，能温肾助阳。小茴香性质稍微平和，能行气止痛。

【用药体会】

丁香、小茴香均为药食两用之品。通常认为丁香配伍柿蒂乃是治疗呃逆的主药，笔者并不喜用丁香，主要是香味过重，病家难以接受此药浓烈的香味。丁香有公、母之分，作用相同，公丁香又名鸡舌香，药效迅速，母丁香药力持久。若呃逆可以选用母丁香，若口臭可用其香口除臭。取公丁香1~2粒含口中，疗效甚佳。母丁香（果实）较公丁香（花蕾）作用平和。小茴香香气浓郁，虽具有行气止痛之功，但使用时剂量不宜过大，以防伤阴，耗气。小茴香在止痛方面可以外用，如治疗痛经，而月经来潮时小腹冷痛，可将小茴香炒热后熨在腹部，达到止痛作用。若胃脘、腹部疼痛，也可以将其炒热后，用纱布包裹后温熨患部。此法临床常用。

丁香　柿蒂

【药性概述】

丁香：见丁香、小茴香药对。

柿蒂：辛，温。降气止呃：用于胃气上逆所致各种呃逆。治胃寒呃逆，常配丁香、生姜等同用，如柿蒂汤。治虚寒呃逆，常与丁香配伍，如丁香柿蒂汤。胃热呃逆，可配黄连、竹茹同用。痰浊内阻之呃逆，多与半夏、陈皮等配用。本品善降胃气止呃逆，为止呃要药。

【注意事项】

柿蒂水煎服，5~10g。

【药对主治】

1. 呃逆。

2. 胃寒证。

【应用比较】

二药为常用止呃逆药对，同用加强作用，如丁香柿蒂汤，《本草备要·卷三·柿干》云："柿蒂止呃逆，古方单用，取其苦温降气。"丁香温中散寒作用强，柿蒂止呃更多用。

【用药体会】

柿蒂的主要作用是止呃逆，可以治疗多种呃逆，包括寒热虚实证，作用平和，临床以配伍丁香后作用加强。《本草求真·卷六·泻热》云柿蒂："虽与丁香同为止呃之味，然一辛热而一苦平，合用深得寒热兼济之妙。如系有寒无热，则丁香在所必用，不得固执从治，必当佐以柿蒂，有热无寒，则柿蒂在所必需，不得泥以兼济之必杂以丁香。是以古人用药，有合数味而见效者，有单用一味而见效者，要使药与病对，不致悖谬而枉施耳"。这是强调配伍的作用。柿蒂止呃作用好，但作用并不强，丁香虽然作用强一些，但丁香极香，且辛燥，病家往往难以接受，故笔者习惯喜欢用柿蒂止呃逆，而极少用丁香。对于胃寒证亦可选用二药。《玉楸药解·卷二·丁香》云："起丈夫阳弱，愈女子阴冷"。故性功能障碍亦可选用丁香。

干姜　生姜

【药性概述】

干姜：辛，热。①温中散寒：用于脾胃虚寒之脘腹冷痛、食欲不振或呕吐泄泻。散寒而健运脾阳，为温暖中焦之主药。无论外寒内侵的实寒证，还是阳虚寒从内生的虚寒证，均可使用。②回阳救逆：用于心肾阳虚、阴寒内盛之亡阳厥逆、脉微欲绝，力量不及附子，既助附子回阳救逆，又能降低其毒性。③温肺化饮：用于寒饮喘咳之形寒背冷，痰多清稀。其上能温肺散寒以化饮，中能温脾阳以杜生痰之源。

生姜：见生姜、茶叶药对。

【注意事项】

干姜煎服 3~10g。阴虚内热、血热妄行者忌用。生姜煎服5~15g，或 2~4 片。煎服，急救昏厥捣汁服，可用 10~20g。①热盛及阴虚内热者忌服。②目疾、痔疮、痈肿患者不宜食。③烂姜不能吃，因为会产生有毒物质黄樟素，对肝脏损害，甚至可诱发肝癌。

【药对主治】

中焦虚寒所致恶心，呕吐，脘腹冷痛，泄泻病证。

【应用比较】

1. 均能温中散寒，用于脾胃虚寒所致的恶心、呕吐、脘腹疼痛。干姜主要是治疗脾寒病证，诸如腹痛，泄泻，由于泄泻证属于人体下部病证，但一般不云干姜走下，而云治疗部位重在中焦。二药也可以配伍同用，如生姜泻心汤（生姜、甘草、人参、干姜、黄芩、半夏、黄连、大枣）主治"伤寒汗出，解之后，胃中不和，心下痞硬，干噫食臭，胁下有水气，腹中雷鸣，下利者"。（伤寒论·157条）对于外感风寒，内伤生冷导致的身热无汗，头痛身痛，呕吐腹痛亦可应用。生姜用的是嫩姜，乃呕家圣药，主治胃寒呕吐。干姜用的是老姜，乃温脾要药，主治脾寒泄泻。

2.姜类药材作用区别：①生姜辛，温。发散风寒，温中止呕，解毒。②生姜汁亦名姜汁，为生姜洗净打烂，绞取其汁液者。辛散之力较强。祛除风痰，止呕，用于恶心，呕吐不止及痰迷心窍昏厥的急救。③煨姜系将生姜以湿纸、湿泥或湿面粉包裹投暗火中煨，待包裹物煨焦，姜熟即得。辛散之力不及生姜，温中力胜于生姜，止呕力弱于生姜。用于呕吐及腹痛泄泻等证。煨姜较生姜则不散，较干姜则不燥，较炮姜功同而力逊。④干姜大辛大热，温肺化饮，温中散寒，回阳救逆。干姜温肺寒而除痰饮，温脾阳以散里寒，温肾阳而救厥逆。⑤炮姜为干姜炒至外面焦黑，内呈黄色者，亦名黑姜。苦、涩，温。其辛散之力减弱，入血分。温经止血，用于虚寒性出血证。疗久泻不已亦为其所长。⑥姜炭：炮姜、姜炭同出一物，现临床多将其作为一味药使用，严格地讲，二者炮制方法不同，作用不同。炮姜是先将河砂置于锅中，以武火炒热，再加入干姜（切片或切块），同炒，炒至姜鼓起，表面棕褐色，取出过筛，晾凉。姜炭的炮制方法是将干姜置于锅中，以武火加热，炒至表面焦黑色，内部棕褐色，即所谓炒炭成性。作用乃"一温三止"，即温中、止痛、止泻、止血。⑦生姜皮辛，凉。利水消肿：用于水肿、小便不利。干姜、炮姜、姜炭入药为老姜，生姜、煨姜、姜汁、姜皮为嫩姜，前6种药性温，唯姜皮辛凉。生姜乃呕家圣药，干姜乃脾寒要药，炮姜重在止血。

【用药体会】

生姜具有解毒作用，可以解半夏、南星、鱼蟹之毒，并不限于此，还能解禽兽、虫、草木诸毒，《本草纲目》在记载生姜时，"附方"中就有解多种毒的认识。那么干姜是否也具有解半夏之毒？笔者认为，干姜也是可以解半夏之毒的。从仲景方中可以看出，其用了半夏以后，多同时配伍有姜，包括生姜、干姜、姜汁，如半夏泻心汤等就是将干姜、半夏同用的，既然生姜可以解半夏毒，那么干姜也就应该可以解半夏毒。《本草纲目》所载用生姜解半夏之毒，笔者个人认为，在无生姜的情况下，可以选用干姜。

干姜　附子

【药性概述】

干姜：见干姜、生姜药对。

附子：辛、甘，大热。有毒。①回阳救逆：用于亡阳证之四肢厥冷、冷汗自出、脉微欲绝。本品药力颇强，能助心阳以通脉，补肾阳以益火，挽救散失之元阳，为"回阳救逆第一品药。"②补火壮阳：用于肾阳不足、命门火衰所致阳痿滑精、宫寒不孕、腰膝冷痛、夜尿频多者。其上助心阳、中温脾阳、下补肾阳，凡心、脾、肾诸脏阳气衰弱者均可选用。③散寒止痛：用于寒痹疼痛。既温散止痛，又逐风寒湿邪，止痛力强，乃治寒痹要药。

【注意事项】

附子煎服 3~15g。本品有毒，宜先煎 0.5~1 小时，至口尝无麻辣感为度。①辛热燥烈，易伤阴动火，故热证、阴虚阳亢及孕妇忌用。②反半夏、瓜蒌、贝母、白蔹、白及。③内服须炮制。④内服过量，或炮制、煎煮方法不当，可引起中毒。

【药对主治】

1.亡阳证之四肢厥逆，畏寒肢冷，冷汗自出，脉微欲绝。

2.脾胃虚寒之脘腹冷痛，四肢不温。

【应用比较】

1.均温里散寒止痛，大辛大热，治疗虚寒病证，多同用，如干姜附子汤治疗伤寒"下之后，复发汗，昼日烦躁不得眠，夜而安静，不渴、不呕，无表证，脉沉微，身无大热者。"二药为祛寒要药，亦用于脏寒胸腹冷痛、肢冷、便溏，如附子理中汤、温脾汤。干姜偏于温暖中焦，附子偏于温暖下焦。

2. 均能回阳救逆，尤宜于阴寒内盛之四肢厥逆、脉微欲绝、下利清谷，常同用以加强作用，如四逆汤、回阳救急汤。戴元礼有"附子无干姜不热，得甘草则性缓，得桂则补命门。"（《本草纲目·卷十七·附子》）二药相须并用，干姜能增强附子回阳救逆的作用。且附子有毒，配伍干姜后，干姜能减低附子毒性。故附子用于亡阳证，常与干姜配伍。俗谓其有斩将夺关之功，《本草汇言·卷五·附子》载："附子，回阳气，散阴寒，逐冷痰，通关节之猛药也……诸病真阳不足，虚火上升，咽喉不利，饮食不入，服寒药愈甚者，附子乃命门主药，能入其窟穴而招之，引火归原，则浮游之火自熄矣。凡属阳虚阴极之候，肺肾无热证者，服之有起死之殊功。"对于阴寒内盛病证，用之恰当，有起死回生之效。

3. 干姜尚能温肺化饮。附子尚能温肾壮阳。

【用药体会】

二药配伍同用并不限于回阳救逆，对于虚寒病证寒邪重者同用较之单用效果明显。有认为附子能通行十二经，能追复散失欲绝的元阳，因干姜可以降低附子的毒性，所以多同用。笔者对于中焦虚寒者常将二药配伍同用。干姜不唯对中焦阳虚寒盛之腹痛效佳，对于中焦虚寒所致之呕吐、泄泻、下利，也是必用之品。因其健运脾胃，使脾胃升降得序，胃气得降而呕止，脾气得升而泄止。现用其治疗食凉贪冷之胃肠病，其中属于中焦虚寒、寒热错杂者恒多，只要有中阳不足者，干姜效果好。《伤寒论》第 395 条说："大病瘥后，喜唾，久不了了者，胸上有寒，当以丸药温之，宜理中丸"。这就是说，干姜对于中焦虚寒之口水多甚效。干姜温脾，故脾气不足或脾阳虚失于统摄所致的诸证出血，如仲景治吐血不止之柏叶汤、治便脓血之桃花汤均用了干姜。现多用干姜炭以止血。

干姜 细辛

【药性概述】

干姜：见干姜、生姜药对。

细辛：见白芷、细辛药对。

【注意事项】

细辛煎服 1.5~3g。散剂每次服 0.5~1g。①阴虚阳亢头痛，肺热咳喘者忌用。②用量不宜过大。③反藜芦。

【药对主治】

1. 肺寒饮停咳喘，痰多清稀。

2. 中焦虚寒脘腹冷痛。

【应用比较】

1. 均能温里散寒止痛，用于里寒病证。干姜辛热燥烈，用于脾胃虚寒所致胃脘疼痛，泄泻等。为治脾寒要药。细辛温肺亦发散风寒，用于外感风寒以及阳虚外感病证。气盛味烈，芳香走窜。止痛主要用于风湿痹痛，牙痛，头痛等。干姜散寒力量更强。

2. 均能温肺化饮，用于肺寒咳喘，痰多清稀，形寒背冷等，多同用，如小青龙汤、苓甘五味姜辛汤。临床同时使用二药，多用治饮停所致喘咳。

3. 干姜尚能回阳救逆。细辛尚能宣通鼻窍，祛风止痛。

【用药体会】

临床同时使用二药，多用治寒饮停滞所致喘咳，同用散寒作用增强。对于寒痰病证笔者也常选用二药。另外细辛有通窍作用，其配伍皂荚为通关散，用于痰盛关窍阻闭，如中风、痰厥、癫痫、喉闭等，可以其研末入鼻取嚏，据此可以将此方吹鼻治疗胃肠痉挛疼痛。细辛治疗多种疼痛病证，诸如头痛、牙痛、风湿痹痛，尤其是在治疗牙痛方面作用好，对于虫牙、火牙疼痛均有效果，可以将其咬于痛牙上，流口水时吐掉。若口腔溃疡，可以将细辛研粉，用蜂蜜调成糊状，敷肚脐眼。

干姜　黄连

【药性概述】

干姜： 见干姜、生姜药对。

黄连： 苦，寒。①清热燥湿：用于湿热泻痢，湿疹，湿疮，尤以治痢之功显著，为治痢要药。本品苦寒之性重，尤长于祛中焦湿热。②泻火解毒：用于火毒上攻痈肿疮毒、咽喉肿痛及口舌生疮等，温热病之高热心烦、神昏谵语等。亦用于火盛迫血妄行之吐血、衄血等。③清胃止呕：用于胃火炽盛所致呕吐，牙龈红肿，出血等。亦用于肝火横逆犯胃之呕吐吞酸。④清心除烦：用于心火亢盛之烦躁不眠。

【注意事项】

黄连煎服 2~10g。生用清热力较强，炒用能降低其苦寒性，姜汁炙多用于清胃止呕，酒炙多用于上焦热证。外用适量。虚寒证忌用。本品苦燥性较强，过用久服易伤脾胃及阴津。

【药对主治】

1. 寒热错杂之胃脘疼痛，嘈杂嗳气，呕吐吞酸。

2. 泄泻、痢疾。

3. 妊娠恶阻。

【应用比较】

1. 均可治疗呕吐，但药性相反，干姜治疗寒呕，黄连治疗热呕，配伍同用，以治疗心下痞满疼痛、脘腹疼痛、呕吐、泄泻。

2. 干姜能温肺化饮，温中散寒，回阳救逆。黄连能清热燥湿，泻火解毒。

【用药体会】

干姜、黄连配伍同用多取其辛开苦降，如生姜泻心汤、甘草泻心汤、半夏泻心汤、黄连汤。临床可以结合寒热的程度取舍二药的剂量。半夏泻心汤中的关键药物是干姜、黄连的剂量问题，其治疗寒热错杂，在应用方面要掌握好剂量。其关键的辨证指针是舌苔的黄白相间，只要一见到这种舌苔，若胃脘部不适就可以选用。那么方中此二药的剂量就要灵活取舍。若黄苔多则黄连的量重于干姜，若白苔多则干姜的量应重于黄连，否则就会发生辨证正确而用药错误。笔者使用其中二药时，剂量一般不超过 8g。干姜、黄连组成药对，是治疗寒热错杂病证的要药。

小茴香　乌药

【药性概述】

小茴香：见丁香、小茴香药对。

乌药：辛，温。①行气止痛：用于寒凝气滞胸腹胀痛，疝气疼痛。②温肾散寒，用于下元不足，膀胱虚冷之小便频数，小儿遗尿，如缩泉丸，以及疝气，痛经等证。善行下焦之气。

【注意事项】

乌药煎服 3~10g。

【药对主治】

1. 疝气疼痛。

2. 痛经。

3. 脘腹冷痛。

【应用比较】

1. 均能行气散寒止痛，用于寒凝气滞之脘腹冷痛、少腹冷痛、睾丸疼痛，寒疝、痛经等证，同用加强作用，如天台乌药散。小茴香为治疗疝气疼痛的要药，其温散作用强于乌药。

2. 小茴香和胃。乌药温肾。

【用药体会】

小茴香所治的病变部位在于肝、胃，对于气滞证一般是作为辅助药物使用，若慢性溃疡病患者面色少光泽，食欲较差，或天冷时发作，或偶有泛酸，在临床上可以适当配伍小茴香使用，有助于溃疡的愈合。若脘腹部胀痛，嗳气或矢气后略为减轻，可选用之。乌药的行气作用部位较广，可以治疗多个部位病变，笔者认为其主要还是治疗下腹部病变，兼治肺部气滞，这是乌药的一个特点。在治疗气滞病证方面，笔者常将香附、枳实、木香、乌药配伍同用以加强作用，此4药尤对于妇科气滞病证多用。小茴香因为香气太浓，较少应用。

肉桂　桂枝

【药性概述】

桂枝：见白芍、桂枝药对。
肉桂：见艾叶、肉桂药对。

【药对主治】

1. 风湿寒痹。
2. 血寒经闭，痛经。
3. 虚寒胃痛，腹痛。

【应用比较】

1. 均能温散，桂枝为肉桂树的嫩枝，肉桂为肉桂树之树皮，气味浓郁芳香，但在使用方面二者有所不同，桂枝更偏于散，所以外感风寒表证可选用之，对于上肢的病变多用。肉桂更偏于温，尤以温肾阳作用好，所以金匮肾气丸用之。桂枝通行力较肉桂为甚，温通的范围亦较广泛，其一是温通经络，善走四肢，横行肢节，尤以肩臂肢节疼痛为宜，疗风湿痹痛为常用药，如甘草附子汤。其二是温通胸阳，治胸阳不振之胸痹、心痛，如枳实薤白桂枝汤。其三是温通心阳，用于心阳不振之心动悸，脉结代，如炙甘草汤。其四是温暖胞宫，用于血寒经闭、痛经、月经不调，如温经汤。其五是温暖脘腹，用于虚寒胃痛、腹痛，如小建中汤。

2. 均能通阳化气，二者在通阳方面作用机理有所不同。桂枝通阳化气，用于水湿停滞所致之证，其一是用于阴寒阻遏阳气，津液失运之痰饮，如苓桂术甘汤。其二是用于膀胱气化失司之蓄水，如五苓散。《本经疏证·卷四·菌桂》概括为"曰和营，曰通阳，曰利水，曰下气，曰行瘀，曰补中"六大作用。肉桂通阳化气，用于热蕴膀胱，尿闭不通，少腹胀痛，多配以苦寒之知母、黄柏同用，如滋肾丸。

3. 均能温经止痛，用于寒凝致女子月经不调、痛经，如温经汤（用桂枝），艾附暖宫汤（用肉桂）。

4. 桂枝能发散风寒，偏于温通。肉桂能温肾壮阳，引火归原，鼓舞气血生长，偏于温补。为加强作用，也可以同时应用。

【用药体会】

临床上上部病变多用桂枝，笔者对于颈肩部病变尤喜多用之。桂枝的特点是有汗或无汗均可应用。配伍麻黄则发汗力增强，配白芍则调和营卫。下部病变多用肉桂，其用于肾阳不足，命门火衰之畏寒肢冷，腰膝酸软，尿频，遗尿或小便不利，阳痿。肉桂的两个特殊作用是鼓舞气血生长，引火归原，用少量肉桂配伍补气、补血药物同用，能促使补气血药物更好地发挥作用，如十全大补汤，但单用肉桂则不能发挥此作用。

在治疗咽部疾患时，笔者认为肉桂配伍六味地黄丸对于咽喉炎有良好的效果。但在使用时剂量不能太大，根据古代经验，限于 3g 以下，再就是需要配伍养阴药物同用，否则也不能达到引火归原的目的。若量大则具有补火壮阳的特点。因其辛热，温里作用强，又善走血分，容易助火伤阴。

肉桂　黄连

【药性概述】

肉桂：见艾叶、肉桂药对。

黄连：见干姜、黄连药对。

【药对主治】

心火偏亢，心肾不交，怔忡，失眠等。

【应用比较】

1. 肉桂、黄连配伍同用即交泰丸，用于心火亢盛，肾阳不足所致的心肾不交，取黄连苦寒，清心泻火以制偏亢之心阳，不使其炎上；取肉桂辛热，温补下元以扶不足之肾阳，寒热并用，如此可得水火既济，交泰之象遂成，夜寐不宁等证便可自除。《本草新编·卷二·黄连》云："黄连、肉桂，寒热实相反，似乎不可并用，而实有并用而成功者，盖黄连入心，肉桂入肾也……黄连与肉桂同用，则心肾交于顷刻，又何梦之不安乎？"这是寒热并用较为突出的例子。

2. 肉桂尚能温补肾阳，散寒止痛，引火归原，鼓舞气血生长。黄连尚能清热燥湿，泻火解毒，清胃止呕。

【用药体会】

交泰丸中的黄连、肉桂在临床使用中，若入汤剂时剂量不可过大，因为肉桂若量大则温肾壮阳，而黄连量大则苦燥伤阴，会导致阴更伤，火更旺，笔者认为以各 3g 左右为宜。另外根据患者寒热病邪的多寡，需要灵活取舍或调整二味药的剂量，肉桂的剂量控制在 4g 以内，黄连的剂量控制在 6g 以内。治疗失眠常选用交泰丸。

红豆蔻　草豆蔻

【药性概述】

红豆蔻：辛，温。温中散寒，行气止痛，醒脾消食，用于寒湿所致的脘腹冷痛，呕吐，泄泻，不欲饮食，饮酒过多所致病证，其尤善解酒毒，治酒醉。亦可研末掺牙，治疗风寒牙痛。

草豆蔻：辛，温。①燥湿行气：用于脾胃寒湿偏重，气机不畅所致脘腹冷痛。亦用于寒湿内盛，清浊不分而腹痛泻痢者。②温中止呕：用于寒湿内盛，胃气上逆的呕吐。

【注意事项】

红豆蔻煎服 3~6g，生用。阴虚有热者忌用。草豆蔻煎服 3~6g。入汤剂宜后下。入散剂较佳。①阴虚血燥者慎用。②胃火偏盛，口干口渴，大便燥结者忌食或慎用。

【药对主治】

1. 虚寒呕吐。
2. 脘腹冷痛。

【应用比较】

1. 均能温中止呕，行气止痛，用于虚寒呕吐，饮酒过度致呕吐，气滞脘腹冷痛。

2. 草豆蔻燥湿行气，用于气机不畅，湿浊不化之脘腹痞满，食少等，芳香且能化湿。红豆蔻解除酒毒，用于饮酒过度所致呕吐。红豆蔻温中作用类于高良姜。

【用药体会】

红豆蔻、草豆蔻、白豆蔻、肉豆蔻四种豆蔻中，以红豆蔻温燥之性最强，其次是草豆蔻。草豆蔻以"温燥"见长；红豆蔻以"温里"见长，白豆蔻以"温化"见长；肉豆蔻以"温涩"见长（对于肉豆蔻的温涩有争议）。笔者对于虚寒性胃脘疼痛常选用红豆蔻以温中散寒，可代高良姜使用。草豆蔻属于芳香性药材，中焦湿浊较重者常选用之。四种豆蔻以白豆蔻用之最多。

吴茱萸　干姜

【药性概述】

吴茱萸：辛、苦，热。有小毒。①散寒止痛：用于寒凝诸痛及气滞疼痛，尤以中焦虚寒，肝寒上逆之厥阴头痛，干呕，吐涎沫，苔白，脉迟者为宜。也用于寒疝腹痛。②疏肝下气：用于肝郁、肝胃不和之胁痛，口苦，呕吐者。③燥湿止呕：用于胃寒呕吐，湿浊内阻之呕吐。为治呕吐吞酸之要药。④助阳止泻：用于脾肾阳虚，五更泄泻。同时因又能燥湿，对于湿浊泄泻也可选用。以本品研末，用米醋调敷足心（涌泉穴），治口疮和高血压等。

干姜：见干姜、生姜药对。

【注意事项】

吴茱萸煎服 1~5g。外用适量，煎汤洗，研末干掺或调敷。不宜过量或久服，阴虚有热者忌用。

【药对主治】

1. 中焦虚寒所致脘腹冷痛。

2. 虚寒泄泻。

3. 虚寒呕吐。

【应用比较】

1. 均能温暖脾胃，祛寒止痛，主治中焦虚寒，脘腹疼痛等证。吴茱萸的温里作用，主要作用部位在于脾肾，故可用治脾肾阳虚病证，同时也治肝寒病证。由于中医理论不说肝阳虚，所以不说吴茱萸补肝阳，而说散肝寒。干姜为治疗中焦虚寒脘腹冷痛要药。

2. 均能通过温暖中焦而能止呕，用于虚寒性呕吐。吴茱萸用于肝郁化火，肝胃不和呕吐吞酸病证，也用于寒湿内阻恶心、呕吐或干呕吐涎沫。吴茱萸止呕作用强。干姜通过温暖中焦达到止呕作用。

3. 均能温中止泻，用于虚寒性泄泻。吴茱萸因能燥湿，助肾阳而用于脾肾阳虚所致的泄泻，尤以五更泻多用，如四神丸。干姜主要是温暖脾阳而止泻。

4. 吴茱萸能燥湿，疏肝下气，助阳。干姜能温肺化饮，回阳救逆，尤善温暖脾阳。

【用药体会】

吴茱萸、干姜温暖中焦作用好，对于虚寒性疾患可配伍应用。笔者使用吴茱萸的剂量多不大，控制在 6g 左右。吴茱萸虽属于温热之药，但将其外用，可以治疗口舌生疮。《本草纲目·卷三十二·吴茱萸》云："咽喉口舌生疮者，以茱萸末醋调，贴两足心，移夜便愈。其性虽热，而能引热下行，盖亦从治之义，而谓茱萸之性上行不下行者，似不然也。有人治小儿痘疮口噤者，啮茱萸一二粒抹之即开，亦取其辛散耳。"李时珍认为以吴茱萸治疗口疮能达到"移夜便愈"的良好作用。使用的方法是将吴茱萸研细粉以后，用食醋调成糊状，外敷涌泉穴。证诸临床，的确如此。吴茱萸乃是温热之品，何以又能引热下行？这是指虚火上浮，以致于人体上部现热证而下寒，用吴茱萸研末后以醋调敷于涌泉穴，或神阙穴，达到助阳作用，由于人体处于一个动态的平衡状态，将上热而引下，则下寒去，上热亦轻，古云上病下治，引火下行。

吴茱萸　附子

【药性概述】

吴茱萸：见吴茱萸、干姜药对。

附子：见干姜、附子药对。

【药对主治】

1. 腰膝冷痛。

2. 脘腹冷痛。

【应用比较】

1. 均有毒，能温里助阳，散寒止痛，用于肾阳虚所致腰膝冷痛及脾阳虚所致脘腹冷痛等。吴茱萸主治肝寒气滞诸痛，可治疗厥阴头痛、寒疝腹痛、冲任虚寒之痛经、寒湿脚气肿痛，如鸡鸣散。附子主治阳虚诸痛，其上助心阳，中温脾阳，下补肾阳，宜于风寒湿痹周身骨节疼痛，善治寒痹疼痛。

2. 吴茱萸能燥湿，疏肝下气，止呕、止泻。附子能回阳救逆，尤善温补肾阳。

【用药体会】

吴茱萸、附子均为温散里寒的要药，但附子更多用，若脾肾虚寒所致泄泻吴茱萸、附子常配伍同用。陈家谟云附子："口疮久不差，醋面和末贴脚底"。(《本草蒙筌·卷三·附子》) 对于虚火上炎致口疮久不愈，用之贴脚底有效。根据笔者体会，此作用和方法不及肉桂效果好。现在也有用附子、木香、延胡索各 10g，甘草 4g。共研细末，生姜汁调匀，制成药饼，敷于脐腹部疼痛最明显处，用来治疗脾胃虚寒型胃脘痛者。治冻疮（未溃破者）可以将附子 10g，白酒 50g，浸泡半时后，文火慢煎，煎沸 3 分钟后趁热用棉球蘸酒液涂于患处。

吴茱萸　黄连

【药性概述】

吴茱萸：见吴茱萸、干姜药对。

黄连：见干姜、黄连药对。

【药对主治】

呕吐，泛酸。

【应用比较】

1. 均可止呕，但止呕机理不同。吴茱萸温中止呕，治肝寒犯胃之呕酸。黄连清胃止呕，专治胃中湿热之呕吐苦水。二药组成药对，主治肝火犯胃，嘈杂吞酸，呕吐，胁痛，痞结，霍乱转筋。吴茱萸常与生姜同用，如吴茱萸汤。取黄连止呕，常用吴茱萸制用，如萸黄连。

2. 均能燥湿，但机理不一样，组成药对可治疗寒湿或湿热病证，应结合具体病证来选用其剂量。吴茱萸温里燥湿，黄连清热燥湿。

3. 吴茱萸能散寒止痛，疏肝下气，助阳止泻。黄连能泻火解毒，清心胃之火。

【用药体会】

治疗呕吐，吴茱萸、黄连配伍同用作用加强，笔者认为吴茱萸、黄连剂量不能太大，这是因为吴茱萸辛燥，黄连太苦寒之故。黄连大苦大寒，主治胃热呕吐，虽然可以清热，但不能久用，否则必伤元气，或有伤阴之虑。笔者临床使用黄连一般剂量控制在 6g

左右，过量太苦，化燥伤阴，且口感不佳。吴茱萸辛燥也以小剂量使用为宜。

附子　白附子

【药性概述】

附子：见干姜、附子药对。

白附子：见白附子、天南星药对。

【药对主治】

寒湿所致的多种疼痛。

【应用比较】

1.均辛、甘，大热，为燥烈之品，散寒止痛：用于寒湿所致的多种疼痛。

2.附子回阳救逆，温肾壮阳，祛寒止痛，用于阳衰重症，为回阳救逆要药；亦用于肾阳不足所致畏寒肢冷，阳痿，尿频，风湿痹痛，以周身骨节疼痛偏于寒盛者为宜，主治寒痹。附子散寒的范围广，还可用于阳虚外感寒邪，故内外之寒皆可祛。白附子（禹白附）毒性大，祛风化痰，止痉：用于痰阻经络，风痰壅盛所致经脉拘急，抽搐及口眼歪斜，如青州白丸子（《和剂局方·卷一》）。并能疗破伤风所致角弓反张，四肢强直抽搐等，如玉真散。另外对顽固性头痛，偏头痛亦有疗效，其专走上焦。

【用药体会】

附子、白附子散寒作用较强，治疗寒湿重症可以同时选用。白附子为力量较强的祛痰药，而痰包括广义之痰和狭义之痰，通常白附子所治之痰主要是广义之痰，乃治疗风痰的主要药物，风痰阻络所致面部口眼歪斜为其主要适应病证。其祛痰作用强于半夏、天南星，此药的特点是上行作用较好，故对于风痰上壅之证较为多用，

261

如牵正散。笔者使用白附子时剂量多不大，因其燥烈之故。

附子 肉桂

【药性概述】

附子：见干姜、附子药对。

肉桂：见艾叶、肉桂药对。

【药对主治】

1. 肾阳虚衰所致阳痿，腰膝酸冷。

2. 寒邪内侵腰腿疼痛。

3. 脾胃虚寒之脘腹冷痛。

4. 胸阳不振之胸痹心痛，寒疝腹痛。

5. 风寒湿痹痛兼肝肾亏虚者。

【应用比较】

1. 均能温肾壮阳，用于肾阳不足、命门火衰之畏寒肢冷、阳痿、宫寒。特点是辛甘而热，益阳消阴，为补火壮阳要药，常同用，如金匮肾气丸。

2. 均能散寒止痛，用于寒邪内侵或脾胃虚寒之脘腹冷痛，常同用，如桂附理中丸。也用于胸阳不振之胸痹心痛、寒疝腹痛、腰腿疼痛、风寒湿痹。止痛力强，乃治寒痹要药。其辛热温散，善去痼冷沉寒而止痛。

3. 附子入气分，味甘大热，散寒止痛力强，可回阳救逆。肉桂走血分，以温经通脉作用好，引火归原，鼓舞气血生长。

【用药体会】

附子、肉桂均为强有力的温补肾阳的药物，但现在的中药书籍均记载"温肾助阳"，或"补火助阳"，笔者认为此说并不妥当。这里要明确一下助阳、补阳、壮阳三者的区别。①助阳：其作用不强，多是针对一些作用平和之品而言，如菟丝子、沙苑子等。②补阳：包括补心阳、脾阳、肾阳，附子主要作用的部位是肾阳，显然对此用补阳并不十分恰当。③壮阳：主要针对的是肾阳，并且力量强才能云壮阳，而附子、肉桂恰恰就是温补力量很强的药物，在功效表述方面就应该使用"壮阳"，因此笔者认为，附子、肉桂的这一作用应该是"温肾壮阳"或"补火壮阳"。临床使用附子一般不会出现动血现象，而肉桂走血分，剂量不能过大，否则容易导致出血，如牙龈出血、鼻子出血、眼睛充血等。笔者在临床上使用制附子时剂量多较大，配伍甘草可以缓解其毒性，而使用肉桂则剂量控制在 6g 左右，若使用交泰丸（黄连、肉桂）时，肉桂的量控制在 4g 以下。

附子　细辛

【药性概述】

附子：见干姜、附子药对。

细辛：见干姜、细辛药对。

【药对主治】

1. 阳虚寒邪内侵恶寒发热。

2. 风湿痹痛。

【应用比较】

1. 均能温里散寒，助阳，止痛，尤宜于阳虚外感寒邪入里所致恶寒，发热，脉沉，如麻黄附子细辛汤。附子温五脏之阳，外则达皮毛而除表寒，内则温脏腑而祛冷痛，其祛寒或为表寒，或为里寒，凡症见肌肉关节疼痛，活动不利，痛如锥刺，得热则减，遇寒加重，畏寒肢冷，辨证为寒气胜者，即可投以附子。其辛散作用弱于细辛。

2. 均治疗风湿痹痛，细辛配伍附子能祛沉寒，附子乃是治疗寒痹要药，如《金匮要略》之桂枝去芍药加麻黄附子细辛汤，原方虽为治疗阳虚阴凝，水饮不消病证，但实际是可以用治风湿痹痛的。另外细辛通过祛风而止痹痛，如独活寄生汤。

3. 附子散寒作用强，又能回阳救逆，温肾壮阳。细辛发散风寒，宣通鼻窍，温肺化饮。

【用药体会】

在治疗风湿痹痛方面，附子、细辛配伍主要是治疗寒湿较重的痹痛。由于细辛的止痛作用好，故用治牙痛，参看牙痛漱口液（方见白芷、细辛药对）。细辛也治疗口臭，陶弘景云细辛"含之，去口臭"。是将细辛研末后含于口中具有香口祛臭的作用，《本草纲目》引《圣惠方》的方法是将细辛煮浓汁后热含冷吐。从配伍来说，可以将细辛与具有香口祛臭的砂仁、白豆蔻、藿香等组方一起应用。细辛气清而不浊，善降浊气而升清，作为内服药只可少用而不可多用，只可共用而不可独用。

荜茇　荜澄茄

【药性概述】

荜茇：辛，热。①温中散寒：用治胃寒呕吐、呃逆、泄泻等。②下气止痛：用于虚寒胃痛，腹痛。此外，以本品配胡椒研末，填塞龋齿孔中，可治龋齿疼痛。

荜澄茄：辛，温。①温中散寒：用于胃寒脘腹冷痛、呕吐、呃逆，功似荜茇。②行气止痛：用于寒凝气滞寒疝腹痛。此外，治下焦虚寒之小便不利或寒湿郁滞之小便浑浊。

【注意事项】

荜茇煎服 1.5~3g。外用适量。作食物一般是腌菜食用。实热、阴虚火旺者禁服。《本草纲目·卷十四》云："辛热耗散，能动脾肺之火，多用令人目昏，食料尤不宜之"。《本草衍义·卷十·荜茇》云："多服走泄真气，令人肠虚下重"。荜澄茄煎服 1.5~3g。作泡菜应用。阴虚火旺证、干燥综合征、结核病、糖尿病者忌食。《本经逢原·卷三》："阴虚血分有热，发热咳嗽禁用"。

【药对主治】

1. 胃寒呕吐。
2. 脘腹疼痛。

【应用比较】

1. 均能温中止呕，散寒止痛，用于脾胃虚寒脘腹疼痛，呕吐病证。

2. 荜茇温热力较强，专除中焦沉寒，作用强于荜澄茄。荜澄茄温暖肾与膀胱，用治寒证小便不利，小便浑浊。

【用药体会】

荜澄茄、荜茇作用相似，但临床用之不多，而将其作为食物应用，尤其是在腌菜时加入本品，可以防止泡菜、腌菜变味。荜澄茄作用与胡椒相似，对于胃寒疼痛可选用，亦可作为胡椒的代用品。

荜茇　草果

【药性概述】

荜茇：见荜茇、荜澄茄药对。

草果：辛，温。①燥湿温中：用于寒湿偏盛之脘腹冷痛，呕吐泄泻，舌苔浊腻。其辛温燥烈，气浓味厚，作用强于草豆蔻。②除痰截疟：用于疟疾，多配常山、槟榔等同用。

【注意事项】

草果煎服 3~6g。①阴虚血燥者慎用。气虚或血亏，无寒湿实邪者忌服。《本草蒙筌·卷二·草果》云："大耗元阳，老弱虚羸，切宜戒之"。②湿热者不宜。因草果温燥，容易助火伤阴之故。

【药对主治】

胃寒冷痛。

【应用比较】

1. 均能温中散寒，用于胃寒冷痛，吐泻，辛热燥散，作用较强。从临床来看，二药使用并不多。

2. 荜茇能行气止痛。草果能除痰截疟，由于中医有无痰不成疟的说法，所以此处所云除痰，并非是祛除呼吸道的痰，而是祛除疟疾的病因之痰。

【用药体会】

荜茇、草果可作为调味香料。草果具有特殊浓郁的辛辣香味，能除腥气，增进食欲，是烹调佐料中的佳品，其清香可口，又驱避膻臭，尤善祛寒湿，其功似草豆蔻而又甚于草豆蔻。草果祛除湿浊作用好，明代吴又可治疗瘟疫名方达原饮中配伍有草果，即取其芳香透达膜原湿浊之邪。临床上尤其是舌苔厚腻难化时，加用草果则有良效。同时又能防止油腻、生冷、气滞，予以芳香化湿，醒脾开胃，达到良好效果。有认为草果的功效类于草豆蔻而又强于草豆蔻，但温燥之性却弱于草豆蔻。

高良姜　干姜

【药性概述】

高良姜：辛，热。①散寒止痛：用于脾胃虚寒之脘腹冷痛，配伍干姜同用，如二姜丸。本品为治脘腹冷痛之常用药。②温中止呕：用于胃寒呕吐，或肝寒犯胃呕吐，配伍香附同用，如良附丸。

干姜：见生姜、茶叶药对。

高良姜煎服 3~6g。热证及阴虚火旺者忌服，孕妇慎服。

1. 脾胃虚寒之脘腹冷痛，泄泻。

2. 胃寒呕吐，或肝寒犯胃呕吐清水，口淡不渴。

1. 均温中散寒止痛，用于中焦虚寒证，如脘腹冷痛、呕吐、腹痛泄泻，或肝寒犯胃呕吐清水，口淡不渴，作用颇为显著。二药常同用，如二姜丸。

2. 高良姜主治胃寒脘腹冷痛、呕逆之证。温中作用似干姜而强于干姜。《本草汇言·卷二·草部·芳香类》云："高良姜，祛寒湿，温脾胃之药也。若老人脾肾虚寒，泄泻自利，妇人心胃暴痛，因气怒，因寒痰者，此药辛热纯阳，除一切沉寒痼冷，功与桂、附同等"。干姜主治脾寒腹痛，泄泻之证。又能回阳救逆，温肺化饮。《本草求真·卷四》云良姜："同姜、附则能入胃散寒；同香附则能除寒祛郁。若伤暑泄泻，实热腹痛切忌。此虽与干姜性同，但干姜经炮经制，则能以祛内寒，此则辛散之极，故能以辟外寒之气也"。这是讲高良姜治疗的部位较干姜要浅一些。

高良姜、干姜均为温中药物，高良姜乃是治疗胃寒病证的首选药物，干姜乃是治疗脾寒的首选药物，临床见有呕吐清水者，高良姜作用好。若对于胃寒证，尚可以用其种子红豆蔻代用之。红豆蔻治胃痛功同高良姜，但温性更胜。对于脾胃虚寒者，笔者喜将高良姜、干姜同用。临床上红豆蔻、高良姜可以互相代用。若属于虚寒病证，用红豆蔻，若寒湿重者用高良姜。

高良姜　生姜

【药性概述】

高良姜：见高良姜、干姜药对。

生姜：见生姜、茶叶药对。

【药对主治】

脾胃虚寒呕吐。

【应用比较】

1.均能温中散寒止呕，用于胃中虚寒呕吐。

2.高良姜散胃寒而止痛作用好。生姜辛重于温，偏于走表，散风寒而解表，和胃气而止呕作用好，尤为治疗呕吐要药。

【用药体会】

高良姜温胃寒的作用好，凡胃寒凝滞，为首选之品。高良姜可用于制作印度香，气香，味辛辣。以色红棕，香气浓，味正者为佳。同时良姜粉为五香粉原料之一。若胃寒冷痛，即可以用五香粉。

高良姜　花椒

【药性概述】

高良姜：见高良姜、干姜药对。

花椒：辛，热。有小毒。①温中止痛：用于脾胃虚寒之脘腹冷痛，呕吐，不思饮食，本品为治中寒腹痛常用药物。又兼能燥湿，可治寒湿吐泻。②杀虫止痒：其一对蛔虫有驱杀作用，亦用于蛔虫所致腹痛，吐蛔；其二用于疥疮，皮肤湿疹瘙痒，阴痒等，常同其他杀虫药煎水后熏洗；其三能防止药物等被虫蛀，保管易被虫蛀的药物常加入花椒。

第七章　温里药对
【注意事项】

花椒煎服 3~6g。外用适量，煎汤含漱、熏洗，或研末调敷。①热证及阴虚火旺者忌服，孕妇慎服。②过多食用易消耗肠道水分造成便秘。③花椒受潮后会生白膜、变味。保管时要放在干燥的地方，注意防潮。

【药对主治】

1.脾胃虚寒，脘腹冷痛。

2.呕吐，泄泻。

【应用比较】

1.均能温中散寒止痛，用于脾胃虚寒脘腹冷痛，呕吐泄泻等，如大建中汤（用花椒），良附丸（用高良姜）。二药散寒力强。

2.高良姜主治暴冷，对于胃寒呕吐多用。花椒偏治沉寒，又能杀虫，止痒。

【用药体会】

高良姜、花椒均为辛热之品，温散寒邪作用强，对于胃寒证可配伍应用，内服时花椒剂量不宜过大。花椒的主要作用是杀虫，一是可以治疗肠道寄生虫，尤其是蛔虫。二是用治皮肤寄生虫，以及导致皮肤瘙痒的疥癣。存放粮食时放入花椒，可以防虫。在油脂中放入适量的花椒末，可防止油脂变味。在菜橱内放置鲜花椒，可防蚂蚁。花椒具有麻味，也称辛味。在中医学理论中，将麻味归入到辛味里，花椒是代表。

269

高良姜　香附

【药性概述】

高良姜：见高良姜、干姜药对。

香附：见木香、香附药对。

【药对主治】

寒凝气滞，胸腹胀满，冷痛吐酸。

【应用比较】

1. 用于忧恚起病，胸胁胀闷较甚者，二药配伍同用即良附丸，其中以高良姜温散寒邪，以香附行气止痛，并根据寒凝气滞程度，灵活取舍二药的剂量。因受寒或饮食生冷起病导致胃脘痛甚，形寒喜温者，可重用高良姜，气滞甚者重用香附。

2. 高良姜散寒止痛，温中止呕。香附疏肝解郁，调经止痛。李时珍称其为"气病之总司，女科之主帅"。

【用药体会】

高良姜、香附二药配伍，《良方集腋》名良附丸，同用治疗胃痛。《串雅·内编·卷一》名独步散，治心脾气痛，胸脘寒气结聚致痛，香附行气解郁，良姜暖胃散寒，乃是治疗胃脘冷痛的佳配。高良姜的温里作用很好，主治胃寒证。《本草汇言·卷二》云："祛寒湿，温脾胃，凡脾肾虚寒，泄泻自利，心胃暴痛，沉寒痼冷，皆能治之"。其对于胃寒重证具有很好的治疗效果。而香附疏肝解郁作用好，若肝气犯胃亦为要药。笔者治疗虚寒性胃痛，将二药作为常用之品。

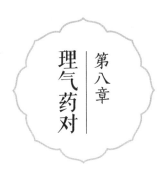

第八章 理气药对

大腹皮　五加皮

【药性概述】

大腹皮：辛，微温。①行气宽中：用于食积气滞的脘腹胀闷、大便秘结或泻而不爽。亦治湿阻气滞之脘腹胀满。②利水消肿：用于水肿，小便不利，脚气肿痛，二便不利。

五加皮：辛、苦，温。①祛除风湿，补益肝肾，强壮筋骨：用于风湿痹痛而肝肾亏损，筋骨痿软。为起痿弱之要药，对体虚乏力用之尤宜，可单用浸酒服，为强壮性祛风湿药。②利水消肿：用于水肿，小便不利，脚气肿痛。

【注意事项】

大腹皮煎服 5~10g。气虚体弱者慎用。五加皮煎服 5~10g。既可煎服，亦可浸酒、入丸散服。阴虚火旺者慎用。

【药对主治】

水肿，小便不利。

【应用比较】

1. 均能利水消肿，用于皮肤水肿、小便不利，可以同用。

2. 大腹皮的利水消肿作用强于五加皮。大腹皮主治腹部水肿，五加皮亦治脚气浮肿，尤以肾虚水肿多用。

【用药体会】

大腹皮、五加皮均为利水之品，人腹皮利水作用更强一些。笔者对于腰痛而有体偏重者常将二药组成药对而用。大腹皮主治水肿兼有气滞者为好，根据其利水作用，笔者常用其治疗肥胖病证，尤其是腹部大，肥胖，常选用之。治疗肥胖，笔者常选用"三皮"，即大腹皮、茯苓皮、冬瓜皮。笔者验方山楂瘦身汤（方见山楂、莱菔子药对）中配伍有大腹皮。

木香　乌药

【药性概述】

木香：辛、苦，温。行气止痛：用于脾胃气滞所致的脘腹胀痛、食少呕吐等证，以及湿热泻痢后重者。本品辛行苦泄，药性温通，芳香气烈而味厚，善行脾胃、大肠之滞气而止痛，为行气止痛之要药。此外，于补益药中，少佐本品，可使其补而不腻。

乌药：见小茴香、乌药药对。

【注意事项】

木香煎服 3~10g。生用专于行气，煨用有止泻之效。阴虚者宜慎用。

【药对主治】

气滞病证之胸腹胀满疼痛。

【应用比较】

1.均用于气滞所致多部位疼痛，如胸痛、腹痛、胃痛、疝气疼痛、睾丸疼痛，可以同用，如天台乌药散、五磨饮子。

2.木香行气作用强于乌药，芳香温通，脾胃气滞多用。乌药行气散寒作用范围广，能上通肺脾，行散胸腹滞气，下达肾与膀胱，温散膀胱冷气，以及疝气作痛，妇女痛经等，尤以少腹气滞疼痛多用，如四磨汤。

【用药体会】

木香辛温，笔者临床使用木香时，剂量限制在 6g 以内。因为木香虽行气，但同时也耗气。先师熊魁梧曾治 1 例胃溃疡患者，前医投以香砂六君子汤，并无效果，后延熊师诊之，仍投以香砂六君子汤竟有奇效，病家不解，我等学生亦不解，乃求教于师，师云：诸医皆以木香行气，而不知亦耗气耳，若妄用之，剂量偏大，非但无效，反致疼痛更甚。胃溃疡者，病程多长，木香量大，非行气实乃耗气耳，气耗则疼痛更重，由此形成恶性循环，故切不可急功近利。熊师有时又将香砂六君子汤中木香改为香附，因香附不耗气之故。在治疗月经疾病时，老师的经验是一般也只用 6g，因此笔者在临床中严格遵循老师的用药经验，适当控制木香的用量。现临床也有大剂量用木香者，这纯属个人用药体会，不可强求一致。

乌药的行气作用较广，可以治疗多个部位病变。笔者认为其主要还是治疗下腹部病变，兼治肺部气滞。在治疗气滞病证方面，笔者常将香附、枳实、木香、乌药四药同用，尤对于妇科气滞病证多用，笔者验方香附调经汤（方见木香、香附药对）中选用四药。

木香　香附

【药性概述】

木香：见木香、乌药药对。

香附：辛、微甘、微苦，平。①疏肝解郁：用于肝郁气滞所致的胁肋胀痛等证。还可用于气、血、痰、食、湿、热诸郁所致的胸膈满闷，吞酸呕吐等证。乃疏肝、行气、解郁要药。②调经止痛：用于肝郁气滞的月经不调、痛经等证。李时珍称其为"气病之总司，女科之主帅"。

【注意事项】

香附煎服 6~10g。醋制止痛作用增强。气虚无滞，阴虚血热者忌用。

【药对主治】

1. 气滞脘腹胀痛、胁肋胀痛。
2. 月经不调，痛经。

【应用比较】

1. 均治疗脾胃气滞、脘腹胀痛、食少诸证，可配伍应用，如木香顺气丸。也用于气滞之月经不调，痛经。

2. 木香药性偏燥，主入脾胃，善治脾胃气滞之食积不化，泻痢里急后重，兼可用于胁痛、黄疸、疝气疼痛以及胸痹心痛，为理气止痛之要药。香附性质平和，能疏肝解郁，用于肝气郁结之胁肋胀痛，乳房胀痛，疝气疼痛，如柴胡疏肝散。尤为调经止痛要药，用于月经不调，痛经，癥瘕疼痛等证，如四制香附丸。善治气病，"为女科之仙药"（《本草纲目·卷四》）。

【用药体会】

香附有气中之血药之谓，李时珍说香附乃"气病之总司，女科之主帅"。即概括了香附的作用。在多年的临床中，笔者验方"香附调经汤"治疗月经不调配伍有二药。组成：香附 15g，郁金 15g，当归 15g，白芍 15g，川芎 10g，佛手 15g，玫瑰花 15g，生山楂 15g，延胡索 15g，乌药 10g，枳实 10g，木香 6g。功效：行气活血，调经止痛。主治女子月经不调，痛经，闭经以及胸胁疼痛，胀满不适。水煎服。也可以做成丸剂、膏剂内服。此方对于多种原因所致月经不调均可使用，包括寒热虚实证。若月经提前，多为热邪，加用黄芩，若月经延后，多为寒邪，加用桂枝。

木香　黄连

【药性概述】

木香：见木香、乌药药对。

黄连：见干姜、黄连药对。

【药对主治】

湿热痢疾。

【应用比较】

1. 黄连清热燥湿，木香行气止痛，二药配伍具有清热燥湿、行气化滞之功，用于湿热痢疾，下痢赤白如鱼脑，腹痛不可堪忍，日夜无节度，里急后重，冷热不调，泄泻烦渴，米谷不化，腹胀肠鸣，胁肋胀满，不思饮食等，即香连丸。其中木香取行气则后重自除。

2. 木香行气方面既用于胃肠气滞，也用于肝胆气滞病变，乃是气滞病变要药。黄连能泻火解毒，清胃止呕，清心除烦。

【用药体会】

香连丸为经典配方，组成药对，主治湿热下痢，乃中成药，剂量固定配伍。若水煎剂时，对于方中剂量应灵活掌握，黄连极苦，容易伤阳气，木香量大，极易耗气，不可久用。此配伍亦用治消化不良。若泄泻病证笔者配伍选用此二药时，各自剂量多控制在6g以内。

沉香　乌药

【药性概述】

沉香：辛、苦，微温。①行气止痛：用于寒凝气滞的胸腹胀痛，脾胃虚寒之脘腹冷痛。②温中止呕：用于胃寒呕吐清水及呃逆等证。③纳气平喘：用于下元虚冷，肾不纳气之虚喘证。

乌药：见小茴香、乌药药对。

【注意事项】

沉香煎服 1~5g。宜后下。亦可入丸散，每次 0.5~1g。阴亏火旺，气虚下陷者慎服。

【药对主治】

1.胸腹气滞胀满疼痛。

2.胸闷气短，呕吐。

【应用比较】

1.均能行气散寒，用于胸腹气滞胀满疼痛，更多用于下腹部气滞证。同用则作用更好，如四磨汤、五磨饮子。乌药对于胸腹部一切气滞证无处不达。沉香行气不伤正气，温中不助火。

2.均能温肾，治疗肾寒证，但适应证不同。沉香苦泄下行，温肾之功胜于乌药，善治肾不纳气喘促。乌药善治肾虚膀胱失约导致小便约束失司之尿频。

3.沉香以纳气平喘为主要作用。乌药以行气止痛为主要作用。

【用药体会】

沉香、乌药同用治疗胸腹部气滞病证，乌药的行气作用虽不及木香、香附多用，但其行气的部位则较广。从临床来看，乌药的行气作用强于香附。《本草求真·卷四》云乌药："功与木香、香附同为一类，但木香苦温，入脾爽滞，每于食积则宜；香附辛苦，入肝、胆二经，开郁散结，每于忧郁则妙；此则逆邪横胸，无处不达，故用以为胸腹逆邪要药耳"。所以乌药除治疗下部气滞以外，也能治疗胸部气滞是其特点。即上中下三焦气滞病证皆可应用。笔者尤其喜用乌药行气止痛，治疗胸腹部位的疼痛病证。治疗妇科的月经不调，笔者多将其为首选。若胸腹部气滞将乌药、沉香同用行气作用好，笔者使用沉香时，剂量多不大。

沉香 檀香

【药性概述】

沉香：见沉香、乌药药对。

檀香：辛，温。行气止痛，散寒调中：用于寒凝气滞之胸腹冷痛，食少呕吐，胸痹绞痛。本品辛散温通，气味芳香，善理脾胃，调肺气，利胸膈，偏治胸膈气滞病证。

【注意事项】

檀香煎服 2~5g。入煎剂宜后下。若入丸散，1~3g。阴虚火旺、实热吐血者慎用。

【药对主治】

1. 气滞病证，胸腹胀满疼痛。

2. 呕吐。

【应用比较】

1. 均能行气止痛，用于胸腹气滞，闷胀作痛。沉香行气而以中下焦病变为主。檀香行气而以中上焦病变为主。

2. 均能温中散寒止呕，用于脾胃虚寒所致呕吐、呃逆诸证。沉香作用强于檀香。

3. 沉香纳气平喘，用于肾虚气逆喘促证。其降逆气，调胃气，纳肾气。檀香尚能用于气滞血瘀所致胃脘疼痛，胸痛，如丹参饮。

【用药体会】

沉香入煎剂的效果不如散剂、丸剂佳。加之沉香的价格较贵，所以以入丸散剂多用。檀香的作用主要是治疗气滞胀痛，以胸部，上腹部病证多用，其行气兼走血分，故也治疗血瘀病证。尤以治疗心胸部位的病证较好。通常所云以行气为主，若既治气分病亦治血分病可以配伍香附、玫瑰花、延胡索、川芎、郁金等同用。檀香现用来治疗冠心病心绞痛，解除胸闷作用好，能宣散气郁。笔者对于胸部气滞病证将檀香作为常用之品，但剂量予以控制，多不超过6g。若喘息选用沉香时一般也不用太大剂量。

陈皮　青皮

【药性概述】

陈皮：见半夏、陈皮药对。

青皮：苦、辛，温。①疏肝破气：用于肝气郁结所致的胸胁胀痛，乳房胀痛及疝气痛等证。②消积化滞：用于食积气滞的脘腹痞闷胀痛等证。此外，取破气散结作用，用于气滞血瘀所致的癥瘕积聚，以及久疟痞块等证。

【注意事项】

青皮煎服 3~10g。醋炙疏肝止痛力强。气虚者忌用。

【药对主治】

1.气滞所致胸胁胀痛，乳房胀痛。

2.食积所致脘腹胀满。

【应用比较】

1.均能行气：可配伍同用，如木香槟榔丸。陈皮作用平和，青皮行气力量强于陈皮，故云其为破气之品。从治疗的脏腑来说，陈皮力缓，主治脾肺气滞病变。青皮力猛破气，主治肝胃气滞病变。有陈皮治高，青皮治低的说法。其实陈皮仍以降气为主，只是与青皮相比较而言，治疗部位较高。

2. 均能化痰，可以治疗痰证，但在表述时多直接云陈皮具有化痰之功，而不云青皮化痰。

3. 关于药材：青皮为橘之未成熟的果实，而陈皮为橘之果皮，陈皮因陈久者其辛辣气味稍减，气味缓和，性不甚利，质量较优，药用效果好，新鲜者因辛辣，气味比较燥烈，容易上火，而经过存贮以后，为陈久者，气味缓和，质量较优，故名陈皮，尤以广东新会、化州者为优，又称新会皮、广陈皮。因其色黄，《本草纲目·卷三十·橘》又称其为黄橘皮。"橘皮宽膈降气，消痰饮，极有殊功。他药贵新，惟此贵陈"。入药以皮薄、片大、色红、油润、香气浓郁者为佳。青皮以个匀、质硬、体重、肉厚、瓤小、香气浓者为佳。《本草纲目·卷三十·橘》称青皮为"青橘皮"，并说"青橘皮乃橘之未黄而青色者，薄而光，其气芳烈"。《中华人民共和国药典》以"青皮"为正名。而现在临床上所称青橘皮指的是青皮与橘皮两种药。

橘红性味功效似橘皮，但较橘皮温燥，燥湿化痰作用较橘皮力强，行气健脾较橘皮稍逊。按照《本草纲目》所载，橘红应为橘之外层果皮，称为广橘红，另有化橘红，即化州柚皮，化橘红化痰作用优于广橘红。但现在临床所用橘红为柚的外果皮。橘红燥湿化痰作用强于橘皮，陈皮性平和，理气健脾作用强于橘红。

4. 陈皮能健脾和中，燥湿化痰，降逆止呕，功在中、上二焦。青皮能疏肝散结，功在中、下二焦。

【用药体会】

笔者临床对于肝胃气滞病证常同用陈皮、青皮。在化痰药中，陈皮是最常用之药，其行而不峻，温而不燥，运而不峻，辛而不烈，作用平和。此乃与青皮的区别要点。笔者认为二药同用可以照顾多个脏腑病变。青皮破气力量强，笔者尤其喜用其治疗肝区疼痛，对于现在所云肝硬化、肿块、肝炎所致胁肋疼痛作用好。除肿瘤外，剂量不宜太大。若郁滞较盛者，用此药疏肝作用佳。在疏肝方面，作用强于香附。青皮主要是治疗气分的病变。本草著作云其治疗癥瘕，而癥瘕多为血分病证，所以青皮虽云解郁治疗气分病证，其实也是擅长治疗血分病证的，但治疗血分证又不及郁金、姜黄等部位深。

青皮　预知子

【药性概述】

青皮：见陈皮、青皮药对。

预知子：甘，微寒。①疏肝理气：用于肝郁气滞，肝胃不和之胸胁脘腹胀痛。②散结止痛：用于疝气疼痛，腰痛，痛经。也用于瘰疬痰核。近年临床还用治乳腺癌以及消化道肿瘤。③利尿：用于石淋，小便不利等证。

【注意事项】

预知子煎服 3~10g。脾虚泄泻者慎服。

【药对主治】

1. 肝郁胸胁脘腹胀痛。

2. 癥瘕、积聚、痞块。

【应用比较】

1. 均能疏肝解郁，宜于肝气郁结所致乳房胀痛，肿块，局部疼痛，同用作用加强。

2. 均能散结止痛，用于身体各个部位的肿瘤、结节疼痛。

3. 青皮消积化滞。预知子重在散结，现用其抗肿瘤，亦能利尿。

【用药体会】

青皮、预知子（八月札）疏肝作用佳。在疏肝方面，作用强于香附。笔者在临床上治疗胁内疼痛、肝硬化、各种肿瘤、乳腺增生、结节、癥瘕积聚、痞块，尤喜将青皮、预知子配伍同用。现认为二药均有抗癌作用，尤其是对于乳腺增生配伍香附、佛手效果好，若乳腺癌手术后用来预防其复发，消除肿块也有效果。笔者验方消癖汤（方见夏枯草、猫爪草）治疗各种肿瘤配伍有二药。青皮主要是治疗气分的病变，而癥瘕多为血分病证，所以青皮虽云解郁，其实也是能除瘀的，笔者将青皮作为治疗气滞重症要药。

玫瑰花　佛手

【药性概述】

玫瑰花：见月季花、玫瑰花药对。

佛手：辛、苦，温。①疏肝解郁：用于肝郁气滞及肝胃不和之胸胁胀痛、脘腹痞满等。②理气和中：用于脾胃气滞之脘腹胀满、呕恶食少等。此乃芳香醒脾常用之药。③燥湿化痰：用于咳嗽痰多，胸闷胸痛之证。

【注意事项】

佛手煎服 3~10g。①易耗气，气虚之人不宜食用。②阴虚之人少用。《本草便读·果部》："阴血不足者，亦嫌其燥耳"。

【药对主治】

1. 肝郁胁肋胀痛，心情郁闷。

2. 气滞脘腹胀满。

3. 纳食不佳。

【应用比较】

1. 均疏肝解郁，用于肝郁犯胃之胸胁脘腹胀痛，呕恶食少，芳香行气止痛之功作用好。

2. 均理气和中，用于脾胃气滞脘腹胀满，食少纳差。

3. 玫瑰花活血化瘀，调经止痛。佛手燥湿化痰。

【用药体会】

玫瑰花、佛手药性温和，可舒发体内郁气，浓郁的芳香气味具松弛情绪紧张的特性，缓解疲惫的肌肤、舒缓气机，起到静心、安抚、解郁的功效。笔者尤其喜用二药治疗肝郁、脾胃气滞、妇科病证。其平和而无燥烈之弊。笔者验方疏肝散结汤配伍有二药。组成：枳实 10g，浙贝母 15g，八月札 15g，僵蚕 15g，当归 15g，延胡索 15g，玫瑰花 15g，生山楂 15g，丝瓜络 30g，橘核 15g，川芎 10g，赤芍 10g，夏枯草 15g，佛手 15g。功效：疏肝理气，化痰散瘀。主治乳癖（乳腺增生），乳房胀痛，尤以行经前表现明显。亦用于肝气郁结心情不畅，胁肋疼痛，月经不调。

玫瑰花　绿萼梅

【药性概述】

玫瑰花：见月季花、玫瑰花药对。

绿萼梅：微酸、涩，平。①疏肝解郁：用于肝胃气滞之胁肋胀痛，脘腹痞满，嗳气纳呆等。②和中化痰：用于痰气郁结之梅核气。

【注意事项】

绿萼梅煎服 3~5g。其虽然作用平和，但久用之，伤阴耗气。

【药对主治】

气郁之胁痛，胃脘作痛。

【应用比较】

1. 均能疏肝解郁，用于肝胃不和所致的胁痛，脘闷，胃脘作痛等。二药作用平和。

2. 玫瑰花兼入血分，能活血止痛，用于气血郁滞所致月经不调，经前乳房胀痛，损伤作痛等。梅花（绿萼梅）理气化痰，用于痰气交阻所致的梅核气，咽中如有物鲠之证。

【用药体会】

玫瑰花、绿萼梅均疏肝解郁，笔者常将二药配伍用于肝气郁结病证，以玫瑰花多用。梅花入药以白梅花作用更好一些，根据其解郁作用，笔者常用其治疗梅核气，若咽部有异物感将其为首选之品。二药亦可泡水饮服。

荔枝核　川楝子

【药性概述】

荔枝核：辛、微苦，温。行气散结，散寒止痛：用于肝经寒凝气滞所致的疝气、睾丸肿痛，还可用于寒性的胃脘疼痛或妇人气滞血瘀之痛经、产后腹痛等。

川楝子：见延胡索、川楝子药对。

【注意事项】

荔枝核煎服 5~10g。或入丸散剂。妊娠者忌用。

【药对主治】

肝气郁结所致疝痛，睾丸作痛，胃痛，腹痛。

【应用比较】

1. 均能理气止痛，用于肝郁气滞气郁化火所致心腹胁肋疼痛，二药也通过行气而散结，用于疝气疼痛，睾丸作痛。

2. 荔枝核治疗胃脘气滞病证。川楝子疏肝解郁，主治肝气郁滞的病证，其苦味较重，使用时剂量不能太大。

【用药体会】

荔枝核、川楝子对于结肿病证可配伍应用，笔者治疗诸如乳腺结节、睾丸肿痛常将二药配伍同用。李时珍说"荔枝核入厥阴，行散滞气，其实双结而核肖睾丸，故其治颓疝卵肿，有述类象形之义"。(《本草纲目·卷三十一》) 这是讲荔枝核主治阴部疾患，尤以睾丸肿胀疼痛为好，因其散结也用其治疗乳房肿痛，但作用不强。对于肝经寒凝气滞所致疝痛，肝气郁滞胃脘久痛及妇人气滞血瘀致经前腹痛或产后腹痛可以选用。

荔枝核　橘核

【药性概述】

荔枝核：见荔枝核、川楝子药对。

橘核：苦，平。行气散结止痛，用于睾丸肿胀作痛，疝气疼痛，乳房胀痛，乳痈。

【注意事项】

橘核煎服 3~10g。

【药对主治】

肝郁气滞所致疝痛，睾丸作痛。

【应用比较】

根据中医理论认识，"核"有散结的特点，荔枝核、橘核均能行气散结止痛，用于睾丸肿痛，疝气疼痛，乳房肿痛等，偏于治阴部病变的肿痛，其散结作用较好。可以配伍应用，如橘核丸。由于橘核的药材较荔枝核要轻，其治疗的病变部位偏上，故胸部病证多用橘核，而荔枝核多用治阴部病证。

【用药体会】

荔枝核、橘核为作用较弱的散结止痛之品，功效基本相似，荔枝核治疗的部位偏下，橘核治疗的部位偏上，笔者对于乳腺结节、增生常选用之。《本草衍义·卷十八·胡桃》载："有人患酒齄风，鼻上赤，将橘子核微炒，为末，每用一钱匕，研胡桃肉一个，同以温酒调服，以知为度"。这是讲用胡桃仁与橘核同用可以治疗酒渣鼻。临床以消结节多用。

枳壳　防风

【药性概述】

枳壳：见桔梗、枳壳药对。

防风：见羌活、防风药对。

【药对主治】

1. 皮肤瘙痒。

2. 过敏性疾病。

【应用比较】

1. 均能祛风止痒，现用于治疗某些过敏性疾病，如荨麻疹，皮肤瘙痒，皮肤划痕症，同用则作用更好。

2. 枳壳行气化痰，宽中除胀。防风发散风寒，胜湿止痛，祛风止痉，为风药之润剂，治风之通用药。

【用药体会】

枳壳、防风配伍应用，对于一些过敏性疾病具有良好作用，如荨麻疹、鼻炎。《神农本草经·中品》记载枳实（含枳壳）"主大风在皮肤中，如麻豆苦痒"。这里的"麻豆苦痒"，即是因为一些过敏源引起的皮肤起风疙瘩，瘙痒，笔者对于荨麻疹、过敏性鼻炎、过敏性哮喘，常选用二药。现代研究认为二药均具有抗过敏作用。笔者验方枳壳抗敏汤（方见桔梗、枳壳药对）用治荨麻疹效果良好。

荨麻疹又名风疹块、鬼饭疙瘩等，其病因非常复杂，此病与风邪、湿邪、热邪、血虚、虫淫等致病有关。治疗荨麻疹以祛风除湿、清热解毒、养血润燥、活血化瘀为原则，以达到祛邪扶正止痒之功。枳壳乃是止痒要药，用治风疹瘙痒以及其他原因所致的瘙痒，唐代甄权云枳壳主"遍身风疹，肌中如麻豆恶疮"，凡皮肤过敏导致的瘙痒病证为首选，如荆防败毒散中就应用了枳壳。一些较为顽固的瘙痒病症，应加用枳壳，既有行气祛风之效，同时又有促进气血运行的作用。瘙痒病证与"风"有关，所谓"治风先治血，血行风自灭"，枳壳祛风作用好，但中药书籍中少有载枳壳祛风说。防风、枳壳配伍应用，还可治疗大便下血。

枳实　青皮

【药性概述】

枳实：见白术、枳实药对。

青皮：见陈皮、青皮药对。

【药对主治】

1.气滞所致脘腹胀满疼痛。

2.饮食积滞病证。

【应用比较】

1.均能破气，作用较强，多用于气滞重证。青皮主治肝胃气滞，枳实主治脾胃气滞。枳实的行气作用到底侧重于何脏腑，对此有不同的认识：①认为主要是治疗胃的病变，如枳术汤善治胃脘疼痛，即所谓"心下坚，大如盘，边如旋盘，水饮所作"。②认为主要是治疗肠道的气滞病证，如大承气汤善治大便秘结。③认为主要是治疗脾的病变，如治疗脾虚气滞病证的枳实消痞丸。④认为主要是治疗肝胆疾患，如四逆散。那么这4个部位到底枳实是重在治疗何脏腑呢？根据后世对枳实的认识，结合临床来看，笔者认为主要是治疗脐周气滞的病变为主，在表达方面，云善治中焦气滞为妥。

2.均能消积，用于饮食积滞病证，如木香槟榔丸中用枳壳、青皮以行气导滞。枳实下气导滞，如大承气汤治阳明腑实证和热结旁流证，具有峻下热结的作用，其所配伍的枳实就具有行气导滞的作用，而枳实导滞汤、麻子仁丸同样也是取其导滞之功。也就是说在治疗大便不通的情况下，要应用行气药，枳实为常用之品。若因腹中积聚痞满，按之硬痛等证，可用枳实配伍白术除之，枳实为消痞要药。枳实破气结的作用强，以积滞痞闷腹痛多用。青皮、枳实配伍同用作用加强。

3.枳实下气导滞，化痰除痞，为消痞要药。青皮能破肝经之气郁，兼能散结。

【用药体会】

枳实、青皮行气力强，笔者使用时，凡肝郁气滞者常选用青皮，腹部气胀则首选枳实。对于肝胃出现不适如胁肋疼痛同时选用，尤宜于胁痛兼有肿块者，常联合选用。对于诸如肝硬化、脂肪肝将青皮为首选之品。此二药对于肝气郁结所致胸脘腹部胀痛乃常用之品。

枳实 厚朴

【药性概述】

枳实：见白术、枳实药对。

厚朴：见苍术、厚朴药对。

【药对主治】

1. 气滞病证之胸腹胀满，疼痛。

2. 饮食积滞病证。

【应用比较】

1. 均能行气消积，用于胸腹胀满，大便秘结，临证多配伍为用，祛有形之实满，除无形之气胀，如大承气汤、小承气汤、麻仁丸。根据行气散结作用，又可同用治疗痞满，大便不调，如枳实消痞丸。治胸痹心痛，如枳实薤白桂枝汤（枳实、厚朴、薤白、桂枝、栝楼实）。也用治癥瘕，如《金匮要略·疟病脉证治》篇鳖甲煎丸，治疗疟母配伍有厚朴。治疗因为气滞导致的肿痛、疝气，也常同用，如橘核丸（橘核、海藻、昆布、海带、川楝子、桃仁、厚朴、木通、枳实、延胡索、桂心、木香）。枳实配厚朴，消痞除满。枳实以破气消痞为主，厚朴以行气降逆消胀除满为要。两药相伍，相得益彰。临床无论寒热、痰湿所致之胸腹胀满、脘腹痞闷或喘满呕逆，或便结不通等，均可应用。

2. 枳实性寒，气锐力猛，偏于破气，以消积导滞为主，主治脾胃气滞，其行气主横行，偏治腹部痞塞，故能化痰除痞。厚朴性温，略具芳香，偏于行气，以除满消胀为主，兼能降逆平喘。

【用药体会】

枳实、厚朴在行气方面组成药对，常配伍同用，笔者临床更喜用枳实。枳实主横行，厚朴主下行。《神农本草经·中品》记载枳实"主大风在皮肤中,如麻豆苦痒",这是指枳实具有止痒的作用,可以用治风疹瘙痒以及其他原因所致的痒感,从临床使用来看,枳壳较枳实用得更多一些,如荆防败毒散就应用了枳壳。因此若瘙痒病证可以选用枳实或枳壳。内脏下垂尤以中气下陷多见,对于此证传统的治疗方法多选用补中益气汤,而在临床上发现将枳实配伍于补中益气汤中能增强升提作用,因为枳实具有行气之功,主下行,本来内脏下垂应该选用升提之品,何以在补中益气的基础上又配伍具有沉降的枳实呢?这是取其欲升先降之效,犹如一个拳头要将其打出,先收回再出手,力量则更大,用枳实即取此特点。笔者据此凡用补中益气汤时就加用枳实以提高疗效。根据此认识,临床有应用枳实配伍茺蔚子治疗子宫脱垂者。

香附 青皮

【药性概述】

香附:见木香、香附药对。

青皮:见陈皮、青皮药对。

【药对主治】

肝气郁结所致的胁肋疼痛,痛经,月经不调。

【应用比较】

1. 均能疏肝解郁,用于肝气郁结所致的胁肋疼痛,痛经,月经不调等。

2. 香附长于行气,且能调经止痛,乃治妇科月经不调、痛经要药。青皮长于破气,兼能散结化滞,用于气滞重证,所以又有散结的作用。

【用药体会】

香附、青皮配伍应用疏肝解郁作用增强,笔者常将二药配伍同用治疗肝郁病证。青皮疏肝作用强，称为破气之品，用于肝郁重证。《本草纲目·卷十四·莎草 香附子》李时珍认为香附"炒黑则止血"，也就是说香附也是走血分之药，可以治疗出血病证，尤以治疗妇人崩漏为好，但必须炒黑。临床上香附是治疗气分病证为主，还是治疗血分病证为主，向有争议。香附主要走气分，因为其乃是气病之总司，女科之主帅。《汤液本草·卷三·香附子》载："《图经》云：膀胱、两胁气妨，常日忧愁不乐，饮食不多，皮肤瘙痒瘾疹，日渐瘦损，心忪少气。以是知益气，血中之气药也。方中用治崩漏，是益气而止血也。又能逐去凝血，是推陈也。与巴豆同，治泄泻不止，又能治大便不通，同意"。王好古认为香附主要是治疗血分病证，实际上香附主要还是治疗气分病证，李时珍说的非常清楚，"乃气病之总司"，所以笔者认为香附应为气中之血药，非血中之气药，故以气分病变多用。

香附　柴胡

【药性概述】

香附：见木香、香附药对。

柴胡：见青蒿、柴胡药对。

【药对主治】

肝气郁滞病证之情绪抑郁，胸腹胀满不适，胁肋疼痛。

【应用比较】

1.均能疏肝解郁，用于肝郁气滞所致胁肋胀痛，乳房胀痛，月经不调，可以同用，如柴胡疏肝散。单纯从行散作用来看，柴胡作用强，所以柴胡剂量不宜太大。

2.香附行气止痛，为调经要药。柴胡能发散风热，升举阳气，为治疗寒热往来常药。

【用药体会】

香附、柴胡配伍应用疏肝解郁作用好，笔者使用柴胡疏肝多不用大剂量，此乃因为具有升发特点，若升发疏散太过，容易引起眩晕。传统用香附是取其行气作用，但临床发现将香附与板蓝根、薏苡仁、木贼配伍以后，具有抗病毒作用，可以治疗扁平疣、痤疮、蝴蝶斑等，据此又认为有美容作用，笔者常用其治疗痤疮等，参看薏苡仁消痤汤（方见茯苓、薏苡仁药对）。《本草纲目·卷十四》李时珍曰："生则上行胸膈，外达皮肤；熟则下走肝肾，外彻腰足；炒黑则止血，得童溲浸炒则入血分而补虚，盐水浸炒则入血分而润燥，青盐炒则补肾气，酒浸炒则行经络，醋浸炒则消积聚，姜汁炒则化痰饮"。生香附善于理气解郁，多用于胸膈痞闷、胁肋胃脘疼痛；醋香附善于疏肝止痛和消食化滞，多用于疝气疼痛、气滞出血、胃脘疼痛；酒香附多用于行经络，香附炭多用于止血。

香橼　佛手

【药性概述】

香橼：辛、微苦、酸，温。①疏肝解郁：用于肝气郁滞所致胸胁胀痛。本品功同佛手，但效力较逊。②理气和中：用于脾胃气滞之脘腹胀痛，嗳气吞酸，呕恶食少。本品气香醒脾作用好。③燥湿化痰：用于痰多、咳嗽、胸闷等。

佛手：见玫瑰花、佛手药对。

【注意事项】

香橼煎服 3~10g。

【药对主治】

1.肝郁气滞及肝胃不和之胸胁胀痛、脘腹痞满等。

2.脾胃气滞之脘腹胀满、呕恶食少。

3. 咳嗽痰多，胸闷胸痛。

【应用比较】

1. 均能行气宽中，疏肝解郁，又能醒脾开胃，用于脾胃气滞所致脘腹胀满疼痛，呕恶食少，也用于肝郁气滞胁肋疼痛。佛手清香之力胜，疏肝解郁力优。

2. 均能燥湿化痰，用于湿痰停聚之痰多咳嗽，胸闷气急，作用较为平和，香橼作用稍胜。二药作用基本相似，可以互相代替使用。香橼燥湿化痰作用稍胜，但临床以佛手多用。《本经逢原·卷三·柑橼》云："柑橼乃佛手、香橼两种，性味相类，故《纲目》混论不分。盖柑者，佛手也，专破滞气。今人治痢下后重，取陈年者用之，但痢久气虚，非其所宜。橼者，香橼也，兼破痰水。近世治咳嗽气壅，亦取陈者，除去瓤核用之，庶无酸收之患。《丹方》治鼓胀诸药不效，用陈香橼一枚连瓤、大核桃肉二枚连皮、缩砂仁二钱去膜，各煅存性为散，砂糖拌调，空腹顿服。服后水从脐出，屡验。"在此将二药进行了应用区别。

3. 佛手药材用的是佛手的干燥果实。香橼药材用的是枸橼或香橼的成熟果实。

【用药体会】

佛手、香橼功效相似，可以互相代替使用，亦可配伍应用。佛手的香气馥郁悠长，滋味醇厚、回味甘爽，能提神醒脑、醒酒消暑、开胃健脾。单用佛手泡水饮，具有良好的行气作用，主治脾胃、肝胆气滞病证。笔者尤其喜用此药治疗脾胃气滞、妇科病证。在行气方面，佛手较香附作用要强。化痰止咳之力弱于陈皮。疏肝之力逊于青皮，然一物而兼理肺脾肝三经之气滞，平和而无燥烈之弊。从使用来看，配伍玫瑰花以后行气作用更佳。在治疗胃病方面，诸如胃痛，食欲不振，大便不调，佛手的治疗作用很好。以佛手酒浸剂，适量内服治胆绞痛，对胆石症引起胆绞痛经常发作者，可起到长期缓解作用。

香橼 陈皮

【药性概述】

香橼：见佛手、香橼药对。

陈皮：见半夏、陈皮药对。

【药对主治】

1.脾胃气滞疼痛。

2.咳嗽痰多，胸闷胸痛。

【应用比较】

1.均能行气止痛，用于气滞所致病证。香橼可治疗脾胃、肝胆气滞病证，其解郁作用好。陈皮主治脾胃气滞病证，降逆作用好。

2.均能燥湿化痰，用于湿痰、寒痰咳嗽、痰多证。

3.香橼作用平和，能疏肝解郁。陈皮温燥，化痰作用胜于香橼，主治肺脾之证。

【用药体会】

香橼、陈皮在治疗脾胃气滞方面可以同用，但陈皮多用。由于香橼作用平和，祛痰作用不强，多只作为辅助药物应用。香橼以个大、皮粗、色黑绿、香气浓者为佳。根据《中华人民共和国药典》（2005年版）后所载香橼为枸橼、香圆的成熟果实。

香橼 青皮

【药性概述】

香橼：见佛手、香橼药对。

青皮：见陈皮、青皮药对。

【药对主治】

肝郁气滞所致胁肋胀痛，乳房胀痛，月经不调等。

【应用比较】

1. 均能疏肝解郁，用于肝郁气滞的病证，青皮行气作用强，善于治疗气滞的重证，香橼作用平和，多作为辅助药物使用。二药配伍可以加强疏肝作用，尤其是对于脘腹胀满可以选用。

2. 香橼作用的部位主要是脾肺。青皮作用的部位主要是肝胃。

【用药体会】

笔者在治疗肝病方面，常将二药配伍以加强疏肝作用，尤其是对于脘腹胀满可以选用。青皮作用较强。香橼作用平和。

薤白　瓜蒌

【药性概述】

薤白：辛、苦，温。①通阳散结：用于寒痰阻滞，胸阳不振之胸痹证，为治胸痹之要药。②行气导滞：用于胃寒气滞之脘腹痞满胀痛，泻痢，里急后重。

瓜蒌：见贝母、瓜蒌药对。

【注意事项】

薤白煎服 3~10g。气虚者慎服。

【药对主治】

胸痹心痛。

【应用比较】

1. 均能宽胸散结，用于胸痹胸痛，如瓜蒌薤白半夏汤、瓜蒌薤白白酒汤。薤白温通作用好，用于寒湿痰浊滞于胸中，阳气不得流通所致胸闷疼痛等。通常云薤白乃是治疗胸痹要药。从食疗来说，可以单用薤头（薤白）腌食。冠心病患者可以多吃薤头。

2.薤白上能通胸中之阳气以散结，下能下气以治泻痢后重。瓜蒌皮上能利气降浊消肿以散结，下能润燥以治肠燥便秘（瓜蒌仁）。

【用药体会】

薤白、瓜蒌配伍应用历史悠久，现主要用其治疗胸痹病证。笔者认为，治疗胸痹在辨证论治的情况下，将《金匮要略》中的几张治疗胸痹的方子同用较之单用效果要好。这几张方子是瓜蒌薤白白酒汤、瓜蒌薤白半夏汤、枳实薤白桂枝汤、茯苓杏仁甘草汤、橘枳姜汤。薤白上能通胸中之阳气以散结，下能下气以治泻痢后重。瓜蒌皮上能利气降浊消肿以散结，下能润燥以治肠燥便秘（瓜蒌仁）。另外以薤白治疗痢疾，源于《伤寒论》四逆散中的加减法"泄利下重者，先以水五升，煮薤白三升，煮取三升，去滓，以散三方寸匕纳汤中，煮取一升半"。后人据此用薤白治疗痢疾。因薤白乃是行气之品，故调气则后重自除，乃选用之。从临床来看，以薤白治疗痢疾并不多用。取薤白止泻，可单用薤白一把，煮粥食用。薤白、瓜蒌现常用于冠心病的治疗。

薤白　桂枝

【药性概述】

薤白：见薤白、瓜蒌药对。

桂枝：见白芍、桂枝药对。

【药对主治】

胸痹心痛。

【应用比较】

1. 均能温通心阳，用于胸痹，胸闷，短气等，配伍同用增强作用，如枳实薤白桂枝汤。

2. 薤白只入气分，乃治疗胸痹要药，能行气导滞。薤白的功效乃通阳泄浊开胸痹，利窍滑肠散结气。桂枝亦入血分，通阳的范围广，也用治风湿痹痛、痛经、水肿、痰饮证，能解表散寒，温通经脉。

【用药体会】

笔者认为从通阳方面来说，桂枝作用强，因桂枝走血分，容易动血，有桂枝下咽，阳盛则毙的说法，而配伍甘草后可以减轻此动血情况。薤白、桂枝配伍同用，治疗冠心病。薤白由于具有较为浓厚的大蒜气味，病家不太容易接受，因此临床对于薤白用之较少。吃了薤白（薤头）以及大蒜后，口中散发出浓烈的大蒜气味，需要祛除口臭，可以用以下方法：①嚼些茶叶。②白糖水漱口。③用1片当归含口内。④吃几枚大枣。⑤吃几粒花生。⑥用少许大蒜茎叶放口内细嚼。⑦喝点生姜水。⑧山楂泡水饮。

薤白　葱白

【药性概述】

薤白：见薤白、瓜蒌药对。

葱白：见葱白、生姜药对。

【药对主治】

阳虚病证。

【应用比较】

1. 均能通阳，葱白通阳取散寒之功，用于阴盛格阳于外之腹泻，脉微，厥冷，亦用于膀胱气化失司，小便不通或腹部冷痛等，如白通汤。薤白通阳取行气之功，用于寒痰湿浊凝滞胸中，阳气不能宣通之胸闷作痛，胸痹证，如瓜蒌薤白白酒汤。

2.薤白能行气导滞，散结，为胸痹要药。葱白能解表散寒。

【用药体会】

薤白、葱白均为药食两用之品，尤宜于胸痹病人食用。《金匮要略·果实菜谷》载"生葱不可共蜜食之，杀人，独颗蒜弥忌"。在其后来的本草书中也有如此记载，葱不能与蜂蜜同食，笔者仔细检索了文献，此二味食品（也是药物）不能同时食用，古今均有如此说法，应予注意。《伤寒论》用治内真寒外假热，出现身不恶寒，面色赤者，也就是所谓的戴阳证，用通脉四逆汤，其中取葱白通达阳气，宣通上下，破阴回阳，解除阴阳格拒之势。葱白并无温补回阳之功，其驱寒作用亦弱，方中重用葱白之由，乃是因为阳气隔绝不通，姜附之力虽能益阳，不能使真阳之气必入于阴中，唯葱白味辛，能通阳气，令阴得阳而利，庶可愈矣。姜附大辛大热之药，籍以葱白益人阳气，一以温之，令阳气得入，一以发之，令阴气易散。笔者临床将薤白作为治疗胸痹常用之品。

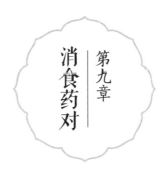

第九章
消食药对

山楂　莱菔子

【药性概述】

山楂：甘、酸，温。①消食化积：用于肉食积滞之脘腹胀满，嗳气吞酸，腹痛便秘证。治肉食积滞，可单用本品煎服。亦治泻痢腹痛，可单用焦山楂水煎服，或用山楂炭研末服。本品尤为消化油腻肉食积滞之要药。②活血化瘀：用于瘀阻胸痛，产后恶露不尽或痛经，腹痛，经闭。可单用本品加糖水煎服。亦治疝气痛。

莱菔子：辛、甘，温。①消食除胀：用于食积气滞，脘腹胀满或疼痛，嗳气吞酸等。本品尤善行气消胀。②降气化痰：用于痰涎壅盛，咳喘，胸闷兼食积。

【注意事项】

山楂煎服 6~15g。炒焦能增加消食之力。①脾胃虚弱无积滞者或胃酸分泌过多者均应慎用。②气虚者不宜食。"多食耗气，损齿，易饥，空腹及羸弱人，或虚病后忌之"。（《随息居饮食谱·果食类·山楂》）③牙病者不宜食用。因生食多令人嘈烦易饥，损齿，齿龋人尤不宜也。④因能活血，妊娠妇女、习惯性流产和先兆流产的人，不应食山楂，以免伤胎。⑤山楂不可用铁锅熬煮，因果酸溶解铁锅中的铁后，生成低铁化合物，吃后引起中毒，煮酸性大的果品，忌用铁器。莱菔子煎服 6~12g。入药多炒用。气虚及无食积、痰滞者忌用。

【药对主治】

饮食积滞证之食纳不佳，脘腹胀满，嗳气。

【应用比较】

1.均具有消食导滞的作用，可以同用，如保和丸。山楂乃是消食要药，主要是消肉食积滞，由于消积作用，现用其减肥瘦身。在《本草纲目·卷三十·山楂》载："煮老鸡、硬肉，入山楂数颗即易烂"。就是说山楂具有极好的消肉食积滞的作用。其实在《本草纲目·卷十七·凤仙》中记载的急性子的消肉食作用较山楂还要强，其曰"凤仙子其性急速，故能透骨软坚，庖人烹鱼肉硬者，投数粒即易烂，是其验也"。显然，用山楂数颗和用急性子数粒相比，急性子的作用更强，因为急性子的药材要比山楂小。莱菔子消食作用主要是通过行气促进肠胃功能，所以其行气作用好，以气滞病证更多用，相对而言较麦芽、谷芽、神曲都要强。

2.莱菔子具有行气作用，因食积多有气滞病证，所以莱菔子治疗食积腹胀效果好。莱菔子的行气作用主要是主下行。但山楂是否有行气作用，尚有争议。

3.山楂尚能活血化瘀。莱菔子尚能降气化痰。

【用药体会】

根据临床应用来看，通过消食导滞，可以用于肥胖病证，笔者认为山楂、莱菔子均能减肥瘦身，常将二药配伍同用。笔者验方山楂瘦身汤减肥有效，组成：生山楂 15g，玉米须 30g，决明子 15g，茯苓皮 15g，冬瓜皮 30g，生首乌 15g，橘络 15g，荷叶 50g，莱菔子 15g，茵陈 15g，薏苡仁 30g，大腹皮 15g，虎杖 15g，泽泻 10g。功效：利尿消肿，通腑瘦身。主治肥胖病症。亦用治高血脂、高血压、动脉硬化。水煎服，也可以做成丸剂、散剂、膏剂应用。上述药物作用平和，具有利尿不伤阴，通便不导泻的作用。

山楂现作为减肥要药，使用时也可将山楂和荷叶泡水代茶饮，有降低血脂的作用，改善血管粥样病变，因而在心血管防治方面有重要意义。山楂的降脂作用是脂质的消除，具有调节全身循环作用。在减肥瘦身方面，要用生山楂，不用炒山楂或焦山楂。

麦芽　稻芽

【药性概述】

麦芽：甘，平。①消食健胃：用于食积证，脾虚食少，食后饱胀，小儿乳食停滞，单用本品煎服或研末服有效。本品长于消米面淀粉类食积。②回乳消胀：用于妇女断乳或乳汁郁积之乳房胀痛等。取其回乳之功，可单用生麦芽或炒麦芽 120g（或生、炒麦芽各 60g），煎服。③疏肝解郁：用于肝气郁滞或肝胃不和之胁痛。

稻芽：甘，平。消食健胃：用于饮食积滞，脾虚食少。其消食和中，作用和缓，助消化而不伤胃气，尤善消米面薯芋类食积，常与麦芽相须为用。

【注意事项】

麦芽煎服 6~12g。用于回乳，剂量可增至 30~120g。生麦芽功偏消食健胃；炒麦芽多用于回乳消胀。妇女哺乳期不宜用。稻芽煎服 6~15g。生用偏于和中，炒用偏于消食。

【药对主治】

饮食积滞病证，如脘腹胀满疼痛，食后饱胀。

【应用比较】

1.均能消食和中，健胃，主治米面薯芋类食滞证及脾虚食少等，临床常相须为用，俗称二芽。从作用来说麦芽消食健胃力较强，善消面类食积，稻芽善消谷食，力和缓，以和为消而不伤胃气。二者的区别是，麦芽主要是消麦食，即帮助淀粉类食物消化，此药在消食方面很常用，李时珍认为"消化一切米，面，诸果食积。"(《本草纲目·卷二十五·蘖米》)且性质平和。稻芽消食作用较麦芽少用。

2. 麦芽疏肝回乳消胀，如"炒三仙"中用麦芽而不用谷芽。"炒三仙"或"焦三仙"用的是神曲、麦芽、山楂。

3. 谷芽有两种，南方用的是稻谷经发芽制成的，李时珍云"稻蘖一名谷芽"。而北方用的是粟谷经发芽而成的，李时珍云"粟蘖一名粟芽"。(《本草纲目·卷二十五·蘖米》)《本草汇言·卷十四》载"蘖米：粟芽、谷芽、麦芽三种统称"。并分别记载了粟芽、谷芽、麦芽。所以谈到谷芽自然指的就是稻谷芽。为了区别使用，现将稻谷芽称为稻芽，而将粟米发芽制成的称为粟谷芽。南方用的谷芽多是稻谷芽，北方用的多是粟谷芽。现在有些中药书籍记载分别云稻芽，谷芽，显然这样一来就将谷芽限定为粟谷芽，这就与《本草纲目》《本草汇言》所载产生冲突了。其实在南方通常所用的谷芽是稻谷芽。生用偏于和中，炒用偏于消食。临床凡内伤或外感而致脾胃健运不及，脏腑功能低下者，均可配伍应用，单用能增进食欲。若大病久病之后胃气受伤，食纳不香者也可灵活随症应用。

【用药体会】

传统认为使用二芽较单用效果要好，所以笔者喜将麦芽、谷芽同用。取麦芽回乳笔者常将生麦芽、炒麦芽同用。稻芽消食作用不强，较麦芽、山楂平和，不伤胃气。笔者认为稻芽是消食药中最平和者，稻芽只宜微炒，否则破坏了所含的酶，会影响疗效。笔者验方健脾膏将二药同用。组成：太子参 15g，白术 15g，茯苓 15g，扁豆 15g，陈皮 15g，莲子 15g，薏苡仁 30g，炒麦芽 15g，炒谷芽 15g，山药 15g，砂仁 6g，神曲 15g，大枣 15g，甘草 3g，阿胶 15g。功效：健脾益胃，消食导滞。主治脾胃虚弱，食欲不振，形体消瘦，面色萎黄，肠鸣泄泻，大便时干时稀，精神不振，四肢无力。

此方多用于小儿疾患。

莱菔子 枳实

【药性概述】

莱菔子：见山楂、莱菔子药对。

枳实：见白术、枳实药对。

【药对主治】

1. 气滞病证脘腹胀满，食少。

2. 痰证。

【应用比较】

1. 均能行气导滞，用于食积气滞病证，行气力量强。前人认为此二药均有推墙倒壁之功。莱菔子行气兼能降气，主下行，用于脘腹胀满，矢气不出。枳实行气主横行，用于腹部攻撑作痛。

2. 均能化痰，用于痰证。莱菔子化痰，用于痰阻气机不降所致咳喘痰多，如三子养亲汤。枳实化痰又能消痞，用于脘腹痞满，胀痛不舒。

3. 莱菔子主要作用为消食导滞，用于食积。枳实主要作用是破气消痞，用于痞结病证。

【用药体会】

笔者尤喜将莱菔子、枳实同用组成药对，治疗脘腹气胀病证。莱菔子行气，对于便秘效果却很好，取气行则便通。其机制是通过行气之功，导气下行，促进大肠蠕动，以通导大便，尤其是对于欲大便而不能排便者效果好。笔者认为其通便作用尤佳，一般配伍通便作用的药物如肉苁蓉、当归后作用明显，且不伤正。根据通便的特点，笔者又用莱菔子减肥瘦身。

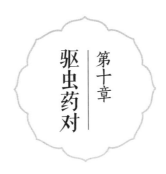

第十章 驱虫药对

使君子　榧子

【药性概述】

使君子：甘，温。①驱杀蛔虫：用于蛔虫病证。轻证单用本品炒香嚼服。本品为驱蛔要药。②消积除疳：用于小儿疳积面色萎黄。

榧子：甘，平。①杀虫消积：用于蛔虫、钩虫、绦虫、姜片虫等多种肠道寄生虫。本品兼能润肠通便，可不配泻下药同用。亦可治丝虫病。②润肠通便：用于肠燥便秘。③润肺止咳：用于肺燥所致咳嗽，其力弱，只宜于轻证。

【注意事项】

使君子煎服 10~12g，捣碎煎服。炒香嚼服，小儿每岁 1~1.5粒，一日总量不超过 20 粒。空腹服用，每日 1 次，连用 3 天。①过量致呃逆，眩晕，呕吐，腹泻。②忌茶。"忌饮热茶，犯之即泻。"（《本草纲目·卷十八·使君子》）

榧子煎服 10~15g。炒熟嚼服，一次用 15g。煎剂宜生用。大便溏薄、肺热咳嗽者不宜用。

【药对主治】

虫积腹痛。

【应用比较】

1.均能杀虫消积、除疳，用于蛔虫以及疳积，其味甘而不伤脾胃。

2.使君子驱虫作用较强，而以驱蛔为主，并善治疳积，能益脾胃，为疗疳要药。榧子驱虫作用较弱，可用于多种肠寄生虫病，以驱杀绦虫和蛲虫为主，且有滑肠作用，大量用时通过缓泻，可帮助虫体排出。

【用药体会】

使君子、榧子主要以驱杀肠道寄生虫为主，一般杀虫药多为苦味，而使君子、榧子为甘味药，以使君子、榧子驱杀肠道蛔虫是例外，而且使君子乃是驱杀蛔虫要药。榧子杀虫作用并不强，一般只作辅助药物使用，其可以食用。有认为服榧子时，不宜食绿豆，以免影响疗效。但从临床来看，绿豆虽可解多种毒，但并不解药物作用，应该是可以同用的。《本草纲目·卷十八·使君子》载："凡杀虫药多是苦辛，惟使君子、榧子，甘而杀虫，亦一异也。凡大人小儿有虫病，但每月上旬侵晨空腹食使君子仁数枚，或以壳煎汤咽下，次日虫皆死而出也。或云七生七煨食亦良。忌饮热茶，犯之即泻。此物味甘气温，既能杀虫，又益脾胃，所以能敛虚热而止泻痢，为小儿诸病要药"。使君子、榧子味甘，驱杀蛔虫当属特殊药物。

使君子　槟榔

【药性概述】

使君子：见使君子、榧子药对。

槟榔：苦、辛、温。①驱虫：用于多种肠道寄生虫病，对绦虫、蛔虫、蛲虫、姜片虫、钩虫等肠道寄生虫都有驱杀作用，并借其缓泻作用而有助于驱除虫体，治绦虫证疗效最佳，但须重用。②行气消积：用于食积气滞，脘腹胀满，痢疾里急后重之证。本品善行胃肠之气，兼缓泻通便而消积导滞。③利水消肿：用于水肿，脚气肿痛，尤以腰以下水肿多用。④截疟：可治疗多种疟疾。

【注意事项】

槟榔煎服 3~10g，行气消积利水；或 30~60g，驱绦虫、姜片虫。生用力佳，炒用力缓。①脾虚便溏或气虚下陷者忌用。②孕妇慎用。③不宜多食，若每次食用到 30g 以上，便会发生腹痛，腹泻，呕吐，恶心。初次咀嚼者会面红、胸闷，属于正常现象。④嚼食槟榔，除了使牙齿变黑、磨损、动摇，牙龈萎缩造成牙周病，口腔黏膜下纤维化及口腔黏膜白斑症外，还会导致口腔癌。据调查，口腔癌患者有嚼食槟榔的习惯。食用过量会产生中毒症状，轻则兴奋、眼神呆滞、全身发抖、走路不稳、行为怪异或粗暴；重则导致急性精神病，包括听幻、自我鼓胀、被迫狂想、谵妄乱神等。

【药对主治】

1.肠道多种寄生虫。

2.疳积。

【应用比较】

1.均能杀虫，治疗肠道多种寄生虫，如蛔虫、钩虫、绦虫等，可以同用，如肥儿丸。使君子以驱杀蛔虫为主要作用。《开宝本草·卷九》载："俗传始因潘洲郭使君疗小儿多是独用此药，后来医家因号为使君子也"。《本草纲目·卷十八·使君子》引用了此说法。蛔虫有个特点，就是得辛则伏，得苦则下，得酸则安，得甘则翻，见洞就钻，在治疗蛔虫时一般选用辛，苦，酸味的药物，但使君子是例外，其味甘，单用就有明显的效果。《本草经集注·草木中品》中记载槟榔，说它"杀三虫，疗寸白"，三虫就是多种寄生虫，寸白虫就是绦虫。槟榔为治疗肠道寄生虫的要药。槟榔的杀虫作用，既有直接的杀灭作用，也因其性下坠，能逐虫下行，也就是将寄生虫排出体外，达到治疗作用的。

2. 均能消疳，由于虫积可以导致疳积，二药杀虫，即可以达到消疳的目的，单用使君子即有效果，配伍同用作用加强，《本草纲目·卷三十一·槟榔》李时珍说："槟榔其功有四：一曰醒能使之醉，盖食之久，则熏然颊赤，若饮酒然，苏东坡所谓'红潮登颊醉槟榔'也。二曰醉能使之醒，盖酒后嚼之，则宽气下痰，余醒顿解，朱晦庵所谓'槟榔收得为祛痰'也。三曰饥能使之饱。四曰饱能使之饥，盖空腹食之，则充然气盛如饱；饱后食之，则饮食快然易消"。由此看来，槟榔的作用很特别，具有醒能使之醉，醉能使之醒，饥能使之饱，饱能使之饥的作用特点。吃多，吃少，吃饱，吃好要掌握好分寸，才有益于身体健康。若作为药物使用，就要注意其正确应用。

3. 使君子善于驱杀蛔虫，乃治疗蛔虫要药。槟榔善于驱杀绦虫，乃治疗绦虫要药，尚能利水消肿，行气导滞，截疟。

【用药体会】

使君子、槟榔杀虫消疳作用好，从临床使用来说，二药配伍以后作用加强，但由于寄生虫病多见于小儿，而槟榔作用较强，所以一般使用时剂量不能太大，以防伤及正气。笔者认为槟榔下气作用好，若下腹部气胀多选用之。

槟榔　川楝子

【药性概述】

槟榔：见使君子、槟榔药对。

川楝子：见延胡索、川楝子药对。

【药对主治】

1. 肠道虫证。
2. 气滞病证。

【应用比较】

1. 均能杀虫，用于多种肠道寄生虫病证，槟榔以驱杀绦虫最优，川楝子以驱杀蛔虫为主，川楝子外用可治疗癣疮，而癣疮和蛔虫病证都属于"虫"的范畴，故川楝子的杀虫作用较广。

2. 均能行气止痛，用于气滞腹痛，从行气作用部位来分析，槟榔所治疗的部位更下一些，槟榔作用强，偏于治疗肠胃气滞，川楝子偏于治疗肝胃气滞病证。

3. 槟榔因其性温，用于寒性气滞病证，尚能利水消肿、消积、截疟。川楝子因其性寒，用于热性气滞病证，尚能疗癣疾。川楝子炒后可减轻其苦寒之性，故临床所用均为炒川楝子。

【用药体会】

槟榔、川楝子偏治下腹部气滞病证。槟榔也是食品，但不宜多食，嚼食槟榔对人体健康有害，容易形成牙结石，也容易造成牙根周围发炎，浮肿，疼痛，并使结石越结越厚实，使得牙龈受损，红肿，化脓，牙根外露等而产生牙周病变。其临床症状为张口困难，疼痛，麻木感，口腔黏膜变白及溃疡。时常咀嚼槟榔使牙齿变黑，动摇，磨损及牙龈退缩，还会导致口腔癌。现在认为所含槟榔素和槟榔碱具有潜在的致癌性，故不提倡食用槟榔。若下腹部气滞重者笔者将槟榔为首选之品，若肝郁气滞因热者常选用川楝子。

槟榔　木香

【药性概述】

槟榔：见使君子、槟榔药对。

木香：见木香、乌药药对。

【药对主治】

1. 胃肠气滞脘腹胀满，疼痛，食欲不振，大便不畅。
2. 痢疾。

【应用比较】

1. 均能行气，槟榔行气作用强。从部位来说，槟榔所治疗的部位要下一些，这是因为槟榔主沉降。木香香气浓，善走脾胃。从临床来看，木香也善治肝胆病变，如胁痛、口苦、黄疸，以及大肠病证，如痢疾。也有认为木香统治一身上下内外诸气者。现临床用木香治疗全身各种气滞病证。《本草汇言·卷二·芳草部》云木香："《本草》言治气之总药，和胃气，通心气，降肺气，疏肝气，快脾气，暖肾气，消积气，温寒气，顺逆气，达表气，通里气，统管一身上下内外诸气，独推其功"。因此现在临床用木香治疗全身各种气滞病证。治病部位较槟榔要广。

2. 均治疗痢疾，可配伍同用，取调气则后重自出，如木香槟榔丸，主治积滞内停，脘腹胀满疼痛，下痢赤白，里急后重或大便秘结。临床上治疗痢疾多要同时配伍行气之品，故二药常用。槟榔尚能利水消肿，截疟。

【用药体会】

痢疾的病变部位在大肠，木香、槟榔配伍虽同用于痢疾，从临床来看，木香通过行气达到健胃消食，而治疗腹胀，主要作用的部位是在脐周围，而槟榔作用的部位在大肠，所以肝胆、胸部气滞可以选用木香，而极少选用槟榔者。笔者对于下腹部气滞病证多同时选用槟榔、木香。

槟榔　草果

【药性概述】

槟榔：见使君子、槟榔药对。

草果：见荜茇、草果药对。

【药对主治】

疟疾。

【应用比较】

1. 均能截疟：配伍应用可以治疟疾，如截疟七宝饮。

2. 槟榔能利水消肿，行气导滞，杀虫。草果温燥，主治寒湿困阻中焦的病证。

【用药体会】

槟榔、草果治疗疟疾多配伍应用。草果所治之痰，并非呼吸道所排出之痰，而是导致疟疾的痰，中医理论认为，无痰不成疟，因疟疾的产生与痰有关，《本草正义·卷五》云："草果之治瘴疟，意亦犹是。然凡是疟疾，多湿痰蒙蔽为患，故寒热往来，纠缠不已，治宜开泄为先。草果善涤湿痰，而振脾阳，更以知母辅之，酌量其分量，随时损益，治疟颇有妙义，固不必专为岚瘴立法"。这是说治疗疟疾要注意除痰，草果所治之痰，即与疟疾有关。草果化湿作用强，主要用于寒湿重症。临床若见舌苔厚腻，湿浊之证重者宜用之。也可作为调味香料，具有特殊浓郁的辛辣香味，能除腥气，驱避膻臭，开胃去腻，清香可口，增进食欲，是烹调佐料中的佳品。

槟榔　莱菔子

【药性概述】

槟榔：见使君子、槟榔药对。

莱菔子：见山楂、莱菔子药对。

【药对主治】

1. 气滞病证之脘腹胀痛，大便不畅。

2. 饮食积滞证。

【应用比较】

1. 均能行气消积除胀，主下行，用于食积不化之脘腹胀痛，或腹痛腹泻，泻而不畅，作用强，而尤以下腹部气胀为优，配伍后作用更佳。

2. 槟榔在行气方面也用于食积气滞，腹胀便秘，或泻痢后重，泻而不畅，以导滞为功，导肠垢缓通便。尚能驱虫，利水消肿，截疟。莱菔子行气，以降气为功，降肺气主消痰，用于喘息。在消食方面较槟榔用之更多，尚能降气化痰。

【用药体会】

笔者体会对于下腹部气胀，即想矢气而不能者，槟榔、莱菔子配伍使用效果尤佳。《本草蒙筌·卷四·木部》云："久服则损真气，多服则泻至高之气，较诸枳壳、青皮，此尤甚也"。此说是对槟榔行气作用的认识。《本草衍义补遗·莱菔根》云"其子推墙倒壁之功。俗呼为萝卜，亦治肺痿吐血。又其子水研服，吐风痰甚验。《衍义》曰：散气用生姜，下气用莱菔。"意思是说其作用强。朱震亨云莱菔子有推墙倒壁之功，而《医学衷中参西录·药物》云莱菔子："无论或生或炒，皆能顺气开郁，消胀除满，此乃化气之品，非破气之品。而医者多谓其能破气，不宜多服，久服，殊非确当之论。盖凡理气之药，单服久服，未有不伤气者，而莱菔子炒熟为末，每饭后移时服钱许，借以消食顺气，转不伤气，因其能多进饮食，气分自得其养也。若用以除满开郁，而以参、芪、术诸药佐之，虽多服久服，亦何至伤气分乎"。张锡纯说，莱菔子非破气之品，意思是说，作用平和。笔者体会，虽说莱菔子破气，但并不伤正气，临床可以放心大胆使用。笔者将莱菔子作为常用之品，使用剂量多在15g以上，因其并不伤正气。若体虚者又常将莱菔子、人参同用，效果很好。

槟榔　雷丸

【药性概述】

槟榔：见使君子、槟榔药对。

雷丸：微苦，寒。杀虫：对多种肠道寄生虫均有驱杀作用，尤以驱杀绦虫为佳。

【注意事项】

雷丸煎服15~20g。温开水调服或吞服，一日3次，连服3天。不入煎剂。

【药对主治】

肠道寄生虫病证。

【应用比较】

均能驱杀绦虫，槟榔有行气导滞作用，有利于虫体排出。雷丸除治绦虫外，对蛔虫、蛲虫、钩虫也有效。

【用药体会】

槟榔、雷丸均能杀虫，槟榔多用。古代本草书中记载雷丸具有毒性，但临床极少见到服用雷丸以后中毒的报道，应该说其使用还是比较安全的，临床不必顾忌其毒性而限定其使用。

雷丸杀虫作用并不强，《神农本草经·下品》记载其能够"杀三虫"，就是杀多种寄生虫，但偏于治疗绦虫，此药不入煎剂，主要是驱虫成分是蛋白质，超过60℃就没有什么作用了，一般是将其作为散剂使用，因此临床用之并不多。《冷庐医话·卷五·药品》云："松之余气为茯苓，枫之余气为猪苓，竹之余气为雷丸，亦名竹苓。猪苓在《神农本草经》中品，雷丸在下品，茯苓在上品，方药用之独多，以其得松之精英，久服可安魂养神，不饥延年也。又有橘苓，生于橘树，如蕈，可治乳痈。"就是说雷丸多是寄生于竹类的根下面的菌类。这里陆以湉将此三种菌类在作用上进行了区别。临床可以此作为用药的依据。

鹤虱　苦楝皮

【药性概述】

鹤虱：苦、辛、平。有小毒。①杀虫：用于多种肠道寄生虫，对蛔虫、蛲虫、钩虫及绦虫等引发的虫积腹痛均有效。可单用本品作散剂服。②消积：用于虫积所致四肢羸瘦，面色萎黄，饮食不佳。

苦楝皮：苦，寒。有毒。①驱杀蛔虫：用于蛔虫证。本品杀虫力强，为广谱驱虫药，以驱杀蛔虫为主。②杀虫疗癣：用于疥疮、头癣、湿疮、湿疹瘙痒等证，可单用本品为末，用醋或猪脂调涂患处。

【注意事项】

鹤虱煎服 3~10g。煎服。或入丸散。外用适量。本品有小毒，服后可有头晕、恶心、耳鸣、腹痛等反应，故孕妇、腹泻者忌用；又南鹤虱有抗生育作用，孕妇忌用。苦楝皮煎服 5~10g。鲜品15~30g。外用适量。有毒，不宜过量或持续久服。有效成分难溶于水，需文火久煎。

【药对主治】

肠道寄生虫。

【应用比较】

1. 均有毒，能驱虫，用于肠道寄生虫，尤以蛔虫多用。

2. 鹤虱杀虫而能消积，用于小儿疳积。苦楝皮乃驱杀蛔虫主药，同时对于多种肠道寄生虫均有明显作用，被称为"广谱杀虫药"。入煎剂时因有效成分难溶于水，故须久煎。外用又可用于疥癣、湿疮、湿疹瘙痒。

【用药体会】

鹤虱、苦楝皮为杀虫药，治疗肠道寄生虫可以同用，但较使君子、槟榔少用，尤其是苦楝皮具有毒性，杀虫作用较强，作内服药量不宜大，一是因为太苦，二是因为毒性太强，但此药外用具有止痒作用，效果好，既可研末用，也可煎水洗。笔者常喜用其煎水外洗治疗皮肤瘙痒。

鹤草芽　雷丸

【药性概述】

鹤草芽： 苦、涩，凉。杀虫：用于驱杀绦虫，并有泻下作用，有利于虫体排出，为治绦虫病的新药。此外，本品制成栓剂，治疗滴虫性阴道炎，有一定疗效。亦可用治小儿头部疖肿。

雷丸： 见槟榔、雷丸药对。

【注意事项】

鹤草芽煎服 30~50g，研粉吞服，小儿 0.7~0.8g/kg，每日 1 次，早起空腹服。不宜入煎剂。服药后偶见恶心、呕吐、腹泻、头晕、出汗等反应。

【药对主治】

肠道寄生虫病证。

【应用比较】

1. 均能驱杀绦虫，且均以研末服为佳，因鹤草芽水煎剂有效成分难以溶于水，而雷丸的有效成分不耐高热。

2. 鹤草芽驱杀绦虫作用强而可靠，优于南瓜子，亦用于阴道滴虫，为治疗绦虫要药。

【用药体会】

鹤草芽在古代的本草书中无记载，后发现此药有治疗绦虫作用，以后才被临床使用的，但现在中药房中一般也不备此药，主要是因为绦虫并不是常见病的缘故，如果取其驱杀绦虫，单用本品研粉，晨起空腹顿服，一般在服药后 5~6 小时可排出虫体。鹤草芽、雷丸在临床少用。

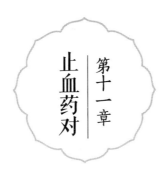

第十一章 止血药对

三七 人参

【药性概述】

三七：见三七、茜草药对。

人参：见人参、西洋参药对。

【药对主治】

1. 气虚血瘀证。

2. 气虚出血证。

【应用比较】

1. 二药同为五加科植物，组成药对，具有补散结合作用，三七化瘀止血，消肿止痛，人参补气固本，对于气虚血瘀者尤为适宜。五加科植物多具有补益作用。

2. 根据前代医家认识，三七也是治疗体虚病证药物，《本草纲目拾遗·卷三·昭参》进一步称道："人参补气第一，三七补血第一。味同而功亦等。故人并称曰人参三七，为药品中最珍贵者"。现临床虽不将三七作为补血药应用，但确有补益作用。

【用药体会】

三七、人参配伍，现常用于因气血亏虚所致心脑血管疾病，

《本草求真·卷七·下血》论述三七:"世人仅知功能止血住痛,殊不知痛因血瘀则痛作,血因敷散则血止。三七气味苦温,能入血分化其血瘀"。强调特别要注意三七"化瘀"之功。三七活血散瘀,治疗冠心病心绞痛,在其缓解期可起到巩固疗效、防止复发的作用。其对心脏病有器质性改变时,可以发挥有效作用。其化瘀止血止痛,可治疗以咯血为主的肺结核。三七化瘀消肿、止血止痛,有补虚强壮作用。血瘀的表现之一即血液的高度黏稠,故用活血行血之三七可以治疗高脂血症,其常表现为胸胁胀闷,疼痛走窜,时常烦躁,舌紫,脉涩。

临证应用三七时,主抓治瘀,若无瘀,少用或不主用,判断有无瘀证,应注重舌诊。即若有舌背脉络瘀阻青紫,或舌紫色,或舌有瘀点,或舌质青紫,均可以主用三七。反之,则不用或不重用。三七活血化瘀,也常以三七为主治疗心律失常、脑卒中、肝癌、肺癌、胃癌、肝硬化、老年性痴呆、雷诺病等。临床体会,人参、三七配伍同用可以治疗脱发,笔者验方侧柏叶生发酒(方见侧柏叶、地榆药对)配伍有二药。

三七　茜草

【药性概述】

三七:甘、微苦,温。①活血止血:用于体内外各种出血证,无论有无瘀滞,均可应用,但以出血兼有瘀滞者尤为适宜。可单味研末吞服。本品有祛瘀生新,止血不留瘀,化瘀不伤正的特点,为止血良药。②散瘀定痛:用于跌打损伤,或筋骨折伤,瘀肿疼痛,可单用研末冲服,或配伍其他活血行气药同用。其止痛作用强,为治瘀血诸证佳品,外伤科之要药。

茜草:苦,寒。①凉血化瘀止血:用于血热妄行或血瘀脉络之出血证,尤宜于血热挟瘀所致的各种出血证。②活血通经:用于血瘀经闭，跌打损伤，风湿痹痛。

【注意事项】

三七煎服 3~5g，多研末冲服。①煎服，3~10g。亦可入丸、散。②外用适量，研末外掺或调敷。③孕妇慎用。茜草煎服 10~15g；大剂量可用至 30g。止血宜炒炭用，行血通经宜生用或酒炒用。④脾胃虚寒及无瘀滞者慎服。⑤孕妇忌用。

【药对主治】

1. 血瘀所致跌打损伤。

2. 血瘀出血病证。

【应用比较】

1. 均化瘀止血，对于瘀血所致出血病证效果尤佳，有止血不留瘀的特点，尤以三七作用更好，为止血要药。三七对于身体各个部位出血均为首选，内服、外用均具有良好的作用。单用也有极佳的效果。茜草止血作用尤以妇人崩漏出血多用，如固冲汤，因其化瘀，故妇人瘀血经闭、产后瘀阻、恶露不下等常用，亦用于血枯经闭，如《素问·腹中论》之四乌贼骨一蘆茹丸。

2. 均活血止痛，三七的止痛作用更好，善于治疗各种疼痛，如胸痹，头痛，颈椎痛，腰痛，跌打损伤疼痛。

【用药体会】

笔者认为三七具有补益作用，可以治疗虚损病证，同时促进血液运行，特别是适合老年人应用。凡头痛、颈肩腰腿疼痛、风湿痹痛均可选用三七止痛。笔者根据血瘀会导致气血运行不畅，发为血之余，活血即能促进头发的生长，故治疗脱发常选用之。笔者认为三七有几大特点，为止血要药，为止痛妙药，为生发良药。笔者临床体会，此药对于腰椎病变效果良好。

由于茜草具有止血、活血、凉血作用，临床上对于肝瘀病证效果良好，笔者治疗肝病，如肝炎、肝硬化、肝区疼痛，尤喜用之。

若肝区疼痛因于血瘀者，笔者常将三七、茜草配伍同用，茜草在作用上与丹皮炭有相似之处，临床上治疗血瘀病证可以配伍选用。对于各种原因引起的白细胞减少症也有疗效。

大蓟　小蓟

【药性概述】

大蓟：甘、苦，凉。①凉血止血：用于血热妄行引起的吐血、衄血、尿血、便血、崩漏等证。②清热解毒：用于热毒所致内外痈肿，单品内服、外敷均宜，以鲜品为佳。作用平和。

小蓟：甘、苦，凉。①凉血止血：用于血热妄行引起的吐血、衄血、尿血、便血、崩漏等证。因其兼能利尿通淋，故尤善治尿血、血淋，可单味应用。②清热解毒：用于疮痈肿毒，可单品捣汁外敷患处。

【注意事项】

大蓟、小蓟煎服 10~15g；鲜者可用 30~60g。外用适量，捣敷患处。消痈宜生用，止血可炒炭用。

【药对主治】

1. 血热妄行所致身体各个部位的出血。

2. 热毒所致内外疮痈肿毒。

3. 各种淋证。

【应用比较】

1. 均能凉血止血，广泛用治血热出血诸证。从凉血作用来看，多不炒炭，生用止血作用更好，但止血作用不强。可同用，如十灰散。二药因其性状、功用有相似之处，故大小蓟常合称。

2. 均能清热解毒，用于热毒痈肿疮疡疔疖、漆疮、汤火烫伤，可用冷开水洗净后捣烂，外敷。

3.大蓟止血作用广泛，故对吐血、咯血及崩漏下血者均宜。小蓟兼能利尿通淋，故以治尿血、血淋为佳。

【用药体会】

二药既可内服又可以鲜品捣烂外敷，根据传统的用药习惯，以小蓟更为多用，对于因小便出血的病证，常将其为首选，笔者临床体会小蓟配伍白茅根以后，治疗尿血、血淋效果更好。

艾叶 肉桂

【药性概述】

艾叶：苦、辛，温。①温经止血：用于虚寒性出血证，尤宜于妇科月经过多和崩漏者，可单用本品。亦可用于血热妄行之吐血、衄血，须与凉血止血药等配伍。本品为温经止血之要药。②散寒调经：用于下焦虚寒的月经不调、经行腹痛或宫寒不孕，带下清稀。其为治妇科下焦虚寒或寒客胞宫之要药。③安胎：用于虚寒或寒客胞宫之胎动不安，胎漏下血。④祛湿止痒：用于皮肤湿癣瘙痒，外用煎水洗。因其辛香，可用其辟秽。此外，本品捣绒，制成艾条、艾炷等，用以熏灸体表穴位，有温煦气血，透达通络的作用，为温灸的主要原料。

肉桂：辛、甘，热。①补火壮阳：用于肾阳不足、命门火衰之畏寒肢冷，腰膝冷痛，夜尿频多，阳痿，宫寒，滑精早泄等。本品辛甘而热，益阳消阴，功效与附子相似，为补火壮阳要药。②散寒止痛：用于寒邪内侵或脾胃虚寒之脘腹冷痛，胸阳不振之胸痹心痛，寒疝腹痛，风寒湿痹痛兼肝肾亏虚者。其辛热温散，善去痼冷沉寒而止痛。③温经通脉：用于寒邪凝滞，血脉瘀滞之月经不调、痛经或闭经，产后瘀血阻滞之恶露不尽、腹痛不止，妇人气滞血瘀之癥瘕积聚，阳虚寒凝、血滞痰阻之阴疽、流注等，为治寒凝血滞之要药。④引火归原：用于肾阳虚虚阳上浮之面赤，咽痛，心悸，失眠，脉微弱者。⑤鼓舞气血生长：用于久病体虚气血不足者，在补气益血方中少量加入肉桂，可以促进气血生长。

【注意事项】

艾叶煎服 3~10g。外用适量。温经止血宜炒炭用，余生用。阴虚血热者慎用。肉桂煎服 1~5g，宜后下。①阴虚火旺、里有实热郁火、血热出血及孕妇忌用。②畏赤石脂。

【药对主治】

1. 下焦虚寒腹痛。

2. 虚寒痛经，月经不调。

【应用比较】

1. 均能温暖下焦气血，散寒止痛，用于虚寒腹痛，宫寒冷痛，痛经，月经不调，可以同用。

2. 肉桂大辛大热，温暖下焦作用更强，行气血不能止血，能堕胎不能安胎，补火壮阳，温经通脉，引火归原，鼓舞气血生长。艾叶能暖血也能止血，能温经又能安胎，逐寒湿，尚可用以灸使热气内注，温煦气血，透达经络。

【用药体会】

笔者认为艾叶能祛湿止痒，因其辛香，可用其辟秽，外用煎水洗，可治皮肤瘙痒。现在的中药书籍中云其止痒者很少，而在古代的书中却有此记载，在荆楚大地就有在农历的端午节将艾叶、菖蒲悬挂在门口的习俗，就是取其辟秽，达到祛邪和防虫的作用。艾蒿燃烧后形成的烟雾中富含挥发油，带有极强的芳香气味，具有杀灭或抑制细菌、真菌的作用。夏日可用艾草熏烟驱蚊。艾叶也是制作香囊和香薰制品的主要原材料之一。而当艾叶放置久后，就用其煎水洗来止痒。将其捣成绒状，垫于鞋内，预防脚气、足癣、冻疮等。谚语有"家有三年艾，郎中不用来"的说法。若下肢冷，可将艾叶煎水泡脚。治寒性痛经，亦可将艾叶、肉桂同用。

艾叶 灶心土

【药性概述】

艾叶：见艾叶、肉桂药对。

灶心土：辛，温。①温中止血：用于脾气虚寒，脾不统血之出血病证，尤其对吐血、便血的疗效较好。本品能温暖中焦，收摄脾气而止血，为温经止血之要药。②止呕：用于脾胃虚寒，胃气不降所致的呕吐，反胃，妊娠呕吐。③止泻：用于脾虚久泻。

【注意事项】

灶心土 15~30g，包煎；或 60~120g，煎汤代水。亦可入丸、散。外用适量。阴虚失血、热证呕吐反胃者忌服。

【药对主治】

出血病证。

【应用比较】

1. 均为温性止血药，主治虚寒性的出血证，艾叶善治妇科出血，炮姜善治消化道出血。

2. 艾叶温经止血、止痛，亦用于月经不调及痛经等属虚寒证者。灶心土主要用于脾不统血之出血，如黄土汤，偏治大肠出血，也用于脾胃虚寒之久泻。

【用药体会】

对于下部出血者，可以将艾叶、灶心土同用。灶心土是俗名，张仲景称为黄土，比较雅观的称谓是伏龙肝。此药与收敛止血药赤石脂作用相似，在城市里很难寻求灶心土，笔者临床上若需用灶心土者，多以赤石脂代之。灶心土温中作用与干姜相似，只是温中的力量较弱。

艾叶　炮姜

【药性概述】

艾叶：见艾叶、肉桂药对。

炮姜：苦、涩、温。①温经止血：用于脾胃虚寒，脾不统血之出血病证。可单味应用或配其他止血药同用。②温中止痛：用于虚寒性之腹痛腹泻。

【注意事项】

炮姜煎服，3~6g。孕妇、阴虚有热者禁服。

【药对主治】

1. 虚寒性出血病证。
2. 寒邪停滞脘腹疼痛，少腹不适，痛经等。

【应用比较】

1. 均温中止血，用于虚寒性崩漏，月经过多。艾叶温经作用好，为妇科止血要药，如胶艾汤，对于妇人宫冷不孕亦常用。艾叶也可用于热性病证，如四生丸以之配伍生地黄、生侧柏叶、生荷叶治疗热证出血。传统用其止血多炒炭用。四生丸中用生品较特殊。炮姜主要作用是止血，作用于胃肠道，用于虚寒性之吐血，衄血，便血，崩漏等出血证，如生化汤。艾叶主治部位在下焦，兼治中焦病变。炮姜主治部位在中焦，兼治下焦病变。

2. 均能温经，散寒止痛。艾叶温经，以艾灸用之更多。此处所云经，包括女子的月经，风湿阻滞经络所致的疼痛病证。在治疗经脉阻滞方面一般是将艾叶外用，做成艾条、艾炷以外用。艾叶的火苗有向下的趋势，便于热气内注，达到散寒的作用。针灸所用的灸法用药就是以艾叶为主要原料制成的。艾灸是通过艾条、艾炷在燃烧过程中，温通经络，温煦气血，调整人体功能以作用于五脏六腑，四肢百骸。根据艾叶具有温行气血的作用，可以将其做成艾叶枕头，用来预防和治疗颈椎病，感冒，面神经麻痹。冬天用艾叶泡脚好处多，因寒从脚下起，睡前泡个脚，对脚凉怕冷非常有用，具体用法是把艾叶与其他散寒的药物配伍在一起，用大火煮开，然后泡上半个小时就可以了。寒冬，体质较弱和患有慢性病者，采用中草药泡脚，既保健又驱寒。艾叶具有保暖，促进血液循环的作用。炮姜则主要是温暖脾胃，故能治疗脘腹疼痛。

3. 艾叶安胎，暖气血温经脉而止血，逐寒湿暖胞宫而止痛。炮姜能温中止泻。

【用药体会】

临床上出血病证以热邪多见，所以清热止血药和凉血止血药多用，而温经止血药物不多，艾叶、炮姜虽能温经止血，有时也用于热性病证，如四生丸。炮姜止血，从传统的用药习惯来看，主要是妇科出血和消化道出血病证。笔者认为其单用的效果不强。

仙鹤草　大枣

【药性概述】

仙鹤草：苦、涩，平。①收敛止血：用于全身各部位的出血证，无论寒热虚实，皆可应用。本品性较缓和。②止痢：用于血痢及久泻久痢者，既可单用，又可配伍其他止泻痢的药物同用。③截疟：用于疟疾寒热，可单品研末，于疟发前 2 小时吞服，或水煎服。④补虚：用治脱力劳伤，神疲乏力者。本品有补虚、强壮之功。

大枣：见大枣、生姜药对。

【注意事项】

仙鹤草煎服 3~10g；大剂量可用至 30~60g。

【药对主治】

1. 体虚乏力，萎靡不振。

2. 血虚病证。

【应用比较】

1. 均能补益，用于体虚病证，尤其是气虚乏力，疲倦，精神不佳配伍同用作用好。

2. 仙鹤草收敛止血，止痢，截疟。大枣补益脾胃，调和诸药。

【用药体会】

仙鹤草、大枣为一组补益气血的药对，配伍同用可以加强补益作用，笔者临床上对于体虚者常将其同用，尤其是在熬制膏滋治疗虚损病证时，将二药同用，能明显提高临床疗效。对于一些过敏性疾病，也常配伍同用。

仙鹤草为治疗脱力劳伤的要药，又名脱力草。所谓脱力劳伤指的是当身体不能突然承受某种重力导致的身体受伤，如出现疲倦乏力，精神萎靡，面色苍白，虽经休息，一时仍不能恢复。取仙鹤草补虚治疗脱力劳伤的方法是将其与大枣炖吃，可加入适量红糖搅匀，吃枣喝汤，达到调气血，治劳伤，贫血，精力萎顿，乏力等，还能提高抗病能力。仙鹤草有强壮之功，可治疗气血虚弱之眩晕，若配黄芪、大枣为基本方，治疗血小板减少性紫癜、过敏性紫癜，其效颇佳。此作用较山楂治疗脱力劳伤作用强。临床上仙鹤草对于慢性虚弱性疾病、亚健康状态引起的气血阴阳不足等导致的精神困倦、疲劳乏力，抵抗力下降等虚损病证，配伍大枣效果颇佳。亦可用仙灵脾、仙茅、仙鹤草加冰糖、红枣煎服，改善虚损症状，达到精力充沛，体力强壮，抵抗力增加。根据仙鹤草善治劳力所伤，倦怠乏力，而嗜睡与乏力密不可分，即嗜睡者往往乏力，故乏力不除，则嗜睡不解，故而仙鹤草善治嗜睡。亦能强心，可调整心率，适用于气阴两虚、阴阳俱虚的心悸怔忡、短气乏力等，可用于心肌劳损的修复。

白及　仙鹤草

【药性概述】

仙鹤草：见仙鹤草、大枣药对。

白及：苦、甘、涩，寒。①收敛止血：用于体内外诸出血证，对肺胃出血者更为适宜。又因其味甘兼有补肺及生肌之功，对肺痨（肺结核）或消化道的出血，不但能有效止血，而且还有促进病灶愈合的作用。用于外伤出血，常单味研末外掺或水调外敷。本品味涩质黏，为收敛止血之要药。②收敛生肌：用于疮疡，无论未溃或已溃均可应用。未溃者能消散痈肿，已溃者能收口生肌。多单味研末外敷，或与其他消肿生肌药配用。治烧伤、烫伤及皮肤皲裂，可研末以麻油调涂外用，能促进生肌结痂、裂口愈合。本品为外科生肌之常用药。

【注意事项】

白及煎服 3~10g；大剂量可用至 30g。入散剂每次用 2~5g；研末吞服每次 1.5~3g。外用适量。不宜与乌头类药材同用。

【药对主治】

1. 体内外出血病证。
2. 肺虚病证。

【应用比较】

1. 均收敛止血，用于体内外多种出血证。白及的止血作用佳，主用于肺胃出血证，如咳血、吐血。在止血方面可以单用，一般是研末内服。白及粉在服用时以凉开水调服作用好，则有利于止血。仙鹤草止血的部位较广，药性缓和。

2. 均补肺，可治疗肺虚的病证，尤其是肺痨咳嗽，亦治肺痿病证。白及尤宜于治疗肺痿咳嗽，本草书中云其治疗肺痿病证，而肺痿是肺病的一种慢性病证，大多由久病伤肺，虚损导致肺叶痿败所致，以咳吐浊唾涎沫为特征，而西医学所云肺结核、慢性气管炎、肺纤维化、肺不张、硅肺等均可见肺痿的征象，因此白及通过补肺也可以治疗上述病证。仙鹤草为治疗脱力劳伤的要药，并有强壮作用，可以治疗气血虚弱之眩晕。

3. 白及尚能收敛生肌。仙鹤草尚能消积、止痢、杀虫。

【用药体会】

白及、仙鹤草收敛止血，笔者对于肺胃出血病证一般多是将其同用以加强止血作用。白及因消肿生肌，对于疮疡肿毒，溃疡久不收口，未成脓者能使之消散，已成脓者可使之生肌，略有补性，若研粉以收涩药油调涂，又可治手足皲裂，水火烫伤，肛裂证。对于妇科出血病证则多选用仙鹤草。本草书籍中记载仙鹤草的功效颇多，如消积、止痢、杀虫，然现主要用其止血。由于现在认为仙鹤草具有抗过敏作用，所以对于一些过敏性疾病如鼻炎，也常选用。

白茅根　小蓟

【药性概述】

白茅根：甘，寒。①凉血止血：用于多种血热出血证。此药不仅善治上部火热之出血证，又能导热下行，对血热尿血、血淋更为适宜。②清热利尿：用于水肿，热淋，湿热黄疸。③清肺胃热：用于胃热呕吐，肺热咳嗽。

小蓟：见大蓟、小蓟药对。

【注意事项】

白茅根煎服 15~30g；鲜品 30~60g。鲜用功效尤佳，可捣汁服。多生用。

【药对主治】

1. 尿血、血淋。

2. 水肿，小便不利。

【应用比较】

1. 均能清热利尿，凉血止血，用于尿血证，二药均为治疗尿血要药。同用加强作用，如十灰散。

2. 茅根生津止渴，用于津伤口渴，清肺胃热，用于胃热呕吐，肺热咳嗽。小蓟解毒消痈，用于热毒疮疡。

【用药体会】

笔者尤喜将白茅根、小蓟配伍同用于尿血病证，在使用时白茅根需要大剂量方能见效，且大剂量使用并无副作用，一般常用量为50g，更大量可以100g以上。二药的利尿作用不强，对于水肿不甚者可以选用。

白茅根　车前子

【药性概述】

白茅根：见白茅根、小蓟药对。

车前子：见车前子、竹叶药对。

【药对主治】

1. 小便不利，水肿。

2. 湿热淋证。

【应用比较】

1. 均能清热利尿，用于小便不利，水肿，热淋等。车前子通淋作用好，偏治热淋。利水消肿作用强于白茅根。

2. 白茅根尚能凉血止血。车前子尚能清肝明目，清肺化痰，渗湿止泻。

【用药体会】

对于小便不利笔者常将白茅根、车前子配伍同用以加强作用，因二药均能治疗淋证。中药学教材记载白茅根时，云止血需要炒炭用，而临床上实际是不炒炭的，因为炒炭以后并不能加强止血作用。笔者认为用白茅根止血不需要炒炭，因为生用具有生津作用，出血患者同时也会导致津伤，而炒炭以后不能生津，故以生用为佳。

白茅根　芦根

【药性概述】

白茅根：见白茅根、小蓟药对。

芦根：甘，寒。①清热生津：用于气分热证所致发热，汗出，烦渴。若温热毒邪壅于肺胃之小儿痘疹，透发不畅者，可用芦根清肺胃，生津液，促使痘疹透发。本品入气分，作用缓和，无恋邪之弊，多作辅助药。②清泻肺热：用于肺热、痰热咳嗽，咯痰黄稠，以及风热感冒咳嗽。③清胃止呕：用于胃热伤津之口渴多饮，或胃热上逆之呕逆。④祛痰排脓：用于肺痈咳吐脓血，胸痛，痰涎腥臭等。⑤清热利尿：用于湿热淋证及湿热水肿，多与其他利尿通淋药或利水退肿药同用。本品性走下，作用较平和。

【注意事项】

芦根 15~30g，鲜品 30~60g；或捣取汁服。虚寒证慎用。

【药对主治】

1. 湿热小便不利。

2. 胃热呕吐。

3. 肺热咳嗽。

4. 津伤口渴。

5. 温病发热，烦渴，烦躁不安。

【应用比较】

1. 均能利尿，作用平和，用于水肿，小便不利，淋涩疼痛。白茅根利尿之功胜于芦根。可以大剂量使用。夏天如有小便灼热涩痛，尿少，尿黄赤表现时，也可用芦根、白茅根煎服，有良效。夏季户外劳动者，应用此方作饮料也有防病作用。

2. 均能清热，上清肺热，中清胃热，下利膀胱，导热以下行，但清肺胃之热只作辅助药物使用。芦根偏于走气分，清热之功胜于茅根，兼有宣透之力。白茅根偏于走血分，以凉血止血为主，用于多种血热出血证，如衄血，尿血等，偏主治尿血。

3. 均能止呕，用于胃热呕吐，烦渴，芦根较白茅根多用。

4. 均用于肺热咳嗽，此作用以芦根作用强于白茅根。

5. 均能生津，可用于津伤病证，作用不强，多用鲜品。

6. 二药特点是味甘不泥膈，生津不敛邪，性寒不伤胃，利下不伤阴。茅根入血分而凉血止血。芦根清肺热意义有四：其一用于上焦风热证，如桑菊饮；其二用于温热病之邪袭于肺络，而见咳嗽，痰稠而黄等证；其三用于热壅肺络，肺痈之咳唾脓痰等，取消痈排脓之功，如苇茎汤；其四用于麻疹初起，透发不畅，故又云其透疹。

【用药体会】

白茅根的凉血止血作用部位主要在于治疗尿血，可以大剂量使用，笔者个人尤其喜爱用此药治疗尿血，用量应在 50g 以上。取生津止渴方面，则多用芦根，也需要大剂量使用。若肺热病证，笔者尤喜将二药配伍同用。用二药煎水代茶饮，可以用于消渴病证。夏天如有小便灼热涩痛，尿少，尿黄赤表现时，也可用芦根、白茅根、车前草同水煎服，有良效。夏季户外劳动者，应用此方作饮料也有防病作用。

地榆　槐花

【药性概述】

地榆：苦、酸、涩，微寒。①凉血止血：用于多种血热出血之证。因其性降走下，故以下焦的便血、痔血及崩漏、血痢等证用之尤宜。本品味兼酸涩，又能收敛止血。②解毒敛疮：用于疮疡，水火烫伤，其既能清热解毒消肿，又可收敛生肌，促进创面愈合，为治水火烫伤之要药。

槐花：苦，微寒。①凉血止血：用于下部血热出血证。本品善清泄大肠之热而止血。②清肝泻火：用于肝火上炎所致的头胀头痛、目赤眩晕等证。可单味煎汤代茶饮。

【注意事项】

地榆煎服 10~15g；大剂量可用至 30g。外用适量。止血宜炒炭用；解毒敛疮宜生用。凡虚寒性便血、下痢、崩漏及出血有瘀者慎用。对于大面积烧伤病人，不宜使用地榆制剂外涂，以防其所含鞣质被大量吸收而引起中毒性肝炎。槐花煎服 10~15g。止血宜炒炭用，清泻肝火宜生用。脾胃虚寒及阴虚发热而无实火者慎用。

【药对主治】

血热出血病证，尤以便血多用。

【应用比较】

1.均能凉血止血，用于血热妄行之出血诸证，因其性下行，故以治下部出血证为宜，地榆凉血之中兼能收涩，凡下部之血热出血，诸如便血、痔血、崩漏、血痢等皆宜。槐花无收涩之性，其止血功在大肠，故以治便血、痔血、血痢为佳，如槐花散（槐花、柏叶、荆芥穗、枳壳）。

2.地榆尚能清热解毒。槐花尚能清泻肝火。

【用药体会】

二药凉血止血，治疗后阴出血可以配伍同用，笔者认为地榆也擅长治疗崩漏，苏颂《图经本草·卷7》云"古断下方多用之"。治疗崩漏笔者常选用地榆，如验方黄芪止崩汤（方见白术、黄芪药对）。地榆治疗烧烫伤作用好，有一病友传一方于笔者，乃将其命名为烧烫伤方。组成：地榆炭、寒水石、黄柏、大黄。各等量。功效：清热解毒，收敛生肌。主治烧烫伤。方中地榆具有很好的收敛作用，为治疗皮肤烧烫伤的要药，有"地榆烧成炭，不怕皮烧烂"，"家中有地榆，不怕烫伤皮"的说法。《本草纲目·卷三十六·五加》甚至记载"宁得一斤地榆，不用明月宝珠"的说法。使用方法是将药物研末后，外撒药粉于病变部位，均匀覆盖创面，创面愈合后继续用药，直至创面皮肤恢复弹性，继续用药是创面无疤痕愈合的关键。使用时要求不断外撒药粉，以促进结痂。

侧柏叶　地榆

【药性概述】

侧柏叶：苦、涩，寒。①凉血止血：用于各种出血证，如吐血、咳血、便血、血痢、尿血、崩漏等。以治热邪出血较好。本品凉血止血之中兼有收敛作用。②化痰止咳：用于肺热咳喘、痰稠难咯者。③生发乌发：用于脱发，须发早白，单用本品研末与麻油涂之；亦可煎水洗头。

地榆：见地榆、槐花药对。

【注意事项】

侧柏叶煎服 10~15g。止血多炒炭用，化痰止咳宜生用。

【药对主治】

血热出血病证。

【应用比较】

1. 均能凉血止血，用于血热出血证。

2. 均能收敛止血，可治多个部位的出血。在止血部位方面有所区别。侧柏叶善治上部出血，如吐血、咳血。地榆善治下部出血，如便血、崩漏。地榆收涩作用弱于侧柏叶。

3. 侧柏叶能化痰止咳，生发乌发。地榆能清热解毒。

【用药体会】

侧柏叶、地榆均为凉血、收敛止血药，笔者对于下部出血者常选用地榆，地榆治疗崩漏的作用好，验方黄芪止崩汤中选用了地榆（方见白术、黄芪药对）。侧柏叶为生发乌发要药，通过多年的临床，笔者总结一张治疗脱发的验方，命名为侧柏叶生发酒，组成：侧柏叶、三七、红参、天麻、制首乌、当归、骨碎补。各等量。功效：补肾祛风，生发乌发。主治多种原因所致脱发、白发、头皮屑过多，头皮痒。治疗脱发应立足于祛风、活血、补肾三大原则。本方使用方法是将上述药物一同浸入到 45 度左右的白酒中，浸泡半月后，以此酒外搽。不拘次数。所用白酒的度数不能太高，会影响药的成分溶出；也不能太低，因为会影响药酒的保管，甚至变质。以药酒外搽，使药物直达病所，药汁直接作用于头发促其生长。若身体虚弱，加用黄精、熟地黄，头皮屑过多加用生山楂。均与原方所用药物等量。若平时头皮屑多可用生山楂、桑白皮煎水后洗头，亦可以二桑洗发水（方见桑叶、菊花药对）洗头，再用药酒外搽。

笔者大约是在 1990 年夏季接诊一位年轻的病人，因服用人参后导致脱发，当时笔者对治疗脱发尚无经验，乃根据中药学教材所载药物，结合中医对脱发的认识，随手处方，病人用药后，不想竟然收到意想不到的效果，3 月后头发长出，半年后头发竟然较前更为黑、亮。当时笔者已对此病例无印象，后笔者又从病人的病历中索取了此方，以后笔者在临床中经多次应用，均有效，乃成为笔者的经验方。

茜草　白茅根

【药性概述】

茜草：见三七、茜草药对。

白茅根：见白茅根、小蓟药对。

【药对主治】

1. 出血病证。

2. 血热病证。

【应用比较】

1. 均能清热凉血止血，用于血热出血病证，如十灰散。茜草止血作用强于白茅根。

2. 茜草以治妇人崩漏为主，对于其他部位出血也可以选用，又能活血化瘀。白茅根以治尿血为主，又能清热利尿。

【用药体会】

茜草、白茅根配伍应用可以治疗血热病证，对多个部位的出血均可以选用。由于茜草具有止血、活血、凉血作用，临床上对于肝瘀病证效果良好，笔者治疗肝病，如肝炎、肝硬化、肝区疼痛，尤喜用茜草。白茅根善治尿血，需要大剂量使用，量小效果不佳。

茜草　花蕊石

【药性概述】

茜草：见三七、茜草药对。

花蕊石：酸、涩，平。化瘀止血：用于多种出血病证，因又能收敛止血，既可以单用，也可以配伍使用。

【注意事项】

花蕊石煎服 10~15g。研末吞服，每次 1~1.5g，包煎。外用适量，研末外掺或调敷。孕妇忌用。

【药对主治】

出血病证。

【应用比较】

1. 均能化瘀止血，用于瘀血所致出血证，可以治疗妇科出血病证。

2. 花蕊石止血作用不强，为止血专药，如《医学衷中参西录·医方》"化血丹"用之，且能用于外伤出血。茜草因通经作用好，用于妇科血瘀出血病证，尚能凉血。

【用药体会】

笔者在临床中喜用茜草止血而少用花蕊石。花蕊石虽有止血的作用，但作用不强。茜草化瘀方面也较花蕊石多用，因花蕊石乃矿物药，临床多作为辅助药使用。

炮姜　灶心土

【药性概述】

炮姜：见艾叶、炮姜药对。

灶心土：见艾叶、灶心土药对。

【药对主治】

1. 虚寒呕吐、泄泻。

2. 虚寒性出血病证。

【应用比较】

1.均能散寒温中，以达到止血、止呕、止泻的作用，用于脾胃虚寒所致的吐血、便血。

2.炮姜的温中作用强于灶心土，较灶心土药源广，张仲景的黄土汤中的灶心土可用炮姜代之。

【用药体会】

炮姜、灶心土的作用很相似，主要用于中焦虚寒病证。炮姜使用广泛，主要治疗的部位在于脾胃，凡脾胃虚寒以及出血病证可选用，笔者体会，此药较干姜平和，虽温但不燥，传统用治出血病证，由于止血药物性温者较少，所以对于虚寒性出血者为常用之品。

黄土汤中的黄土并不是真正的黄土，而是灶心土。黄土的使用，见于《金匮要略·禽兽鱼虫禁忌》，载有"治吃生肉中毒方：掘地深三尺，取其下土三升，以水五升，煮数沸，澄清汁，饮一升，即愈"。食物中毒的典型表现是上吐下泻，若不及时止其吐泻，难免脱水而亡。急救时，来不及去掘地三尺和煮取数沸，只需在黄土地上挖个坑，将新汲的井泉水倒入搅拌，等待片刻取澄清液服用即可。这种黄土拌出来的汤液，即地浆。《本草纲目·卷五·地浆》李时珍云："解一切鱼肉果菜药物诸菌毒，疗霍乱及中暍卒死者，饮一升妙"。黄土做成的地浆水，除了对暴吐暴泻有效，对真性霍乱也有效。真性霍乱可见呕吐泄泻，极短的时间内，将全身的水分倾泻殆尽。用温水调和黄土，取清液灌服，一边吐一边灌，直至吐泻止，霍乱症状也就消除了。

蒲黄　五灵脂

【药性概述】

蒲黄：甘，平。①止血：用于外伤出血和吐血、衄血、咳血、尿血、便血、崩漏及皮下出血等，单用或配伍其他止血药同用。本品行血止血，又收敛止血，有止血不留瘀的特点，为止血行瘀之良药。对出血证无论属寒属热，有无瘀滞，均可应用，但以属实夹瘀者尤宜。②活血化瘀：用于经闭痛经，产后腹痛及心腹疼痛，跌打损伤等瘀血作痛者。③利尿通淋：用于血淋，尿血。

五灵脂：见五灵脂、夜明砂药对。

【注意事项】

蒲黄煎服3~10g，宜包煎。外用适量。生用活血、利尿力强；炒用止血力胜。孕妇慎用。

【药对主治】

1.瘀血病证之脘腹疼痛，痛经，经闭，跌打损伤等。

2.身体各个部位的出血病证。

【应用比较】

1.均能活血化瘀，用治瘀血病证所致的痛经、经闭、产后腹痛以及血滞作痛、跌打损伤等，常同用，如失笑散、少腹逐瘀汤。蒲黄在化瘀方面作用不强，五灵脂活血作用强于蒲黄。治疗瘀血病证，从传统的用药来看，蒲黄并不作为首选。在止痛方面，五灵脂作用强。

2.均能止血，用于血瘀导致的出血病证，蒲黄的止血作用较广泛，既能化瘀止血，同时因略具涩味，又有收敛止血之功。

3.蒲黄止血力强，并有利尿通淋之效。五灵脂活血止痛为好，兼解蛇虫毒。

【用药体会】

蒲黄、五灵脂组成药对，主要是止血、止痛。因为在服用方面不及三七、茜草方便，故不及二药多用。笔者更喜用三七止痛，茜草止血。五灵脂是鼯鼠科动物或其他近缘动物的粪便。李时珍释其名曰："其屎名五灵脂者，谓状如凝脂而受五行之灵气也"。五灵脂止痛作用好，可单味服用，但实际在临床中却不首选，主要是因为味道有一股腥味和臊味，并且入煎剂时混于水中，汤液难看，病人在感情上难以接受此药，故笔者比较慎用。

槐花　金银花

【药性概述】

槐花：见地榆、槐花药对。

金银花：见金银花、连翘药对。

【药对主治】

便血。

【应用比较】

1. 均能凉血止血，特点是能升能降，用于后阴血热出血为主，如痔血、便血、血痢。

2. 槐花乃是治疗便血的要药，亦能清肝火。金银花止血，需要炒炭用，以治血痢为主。

【用药体会】

槐花、金银花主要用于血热出血，临床取金银花治疗便血，需要炒炭用。笔者认为槐花治疗崩漏、便血作用均佳，可以稍大剂量使用。现在临床上治疗便血也常常选用槐角。

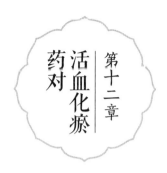

第十二章 活血化瘀药对

三棱　莪术

【药性概述】

莪术：苦、辛，温。①破血行气：用于气滞血瘀的癥瘕积聚，跌打损伤，血瘀经闭，痛经，胸痹心痛。②消积止痛：用于饮食积滞之脘腹胀痛。

三棱：辛、苦，平。①破血行气：用于癥瘕积聚，血滞经闭，心腹刺痛。本品功用与莪术相似。临床每与莪术相须配用。②消积止痛：用于食积气滞之脘腹胀痛。

【注意事项】

二药醋炒能加强祛瘀止痛之效。月经过多及孕妇忌用。莪术煎服 3~10g。三棱煎服 3~10g。三棱畏牙硝（即芒硝）。

【药对主治】

1. 血瘀气滞病证之经闭，经行腹痛。

2. 跌打损伤。

3. 癥瘕、积聚。现用其抗肿瘤。

4. 食积脘腹胀痛。

【应用比较】

1.均破血行气，用于气滞血瘀之癥瘕积聚。多将二药配伍应用。三棱长于破血，莪术偏于破气。临床上癥瘕积聚结块，未有不由血瘀、气结、食停所致，所以能治一切凝结停滞有形之坚积。三棱破血作用很强，若配伍黄芪后，可防损耗正气。莪术、三棱破血，现用其抗肿瘤作用极佳，可以用于多种肿瘤。

2.均能消积止痛，用于食积脘腹胀痛。尤其是胃胀突出时加用之，可以开胃化食，帮助消化，改善病证，增进食欲，促进病情稳定，明显减轻疼痛。二者功用相似，对药配伍，作用更好。三棱消积止痛作用弱于莪术。若积滞重证笔者常选二药。

【用药体会】

笔者个人认为，莪术所治疗的病症主要还是血分病证，但区别于三棱，则莪术偏治气病，三棱偏治血病，莪术有血中之气药一说。根据临床应用来看，一般适用于瘀血重症。

笔者验方"结肿外敷散"选用二药。组成：姜黄50g，白蔹休50g，黄药子50g，延胡索50g，大黄50g，三棱50g，莪术50g，天花粉50g，乳香50g，没药50g，细辛30g，樟脑20g，肉桂20g，天南星100g。功效：消散肿块，减轻疼痛。主治：甲状腺肿大、结节、乳腺结节以及其他部位的肿块，如痰核、包块、瘰疬。此方是笔者根据内病外治的原则，选用具有活血化瘀、散结消肿的方法而组方的。全方重在促进气血的运行，以达到消除肿块之目的。使用方法：将上述药物一起研粉，每次取适量，以红醋调成糊状后，外敷局部。每次外敷一般不要超过3小时，若时间过长，会导致局部皮肤瘙痒，破溃，以影响后来用药。若已经出现皮肤破溃，应停药，待皮肤转为正常后再用药。另外笔者验方消瘿汤（方见夏枯草、猫爪草药对）也是将二药配伍同用的。

土鳖虫　大黄

【药性概述】

土鳖虫：咸、寒。①破血逐瘀：用于血瘀经闭，产后瘀滞腹痛，癥瘕积聚。本品行散走窜，性猛力强。②续筋接骨：用于跌打损伤、筋伤骨折之瘀肿疼痛，可单用研末调敷。为伤科常用药。

大黄：苦，寒。①泻下攻积：用于大便秘结，胃肠积滞泻痢，以热结便秘最为适宜。亦用于其他类型的大便秘结，为攻下导滞之要药。②清热解毒：用于多种里热病证，无论有无便秘，均可应用，如温热病之高热神昏，烦躁；脏腑火热证之目赤，咽喉肿痛，牙龈肿痛；热毒疮痈；水火烫伤等。③泻火凉血：用于血热妄行之吐血，衄血，咯血等上部出血病症。本品入血分，凉血又能导热下行。④活血祛瘀：用于瘀血阻滞引起的多种病证，治妇女产后瘀阻腹痛，恶露不尽者。⑤清泄湿热：用于湿热黄疸，淋证。

【注意事项】

土鳖虫 3~10g，煎服。或研粉吞服，每次 1~1.5g，黄酒送服。孕妇忌用。大黄煎服 5~15g。①生用泻下力强，久煎则泻下力减弱，故入汤剂应后下，或用开水泡服。②酒炙大黄泻下力较弱，偏于活血。③大黄炭偏于止血。④脾胃虚弱者慎用。⑤妇女怀孕、月经期、哺乳期应忌用或慎用。⑥习惯性便秘者慎用。

【药对主治】

1. 瘀血积久之形体羸瘦，肌肤甲错，两目黯黑，癥瘕积聚。
2. 跌打损伤。

【应用比较】

1. 均能活血，用于瘀血积久病证，癥瘕积聚。亦用于跌打损伤。土鳖虫活血作用更甚。可以治疗因瘀血久郁化热，五劳虚极形体消瘦，腹满不能饮食，肌肤甲错，两目黯黑，如大黄䗪虫丸、鳖甲煎丸配伍有二药。

2.土鳖虫为续筋接骨常用药物。大黄尚能通便导滞，清热解毒，泻火凉血，清利湿热、止血。

【用药体会】

土鳖虫亦名䗪虫，在活血方面作用较强，擅长治疗跌打损伤，《本草经疏·卷二十一》云："治跌扑损伤，续筋骨有奇效"。传统均认为其接骨作用佳，可以单味药研末吞服。临床治疗跌打损伤常用配伍续断、自然铜、苏木、血竭、骨碎补诸药同用。中医对于动物药有一个认识，即介类潜阳，虫类搜风，就是说虫药多有入络搜剔之功，有血者走血，无血者走气，飞者可升，走者能降，治疗有形之癥瘕包块，非虫药不能奏功，而土鳖虫对此乃是常用之品。若有瘀血现象又有大便秘结者可将土鳖虫、大黄同用，效果好。临床上笔者尤喜用土鳖治疗瘀血病证，而治疗骨折，早期宜攻，中期宜和，后期宜补。骨折根据不同部位用药有区别，四肢骨折伤损以活血为主，胸腹部位以理气为主，所以治疗骨折损伤，土鳖更长于用于四肢病变。若闭经、月经延期因血瘀者，土鳖虫为常选之品。土鳖虫虽为破血之品，但较水蛭平和。

川芎　延胡索

【药性概述】

川芎：辛，温。①活血行气：用于血瘀气滞痛证。本品有"血中气药"之称，为妇科要药。用于多种妇产科疾病。②祛风止痛：用于头痛、风湿痹痛，凡风寒、风热、风湿、血虚、血瘀头痛皆可随证配用。川芎为治头痛要药。

延胡索：辛，苦，温。活血，行气，止痛：用于气血瘀滞所致全身各个部位疼痛。本品既行血中气滞，又行气中血滞，止痛力强，为常用的止痛药，无论何种痛证，均可配伍应用。为止痛要药。

【注意事项】

川芎煎服 3~10g。研末吞服，每次 1~1.5g。阴虚火旺之头痛、多汗，热盛及无瘀之出血证和月经过多、孕妇均当慎用。延胡索煎服 3~10g。研粉吞服，每次 1~3g。醋炙加强止痛作用。血热气虚及孕妇忌服。

【药对主治】

1. 血瘀气滞病证之身体各个部位的疼痛。

2. 跌打损伤。

3. 痛经。

【应用比较】

1. 川芎、延胡索配伍应用，活血行气作用加强，如膈下逐瘀汤、少腹逐瘀汤。川芎乃是治疗瘀血的要药，其特点是上行巅顶，下达血海，内入脏腑，外走皮毛，旁开四肢，辛温走窜，走而不守，一往直前，所以凡是有瘀血者，此药为首选。活血祛瘀兼能行气，为血中之气药，主治血瘀所致多种病证，如胸胁刺痛、跌打肿痛、闭经痛经、月经不调、风湿痹痛、寒痹痉挛、痈疽疮疡以及产后瘀阻腹痛等病证。延胡索又名玄胡、元胡、延胡，以块茎入药，既能活血散瘀，又能行气，所谓气为血之帅，气行则血行，行则通，通则不痛，不通则痛。临床上延胡索是以止痛为主要特点的，作用迅速是其他活血药所难比拟的。临床可入煎剂、研粉吞服，副作用少。在使用时用醋制后作用加强。《本草纲目·卷十三·延胡索》李时珍说延胡索"能行血中气滞，气中血滞，故专治一身上下诸痛，用之中的，妙不可言。荆穆王妃胡氏，因食荞麦面，遂病胃脘当心痛，不可忍。医用吐下行气化滞诸药，皆入口即吐，不能奏功。大便三日不通，因思《雷公炮炙论》云：心痛欲死，速觅延胡。

乃以延胡索末三钱，温酒调下，即纳入，少顷大便行而痛遂止。又华老年五十余，病下痢腹痛垂死，以备棺木。予用此药三钱，米饮服之，痛即减十之五，调理而安。按方勺《泊宅编》云：一人病遍体作痛，殆不可忍。都下医或云中风，或云中湿，或云脚气，药悉不效。周离亨言：是气血凝滞所致。用延胡索、当归、桂心等份，为末，温酒服三四钱，随量频进，以止为度，遂痛止。盖延胡索能活血化气，第一品药也"。这里李时珍列举多个病例，将延胡索的作用评价为第一品药，从部位上来说，全身病证均可以选用，尤以治疗胃痛效果最佳。

2. 川芎的止痛部位很广泛，尤以治疗头痛为常用，所谓风寒、风热、风湿、血瘀、血虚等多种头痛均将其作为首选，如治风寒头痛之川芎茶调散，治风热头痛之菊花茶调散，治风湿头痛之九味羌活汤，以及羌活胜湿汤。对于治疗血虚头痛，金元时期的张元素认为其为"血虚头痛之圣药也"。(《医学启源·药类法象·川芎》) 所以前人总结有"头痛不离川芎"之说。李时珍云："人头穹窿穷高，天之象也。此药上行，专治头脑诸疾，故有芎䓖之名。以胡戎者为佳，故曰胡䓖"。

川芎具有麻醉大脑的作用，据此认为久服川芎会导致暴亡。据《梦溪笔谈·卷十八·技艺》载："余一族子，旧服芎䓖。医郑叔熊见之云：芎䓖不可久服，多令人暴死。后族子果无疾而卒。又余姻家朝士张子通之妻，因病脑风，服芎䓖甚久，亦一旦暴亡。皆余目见者"。对此案例，寇宗奭《本草衍义·卷八》发表感慨，云："此盖单服耳，若单服既久，则走散真气，即使他药佐使，又不久服，中病便已，则乌能至此也"。川芎治疗头痛作用虽然好，《本草求真·卷三·芎䓖》也认为"气味走窜，能泄真气，单服久服，令人暴亡"。所以应用川芎时剂量不能太大。按照现在的解释，就是川芎量大后会导致脑血管突然破裂，出现中风而死亡。

川芎治疗头痛在部位上要与其他药进行区别。白芷主治阳明部位的前额痛；葛根主治太阳部位的后头痛；羌活主治整个头部的疼痛，以头重、头重痛如裂、但以太阳部位的后头痛多用；苍术主治太阴经头重痛；藁本主治厥阴经部位的巅顶痛；细辛、独活主治少阴经头痛连齿；蔓荆子主治太阳穴头痛；吴茱萸主治厥阴经头痛；川芎、柴胡治疗少阳头痛，川芎作用强，性偏温，而柴胡作用较弱，性偏寒。延胡索止痛作用极佳，用治多种疼痛，如头痛、心痛、胸痛、胃痛、胁痛、腹痛、痛经、风湿痹痛、妇女月经不畅、经闭、痛经、产后瘀血及跌打损伤等引发的多种疼痛。

【用药体会】

川芎、延胡索均能活血行气，用于气血凝滞之胸腹疼痛，痛经，外伤疼痛，皆视为要药。笔者在临床上治疗疼痛病证，如现在所云颈椎病、肩周炎、腰椎间盘突出均选用二药，效果良好。笔者验方颈椎舒筋汤（方见羌活、桂枝药对）、杜仲强腰汤（方见杜仲、续断药对），均配伍有此二药。笔者的体会是在所有止痛药中，以延胡索最安全，应用最多，作用最好。所以谚语云"不怕到处痛得凶，服了延胡就轻松。"若头痛兼有风邪者，笔者验方止痛效神汤有益。组成：延胡索30g，桃仁10g，红花10g，当归15g，白芍15g，赤芍10g，川芎10g，生地黄15g，蔓荆子15g，藁本10g，葛根15g，白芷10g，荆芥10g，防风10g，菊花15g，桑叶15g，羌活10g。功效：祛风止痛，活血通络。水煎服，或熬制成膏滋服用。主治风寒头痛，风湿头痛，风热头痛，多以风邪为重的头痛可以选用。

川芎　威灵仙

【药性概述】

川芎：见川芎、延胡索药对。

威灵仙：辛、咸，微温。①祛除风湿：用于风湿痹痛而以风邪偏盛之行痹多用。其性善走窜，无论各部位病证皆可应用。可单用为末服。亦可用于跌打伤痛，头痛，牙痛，胃脘痛等。②软化骨鲠：用于诸骨鲠咽，咽部疼痛，吞咽困难，单用煎汤，缓缓咽下，即可取效。③软坚：其味咸，用于痰饮，噎膈，痞积。

【注意事项】

威灵仙煎服 6~10g。治疗骨鲠可用 15~30g。外用适量。气血虚弱者慎服。

【药对主治】

风湿痹痛。

【应用比较】

1.均祛风止痛，用于全身风湿痹痛，止痛作用好，行散之力优，二药均治行痹。

2.威灵仙祛除风湿，用治全身各个部位所致风湿疼痛，其通行十二经，性猛善走，行而不住，乃治风湿要药，以治气分病变为主。亦治骨鲠咽喉。川芎活血化瘀，行气止痛，用于气滞血瘀所致病证，以治血分病变为主。

【用药体会】

川芎、威灵仙均为祛风要药，二药配伍同用，增强通行作用。威灵仙乃是治疗行痹要药，笔者对于颈肩腰腿疼痛均将川芎、威灵仙作为常用之品。笔者验方颈椎舒筋汤（方见羌活、桂枝药对）、杜仲强腰汤（方见杜仲、续断药对）中均配伍有二药。在止痛方面威灵仙并不限于风湿痹痛，亦可用于其他疼痛病证，如跌打损伤、头痛、牙痛、胃脘疼痛，也有用其治疗痔疮肿痛者。威灵仙治疗骨质增生效果良好。可以外用，如泡洗、研末外敷。

王不留行　冬葵子

【药性概述】

王不留行：苦，平。①活血通经：用于经行不畅，痛经及经闭。其走而不守，行而不住，善于通利血脉。②下乳消痈：用于产后乳汁不下，乳痈肿痛。③利尿通淋：用于多种淋证，如热淋，血淋，石淋。

冬葵子：甘、涩，凉。①利尿通淋：用于热淋，血淋，石淋，水肿胀满，小便不利。②通乳消肿：用于产后乳汁不通，乳房胀痛。其滑润利窍，通乳汁作用较好。③润肠通便：用于肠燥便秘证。其质润滑肠而通便。

【注意事项】

王不留行煎服 5~10g。外用适量。孕妇慎用。冬葵子 3~10g，煎服。其寒润滑利，脾虚便溏者与孕妇慎用。

【药对主治】

1.多种淋证，小便不利。

2.乳汁不通，乳少。

【应用比较】

1.均能通淋，用于小便淋沥不尽，排尿困难。《针灸资生经·卷三·淋癃》记载："予壮年寓学，忽有遗沥之患，因阅方书，见有用五倍子末酒调服者，服之而愈。药若相投，岂在多品，而亦无事于灸也，故附着于此。若欲治淋疾，则有王不留行神效，彭侍郎以治张道士，服三粒愈。见《既效方》。有妇人患淋，卧病久之，服诸药愈甚，其夫入夜来告急，予令取此花叶十余叶，令研细煎服，翌朝再来，云病已减八分，再与数叶煎服，即愈。一名剪金花，一名金盏银台"。这是讲王不留行治疗淋证。《汤液本草·卷上·十剂》云："滑可以去着，冬葵子、榆白皮之属是也"。所谓滑可去着，即用润滑通利的药物治疗体内病邪留滞的方法。冬葵子可以治疗石淋，尿中夹砂石，或尿时疼痛，或腰痛难忍，尿色黄赤而浑浊。《金匮要略·妇人妊娠病脉证并治》葵子茯苓散用治"妊娠有水气，身重，小便不利，洒淅恶寒，起即头眩"，也是取其通利作用。

2. 均能通乳汁，用于产后乳汁少或乳汁不通的病证，可以同用。王不留行通淋、通乳作用强。

3. 王不留行的功效为"三通"，即通淋、通乳、通经。通经即能活血化瘀，消痈。冬葵子的作用亦"三通"，通淋，通乳，通便，而以通淋作用最佳。

【用药体会】

王不留行、冬葵子通淋作用佳，王不留行作用更佳，尤其是治疗小便不利二药配伍后作用更好。配伍牛膝后通淋作用加强，对尿道阻滞所致小便不利，淋沥涩痛，如热淋，血淋，石淋，乃为必用之品，单用不及配伍作用好。现尤多用治前列腺炎，对尿路结石，如膀胱结石、输尿管结石、肾结石亦有非常好的效果。另外，若有窍不通者，如鼻塞、耳闭等，笔者常少量加用王不留行能取得更佳效果。验方通淋汤配伍有二药。组成：金钱草30g，鸡内金30g，海金沙15g，石韦15g，茅根30g，小蓟15g，枳壳10g，车前子15g，滑石20g，萹蓄10g，延胡索15g，川牛膝15，王不留行15g，冬葵子15g，甘草10g。功效：化石止痛，利湿通淋。主治泌尿道结石，腰部疼痛，小便不畅，或淋漓不尽，或尿有中断，下腹不适。

五灵脂　夜明砂

【药性概述】

五灵脂：苦、咸、甘，温。①活血止痛：用于瘀血阻滞引起的脘腹胁痛、痛经经闭、产后腹痛及一切血滞作痛之证。为治瘀滞疼痛之要药。《本草纲目·卷四十八·五灵脂》记载：可治"男女一切心腹、胁肋、少腹诸痛"。②化瘀止血：用于瘀血阻滞、血不归经之出血证，临床以妇女崩漏，色紫多块，少腹刺痛者多用，可单味炒后研末，温酒送服。另外古方常用五灵脂配伍雄黄同用，治疗毒蛇咬伤。

夜明砂：辛，寒。①清热明目退翳：用于目赤肿痛，雀目，夜盲，内外翳障。②散瘀消积除疳：用于小儿疳积，泻痢，积聚，痈肿。

【注意事项】

五灵脂3~10g，入煎剂，宜包煎。醋炒可去其腥味，并增强药效。血虚无瘀及孕妇慎用。不宜与人参同用。夜明砂煎服3~5g。布包煎。外用适量，研末调涂。目疾无瘀滞者及孕妇慎服。

【药对主治】

血瘀病证。

【应用比较】

1. 均能活血化瘀，用于肝经瘀血病证。五灵脂活血作用强，尤其多与蒲黄同用以加强止痛作用。

2. 均为动物粪便药材。五灵脂气浊而走下，偏治妇科瘀血病证，能止血，主治因瘀血导致的出血病证，尚能解蛇毒。夜明砂偏走上，清肝热而明目，散瘀血而消积，主要用于肝瘀目暗病证。

【用药体会】

目前对于五灵脂、夜明砂的使用相对较少，主要因为是动物粪便的缘故。其气味也较难闻，病家一般不太愿意接受。五灵脂止痛作用好，配伍蒲黄作用加强。笔者对于下腹部瘀血病证尤其是妇科疾患多选用五灵脂止痛。

水蛭　土鳖虫

【药性概述】

水蛭：咸、苦、平。破血通经，逐瘀消癥：用于血滞经闭，癥瘕积聚，跌打损伤，心腹刺痛。本品为破血逐瘀之峻药。

土鳖虫：见土鳖虫、大黄药对。

【注意事项】

水蛭煎服 1.5~3g，多入丸、散。研末服每次 0.3~0.5g。①孕妇及月经过多者忌用。②腥味甚重，入煎剂往往闻之易呕，故装胶囊或作丸散为宜。

【药对主治】

瘀血所致各个部位的病证。

【应用比较】

1. 均属虫类药，有毒，其破血消癥用于血滞经闭，腹中肿块蓄血，癥瘕积聚，作用峻猛，多用于瘀血重证，常同用，如大黄䗪虫丸。

2. 水蛭破瘀血而不伤新血，于气分丝毫无损，而瘀血消于无形。吴鞠通的化癥回生丹选用了水蛭，此方的特点是"无微不入，无坚不破……久病坚结不散者，非此不可"。(《温病条辨·秋燥·化癥回生丹》)据此用水蛭治疗腹部癥瘕积聚、子宫肌瘤、卵巢囊肿等疾患。土鳖虫的活血作用虽弱于水蛭，乃为破血之品，大黄䗪虫丸、鳖甲煎丸、下瘀血汤、土瓜根散四方，均以其破瘀血。《长沙药解·卷二·䗪虫》云其"善化瘀血，最补损伤。《金匮》鳖甲煎丸方在鳖甲。用之治病疟日久，结为癥瘕；大黄䗪虫丸方在大黄，用之治虚劳腹满，内有干血；下瘀血汤方在大黄，用之治产后腹痛，内有瘀血；土瓜根散方在土瓜根，用之治经水不利，少腹满痛，以其消癥而破瘀也"。土鳖虫（䗪虫）虽活血作用强，但临床常用。

3. 水蛭药力峻猛，功专力强，破血作用较土鳖虫强，主要用于瘀血重证。土鳖虫主心腹血积，癥瘕血闭诸证，又治疟母。土鳖虫性略缓和，兼可续筋接骨。

【用药体会】

水蛭尤对于凝血因素过强所致瘀血效果好。在实践中，人们发现被蚂蟥叮咬以后会导致局部出血不止，这是因为蚂蟥所含水蛭素是一种抗凝血蛋白质，其破坏了血小板的作用，影响了凝血机制而导致出血，据此，现在根据其破坏凝血机制的特点，笔者常用此药治疗中风后遗症引起的半身不遂，既可以入煎剂，也可以将水蛭研末装入胶囊后内服。土鳖虫治疗腹部肿块乃常用。笔者验方补阳通络汤配伍有水蛭。组成：生黄芪50g，当归15g，川芎15g，赤芍10g，白芍15g，桃仁10g，红花10g，地龙10g，水蛭10g，半夏15g，龟甲20g，鳖甲20g，茯苓15g，胆南星10g，丹参15g，鸡血藤30g，天麻15g，钩藤15g，菊花15g，龟胶15g。功效：补气活血，化痰通络。主治中风后遗症气虚血瘀半身不遂，口眼歪斜，语言謇涩，口角流涎，小便频数或遗尿失禁。亦可用于冠心病、高血压病，小儿麻痹后遗症，以及其他原因引起的偏瘫、截瘫、或单侧上肢、或下肢痿软等属气虚血瘀痰阻者。

水蛭　虻虫

【药性概述】

水蛭：见水蛭、土鳖虫药对。

虻虫：苦，微寒。小毒。破血逐瘀：用于癥瘕，积聚，血瘀经闭，跌打损伤。

【注意事项】

虻虫煎服 1~1.5g，研末服，0.3g。①孕妇及体虚无瘀、腹泻者忌用。②微炒减轻其毒性。③因活血作用强，服用时间不宜过长，应中病即止。

【药对主治】

1. 腹中瘀血内结所致癥瘕，积聚。

2. 瘀热癫狂。

3. 瘀血之妇人经水不利。

【应用比较】

1. 水蛭、虻虫均有毒，皆吸血之物，活血逐瘀，作用强，用于瘀血重证，善治恶血不除，瘀血积久之证，可以同用，如抵当汤（水蛭、虻虫、桃仁、大黄）、抵当丸（注：抵当汤、抵当丸药物完全相同，只是抵当丸中水蛭、虻虫的剂量减少三分之一，桃仁减少五分之一，且改汤为丸，以取峻药缓攻之义）。两药之破血逐瘀力量强于三棱、莪术。

2. 水蛭破血之力迟缓，稳而持久。水蛭性潜，主治在下。虻虫攻血之力峻猛，急而短暂；虻虫性飞，主治在上。二药同用的特点是，性迟者可消积于久缓，力速者可逐瘀于顷刻。

【用药体会】

水蛭、虻虫乃是逐瘀之猛药，临床应用当严格掌握适应病证和剂量，根据张仲景的用法，可以改汤剂为丸剂，以防伤正。虫类药中，虻虫的力量猛，故使用时在剂量上应予以控制。笔者对于虻虫的使用向来谨慎，只用于邪实体实之人。笔者应用水蛭，若中风后遗症者常选用之，这是因为现在认为其有溶血栓的作用。

牛膝　土牛膝

【药性概述】

牛膝：见怀牛膝、川牛膝药对。

土牛膝：微苦、酸，寒。①清热利咽，泻火解毒：用于热邪所致咽喉不利，肿痛，吞咽不利。②活血通淋：用于小便不利，淋沥涩痛。

【注意事项】

土牛膝煎服 5~15g。或入丸、散。外用适量，捣敷，或捣汁滴鼻。凡中气下陷，脾虚泄泻，下元不固，梦遗失精，月经过多，孕妇均忌服。

【药对主治】

1. 咽喉肿痛。

2. 口舌生疮。

3. 肝火上升目赤疼痛。

【应用比较】

1. 均能引火下行，用于火热上炎病证，如疼痛，咽喉肿痛等。《本草纲目·卷十六·牛膝》中所用"土牛膝"实乃牛膝。古代将牛膝与土牛膝混为一谈的医家并不少见，如《本草衍义补遗·牛膝》云："牛膝，能引诸药下行。泛用土牛膝，春夏用叶，秋冬用根，惟叶汁之效尤速"。这里朱丹溪将牛膝、土牛膝的名称混在一起，其实这里的土牛膝实际上是牛膝。土牛膝性味同牛膝，虽有类似牛膝的活血化瘀之功，但无牛膝的补益之效，土牛膝主要以清利咽喉、泻火解毒作用为优，用于咽喉肿痛，口舌生疮，痈肿丹毒。为治咽喉肿痛要药。土牛膝不能作为牛膝使用。

2. 怀牛膝偏于补肝肾，强筋骨。川牛膝偏于活血化瘀，下行之功更好。土牛膝偏于解毒。川牛膝、怀牛膝功用基本相似，二者可以互相代替使用。处方用名"牛膝"应付怀牛膝。

【用药体会】

土牛膝乃是治疗咽喉肿痛的要药，具有清热解毒、利咽作用，对于热毒、实热、虚热等所致病变均为常用之品。对于上火的病证，笔者有时也将土牛膝、牛膝同用以增强作用。治疗咽痛，多将土牛膝作为首选之品。临床上见到咽喉肿痛，将土牛膝配伍利咽之品如青果、玉蝴蝶、射干同用，作用会更好。笔者验方土牛膝利咽汤治疗咽喉疼痛效果良好。组成：土牛膝15g，玄参15g，桔梗10g，麦冬12g，山茱萸15g，丹皮10g，山药15g，茯苓15g，生地黄15g，泽泻10g，青果15g，甘草6g。功效：清热解毒，利咽开音。主治咽喉干燥，肿痛，喉痹。此方以土牛膝为主，合以玄麦甘桔汤、六味地黄汤，再加青果组成。水煎服。每日1剂。若咽喉吞咽困难，可以加山慈菇15g，声音嘶哑加玉蝴蝶15g，诃子15g。

月季花　玫瑰花

【药性概述】

月季花：甘、淡、微苦、平。①活血调经，疏肝解郁：用于气血瘀滞之月经不调、痛经、闭经及胸胁胀痛，可单用开水泡服。亦用于跌打损伤。②消肿止痛：用于瘀肿疼痛，痈疽肿毒，亦治瘰疬肿痛未溃。

玫瑰花：甘、微苦，温。①疏肝解郁：用于肝郁犯胃之胸胁脘腹胀痛，呕恶食少。本品芳香行气止痛之功作用好。②调经止痛：用于肝气郁滞之通经，月经不调，经前乳房胀痛。③活血化瘀：用于跌打损伤，瘀肿疼痛。作用较平和。

【注意事项】

月季花煎服 2~5g，煎服。亦可泡服，或研末服。外用适量。不宜久煎。①用量不宜过大，多服久服可引起腹痛及便溏腹泻。②孕妇慎用。

玫瑰花煎服 2~10g。煎服。①不要与茶叶泡服，因茶叶中有大量鞣酸，会影响玫瑰花疏肝解郁的作用。②玫瑰花活血化瘀，虽作用不强，但对于月经量过多的人在经期不宜饮用。

【药对主治】

1. 月经不调，痛经。

2. 情志不畅，胁肋疼痛。

3. 跌打损伤，瘀肿疼痛。

【应用比较】

1. 月季花，玫瑰花很相似。月季：每个小分叉上有 3~5 片叶子，花茎上的刺又长又稀，花大，香味浓，刺少，叶泛亮光，颜色多样，茎干低矮，花期长。玫瑰：每个小分叉上有 5~9 片叶子，花茎上的刺又短又密，花小，香味淡，刺多，叶无亮光。一般为粉红色，玫瑰茎干粗壮。

2. 均行气解郁，用于肝气郁结所致的月经不调、经前乳房胀痛、痛经等。玫瑰花以行气为主要特点。其芳香醒脾和胃，乃治疗气机郁滞常药，用治肝郁犯胃之胸胁脘腹胀痛、呕恶食少。月季花在行气方面较玫瑰花少用。

3. 均能活血化瘀，用于瘀血病证，如跌打伤痛，瘀肿疼痛，月季花作用较强。二药可以互相代用。

4.月季花偏走血分，活血作用强，故血瘀病变更多用。玫瑰花偏走气分，行气解郁力强，以肝郁病证更多用。二药为伍，气血双调。

【用药体会】

月季花、玫瑰花花形相似，作用亦相似。玫瑰花的药性温和，可舒发体内郁气，浓郁的玫瑰芳香具镇静与松弛的特性，缓解疲惫的肌肤、舒缓紧绷的情绪，起到镇静、安抚、解郁的功效。女性在月经前或月经期间的烦躁，用玫瑰花调经可起到调节作用。根据活血化瘀的特点，玫瑰花可促进新陈代谢，并可增添食物的清香。尤其是在调经方面效果极佳。一般认为此为气中之血药，笔者体会配伍佛手后作用增强。对妇科常见病，用月季花单方也很有效。鲜月季花开水泡服，还可活血美容。若调理气血，取行气活血之功，笔者常将二药配伍同用。

月季花　凌霄花

【药性概述】

月季花：见月季花、玫瑰花药对。

凌霄花：辛，微寒。①活血通经：用于血瘀经闭，癥瘕积聚，跌打损伤。②祛风止痒：用于周身瘙痒，风疹，皮癣。本品入血分，尤宜于血分有热病证。③凉血止血：用于血热便血和崩漏。

【注意事项】

凌霄花煎服3~10g。外用适量。孕妇忌用。

【药对主治】

瘀血病证。

【应用比较】

1. 均能活血化瘀，用于瘀血阻滞之跌打损伤，月经不调，经闭，痛经诸证。配伍应用作用加强。

2. 月季花善治经痛经闭，长于疏肝解郁，调经止痛。凌霄花善治癥瘕、疟母，长于活血化瘀，如鳖甲煎丸配伍有本品，对于妇科疾患可以配伍同用，其尤善治疗皮肤病变。

【用药体会】

月季花、凌霄花治疗妇科疾患因血瘀者可以配伍同用。在活血方面，月季花尤善治疗妇科疾患，以女子月月行经，月季月月开花，取类比象而常用之。凌霄花尤善治疗皮肤病变，其活血作用并不强，李时珍说凌霄花"行血分，能去血中伏火，故主产乳，崩漏诸疾及血热生风之证也"。《本草求真》也认为乃女科必用之药，故妇科疾患也选用之。笔者常用二药治疗妇科瘀血病证。

丹参　川芎

【药性概述】

丹参：苦，微寒。①活血调经：用于各种瘀血病证，胸痹心痛，脘腹刺痛，跌打损伤。本品药性平和，能祛瘀生新，为妇科调经常用药。《本草纲目》谓其"能破宿血，补新血"。并有一味丹参散，功同四物汤之说。②凉血除烦：用于热入营血之烦躁不安或神昏，血不养心之心悸失眠。③祛瘀消痈：用于痈肿疮痛。

川芎：见川芎、延胡索药对。

【注意事项】

丹参煎服 5~15g。活血化瘀宜酒炙用。反藜芦。孕妇慎用。

【药对主治】

1. 血瘀之月经不调、经闭、痛经。

2. 跌打损伤。

3. 头痛，胁痛，癥瘕等。

【应用比较】

1. 均能活血化瘀，用于跌打损伤。川芎活血作用强于丹参，且止痛作用好。丹参主用于心脑血管因瘀血所致的疾病，川芎有行气作用，同用加强作用。

2. 均能调经止痛，用于瘀血所致的痛经，月经不调病证。《医学心悟·卷三》之益母胜金丹（熟地黄、当归、白芍、川芎、牛膝、白术、香附、丹参、茺蔚子、益母草）（注：该书卷五之益母胜金丹与此方组成略有不同）即配伍有二药。

3. 丹参凉血消痈，清心除烦。川芎能祛风止痛。

【用药体会】

川芎有行气作用，而丹参则只有活血作用，二药配伍尤宜于心脑血管疾病，同用加强作用，可以达到气血并行。笔者认为丹参治疗心血管疾病作用更好一些。使用丹参可以加大剂量，而川芎则不能使用大剂量，否则有令人暴亡之虑。笔者验方丹参活血汤中配伍有二药，组成：丹参20g，生山楂15g，葛根15g，当归15g，赤芍10g，桃仁10g，红花10g，川芎10g，生晒参15g，桂枝10g，黄芪30g，延胡索15g，瓜蒌15g，薤白10g，枳实10g，炙甘草10g。功效：行气化瘀，益气通脉。主治瘀血内阻胸部，气机郁滞所致病证，如胸痹心痛，痛如针刺，且有定处，心悸怔忡，失眠多梦，急躁易怒等。亦用于胸部挫伤，脑血栓形成，血栓闭塞性脉管炎、脑震荡后遗症之头痛等属血瘀气滞病证者。

丹参　牡丹皮

【药性概述】

丹参：见丹参、川芎药对。

牡丹皮：苦、辛，微寒。①清热凉血：用于热入血分，斑疹吐衄。若治血热妄行之吐血、衄血等证，则与凉血止血药同用。本品入血分，凉血不留瘀，活血不妄行，为治温热病热入血分证的常用药。②活血化瘀：用于瘀滞经闭，痛经，月经不调，癥瘕积聚，跌打损伤等多种瘀血证，因性寒，对血瘀血热者最宜。③清退虚热：用于温热病后期，余热未尽，阴液已伤，夜热早凉，骨蒸无汗，或低热不退等。④消散痈肿：用于肠痈腹痛，疮疡。

【注意事项】

牡丹皮煎服 6~12g。清热凉血宜生用，活血散瘀宜酒炙用。孕妇及月经过多者不宜用。

【药对主治】

1. 癥瘕积聚，肿块。

2. 月经不调，痛经。

3. 血热斑疹。

4. 痈肿。

5. 跌打损伤。

【应用比较】

1. 均能活血，治疗因瘀血导致癥瘕积聚，现用于肝脾肿大、包块、痈肿。

2. 均能凉血，治疗血热病证方面作用均佳，如清营汤中配伍丹参清营血分热，犀角地黄汤中用丹皮治疗热扰心营之出血病证。

3. 均能消痈，用于痈肿，丹皮主治内痈，丹参主治外痈。

4. 丹参偏活血调经止痛，能清心除烦。丹皮能退虚热，炒炭止血。

【用药体会】

丹参、丹皮均用于瘀血病证，笔者认为丹皮作用较丹参要强，所以古今治疗癥瘕病证更多选用丹皮。笔者常将二药配伍治疗血热病证，同用能加强活血作用。现临床应用丹参则更多用治心脑血管疾病。使用丹参，剂量可以稍大一些。若心血管疾病，丹参、三七配伍同用，作用更好，若现气虚现象，再配西洋参补益气阴。笔者对于心血管疾病患者，常将丹参、三七、西洋参（或生晒参）各等量研粉，每天各取 5g 内服，对于调节气血，缓解疼痛有效。笔者常将丹参、丹皮配伍应用于血瘀证、血热证。

丹参　郁金

【药性概述】

丹参：见丹参、川芎药对。

郁金：辛、苦，寒。①活血止痛：用于血瘀之胸痹，心痛，胁痛。又可用于癥瘕积聚。因其性寒，以血热兼有瘀滞之证尤为适宜。②行气解郁：用于肝气郁滞之痛经、乳房胀痛，胸胁刺痛及月经不调等证。为治气血瘀滞证常用药。③清心凉血：用于热闭神昏，癫痫痰闭，血热吐衄、倒经等证。④利胆退黄：用于肝胆湿热黄疸。

【注意事项】

郁金煎服 5~12g；研末服 2~5g。畏丁香。

【药对主治】

1. 瘀血病证。
2. 血热病证。

3. 热闭神昏。

【应用比较】

1. 均能活血化瘀，用于瘀血所致的如跌打损伤、癥瘕等。此作用丹参较多用。

2. 均能清心凉血，用于血热神昏。在凉血方面，丹参较郁金更多用。

3. 均能调经止痛，用于痛经、经闭、产后瘀阻腹痛，郁金对于血瘀兼有气郁的病证多用，治疗妇科疾患，郁金较丹参多用，这是因为郁金具有疏肝解郁之效。

4. 丹参除烦，亦能消痈。郁金行气解郁，利疸退黄。

【用药体会】

丹参、郁金在调经止痛方面可以同用，笔者体会郁金作用佳，治疗诸如痛经，月经不调，闭经，笔者多将其为首选，验方香附调经汤（方见木香、香附药对）选用郁金。而治疗倒经尤为郁金之特长。丹参活血化瘀，从应用来看，更多用于心脑血管方面疾病，治疗胸痹心痛笔者将其作为常用之品。现认为丹参具有降低血糖、防治糖尿病并发症、调节血脂、改善微循环的作用，常服可预防和治疗血管和周围神经病变，还具有减少尿白蛋白、保护肾功能、延缓病情发展的作用。

丹参　益母草

【药性概述】

丹参：见丹参、川芎药对。

益母草：辛、苦，微寒。①活血调经：用于血滞之经闭痛经、月经不调，可单味熬膏服用。亦用于跌打损伤之瘀痛。为妇科经产要药。②利水消肿：用于水瘀互结之水肿，可单味煎服。亦可治血热及瘀滞之血淋尿血。③清热解毒：用于疮痈肿毒，皮肤瘾疹。

【注意事项】

益母草 10~30g，煎服、熬膏或入丸剂。单味用于利尿消肿时，剂量可增至 60~120g。外用适量捣敷或煎汤外洗。无瘀滞及阴虚血少者忌用。

【药对主治】

1. 瘀血之经闭痛经、月经不调。

2. 跌打损伤。

3. 疮疡。

【应用比较】

1. 均调经止痛，治疗诸如月经不调，痛经，产后诸病。益母草向有"妇科经产要药"之谓，因乾属阳，坤属阴，妇人属阴，故又名益母草为坤草。益母草通常都是刚开花时割取，晒干入药。古代还有用刚刚长的嫩益母草，称为童子益母草。嫩益母草有微弱的补血作用，现在临床极少使用。丹参因颜色为紫色，又名紫丹参，主要是通过活血作用达到治疗瘀血目的的。《本草纲目·卷十二》载："丹参色赤味苦，气平而降，阴中之阳也。入手少阴，厥阴之经，心与包络血分药也。按《妇人明理论》云：四物汤治妇人病，不问产前产后，经水多少，皆可通用，惟一味丹参散，主治与之相同。盖丹参能破宿血，补新血，安生胎，止崩中带下，调经脉，其功大类当归，地黄，芎藭，芍药故也"。这是说丹参有类似于四物汤的作用，但丹参是通过活血，达到祛除瘀血以生新血，而四物汤具有直接的补血作用，二者作用机理并不相同。因此后人有"一味丹参，功同四物"之说。

2. 均能活血，用于瘀血所致跌打损伤等。习惯上益母草多用于妇科疾病，但其活血作用并不强。丹参活血化瘀，主治的病变部位较广，更多用于心脑血管方面疾病，善治胸痹心痛。

3. 丹参尚能凉血消痈，清热除烦。益母草利水消肿，清热解毒。

【用药体会】

益母草、丹参在治疗妇科疾患方面可以同用，因均能活血化瘀使然。现临床使用丹参主要是治疗心血管疾病。笔者临床对于月经不调，痛经，将益母草作为常用之品，同时认为其有减肥瘦身的作用，治疗肥胖病常加用之。

石见穿　菝葜

【药性概述】

石见穿：辛、苦，微寒。①活血化瘀：用于月经不调，痛经，经闭，崩漏，便血以及风湿骨痛，跌打伤肿。②清热利湿：用于湿热黄疸，热毒血痢，湿热淋证，带下。③散结消肿：用于瘰疬，疮肿，乳痈，带状疱疹，尤多用于癌肿。

菝葜：甘、酸，平。①祛除风湿：用于风湿关节痛，肌肉麻木，跌打损伤，消化不良，乳糜尿，白带多。②清利小便：用于泄泻，痢疾，水肿，淋病，瘰疬。③解毒消肿：用于多种癌症，痈疖疔疮，肿毒，痔疮，烫伤。

【注意事项】

石见穿煎服，6~15g；或绞汁服。外用适量，捣敷。孕妇慎用。菝葜煎剂，10~30g。或浸酒，或入丸、散。

【药对主治】

1. 多种癌肿。
2. 湿热泻痢。
3. 湿毒病证。

【应用比较】

1. 均能防癌抗癌，用于多种癌肿，为常用抗癌之品。
2. 均能清利湿热，用于湿热痢疾，湿热淋证等。
3. 石见穿活血化瘀，用于瘀血病证。菝葜祛除风湿，用于风湿痹痛。

【用药体会】

笔者临床常将石见穿、菝葜组成药对，用于多种癌肿，二药配伍作用加强，现认为石见穿具有良好的抗癌作用，能抑制肿瘤生长，具有免疫调节功能，为目前临床上治疗癌肿的首选药对。在利湿方面，笔者亦常将二药配伍同用，根据其利湿特点，用治尿酸高。临床上治疗癌肿时，一般剂量在 30g 以上。

西红花　红花

【药性概述】

西红花： 甘，微寒，活血化瘀，凉血解毒，用于斑疹紫黑及温病热入营血之证。亦用于血亏体虚、月经不调、产后瘀血、周身疼痛、跌打损伤、惊悸癫狂等疾病。功效与红花相似，但力量较强，由于能增强体质，提高人体抵抗力，具有养颜美肤的特点。

红花： 见桃仁、红花药对。

【注意事项】

西红花每次 0.1g。或在医生的指导下使用。泡水：每日 5~10根，代茶饮。泡酒：西红花 1~4g，白酒 500ml，浸泡 1 周后饮用，每日 20~30ml。孕妇禁用。有出血倾向的人要慎用。少数人有过敏反应，不能使用。

【药对主治】

瘀血病证。

【应用比较】

1. 均能活血化瘀，通经止痛，用于血滞经闭，痛经，产后瘀阻腹痛，癥瘕以及跌打损伤，瘀血作痛，尚用于斑疹，色不红活因于血滞者。

2. 西红花为鸢尾科多年生草本植物番红花的花柱头，又名藏红花、番红花。能促进血液循环，广泛预防和治疗脑血栓、脉管炎、心肌梗死、因货少价贵，用量宜小。红花性温，量大则破血，量小能和血，量中等则活血。活血作用弱于西红花，但临床多用。另有水红花，来源于蓼科植物红蓼，因其生长在水中，且花色红艳，故名。临床上以种子入药，即水红花子，具有活血消癥、消积止痛的作用，用于食积不消、肝胃疼痛等病症。活血作用弱于西红花、红花。

【用药体会】

西红花、红花在活血方面力量有强弱，临床多单独使用西红花，主要是受价格因素的原因。二者药性不同，治疗血热病证可以选用西红花，尤其是女性月经不调，痛经因血热者，可以单独应用之。红花乃为常用之活血化瘀药。

延胡索　川楝子

【药性概述】

延胡索： 见川芎、延胡索药对。

川楝子： 苦，寒。有小毒。①理气止痛：用于肝气郁滞或肝郁化火所致的胸胁胀痛、脘腹疼痛及疝痛。②杀虫疗癣：用于虫积腹痛，头癣，秃疮。

【注意事项】

川楝子煎服 3~10g。外用适量。炒用寒性减低。不宜过量或持续服用。脾胃虚寒者不宜用。

【药对主治】

心胸胁肋脘腹诸痛，时发时止，口苦。

【应用比较】

延胡索、川楝子配伍应用即金铃子散，用于肝郁气滞，气郁化火所致心腹胁肋疼痛，金铃子（即川楝子）疏肝解郁，泻肝火，延胡索活血行气，使气血通畅，达到止痛作用。两药相配，气行血畅，疼痛自止，为治疗气郁血滞而致诸痛的常用药对。

【用药体会】

延胡索、川楝子配伍为治疗肝郁化火诸痛证的药对。延胡索乃是止痛要药，对于多种疼痛均为首选之品，其辛温而不燥，活血而不猛，笔者认为在止痛方面应为首选之品。川楝子因其苦寒，且有毒，临床在行气方面不作为常用之品。二药配伍同用对于心腹胁肋疼痛具有加强止痛的作用，笔者常选用之。取止痛作用，延胡索多重用，而使用川楝子时剂量不宜过大。

血竭　蒲黄

【药性概述】

血竭：甘、咸，平。①活血定痛：用于瘀血之跌打损伤，瘀肿疼痛，心腹刺痛及产后瘀滞腹痛、痛经。本品为伤科及其他瘀滞痛证的要药。②化瘀止血：用于瘀血阻滞、血不归经之出血病证，若治外伤出血，可单用研末外敷患处，本品有止血不留瘀的特点。③敛疮生肌：用于疮疡久溃不敛之证，常单品研末外敷。

蒲黄：见蒲黄、五灵脂药对。

【注意事项】

血竭多入丸、散剂。研末服，每次 1~2g。外用适量，研末外敷。无瘀血者不宜用，孕妇及月经期忌用。

【药对主治】

1. 跌打损伤所致瘀血肿痛。

2. 血瘀出血病证。

【应用比较】

1. 均能化瘀，用于瘀血病证，可治疗多部位血瘀疼痛，肿胀。

2. 均能止血，用于各个部位出血以及外伤出血病证。止血可以外用。血竭止血作用更佳，将其研末外撒，尤对于疮疡溃后久不收口作用好，为止血常用药，常配乳香、没药等同用。蒲黄止血的作用范围较广，但作用不及血竭强。

3. 血竭能生肌。蒲黄能利尿通淋。

【用药体会】

血竭的活血止血作用非常好，《本草纲目·卷三十四·麒麟竭》称其"除血痛，为和血之圣药"。尤其是对于疮疡溃破以后久久不收口者效果尤佳。在用其收口方面可以直接将其外用，为伤科要药。古代许多治疮疡的方中均以血竭为主药。既能活血化瘀，又能止血，具有双向调节作用。经隧之中，既有瘀血踞住，则新血不能安行无恙，终必妄行而吐溢，许多血症，因为瘀血内阻，脉络不通，血不循经而妄行外溢，故治法不是盲目止血，而是以活血化瘀为主，血竭为常药。笔者曾治疗一位阑尾炎术后创面久久不收口的患者，伤口一直微微流水，需每天到医院换药，已达 3 年之久，病人甚至怀疑得了癌症，曾用多种药物，包括高档进口药不能最后愈合，不堪其苦，后笔者乃以一味血竭研末撒在创面上，第 2 天伤口就收口了，连病人都感到惊奇无比，这是血竭良好的止血生肌特点。若外伤出血，也可以用蒲黄外敷。

刘寄奴 凌霄花

【药性概述】

刘寄奴：苦，温。①散瘀止痛，疗伤止血：用于瘀血证，如跌打损伤，瘀滞肿痛，可单用研末以酒调服。治创伤出血，可单用鲜品捣烂外敷。②破血通经：用于血瘀经闭，产后瘀滞腹痛。③消食化积：用于食积不化，腹痛泻痢，可单用煎服。

凌霄花：见月季花、凌霄花药对。

【注意事项】

刘寄奴煎服 3~10g。外用适量，研末撒或调敷，亦可鲜品捣烂外敷。孕妇慎用。

【药对主治】

瘀血病证。

【应用比较】

1. 均能活血，用于瘀血所致跌打损伤。也能破血通经，用于血瘀经闭，产后瘀阻腹痛等。

2. 刘寄奴疗伤止血，善治创伤出血，亦消食化积。凌霄花活血可治腹部肿块，癥瘕积聚，如鳖甲煎丸，亦凉血祛风。通过活血凉血祛风，用治皮癣，痤疮等，其活血作用并不强，但有书籍记载此药功效时云其破血，临床上一般不将凌霄花作为破血药看待。

【用药体会】

刘寄奴、凌霄花在取其活血化瘀方面可以同用。凌霄花的凉血作用很好，尤对于血热证又兼有瘙痒方面的病证，此药不可缺。笔者认为此药乃是治疗血热瘙痒的要药，临床中将其作为首选之品。治疗血热病证引起的皮肤瘙痒，笔者常将凌霄花、紫草配伍同用。

刘寄奴因能活血，笔者对于前列腺炎病证，将其作为常用之品，通常剂量在 30g 以上。

苏木　月季花

【药性概述】

苏木：甘、咸、辛，平。①活血疗伤：用于跌打损伤，骨折筋伤，多与自然铜和乳香、没药配伍同用，如八厘散。本品有较好的活血散瘀，消肿止痛作用，为治跌打伤痛常用药。②祛瘀通经：用于血瘀经闭、痛经、产后瘀滞腹痛。

月季花：见月季花、玫瑰花药对。

【注意事项】

苏木煎服 3~10g。或外用研末撒敷。月经过多和孕妇忌用。

【药对主治】

1. 跌打损伤。

2. 经闭腹痛。

【应用比较】

1. 均能活血化瘀，调经止痛，用于血瘀经闭，痛经，跌打损伤等。

2. 苏木活血疗伤，用于骨折筋伤，瘀滞肿痛，活血作用胜于月季花。月季花疏肝解郁，用于肝郁病证，又能消肿止痛。

【用药体会】

苏木、月季花的作用主要是活血化瘀，用于瘀血病证，多不作为首选之品。笔者体会，将苏木外用煎水热敷，具有良好的止痛作用。若对于跟骨疼痛，煎水外泡效果尤好，验方跟骨疼痛浸泡液（见川乌、草乌药对）配伍有苏木。

苏木　红花

【药性概述】

苏木：见苏木、月季花药对。

红花：见桃仁、红花药对。

【药对主治】

1. 血瘀所致痛经、经闭。

2. 血瘀所致跌打损伤。

【应用比较】

1. 均能活血化瘀，用于瘀血病证。《本草求真·卷七》云苏木："功用有类红花，少用则能和血，多用则能破血。但红花性微温和，此则性微寒凉也。故凡病因表里风起，而致血滞不行，暨产后血晕胀满以（欲）死，及血痛血瘕，经闭气壅，痈肿、跌扑损伤等证，皆宜相症合以他药调治"。《本草纲目·卷三十五》云苏木："少用则和血，多用则破血。"所以苏木的作用与红花很相似，同样是治疗瘀血病证以及妇科疾患，红花的作用要强一些。

2. 均能祛瘀通经，用于血瘀经闭，痛经，红花更多用，主要是红花使用的历史悠久一些，因张仲景的《金匮要略》中就有红蓝花酒以治妇科疾病。临床可以苏木代红花使用。红花略有透疹的特点。

【用药体会】

苏木、红花功用基本相似，传统以红花多用。笔者体会，将苏木外用煎水热敷，具有良好的止痛作用，笔者验方麻桂止痛液中就配伍有此药（方见麻黄、桂枝药对）。临床上若治疗痛经，根据苏木、红花作用相似的特点，可以互相代替使用。亦治骨质增生。现在认识苏木有一定的镇痛作用，并能对抗马钱子碱与可卡因的中枢神经兴奋作用。

怀牛膝　川牛膝

【药性概述】

怀牛膝：苦、酸，平，①活血通经：用于血瘀经闭，痛经，胞衣不下，跌打伤痛。②补益肝肾，强壮筋骨：用于肝肾不足之腰膝酸痛，软弱无力，痹痛日久，湿热下注之足膝痿软、肿痛。尤以治疗下半身腰膝关节酸痛为其长。③利尿通淋：用于多种淋证，如热淋、血淋、石淋以及水肿，小便不利。④引火（血、热）下行：用于肝阳上亢的眩晕头痛，火热上炎之牙龈肿痛、口舌生疮，血热妄行之吐血、衄血等证。本品性善下行，能降上炎之火。⑤引药下行：能引导其他药到达人体下半身，治疗下半身疾病多用。

川牛膝：性味功用同上。

【注意事项】

怀牛膝、川牛膝煎服6~15g。活血通经、利水通淋、引火（血）下行宜生用，补肝肾、强筋骨宜酒炒。月经过多及孕妇忌用，中气下陷，脾虚泄泻，下元不固，多梦遗精者慎用。

【药对主治】

二药主治病证相同，如上述。

【应用比较】

1. 牛膝有怀牛膝、川牛膝、土牛膝。通常所说的牛膝指的是前二种，现也有认为牛膝就是怀牛膝者。中华人民共和国药典（2010年版）以后所载牛膝指的是怀牛膝。怀牛膝主产于河南。川牛膝主产于四川。牛膝既是祛邪之药，如活血化瘀、利尿通淋，又是扶正之品，如补益肝肾、强壮筋骨。补益作用主要是用于腰膝疼痛等。

2. 牛膝有下行之功，包括三个方面：其一是引血下行，用于人体上部血热出血证，如吐血、衄血、咯血、牙龈出血等；其二是引热、引火下行，用于热盛火旺之牙龈肿痛，口舌生疮等上部火热证，如玉女煎；其三是引药下行，能引导其他药物下行，以达到人体下半身，治疗下半身疾患，《本草衍义补遗》谓"能引诸药下行"，即指此而言，如三妙散。对于阴阳失调，气血并走于上，阴虚阳亢致眩晕，头痛亦用，如镇肝息风汤，能引导其他药物更好地发挥沉降作用。因此有"无牛膝不过膝"的经验之谈。

【用药体会】

牛膝既是祛邪之品，同时也是补益之药，对于腰腿疼痛，笔者喜将怀牛膝、川牛膝同用，这是因为川牛膝以活血见长，下行作用好，怀牛膝能补益，同用对于缓解疼痛，引药行走下部作用更佳。由于高血压常导致头昏头痛，取牛膝的下行作用，对于缓解眩晕有效。笔者治疗高血压病证，常选用牛膝降压，为提高疗效，怀牛膝、川牛膝同时使用。笔者治疗腰以下腰腿疼痛的杜仲强腰汤，其中就配伍有牛膝（方见杜仲、续断药对）。

郁金　虎杖

【药性概述】

郁金：见丹参、郁金药对。

虎杖：微苦，微寒。①利湿退黄：用于湿热黄疸，淋浊，小便涩痛，带下。②清热解毒：用于水火烫伤，痈肿疮毒，毒蛇咬伤。③活血化瘀：用于瘀血所致的经闭，痛经，癥瘕积聚，跌打损伤。④化痰止咳：用于肺热咳嗽。⑤泻热通便：用于热邪过盛，大便干燥，难以排除。

【注意事项】

虎杖煎服 10~15g。外用适量。孕妇忌服。

【药对主治】

1. 瘀血病证。

2. 湿热黄疸。

【应用比较】

1. 均能活血化瘀，用于瘀血病证，且均偏于肝经的瘀血。郁金疏肝行气可以加强其活血作用，虎杖虽活血，但不多用。

2. 均能利胆退黄，用于湿热黄疸，可以同用，虎杖作用更佳。

3. 郁金能清心凉血，疏肝解郁。虎杖能清热解毒，祛痰止咳，泻下通便。

【用药体会】

临床治疗湿热黄疸，郁金、虎杖配伍应用加强祛湿退黄的作用，同时也有利于排出胆道的结石。临床使用虎杖，剂量可以适当加大。因虎杖具有利湿作用，笔者认为虎杖可以治疗肥胖症，一般多与茵陈蒿配伍同用。笔者验方山楂瘦身汤（方见山楂、莱菔子药对）中配伍有虎杖。

郁金　金钱草

【药性概述】

郁金：见丹参、郁金药对。

金钱草：甘、咸，微寒。①利湿退黄：用于湿热黄疸。本品能清肝胆湿热、实火。②利尿通淋：用于石淋，可单独大剂量煎汤代茶饮。本品通过清利肝胆湿热，利尿通淋之作用，又常用于肝胆结石、泌尿系统结石，乃为消结石要药。③清热解毒：用于热毒所致的痈肿疗疮及毒蛇咬伤等证，可鲜品捣汁饮服，以渣外敷。

【注意事项】

金钱草煎服 15~60g；鲜品 60~120g。外用适量。虚寒者慎用。

【药对主治】

湿热黄疸。

【应用比较】

1. 均能利胆退黄，用于湿热黄疸，胆道结石，常同用。在祛除湿热方面，金钱草作用强。郁金因能活血化瘀，对于兼有瘀血病证所致黄疸作用好。

2. 郁金能活血化瘀，行气解郁，清心凉血。金钱草能清热解毒，利尿通淋。

【用药体会】

郁金、金钱草利胆作用好，对于胆道结石病证为首选，配伍同用作用更好，再配伍鸡内金，即为"三金"。金钱草对肾结石、输尿管结石、膀胱结石也是常用之品，在使用方面，剂量应大，方能达到效果。笔者验方利胆消石汤配伍有二药。组成：金钱草 30g，鸡内金 20g，郁金、延胡索、白芍、茵陈、虎杖、青皮、陈皮、佛手各 15g，枳壳 10g，木香 6g。功效：疏肝理气，利胆排石。主治慢性胆囊炎，胆结石。亦用于肝气郁结所致胁内疼痛，嗳气不舒，湿热黄疸等。

郁金　栀子

【药性概述】

郁金：见丹参、郁金药对。

栀子：见大黄、栀子药对。

【药对主治】

1. 湿热黄疸。

2. 血热病证。

【应用比较】

1. 均能利湿退黄，用于湿热黄疸。栀子乃是治疗湿热黄疸的要药，如茵陈蒿汤，其走三焦而解毒。郁金多用于瘀血病证。

2. 均能清热凉血，治疗血热病证，并走气血。栀子入气分而泻火，入血分而凉血，清热凉血作用强于郁金。郁金入气分而行气，疏肝解郁，入血分而凉血活血。

3. 郁金能疏肝解郁，活血化瘀。栀子能泻火解毒，外用能清热消肿止痛。

【用药体会】

治疗血热病证，将郁金、栀子同用，凉血作用增强，但郁金以功效为名，主要功能在于解郁，既入气分以疏肝解郁，又入血分以活血祛瘀。川郁金（温郁金）活血祛瘀的功效较好，广郁金行气解郁的作用较强，笔者在临床上更喜用郁金凉血清热。

郁金　香附

【药性概述】

郁金：见丹参、郁金药对。

香附：见木香、香附药对。

【药对主治】

1. 肝气郁滞所致胁肋胀痛，乳房胀痛。

2. 妇科月经不调，痛经。

【应用比较】

1.均调经止痛，主治肝气郁滞病证。香附乃是治疗肝郁气滞的主药，李时珍称其为"气病之总司，女科之主帅。"所谓"妇人崩漏、带下，月候不调，胎前产后百病"为要药。香附习惯上多用于女性患者，因为大抵妇人多郁，气行则郁解，故服之尤效。其实对于气郁之证，用于男子何尝不可。四制香附丸由酒、醋、姜汁、童便各取一份制成，其中童便具有活血化瘀作用，故四制香附丸可以治疗气滞血瘀痛经病证，但由于人们在感情上难以接受童便，所以四制香附丸所用的现多是盐水。郁金同时也治疗倒经，所谓倒经指的是女子在来月经之时，不是下部出血，而是人体上部出血，表现为周期性的鼻子出血、牙龈出血、吐血、咳血等，这种情况多是由于血分有热，影响血液不循常道而出血，郁金是治疗倒经的要药，主要还是取其清热凉血作用。

2.均能疏肝解郁，治疗肝气郁滞证，同用加强疏肝作用。香附药性平和，善治肝郁气滞之月经不调。郁金的疏肝作用较好，对于肝郁病证常首选。临床体验，郁金配伍香附以后，解郁作用加强，因此有郁金为血中之气药，香附为气中之血药之说。郁金药性寒凉，既入血分，又入气分，尤以血热兼瘀者为宜。故在调经方面，二药配伍同用，可以加强作用，调经作用更好。

3.郁金破有形之瘀，散无形之郁，尚能活血凉血，利胆退黄，尤以血热兼瘀者为宜。香附药性平和，兼走血分。

【用药体会】

临床上笔者尤其喜将香附、郁金配伍同用，治疗肝郁气滞病证，尤以妇科月经不调，痛经多用，验方香附调经汤，就将二药配伍同用（方见木香、香附药对）。取疏肝解郁作用，郁金、香附配伍应用较单用效果好。为加强疏肝解郁作用，笔者将香附、郁金、佛手、玫瑰花四药联合用药，疏肝解郁作用更好。

郁金　姜黄

【药性概述】

姜黄：苦、辛，温。①活血行气：用于血瘀气滞所致的胸腹疼痛，经闭痛经，产后腹痛者，跌打损伤之瘀肿疼痛。②通经止痛：用于风湿臂痛。本品祛风寒湿邪，行气血而通经止痛，尤长于行肢臂而除痹痛。

郁金：见丹参、郁金药对。

【注意事项】

姜黄煎服3~10g。孕妇忌用。

【药对主治】

气滞血瘀病证之胸腹疼痛，痛经，跌打损伤。

【应用比较】

1.均能活血散瘀、行气止痛，用于气滞血瘀之证，如胸腹疼痛、痛经、跌打损伤等。郁金因凉血，以治血热瘀滞之证为宜。姜黄行散祛瘀力强，如如意金黄散，以治寒凝气滞血瘀之证为好，且可祛风通痹而用于风湿痹痛，如蠲痹汤。行散之力胜于郁金，故有破血之说。

2.郁金能疏肝解郁，清心凉血。姜黄尤善治肩部疼痛病变。

【用药体会】

姜黄偏于活血化瘀，主治心胸胁腹气血瘀滞病变，姜黄主治风湿肩臂部位疼痛。若凡肩臂部因血瘀、寒湿、气滞所致的各种疼痛病证，笔者多将其为首选，其与羌活配伍同用，效果更佳，如颈椎舒筋汤（方见羌活、桂枝药对）。

对于姜黄，李时珍曰"治风痹臂痛"，"治风寒湿气手臂痛，戴原礼《要诀》云：片子姜黄能入手臂止痛。其兼理血中之气可知。此药性过于郁金，破血立通，下气最速，凡一切结气积气，癥瘕瘀血并皆有效"。是以古今将片姜黄作为治疗肩周病变的主药。严用和《济生方》蠲痹汤治臂背痛即用之。片姜黄横行肢节，行气活血，蠲痹通络，是治疗肩臂痹痛之要药，郁金对于瘀滞肿胀具有破有形之瘀，散无形之郁的特点，若肝郁血瘀可以将郁金、姜黄配伍同用。

乳香　没药

【药性概述】

乳香：辛、苦，温。①活血行气止痛：用于一切血瘀气滞引起的痛证，如胸痹心痛，胃脘疼痛，痛经，经闭，跌打损伤瘀肿疼痛，本品内能宣通脏腑气血，外可透达经络，辛散走窜，味苦通泄，既入气分，又入血分。②化瘀生肌：用于瘀血阻滞疮疡，无论是疮疡初起或疮疡溃烂者均宜。

没药：辛、苦，平。①活血行气止痛：用于血瘀气滞之胸痹心痛，胃脘疼痛，痛经，经闭，跌打损伤，风寒湿痹。②化瘀生肌：用于疮疡，无论是初起或溃烂者均宜。本品外用生肌敛疮，内服消肿止痛，为外科常用要药。

【注意事项】

乳香煎服 3~10g，宜炒去油用。外用适量，生用或炒用，研末外敷。胃弱者慎用，孕妇忌用。没药煎服 3~10g。外用适量。使用注意同乳香。

【药对主治】

1.瘀血病证之身体各个部位的疼痛，癥瘕积聚等。

2.疮疡。

3. 跌打损伤。

4. 经闭，痛经。

5. 痹证日久，肢体筋脉挛缩。

【应用比较】

1. 均能活血行气，作用相似，气香走窜而善行，常配伍同用，治疗跌打损伤，瘀血肿痛，痹证日久，肢体筋脉挛缩，经闭，痛经，癥瘕积聚，如仙方活命饮、活络效灵丹。由于乳香、没药的味道不好闻，入煎剂病人难以接受，所以更多的是外用，尤其是治疗跌打损伤方面作用好，如七厘散。

2. 均能化瘀生肌，用于痈疽肿痛或久溃不敛以及筋脉拘挛，如小活络丹。

3. 乳香长于行气活血，止痛力强，行气力强于没药，痹证多用。没药偏于活血散瘀，破泄力大，散瘀力优于乳香，痛证多用。

【用药体会】

治疗疼痛病证，乳香、没药配伍作用更佳。笔者自立一首治疗骨质增生的方子，命名为骨质增生消退散。组成：白芥子、大黄、肉桂、吴茱萸、乳香、没药、樟脑、细辛、麻黄、桂枝。各等量。功效：祛风散寒，活血止痛。主治各个部位的骨质增生，疼痛，风湿痹痛。骨质增生一般多见于老年人，与感受风寒湿邪，痰湿内阻，瘀血阻络，肝肾亏虚、长期的局部受刺激、外伤等有关。外用使药物直达病所，所谓外治之理即内治之理，外治之药即内治之药，所异者，法耳。使用方法是上药各等份，研末后用醋调成糊状，外敷病变部位。上方中的白芥子外用会导致皮肤起泡应用的时间不宜太长，否则会流水，瘙痒。但根据笔者的经验体会，若外用药物导致皮肤起泡，将其用消毒的针挑破使其流水，作用会更好。

泽兰　佩兰

【药性概述】

泽兰：见益母草、泽兰药对。

佩兰：见佩兰、香薷药对。

【药对主治】

湿浊病证。

【应用比较】

1.均芳香，能治疗湿浊病证，但机制不同。泽兰利水，用于水湿内停之水肿病证。佩兰用于外感暑湿之发热恶寒，头胀胸闷以及湿阻脾胃之胸脘胀闷，食少体倦，恶心呕吐，泄泻，口甘多涎等。

2.泽兰活血化瘀，通经止痛，利水消肿，活血不伤正，通经力不强，为妇科调经要药，主治下焦病证。佩兰芳香化湿，解暑辟秽，善除中州秽浊陈腐之气，为治脾瘅要药。此药尤以治疗口甘、口臭为佳，主治中焦病证。

【用药体会】

《本草纲目·卷十四·泽兰》说"兰草、泽兰气香而温，味辛而散，阴中之阳，足太阴，厥阴经药也。脾喜芳香，肝宜辛散。脾气舒，则三焦通利而正气和；肝郁散，则营卫流行而病邪解。兰草走气道，故能利水道，除痰癖，杀蛊辟恶，而为消渴良药；泽兰走血分，故能治水肿，涂痈毒，破瘀血，消癥瘕，而为妇人要药。虽是一类而功用稍殊，正如赤白茯苓、芍药，补泻皆不同也"。就是说泽兰走血分，佩兰走气分。这组药对配伍应用气血并治。笔者在治疗湿浊病证方面，认为同用可以促进化湿作用。泽兰有减肥瘦身作用，常与益母草同用。

骨碎补　狗脊

【药性概述】

骨碎补：见补骨脂、骨碎补药对。

狗脊：苦、甘，温。①祛除风湿，用于肝肾不足兼风寒湿邪之腰痛脊强，不能俯仰，腰膝酸软，下肢无力。尤善祛脊背之风湿而强腰膝。②温补固摄：用于肾虚不固之尿频、遗尿。亦用于冲任虚寒，带下过多清稀。

【注意事项】

狗脊煎服 6~12g。肾虚有热，小便不利，或短涩黄赤者慎服。

【药对主治】

肾虚腰痛，足膝软弱。

【应用比较】

1. 均能补肾，强壮腰膝，用于肾虚腰痛，步履无力，足膝软弱。

2. 骨碎补对于肾虚耳鸣、牙痛、久泻具有良好的效果。这是因为肾开窍于耳之故。狗脊通过补肾而治疗风湿痹痛，但作用较弱，以善治脊的病变为主。

【用药体会】

笔者体会，骨碎补、狗脊配伍应用治疗骨节病变较单用效果好。狗脊是治疗脊椎病变的主要药物，尤其是对脊强，俯仰困难作用好，由此认为狗脊乃是治疗督脉病变的主药，其作用不强，一般需配伍具有强壮作用的药物同用，才能达到治疗效果。肾虚则腰背强，除湿益肾，脊坚则俯仰自利。骨碎补的生发作用很好，为治疗白发、脱发的常用药，一般是将其用酒浸泡后外搽，临床上也可以将其煎服。使用骨碎补时剂量应该大些方能达到效果。笔者治疗脱发的方子侧柏叶生发酒（方见侧柏叶、地榆药对），其中就选用了骨碎补。

姜黄　桂枝

【药性概述】

姜黄：见姜黄、郁金药对。

桂枝：见白芍、桂枝药对。

【药对主治】

1. 肩臂疼痛。

2. 痛经，经闭。

【应用比较】

1. 均能通行气血，温经散寒，用于风湿痹痛，以上肢病变多用，也用于痛经。尤其是治疗肩臂疼痛配伍后作用增强，也用于瘀血痛经病证。

2. 姜黄通经止痛，又能行气活血。桂枝温通经脉，用治风湿痹痛以上肢、手指病变多用。又能发汗解表，助阳化气。

【用药体会】

笔者治疗肩周病变，尤喜将姜黄、桂枝配伍同用，以加强止痛作用，验方颈椎舒筋汤中配伍有二药（方见羌活、桂枝药对）。姜黄分为姜黄和片姜黄。姜黄活血化瘀，主治多个部位瘀血证，而片姜黄横行肢节，行气活血，蠲痹通络，是治疗肩臂痹痛之要药。根据李时珍的认识，片姜黄尤善治肩臂疼痛。

穿山甲　王不留行

【药性概述】

穿山甲：见皂角刺、穿山甲药对。

王不留行：见王不留行、冬葵子药对。

【药对主治】

1.血瘀癥瘕积聚。

2.产后乳汁少。

3.月经不调，痛经，经闭。

4.乳痈及其他痈疮。

【应用比较】

1. 均能通乳汁：为治疗妇女授乳期乳汁过少的良药，配伍同用，增强疗效，据此也可用治乳痈。若因乳汁不通，用穿山甲炮制后研末以酒冲服，乳汁即通，名涌泉散，好似泉水涌出。《本草纲目》除记载单用穿山甲名涌泉散外，还有一张方子是用王不留行、穿山甲、龙骨、瞿麦、麦冬等份为末服，用热酒送服，再服猪蹄羹，也名涌泉散（见《本草纲目·卷十六·王不留行》）并在"王不留行"条下有"穿山甲，王不留，妇人服了乳长流"，在卷四十三穿山甲条下亦载"穿山甲，王不留，妇人食了乳长流"，二药是治疗妇女授乳期乳汁过少的良药。王不留行通过行血通经，实现催乳的作用。产妇乳汁的有无和多少，与多种因素有关，王不留行对气血阻滞经络引起的乳汁少有效，对于其他原因引起的缺乳，应选择别的药物。如产妇身体虚弱造成缺乳，就要从补肝肾入手。缺乳由营养不良造成，要从调理脾胃着手。

2. 均活血化瘀，即通血脉。穿山甲性走窜，主行散，活血散瘀之功强。在通行血脉方面善治全身多部位瘀血病征，为治疗全身疼痛要药，尤其是瘀血日久的风湿性关节炎效果好。应用此药关键在于其搜风通络。李时珍认为穿山甲乃"风疟，疮科，通经，下乳，用为要药"。《医学衷中参西录·药物·穿山甲》中记载："其走窜之性，无微不至，故能宣通脏腑，贯彻经络，透达关节，凡血凝，血聚为病皆能开之。以治疗痈，放胆用之，立见功效，并能治疗癥瘕积聚，周身麻痹，二便闭塞，心腹疼痛。若但知其长于治疮，而忘其他长，犹浅之乎视山甲也"。张锡纯并记载，"身上若有血箭证，或金伤出血不止者，敷以山甲末立止，屡次用之皆效"。临床上穿山甲配伍王不留行后活血作用加强。

3. 均能通经脉，一是治疗痛经，善治妇科月经不通，痛经，闭经的病证，若因血瘀所致者，单用就有效果。二是治疗经络阻滞的疼痛病证。

4. 穿山甲活血消癥作用好，为治疗癥瘕要药，亦能消肿排脓，可使脓未成者消散，脓已成者速溃，为治痈疽肿痛要药。王不留行通经作用好，其走而不守，行而不住，消痈，而为治疗乳痈肿痛要药，亦能利尿通淋。

【用药体会】

穿山甲、王不留行通经脉，通乳汁，通血脉，王不留行尚能通小便。因通行作用强，对于某些关窍闭塞的病证，例如鼻塞、耳闭、经络阻滞导致的疼痛笔者常选用，王不留行通行力不及穿山甲。穿山甲乃是通乳要药，因现为保护动物，已不入药，可以用王不留行代之，若外科疮疡，可以皂角刺代之。

桃仁 冬瓜仁

【药性概述】

桃仁：见当归、桃仁药对。

冬瓜仁：甘，凉。①清肺化痰：用于肺热咳嗽，肺痈，肠痈。

②利湿排脓：用于带下，白浊等证。

【注意事项】

冬瓜仁煎服 10~15g。

【药对主治】

1. 肺痈，咳唾脓痰。

2. 面色晦暗。

【应用比较】

1. 皆能消散内痈，用于肺痈，肠痈，常同用，如苇茎汤、大黄牡丹汤。

2. 桃仁活血以消痈，又能止咳平喘，消痈作用以桃仁为强。冬瓜仁清热以消痈，清肺化痰，用于肺热咳嗽，兼能利湿，用于带下、白浊。

【用药体会】

古方中将桃仁、冬瓜仁多同用治肺痈、肠痈，现多用于美容养颜。笔者认为冬瓜仁驻颜悦色，祛斑增白，轻身减肥，具有良好效果，《神农本草经·上品》云"主令人悦泽，好颜色，益气不饥。久服轻身耐老"。为历代美容常用药，古代美容方中多选用冬瓜子。从现在的临床应用来看，冬瓜仁美白作用较好。笔者个人体会，需要大剂量使用，并且无副作用。笔者常用此药 30g 以上，煎水内服。若嫌麻烦，也可以直接用冬瓜仁泡水饮服。验方八白膏中选用了本品。组成：白茯苓 15g、白芷 10g、白及 10g、白芍 15g、白扁豆 15g、白蒺藜 15g、白僵蚕 15g、生白术 15g、百合 15g、山药 15g、冬瓜仁 30g、天花粉 15g、葛根 10g、薏苡仁 30g。功效美白靓肤，润肺除皱。主治皮肤粗糙，面部黑斑，蝴蝶斑、皱纹多。方中选用 8 种在命名上带有"白"字的药物，熬制膏剂服用，故名八白膏，也可水煎服。美白用药有一个过程，一般内服或外用均可以美白，不要用刺激皮肤的药物，以免导致不必要的色素沉着。一些命名上带有"白"字的药物具有美白作用，可以选用。若药材颜色为白色者也多具有美白之功。所以本方用药均为白色药品。在加减应用中，要结合药物特点，并根据病人的性别、年龄、病程诸多因素选加药物。

桃仁 决明子

【药性概述】

桃仁：见当归、桃仁药对。

决明子：见石决明、决明子药对。

【药对主治】

肠燥便秘。

【应用比较】

1. 均富含油脂，润肠通便，用于肠燥便秘，以年老津枯，大便秘结者多用。从通便方面来说，决明子更多应用，因其性质比较平和，而肠燥便秘患者尤以年老之人多见，决明子有软化血管作用，更适合于老年人使用。二者的区别是，决明子以气分病多用，桃仁以血分病多用。

2. 桃仁尚能活血化瘀，止咳平喘。决明子尚能清肝明目。

【用药体会】

桃仁、决明子均富含脂液能濡运大肠而通便，笔者更多使用决明子，现临床上用决明子多将其微炒后用，这样便于有效成分被煎煮出来，若久煎后，通便作用减弱，故提倡微炒。生品则可以泡服，也能达到通便的作用。通过通便能达到减肥作用，所以治疗肥胖病症笔者常选用决明子。治疗肥胖尤其要注意的是，应保证患者大小便通畅，而决明子通便作用好，但通便并不损伤正气，故为减肥常用药。

桃仁　红花

【药性概述】

桃仁：见当归、桃仁药对。

红花：辛，温。活血通经：用于血滞之经闭，痛经，产后瘀阻腹痛，跌打损伤。为治瘀血病证的常用药。

【注意事项】

红花煎服 3~10g。孕妇忌用，有出血倾向者慎用。

【药对主治】

1. 血瘀经闭，痛经，产后腹痛。
2. 痈肿疮疡。
3. 跌打损伤。
4. 心脉瘀阻心腹疼痛。

【应用比较】

1. 均能活血化瘀，用于血滞经闭，痛经，产后瘀阻腹痛，癥瘕积聚，跌打损伤，痈肿疮疡等证，常配伍使用，如桃红四物汤、复元活血汤、补阳还五汤。《本草汇言·卷三》云："红花，破血，行血，和血，调血之药也。主胎产百病，因血为患，或血烦血晕，神昏不语，或恶露抢心，脐腹绞痛，或沥浆难生，或胞衣不落，子死腹中，是皆临产诸证，非红花不能治。若产后血晕，或邪入血室，谵语发狂，或血闷内胀，僵仆如死，是皆产后诸证，非红花不能定。又如经闭不通而寒热交作，或过期腹痛而紫黑淋沥，或跌扑损伤而气血瘀积，或疮疡痛痒而肿溃不安，是皆气血不和之证，非红花不能调"。故一般将红花作为治疗妇科疾病的主药。从作用来看，红花之功类似于苏木。从治疗瘀血病证来看，对于全身各个部位之瘀血均可以使用，但更偏于治疗月经病变。桃仁配伍红花以后比单用的活血效果要好。

2.桃仁在活血方面用于身体某一部位的瘀血病证，尚能润燥润肠通便，止咳平喘。红花在活血方面，主要用于身体各个部位的瘀血病证。其量小则活血止痛，量大则破血逐瘀，尤以妇科病多用，如红蓝花酒。一般认为，红花活血力量中等，量大破血，常用量活血，量小能和血兼养血。

【用药体会】

桃仁、红花取其活血作用，笔者多喜同用。桃仁治疗心胸部位病证，但在使用时笔者一般不用大剂量，这是因为其有通便的作用，量大则滑肠。在治疗咳喘方面，其作用虽弱于杏仁，但可以选用之。清代缪仲淳认为此药善破血，对血结、血秘、血瘀、血燥、留血、蓄血、血痛、血瘕等证，用此立通。笔者认为桃仁活血作用还是比较平和的，力量中等。

桃仁 胡桃仁

【药性概述】

桃仁：见当归、桃仁药对。

胡桃仁：见胡桃仁、瓜蒌仁药对。

【药对主治】

1.肠燥便秘。

2.气逆咳喘。

【应用比较】

1.均能润肠通便，用于津亏肠燥便秘证，如五仁丸中用桃仁治疗便秘。胡桃肉可单用治疗便秘。

2.均能止咳平喘，用于气逆咳喘证。

3.桃仁活血化瘀，消散痈肿。胡桃仁补肺纳气平喘，补肾助阳。在平喘方面，桃仁用于实证，胡桃仁则用于虚证。

【用药体会】

对于老年性习惯性便秘，可以选用种仁类药材，因种仁富含油脂多能通便，如杏仁、麻仁、郁李仁、胡麻仁、瓜蒌仁、桃仁、胡桃仁等，但应用最方便的还是核桃仁。老年人若每天吃 1~2 粒核桃，能保障大便通畅，但不能多吃。核桃仁同时对于控制哮喘发作也有一定作用，但要坚持吃用一段时间方能见效。

益母草　马鞭草

【药性概述】

益母草：见丹参、益母草药对。

马鞭草：苦，微寒。①活血通经：用于癥瘕积聚，经闭痛经，跌打损伤。截疟：用于疟疾寒热。②清热解毒：用于感冒发热，咽喉肿痛，痈肿，痢疾。③利水消肿：用于水肿，热淋，小便不利，黄疸。

【注意事项】

马鞭草煎服 15~30g，或入丸、散。外用：捣敷或煎水洗。孕妇慎服。

【药对主治】

1. 水肿。
2. 热毒病证。

【应用比较】

1. 均能活血通经，用于癥瘕积聚、经闭痛经、跌打损伤。益母草乃是治疗妇科经产要药。益母草活血作用并不强，《本草汇言·卷三》云："益母草，行血养血，行血而不伤新血，养血而不滞瘀血，诚为血家之圣药也"。其偏于治疗妇科疾患，亦可将益母草、马鞭草配伍应用。

2.均能清热解毒，用于咽喉肿痛、痈肿。作用不强。益母草可单用外洗治皮肤瘾疹。

3.均能利水消肿，用于水肿、热淋、小便不利，现常用益母草治疗肾炎水肿，具有消蛋白尿的作用。主要作用机理通过活血化瘀，增加肾脏的血流量，改善血液的浓、黏、凝、集状态，从而消除炎症和尿蛋白，恢复肾脏功能。具体方法是以益母草水煎，一般需连用20~30天。临床体会，益母草利水作用并不强，需用较大剂量方见效。临床上治疗蛋白尿时，若湿热不除，蛋白难消；瘀血不去，肾气难复，因益母草既能祛除湿热，又能活血，所以消除蛋白尿，乃为首选之品。

4.马鞭草能截疟，退黄。

【用药体会】

马鞭草民间常用其来治疗痢疾、腹泻一类的疾病，此药虽药典有记载，临床使用不多。笔者时有将其作为益母草的代用品使用。寻常疣俗称刺瘊、千日疮，其特点是肤生赘疣，初如赤豆，状似花蕊，日久自落。鲜马鞭草可以治疣，将马鞭草洗净捣汁，装瓶备用，使用时用药汁直接涂搽疣体，每日2次，直至疣体萎缩脱落消失为止。也可用干品马鞭草浸泡在75%乙醇中，7天后以药液涂搽2~3次，直至疣体萎缩脱落消失为止。笔者临床治疗肾炎蛋白尿时，常选用益母草。

益母草　半枝莲

【药性概述】

益母草：见丹参、益母草药对。

半枝莲：见白花蛇舌草、半枝莲药对。

【药对主治】

1. 疮疡。

2. 瘀血病证。

3. 水肿。

【应用比较】

1. 均清热解毒，用于疔疮肿毒，作用不强，半枝莲尚用于咽喉疼痛，肺痈，癌肿，毒蛇咬伤，其寒性较益母草稍甚，治疗热毒疮肿较益母草常用，尤为治疗肿瘤常药。

2. 均活血化瘀：用于跌打损伤，半枝莲的活血作用不强。益母草主要是用于妇科的瘀血病证，如痛经、月经不调等。益母草苦味较半枝莲稍甚，其活血化瘀较半枝莲多用，为经产要药。

3. 均利尿消肿，治疗水肿，小便不利，作用不强，多作为辅助药物使用。此作用益母草多用。

4. 均入血分而凉血，半枝莲通过凉血可止血。

【用药体会】

益母草、半枝莲从功效来分析，有相似之处，但在具体使用方面却不同，半枝莲现多作为抗癌药物使用，在辨证论治的基础之上，可以加用之。益母草则主要用于妇科疾病。笔者常将二药用治小便异常。

益母草　泽兰

【药性概述】

益母草：见丹参、益母草药对。

泽兰：苦、辛，微温。①活血调经：用于血瘀经闭、痛经、产后瘀滞腹痛。本品行而不峻，活血不猛，调经作用好。②祛瘀消痈：用于跌打损伤，瘀肿疼痛及疮痈肿毒等。③利水消肿：用于瘀血阻滞、水瘀互结之水肿尤为适宜。

【注意事项】

泽兰煎服 10~15g。外用适量。血虚及无瘀滞者慎用。

【药对主治】

1. 瘀血所致月经不调，痛经。

2. 水肿，小便不利。

【应用比较】

1. 均能利水消肿，用于水肿，小便不利，具有消蛋白尿的作用，益母草利水作用较泽兰为强。主要作用机制通过活血化瘀，恢复肾脏功能。《神农本草经·中品》认为泽兰主"大腹水肿，身面四肢浮肿，骨节中水"，这一点和益母草作用相似，从临床用药来看，益母草因性寒较多用。

2. 均能活血化瘀，用于瘀血病证，如经闭，痛经，作用不强。二药活血祛瘀不伤正，利水祛浊而消肿，通经止痛可生新。

3. 益母草辛散苦泄之力较强，性寒又能清热解毒，其活血、利水作用较泽兰为强，临床应用亦更广。泽兰药性偏温，活血、利水，可以泽兰代益母草使用。

【用药体会】

李时珍说"泽兰走血分，故能治水肿，涂痈毒，破瘀血，消癥瘕，而为妇人要药"。(《本草纲目·卷十四·泽兰》) 由于泽兰作用较平和，所以使用时剂量可以稍大一些。其和益母草可以互相代用，改善血液的浓，黏，凝，集状态，从而消除炎症和尿蛋白。治疗妇人疾病如经闭，痛经，一般是首选益母草，从组方来看，用泽兰较少，但临床可以泽兰代益母草使用。李时珍、缪希雍等均认为泽兰为妇人经产要药。笔者认为益母草、泽兰具有减肥瘦身作用，肥胖病证常选用之。

益母草　茺蔚子

【药性概述】

益母草：见丹参、益母草药对。

茺蔚子：辛、苦，微寒。①活血调经，用于月经不调，经闭痛经。②清肝明目，用于目赤翳障，头晕胀痛。

【注意事项】

茺蔚子煎服 10~15g，瞳孔散大者慎用。

【药对主治】

1. 均活血化瘀，调经止痛，用于妇女月经不调、经闭、痛经、产后恶露不尽、瘀滞腹痛以及跌打损伤、瘀血作痛等证。

2. 二药同出一物，益母草为地上部分的全草，茺蔚子为益母草的种子，益母草乃妇科经产要药。此外利水消肿，清热解毒。茺蔚子能凉肝明目。

【用药体会】

益母草、茺蔚子同出一物，在治疗经产方面疾病也可以同用，二味活血祛瘀之功近似，但作用也有区别。益母草治疗经产疾病，主要是治疗实证，茺蔚子主要用于实中夹虚证。根据植物的特性，根茎花叶专于行，子则行中有补。若论利水，则益母草为胜。茺蔚子能治疗肝热、血瘀引起的目暗不明，视物昏花。笔者治疗妇科月经不调，痛经，亦可互为代用。

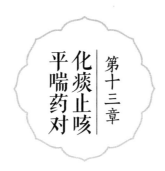

第十三章 化痰止咳平喘药对

川贝母　浙贝母

【药性概述】

川贝母：苦、甘，微寒。①清热化痰，润肺止咳：用于虚劳咳嗽，肺热燥咳，内伤久咳。乃润肺止咳要药。②散结消肿：用于痰火郁结之瘰疬，热毒壅结之乳痈，肺痈。

浙贝母：苦，寒。①清热化痰：用于风热咳嗽及痰热郁肺之咳嗽。本品功似川贝母而偏苦泄。②散结消肿：用于痰火郁结之瘰疬，结核，瘿瘤，乳痈，肺痈。

【注意事项】

川贝母、浙贝母煎服 3~10g。研末服 1~2g。反乌头。脾胃虚寒及有湿痰者不宜用。

【药对主治】

1. 多种咳嗽。

2. 瘰疬。

3. 乳痈。

4. 肺痈。

5. 各部位结节，如甲状腺结节、肺结节、乳腺结节。

6. 肿瘤。

【应用比较】

1. 均具有良好的止咳作用。川贝母又名小贝母，尖贝母。其止咳作用极好，一般称此药为止咳要药，如百合固金汤即以川贝母为宜，虽然治疗热咳是其主要的特点，但也可以用于其他原因的咳嗽。通常所说的贝母指的是川贝母。由于川贝母价格相对而言较贵，所以临床应用时一般是将其研末冲服。在止咳化痰润肺方面，无论痰多痰少均可选用，特别是用于热痰，燥痰，肺虚劳嗽，久嗽，痰少咽燥，痰中带血等最为对证。所以临床上许多止咳方多以川贝命名，如川贝止咳露，川贝清肺膏，川贝枇杷膏等，因其药性和缓，气味不浓，故小儿与年老体弱患者久服亦不伤胃，川贝母研末冲服的效果更好一些。浙贝母又名大贝母，象贝母，其止咳作用较川贝母要弱一些，可用于外感风热，痰火郁结之咳嗽，痰黄稠等，如桑杏汤，在止咳方面不及川贝母多用。

2. 均能散结消肿，浙贝母散结作用很好，消瘰丸(贝母，玄参，牡蛎)中一般多用浙贝母。从药性来看，浙贝母的苦寒之性较川贝母要强，其清火散结之力则强于川贝母。

3. 川贝母以甘味为主，性偏于润，肺热燥咳，虚劳咳嗽用之为宜。浙贝母以苦味为主，性偏于泄，风热犯肺或痰热郁肺之咳嗽用之为宜。至于散结消肿之功，川、浙二贝共有，但以浙贝为胜。

4. 另有一种土贝母，与川贝母、浙贝母不同。能清热解毒，消肿散结，主要用于疮疡肿毒，痰核瘰疬，无止咳化痰之功，不可代用川贝母、浙贝母。

【用药体会】

川贝母、浙贝母作用相似，川贝母止咳作用好，浙贝母散结作用佳。川贝母乃治疗咳嗽要药，临床一般将其研粉单用即有良好的疗效。此药虽可以入煎剂，但一般不提倡入煎剂。若治疗燥咳，可以取梨去核，将川贝粉置于梨膛中，入适量冰糖蒸后吃梨，饮汤。

此方尤其是在秋季出现燥咳时使用，效果良好。治疗体内结节病证，笔者尤喜使用浙贝母。由于二药价格悬殊，所以笔者常用价格便宜的浙贝母，以其散结多用。

天竺黄　胆南星

【药性概述】

天竺黄：甘，寒。清热化痰，清心定惊：用于中风痰壅，痰热癫痫、咳喘，热病神昏谵语。

胆南星：苦、微辛，凉。清热化痰，息风止痉：用于痰热惊风，中风，癫痫较为适用。

【注意事项】

天竺黄 3~6g 煎服；或研粉冲服，每次 0.6~1g。孕妇慎用。胆南星煎服 3~6g。

【药对主治】

1. 痰热咳嗽。
2. 痰热癫痫，中风。
3. 热病神昏。

【应用比较】

1. 均能清热化痰，用于痰热咳嗽，也用于热病神昏，中风癫痫，如小儿回春丹配伍二药治疗小儿急惊风神昏惊厥。

2. 天竺黄清心定惊作用好。胆南星是用牛胆汁充分浸拌后的加工品，清肝作用好，息风止痉，用于中风、眩晕、惊风、痫证。

【用药体会】

天竺黄、胆南星均为治疗热痰的妙药。天竹黄者，竺、竹同音，根据李时珍的解释，乃是因为这种竹子生长得很大之故。天竺黄用的是竹的分泌液干燥后的块状物，也有云此药为"天竹黄"者，其化痰作用比较强，主要是治疗广义之痰，如痰阻心经所致病证。笔者多用其治疗热痰较甚者。胆南星治疗肝风内动为要药，对于痰热病证二药配伍同用作用加强，但以胆南星多用。笔者尤其对于小儿多动症常选用胆南星。

贝母　瓜蒌

【药性概述】

贝母：见川贝母、浙贝母药对。

瓜蒌：甘、微苦，寒。①清热化痰：用于痰热阻肺，咳嗽痰黄，质稠难咯，胸膈痞满者。或燥热伤肺，干咳无痰或痰少质黏，咯吐不利者。②宽胸散结：用于痰气互结，胸阳不振之胸痹疼痛，胸膈痞满。此外，本品还有消痈散结之功，用于肺痈，肠痈，乳痈等内外痈。

【注意事项】

全瓜蒌煎服 10~20g；瓜蒌皮煎服 6~12g。反乌头。脾虚便溏者忌用。

【药对主治】

痰热病证，咯痰不爽，咽喉干燥。

【应用比较】

1.均具有化痰作用，常同用，如贝母瓜蒌散。主治肺燥而咯痰不爽，涩而难出，咽喉干燥。但贝母止咳作用强。瓜蒌皮在临床上也作为常用药。由于瓜蒌的价格相对较川贝母便宜，所以瓜蒌比贝母多用。《本草衍义补遗》载其"为治嗽之要药"，结合其性能来看，主要还是治疗热痰、燥痰，所以《本草述·卷十一·瓜蒌》云"若用之于寒痰、湿痰，气虚所结之痰，饮食积聚之痰，皆无益而有害者也"。

2.均可以散结，治疗乳痈，肺痈，但所治部位稍有不同。贝母散结作用于瘰疬，痈疽肿毒，如消瘰丸。瓜蒌散结多用于结胸，如小陷胸汤。

3.贝母属清润之品，瓜蒌属清利之品，由于贝母有川贝母、浙贝母之分，根据临床需要，可以灵活取舍。

【用药体会】

瓜蒌实包括瓜蒌皮、瓜蒌仁。通常所云瓜蒌主要指的是瓜蒌皮，如《金匮要略》中的瓜蒌薤白白酒汤。现在的中药书籍记载瓜蒌时同时也包括瓜蒌仁在内。如果既要用皮，又用仁则需要书写全瓜蒌。瓜蒌在古代的本草书中也写作栝楼。处方书写瓜蒌，一般给的是瓜蒌皮，瓜蒌皮对于胸中气滞病证作用好。若痰热病证，将浙贝母、瓜蒌同用作用增强。治疗肠燥便秘，笔者将瓜蒌仁作为常用之品。在清化热痰方面，瓜蒌作用好，配伍黄芩后作用加强。

贝母 半夏

【药性概述】

贝母：见川贝母、浙贝母药对。

半夏：辛，温。有毒。①燥湿化痰：用于脾不化湿，湿痰阻肺之咳嗽气逆，痰多色白者。亦治寒痰咳嗽，痰白清稀者。尤为治疗湿痰的要药。②降逆止呕：用于痰饮或胃寒所致的呕吐。为止呕要药。③消痞散结：用于痰热互结，胸脘痞闷之结胸；痰浊阻滞，胸阳不振之胸痹心痛；气郁痰结之梅核气。④消肿止痛：用于痈疽肿痛及乳疮，瘰疬等，常以生半夏研末，鸡子白调敷患处。

【注意事项】

半夏煎服 6~10g。外用可生用，内服宜制用。①法半夏长于燥湿化痰；姜半夏长于降逆止呕；半夏曲长于化痰消食；生半夏只宜外用。②反乌头。③阴虚有热，燥咳者忌用。④使用半夏，由于受药典用量限制，可加入制南星，一般用半夏量的 1/2 左右即可明显提高药效。

【药对主治】

1. 咳嗽，痰多。

2. 痫证。

【应用比较】

1. 均能止咳化痰，用于咳嗽。二药一润一燥，相反相成，贝母乃是治疗咳嗽的要药，因清化热痰，用于热痰，燥痰。通常取其止咳多用川贝母。半夏用于湿痰咳嗽。二药配伍，灵活取舍剂量，可以治疗多种咳嗽。二药配伍也用于痫证，如定痫丸（明天麻、川贝母、半夏、茯苓、茯神、胆南星、石菖蒲、全蝎、僵蚕、真琥珀、陈皮、远志、丹参、麦冬、辰砂）。

2. 均具有散结消肿的作用，用于痈疽肿毒病证。在散结方面，多用浙贝母。取半夏散结，也可以外用。

3. 贝母尚能润肺。半夏燥湿，消痞，降逆止呕。

【用药体会】

贝母、半夏组成药对，则寒热痰证均可以选用，对于痰多病证，可以同用。生半夏散结之功，可以用其治疗乳痈的病证，《本草纲目·卷十七》介绍用生半夏研末吹鼻效果良好。临床但见呕吐、呃逆，笔者必选半夏，有时将姜半夏、法半夏一起使用效果更好一些。

贝母　知母

【药性概述】

贝母：见川贝母、浙贝母药对。

知母：见天花粉、知母药对。

【药对主治】

燥热咳嗽。

【应用比较】

1. 均能清热润肺止咳，配伍应用于咳嗽，痰壅气逆，肺痨，如二母散（知母、贝母）。也用于因气虚咳久气喘者，如人参蛤蚧散（蛤蚧、人参、茯苓、知母、贝母、桑白皮、甘草、杏仁）。

2. 贝母清润而化痰，故用于燥热咳嗽痰多，能清热散结。知母清肺胃气分实热，亦能滋阴润燥，善于退虚热，泻肾火以达到坚阴之目的。

【用药体会】

川贝母、知母同用，主要是治疗燥咳，如咽喉干燥，发痒，痰多，通常在止咳方面，用川贝母。若燥咳可以单用川贝研末随汤液冲服，每次2g左右。临床上由于受药品价格的影响，笔者多用浙贝母。知母因能润燥亦常选用。

白芥子　莱菔子

【药性概述】

白芥子：辛，温。①温肺祛痰：用于寒痰壅滞引起的胸胁胀满，咳嗽气逆，痰多稀薄等证。本品有较强的祛痰之力。②利气通络，散结消肿：用于阴疽流注，肢体麻木，关节肿痛。本品可透达经络凝聚之寒痰，为祛皮里膜外之痰要药。

莱菔子：见山楂、莱菔子药对。

【注意事项】

白芥子煎服 3~6g。外用，研末调敷。①久嗽肺虚，阴虚火旺者忌用。②消化道溃疡、出血及皮肤过敏者忌用。③外用可引起水泡甚至溃疡，使用时应注意。

【药对主治】

咳喘痰多。

【应用比较】

1. 均能降气化痰，用于痰涎壅滞所致咳嗽气喘，胸胁胀满等，如三子养亲汤。在化痰方面有所区别。白芥子利气豁痰，尤以皮里膜外之痰为宜，亦可与其他药研末贴于肺俞、心俞穴以治哮喘，取其辛温气锐性善走散。莱菔子主治呼吸道之痰，但若生用则升，升则涌吐风痰，除上焦气闷不舒之中风痰涌，炒用则降，临床多炒用。

2. 白芥子温肺，亦为治疗皮下痰核首选之品。莱菔子为降气要药，凡下腹部气胀者其效尤佳，亦能消食。

【用药体会】

白芥子、莱菔子同用治疗痰证作用更好，多同用。俗有白芥子祛皮里膜外之痰的说法，也就是能祛除广义之痰，可以治疗诸如皮下、胁下的痰核，痰包，痰浊病证，对于痰注关节及肌肤之关节疼痛，肢体不利有良好的效果。凡皮下痰核病证其为首选，笔者体会，莱菔子降气作用好，善治下腹部胀气。

白芥子　天南星

【药性概述】

白芥子：见白芥子、莱菔子药对。

天南星：苦、辛，温。①燥湿化痰：用于湿痰阻肺，咳喘痰多，胸膈痞闷，癫痫。②祛风止痉：用于风痰眩晕，半身不遂，口眼歪斜及破伤风等证。其善祛经络之风痰。③散结消肿：用于痈疽肿痛，可研末，醋调外敷。

【注意事项】

天南星煎服 3~10g。生南星多入丸散，或外用调敷患处。阴虚燥痰忌用。孕妇忌用。

【药对主治】

1. 多种痰证。
2. 咳喘。

【应用比较】

1. 均能化痰，用于痰阻病证。白芥子用于寒痰壅肺，咳喘胸闷，痰多难咯，如三子养亲汤。以寒痰阻滞经络之关节不利，肢体麻木，骨节肿痛为宜，天南星善祛风痰，用于痰壅头面部所致眩晕等。

2. 散结消肿，白芥子善祛皮里膜外之痰。可将其外用，用来治疗皮肤、皮下的痰核、痰包病证者。天南星外用亦能治疗皮下肿块等。

3. 白芥子能利气通络，温肺散寒，天南星尚能祛风，燥湿，止痉。

【用药体会】

治疗痰核、痰包，笔者常将白芥子、天南星配伍同用。可内服，可外用。白芥子也是治疗狭义之痰的常用药，如三子养亲汤。古代本草记载能搜剔内外痰结及胸膈寒痰，冷涎壅塞病证。在外用方面，外敷肺俞穴能治疗咳喘病证。也可以治疗痰注经络的病证，但是若外用时间过久，又会导致皮肤起泡。笔者体会，如果外用致皮肤起泡后流水，作用反而更好，诸如各个部位的骨质增生、关节炎性肿胀就可以选用。笔者常将白芥子配伍大黄、肉桂等配伍在一起应用，命名为骨质增生消退散，效果良好（方见乳香、没药药对）。天南星治疗肿块可以稍加大剂量。

白附子　天南星

【药性概述】

白附子：辛、甘，大热，有毒。①祛风止痉：用于痰阻经络，风痰壅盛所致经脉拘急，抽搐，口眼歪斜，语言謇涩，以及破伤风所致角弓反张，四肢强直抽搐等，另外对顽固性头痛，偏头痛亦有疗效，止痛效果好。②燥湿化痰：用于痰厥头痛，偏头痛。本品功似天南星，温燥毒烈之性强。③解毒散结：用于瘰疬，痰核，毒蛇咬伤，可鲜品捣烂外敷。

天南星：见白芥子、天南星药对。

【注意事项】

白附子煎服 3~6g；研末服，0.5~1g。宜制用。热盛动风，血虚生风及孕妇不宜用。生品一般不内服。

【药对主治】

1.抽搐及口眼歪斜，语言謇涩。

2.痰核瘰疬，毒蛇咬伤。

【应用比较】

1.均能止痉，用于痰涎壅盛之眩晕抽搐，口眼歪斜，手足顽麻，半身不遂以及癫痫，破伤风等，常同用，如青州白丸子、玉真散。白附子的作用更强。

2.均能燥湿化痰，且有毒，用于顽痰，湿痰所致咳嗽，痰多而稀薄，胸膈满闷者。尤为祛风痰的要药。

3.均能解毒散结，用于痈疽痰核瘰疬，多外用，白附子作用强。

4.白附子善治头面风痰。天南星善治经络风痰，较白附子多用。天南星若与牛胆汁充分拌和，晾干，其性变凉，即胆南星，具有清化热痰作用，用于痰热咳嗽，如清气化痰丸。

【用药体会】

白附子毒性大，为治风痰要药，较天南星作用强，其尤善祛头面风痰。笔者认为使用白附子时，剂量不能太大。现临床所用白附子（禹白附）系独角莲的块根，而古代本草书籍中记载的白附子为关白附，系毛茛科植物黄花乌头，毒性很大。白附子毒性较关白附要小。

白果　杏仁

【药性概述】

白果：甘、苦、涩，平。有毒。①敛肺化痰定喘：用于多种喘咳痰多证，如寒喘痰多由风寒之邪引发，外感风寒而内有蕴热以致喘咳气急，痰多黄稠者，肺肾两虚之虚喘。②收涩止带：用于妇女带下，属脾肾亏虚，色清质稀者最宜。

杏仁：苦，微温。①止咳平喘：用于多种咳喘病证，如风寒咳喘，胸闷气逆，风热咳嗽，发热汗出，燥热咳嗽，痰少难咯。本品为治咳喘要药，可随证配伍。②润肠通便：用于老人或产后肠燥便秘等证。

【注意事项】

白果煎服5~10g，入煎前捣碎。生食，每次3~4枚，不能过多。可用开水泡，当茶水喝。白果的毒素遇热后，毒性会减弱。可以入丸、散剂。不可多用，以防中毒。杏仁煎服3~10g。宜打碎入煎，或入丸、散。①大便溏泻者慎用。②有小毒，用量不宜过大。③婴儿慎用。

【药对主治】

咳喘。

【应用比较】

1.均能平喘，用于喘咳痰多气逆等证，常同用，如定喘汤。白果亦名银杏，收敛肺气以定痰喘，若肺热痰喘气促亦可配伍应用。杏仁不仅能平喘，且善止咳，宣肺又能降肺，乃是治疗咳喘的要药。

2.白果因收敛，用治带下，外用可杀虫。杏仁能润肠通便。

【用药体会】

笔者治疗咳喘，若病程时间长，喜将白果、杏仁配伍同用，但杏仁平喘作用更佳。杏仁是止咳平喘作用中用之最多的药物，凡咳喘乃必用之品，首选之品。虽前人有入血分的认识，但笔者认为主要还是治疗气分肺经病变。在润肠通便方面，略带有补虚的特点，也就是说通便不伤正气。白果多用治体虚咳喘、前阴病变。白果在治疗带下方面，因有收敛作用，对于虚寒带下作用较好，但使用时间不宜过长。

瓜蒌 白芥子

【药性概述】

瓜蒌：见贝母、瓜蒌药对。

白芥子：见白芥子、莱菔子药对。

【药对主治】

痰多咳嗽。

【应用比较】

1.均能行气宽胸化痰，用于痰浊阻于胸肺之气机不利，胸痛憋闷等。白芥子宜于寒痰壅滞之胸胁支满，亦治阴疽漫肿，善治皮里膜外之痰。瓜蒌皮宜于痰热互结之胸膈满闷及胸痹，胸痛，亦治阳性疮肿。

2.瓜蒌性寒，白芥子性温，二药配伍，可用于寒热痰多的病证，再根据寒热邪气的程度，灵活取舍二药。笔者认为白芥子祛痰作用较好。

【用药体会】

瓜蒌乃是治疗热痰常用之品，对于胸中气滞病证作用好。笔者临床体验，将瓜蒌皮、白芥子配伍同用后对于痰证寒热不显者，可以达到相互照顾的特点，则寒痰、热痰证均可以选用。瓜蒌实包括瓜蒌皮、瓜蒌仁。通常所云瓜蒌主要指的是瓜蒌皮，如《金匮要略》中的瓜蒌薤白白酒汤。中药书籍记载瓜蒌时同时也包括瓜蒌仁在内。如果既要用皮，又用仁则需要书写全瓜蒌。处方书写瓜蒌，一般付给的是瓜蒌皮。

半夏　天南星

【药性概述】

半夏：见贝母、半夏药对。

天南星：见白芥子、天南星药对。

【药对主治】

1. 多种痰证。

2. 痈疽肿毒。

【应用比较】

1. 均能化痰，常同用，如导痰汤。半夏善治痰滞脾胃的湿痰，天南星善治痰阻经络的风痰。从作用力量来说，天南星力强，但半夏多用。同时，半夏偏于主治狭义之痰，天南星偏于主治广义之痰。从对于"痰"的认知来看，呼吸道所现之痰多为狭义的痰，痰阻经络之痰多为广义的痰。半夏为最常用化痰药，可以治疗多种痰证，但以治疗湿痰为主，而对于寒痰、热痰、燥痰、风痰以及其他广义之痰也常用，故为治痰要药。而风痰指痰扰肝经的病证，多现眩晕、头风、眼目昏花，痰色青而多泡，故天南星为风痰要药。

2. 均能燥湿，也常同用，从力量来说，天南星作用强，但半夏多用。

3. 均能消肿止痛，治疗痈肿疮毒。生半夏外用，将其研末，以鸡蛋清调后外敷鸡眼，效果明显。《本草纲目·卷十七·半夏》"附方"介绍治疗"痈疽发背及乳疮。半夏末，鸡子白调，涂之。《肘后方》。吹奶肿痛，半夏一个，煨研酒服，立愈。一方：以末，随左右嗜鼻效。刘长春《经验方》。打扑瘀痕水调半夏末涂之，一宿即没也。《永类钤方》"。上方中用半夏研末吹鼻效果极佳，笔者试用，立见效。通过散结消肿作用而具有止痛的特点。天南星外用亦能治疗痈肿。

4.半夏降逆止呕，消痞散结，主治脾胃湿痰。天南星祛风止痉，主治经络中风痰。

【用药体会】

治疗肿痛病证，笔者验方六生液，其中配伍有二药。组成：生川乌 30g，生草乌 30g，生马钱子 10g，生半夏 30g，生南星 30g，生狼毒 30g，樟脑 10g。功效：散寒止痛，消肿散结。主治风湿痹痛，骨质增生，寒性疼痛。方中所选药物全部是毒药，因都是用的生品，故名六生液。用法是将前 6 味药煎开后再煎 30 分钟，倒出药液，投入樟脑，趁热以毛巾蘸药液外敷病变部位，或直接用热水外泡，若水凉后再加热，此药可反复应用，若不外用于前阴、后阴，一般在夏季连用 2~3 天，冬季可连用 3~4 天。此方还可以制成药液外搽。制作方法是先将前 6 味药浸泡在麻油中 2~3 天，入铁锅中将药炸枯，去药渣，过滤，加入樟脑搅匀，装瓶备用，每次以少许药液抹搽，直至局部发热为度。此方有剧毒，严禁内服，严禁入口、入眼。皮肤有外伤者不宜应用。方中将乌头与半夏同用，属于配伍禁忌，通过长期的临床观察，将其同时外用，不内服，并无不良反应。古方亦有将其同用的先例，如《仙拈集·卷四》之麻药散（川乌、草乌、生半夏、生南星、胡椒、蟾酥）、《证治准绳·疡医·卷六》之麻药（川乌、草乌、南星、半夏、川椒）等。

半夏　生姜

【药性概述】

半夏：见贝母、半夏药对。

生姜：见生姜、茶叶药对。

【药对主治】

呕吐。

【应用比较】

1. 半夏、生姜均能止呕，半夏乃是降逆止呕，生姜乃是温胃止呕，在止呕方面又常配伍同用，如小半夏汤，《金匮要略·痰饮咳嗽病脉证并治第十二》云："呕家本渴，渴者为欲解，今反不渴，心下有支饮故也，小半夏汤主之"。二药配伍具有化痰散饮，和胃降逆作用，主治呕吐痰涎，口不渴，或干呕呃逆，谷不得下，便自利。因痰饮停于心下，胃气失于和降导致呕吐。半夏辛温，燥湿化痰涤饮，降逆止呕，生姜为呕家之圣药，温胃散饮，且制半夏之毒。二药相配，使痰祛饮化，降逆和胃而呕吐自止。此乃常用配伍组合药对。

2. 半夏燥湿化痰，消痞散结，外用消肿止痛。生姜发散风寒，解毒。

【用药体会】

半夏、生姜乃是治疗呕吐的要药，半夏对于寒热虚实病证所致呕吐均适宜。生姜既能止呕，又能解半夏的毒。治疗呕吐，有认为生半夏止呕作用更好，疗效优于法半夏，张仲景书中所用皆系生半夏。有认为生半夏久煮，生者变熟，则无毒性，但生半夏的毒性较大，其毒性成分会麻痹呼吸肌，引起窒息而死亡。笔者曾亲眼见我校一老中医用生半夏6g，煎汤内服治疗一癫痫病人，导致该患者险致死亡，所以临床应用生半夏内服还是应慎重。根据传统用药特点，法半夏偏于燥湿化痰，姜半夏偏于降逆止呕。临床以法半夏更多用。虽生半夏有毒，内服应慎，但外用之，则消肿止痛作用极佳。笔者认为，临床上只要见到"痰"证，即可选用半夏。而半夏、生姜配伍则安全系数增加，因药房一般不备生姜，开处方时常嘱咐病家自行加用之。

半夏　麦冬

【药性概述】

半夏：见贝母、半夏药对。

麦冬：见天冬、麦冬药对。

【药对主治】

1. 咳嗽气喘，咽喉不利，咯痰不爽，或咳唾涎沫，口干咽燥。

2. 胃阴不足证，呕吐，纳少，呃逆，口渴咽干。

【应用比较】

1. 二药配伍为燥、润结合药对，具有降逆下气，清养肺胃之功效。主治虚热肺痿咳嗽气喘，呕吐，呃逆等。《金匮要略·肺痿肺痈咳嗽上气病脉证并治》："大逆上气，咽喉不利，止逆下气者，麦门冬汤主之。"半夏、麦冬药性不同，燥、润不同，肺胃兼治，半夏降逆下气，化其痰涎，虽属温燥之品，与麦冬配伍则其燥性减而降逆之用存，且能开胃行津以润肺，润燥得宜，滋而不腻，燥不伤津。又使麦门冬滋而不腻，相反相成。

2. 半夏燥湿化痰，降逆止呕，消痞散结，消肿止痛。麦冬养阴润肺，益胃生津，清心除烦。

【用药体会】

这是一组燥润配伍的药对。麦冬甘寒养阴为润，半夏辛苦降气为燥，治疗咽喉不利，火逆上气。麦冬长于养阴益胃清热，为治疗胃阴不足之佳品。对于温病燥热伤阴引起的舌干、口干、咽干等证，乃为常用之品。对于胃阴不足之消渴证，为必用之药。对于暑热所致的口渴多饮等证，亦为常用之品。笔者对于胃阴虚者将麦冬列为首选，若有呃逆、呕吐则配用半夏。

半夏　陈皮

【药性概述】

半夏：见贝母、半夏药对。

陈皮：辛、苦，温。①理气健脾：用于脾胃气滞所致的脘腹胀满、恶心呕吐、不思饮食等证。又常用于补益剂中，以助脾运，使之补而不滞。②燥湿化痰：用于湿痰咳嗽，痰多胸闷者。亦用治寒痰咳嗽。本品为治湿痰之要药。③降逆止呕：用于气机阻滞恶心，呕吐，呃逆。

【注意事项】

陈皮煎服 3~10g。无特殊注意事项。

【药对主治】

1. 湿痰病证。
2. 恶心呕吐。

【应用比较】

1. 均能燥湿化痰，用于痰湿中阻，肺气不利之咳嗽气逆，痰多清稀，甚则痰逆头眩等，尤以湿痰病证多用，如二陈汤，六君子汤。半夏燥湿化痰作用配伍陈皮后加强，以湿阻中焦病证为宜。根据临床用药来看，应用补药、收涩药多要配伍陈皮以防壅气，所以若补益药中配伍陈皮有补而不滞的特点。

2. 均能降逆止呕，用于多种呕吐证候，但以痰湿呕吐更为多用，常配伍同用，如橘皮竹茹汤。

3. 陈皮尚能行气止痛，健脾和中。半夏尚能消痞散结，外用散结消肿。

【用药体会】

半夏、陈皮配伍同用加强作用，在古方中治疗痰证、呕吐将其作为首选。二药剂量以等量为宜。由于咳喘多挟有痰，而痰多又能导致咳喘，所以常选用之。笔者验方一二三四五六汤（方见杏仁、苏子药对），其中就配伍二药以祛痰。在临床应用中，半夏常与苦降之药配伍，具有辛开苦降的作用，如半夏泻心汤。临床应用此方，只要见到黄白相兼的舌苔就可以选用。

半夏 黄芩

【药性概述】

半夏：见贝母、半夏药对。

黄芩：苦，寒。①清热燥湿：用于湿温，暑湿，淋证，泻痢，黄疸等多种湿热病证。如湿热蕴结，湿热郁阻气分，身热不扬、胸脘痞闷、恶心呕吐，舌苔黄腻等。②泻火解毒：用于痈肿疮毒，热病高热，亦用于热毒壅盛咽喉肿痛。本品解毒作用好。③清泻肺热：用于肺热壅遏，咳嗽痰黄等证，单用有效。其尤善清肺火。④清热止血：用于热盛迫血妄行所致的吐血，衄血，便血，尿血及崩漏等。取其止血需炒炭。⑤清热安胎：用于妊娠热盛，迫血妄行，或热伤胎气而胎漏下血，胎动不安，呕吐者。

【注意事项】

黄芩煎服5~15g。生用清热燥湿力强，安胎多炒用；止血炒炭用；酒炒，取其上行而清肺热。虚寒证忌用。

【药对主治】

1.呕吐。

2.腹泻。

3.痰壅之咳嗽痰多。

【应用比较】

1.均能燥湿，药性相反，根据临床应用来看，治疗湿邪为患的病证，如呕吐，腹泻，可配伍同用，如半夏泻心汤。脾主运化，若湿不运化则可生痰，因脾为生痰之源，湿盛又会导致肺失肃将出现咳嗽，痰多，半夏乃是治疗痰证的要药，配伍黄芩则治疗热痰病证，如清气化痰丸（酒黄芩、瓜蒌仁霜、制半夏、胆南星、陈皮、苦杏仁、枳实、茯苓）。

2.半夏尚能化痰，降逆止呕，消痞散结，外用消肿止痛。黄芩尚能泻火解毒，清热安胎，亦能止血。

【用药体会】

半夏、黄芩配伍用于寒热错杂的病证，具有相互牵制，增强作用的特点，治疗呕吐，泄泻，同用效果佳。有认为生半夏止呕作用更好，疗效优于法半夏，张仲景书中所用半夏只注一"洗"字，即洗去泥沙，皆系生半夏。有认为生半夏久煮，生者变熟，则无毒性，但生半夏的毒性较大，其毒性成分会麻痹呼吸肌，引起窒息而死亡。临床应用生半夏内服应慎重。笔者临床上凡见胆病引起之呕吐选用黄芩，若胃病引起之呕吐则选用黄连。

百部　杏仁

【药性概述】

百部：见百合、百部药对。

杏仁：见白果、杏仁药对。

【药对主治】

多种咳嗽。

【应用比较】

1. 均质润，能润肺止咳，用于多种咳嗽，如寒热虚实诸证。百部的止咳作用很好，凡是咳嗽均可以选用，其性质平和，不温不燥。其不论新久、寒热、虚实咳嗽均可以使用，如止嗽散，其力量并不峻猛，为常用之品。尤其是治疗肺痨咳嗽为要药。按现在的研究来看，主要是杀痨虫（杀结核杆菌）。杏仁是治疗各种咳喘的要药。

2. 百部能杀虫灭虱。杏仁能润肠通便。

【用药体会】

百部在止咳方面作用佳，而杏仁则用于咳喘病证，二药均质润，为常用的平和止咳药。笔者治疗咳嗽喜将二药配伍应用，杏仁更多用。治疗肺痨可以选用四百（白）二冬膏（方见百合、百部药对）。

百部　白前

【药性概述】

百部：见百合、百部药对。
白前：见前胡、白前药对。

【药对主治】

多种咳嗽。

【应用比较】

1. 均能止咳，二药常配伍同用，如止嗽散。百部化痰止咳，白前下痰止嗽，均为肺家咳嗽要药，二者伍用，润降相合，相辅相成，用于外感、内伤咳嗽日久不已，胸闷气喘，痰多不爽以及肺痨咳嗽等。

2.百部润肺止咳，用于新久咳嗽，百日咳等多种咳嗽，为药性平和止咳之品，亦能杀虫灭虱。白前降气止咳，用于肺气壅实，痰多气逆而咳嗽不爽之证。

【用药体会】

百部、白前均为止咳常用药，笔者更习用百部，这是因为其具有杀痨虫的作用，是治疗肺痨咳嗽的要药，按现在的研究来看，有杀结核杆菌作用。在止咳方面，以炙用为佳。此药除擅长治疗肺痨咳嗽外，对于百日咳也是常用之品，百日咳表现为阵发性、痉挛性的咳嗽，百部可以直接杀死百日咳杆菌。①解风寒之咳嗽：百部温能润肺，用于风寒咳嗽，止咳之功虽佳，但化痰之力不足，故取其止咳需配伍化痰散寒之品。若风寒咳嗽配紫菀、桔梗、陈皮等，若寒邪扰肺肺气不宣之咳嗽，可配伍麻黄、苦杏仁等药。②解风热之咳嗽：百部温而不燥，亦用于风热咳嗽，如风热犯肺引起之热咳，亦可用之，可以百部配桑叶、牛蒡子、葛根等，即可起到缓解之效。③解肺热之咳嗽：若肺部热咳，可以百部配伍黄芩、北沙参、麦冬、地骨皮等同用，润肺清热而止咳。④解体虚之咳嗽：百部对于身体虚弱，肺虚引起之咳嗽，如骨蒸潮热咯血，止咳作用亦佳，可以配伍红景天、山药等同用。⑤解新久咳嗽：百部止咳之功甚好，无论是新咳，或是久咳不止，皆能止咳。若久咳、虚咳，多用蜜炙百部。总之百部对于咳嗽皆可用之。

竹沥　生姜汁

【药性概述】

竹沥：甘，寒。①清热豁痰：用于痰热咳喘，痰稠难咯，顽痰胶结者最宜。本品性寒滑利，祛痰力强。②定惊利窍：用于中风口噤，小儿惊风。

生姜汁：辛，温。①豁痰开窍：用于中风猝然昏厥。②温胃止呕：用于呕逆不止。③解毒：用于半夏、天南星中毒所致喉舌麻木肿胀。

【注意事项】

竹沥 30~50g，冲服。本品不能久藏，但可熬膏瓶贮，称竹沥膏。若用安瓿瓶密封装置，可以久藏。性寒滑利，寒痰及便溏者忌用。生姜汁冲服 3~10g，急救昏厥捣汁服，可用 10~20g。冲服或鼻饲，每次 3~10 滴。

【药对主治】

1. 呕吐。

2. 神昏。

【应用比较】

1. 竹沥、生姜汁均能祛痰浊，止呕吐，用于中风痰迷，口噤不语及痰壅癫狂等。不入煎剂。二药兑在一起饮服，为消痰常用药对，《丹溪心法·卷二·痰·十三》载"竹沥滑痰，非姜汁不能行经络""痰在皮里膜外，非姜汁、竹沥不可导达"。竹沥性滑、姜汁行散，二药配伍可达人身各处。《丹溪心法·卷一·中风一》言"气虚卒倒者，用参芪补之，有痰，浓煎参汤加竹沥、姜汁；血虚用四物汤，俱用姜汁炒，恐泥痰故也，有痰再加竹沥、姜汁入内服，能食者，去竹沥加荆沥"。《金匮钩玄·卷一·中风》云"气虚有痰，浓参汤合竹沥、姜汁。血虚，宜四物汤，俱用姜汁炒；恐泥痰，再加竹沥、姜汁入内服"。竹沥、姜汁配伍同用，用于中风、肝风、眩晕、噎膈、反胃、咳喘、痰饮、痹证等。二药皆具开窍之功。竹沥性寒，姜汁性温，临证冷痰寒饮成疾以姜汁量大，若痰火燥痰为患，则以竹沥大剂。竹沥、姜汁对药有异曲同工之妙。《本草便读·寓木类·竹类》载竹沥"须同姜汁和冲，竹沥甘寒滑利，入胃腑，达大肠，功主清热豁痰，以其为竹中津液也，故凡经络、四肢及皮里膜外痰热壅滞者，非此不达不行。一切卒暴中风等证，经络中皆有痰涎，均宜配入姜汁用之，不特热以制寒，且姜汁亦有开痰宣散之功，一开一降，相辅而行也。"强调竹沥、姜汁相辅相成的配伍特点。《本草经解·卷二 竹部》载"竹沥同姜汁，治中风及小儿狂语"。

2. 竹沥清热定惊，宜于燥痰，热痰，其对于痰热咳喘，痰稠难咯，顽痰胶结者较适合，也善于祛除经络中痰。生姜汁散寒解表，解毒、止呕，宜于寒痰，湿痰病证。

【用药体会】

竹沥、生姜汁为液体药材，均以祛痰为特点，对于痰迷心窍、痰阻经络者可以选用。竹沥性质很滑利，俗谓其为豁痰之品，善于治疗热痰、燥痰。其特点是通达上下百骸毛窍，《本经逢原·卷三》云："竹沥善透经络，能治经脉拘挛，痰在皮里膜外，筋络四肢，非竹沥不能化之"。祛痰作用强于竹茹，但较竹茹少用。古人取竹沥之法，"以青竹断二尺许，劈开火炙，两头盛取用之"。也可以将青竹捣烂榨取汁液，使用时多以水冲服。生姜能解半夏、南星之毒，那么生姜汁也应该能解半夏、南星之毒，诸书中均无此记载，笔者认为应该能解毒。

竹茹 半夏

【药性概述】

竹茹：甘，微寒。①清热化痰：用于肺热咳嗽，痰黄黏稠，痰火内扰，胸闷痰多，心烦不寐。②清胃止呕：用于胃虚有热之呕吐，胎热之恶阻呕逆。

半夏：见贝母、半夏药对。

【注意事项】

竹茹煎服 6~10g。生用清化热痰；姜汁炙用止呕。《神农本草经疏·卷十三》：“胃寒呕吐，及感寒夹食作吐，忌用”。

【药对主治】

咳嗽痰多。

【应用比较】

1. 均能化痰止呕，用于胆虚痰滞郁结之烦闷不宁，反胃呕吐为宜，常同用，如温胆汤。

2. 竹茹以治痰热呕哕，心神不宁为宜，又能清热除烦。半夏善治湿痰呕哕，痞结不舒，又能燥湿，消痞散结，降逆止呕，外用消肿止痛。

【用药体会】

竹茹、半夏在祛痰方面同用，可以兼治寒热之痰。竹茹主要作用于肺胃病证，是性质平和之品。一般多只作为辅助药物使用。在古方中主要是将其作为止呕之品。笔者在治疗鼾症时常选加竹茹，因其祛痰之故。

苏子　牛蒡子

【药性概述】

苏子：辛，温。①降气化痰，止咳平喘，用于痰壅气逆，咳嗽气喘，痰多胸痞。②润肠通便：用于肠燥便秘。本品富含油脂，能润燥滑肠，降泄肺气以助大肠传导。

牛蒡子：见牛蒡子、山药药对。

【注意事项】

苏子煎服 5~10g。入煎剂或入丸、散。亦可煮粥食。阴虚喘咳及脾虚便溏者慎用。

【药对主治】

1. 肠燥便秘。

2. 咳嗽。

【应用比较】

1. 均润滑大肠，富含油脂，用于肠燥便秘，同用加强作用。苏子的作用强。

2. 均能止咳，可以治疗咳嗽病证，一般痰多者选用苏子，而牛蒡子主要是治疗外感咳嗽。

3. 苏子咳喘兼治，而牛蒡子多限于治疗咳嗽。牛蒡子能疏散风热，又能清热解毒，利咽。

【用药体会】

苏子治疗内伤咳嗽，根据应用来看，以痰多者常用，苏子的止咳作用不及杏仁多用，但也是较常用的止咳之品，苏子咳喘兼治，而牛蒡子多限于咳嗽。苏子又名紫苏子，有黑白两种，黑者气香力厚，白者气较淡薄。苏叶主升散，疏肺气而散表邪。苏梗主横行，宽中气而利胸膈。苏子主降泄，利肺气而润肠燥。紫苏一体三药，性味虽同，功有所偏。苏叶宣而香烈，发汗散寒。苏梗下气稍缓，顺气安胎，苏子降气开郁、消痰定喘。苏子滑润而下，性下达而定喘，祛邪而不峻，对咳嗽痰多、风寒外袭、痰浊内蕴者疗效好，乃治疗咳喘为常用之品。

苏子　白芥子

【药性概述】

苏子：见苏子、牛蒡子药对。

白芥子：见白芥子、莱菔子药对。

【药对主治】

咳喘，痰多。

【应用比较】

均能降气化痰，用于咳喘痰多病证。苏子质润，性较白芥子平和。白芥子温燥性烈，善走经络，主治皮里膜外之痰。温肺则主治寒痰壅肺之悬饮胸满胁痛等。

【用药体会】

三子养亲汤为治疗咳喘要方，对痰壅气道不利尤为有效，笔者认为三子养亲汤中苏子配伍莱菔子、白芥子后祛痰作用加强，而单用效果作用不强。苏子虽能降气，但降气的作用不强，苏子降气汤虽有降气作用，笔者认为是方中的其他药物在发挥降气之功，如厚朴、当归、橘皮等。

杏仁　牛蒡子

【药性概述】

杏仁：见白果、杏仁药对。

牛蒡子：见牛蒡子、山药药对。

【药对主治】

1.肠燥便秘。

2.咳嗽。

【应用比较】

1.均润肠通便，富含油脂，用于肠燥便秘。

2.均能宣肺，用于咳嗽。能宣能降，然作用不同。牛蒡子宣散作用较强。

3.杏仁宣肺以止咳，降泄以平喘，质润而润肠。牛蒡子宣肺以疏散风热，降泄以滑肠，又能解毒透疹，利咽散肿。

【用药体会】

杏仁、牛蒡子均为治疗咳嗽的常用药，临床以杏仁更多用。杏仁咳喘并治，视为要药，其特点是对于各种各样的病证均可以选用，包括寒热，虚实，内伤，外感等多种病证。杏仁有苦、甜两种。作为药用则用苦杏仁，食用则用甜杏仁。甜杏仁滋润可口，可做零食小吃，味道甜、个头大，其油脂的含量不如苦杏仁，润肺通便的效力也差。治疗咳嗽笔者常将杏仁、牛蒡子配伍同用，因二药药性不同，同用可以互相牵制其药性。

杏仁　苏子

【药性概述】

杏仁：见白果、杏仁药对。

苏子：见苏子、牛蒡子药对。

【药对主治】

1. 咳喘。

2. 肠燥便秘。

【应用比较】

1. 均能止咳平喘，用于咳嗽，喘息，配伍同用加强作用，如华盖散（紫苏子、赤茯苓、桑白皮、陈皮、杏仁、麻黄、炙甘草）。杏仁苦降温宣，用于多种咳喘证，如治外感之麻黄汤、桑菊饮，疗内伤之清气化痰丸、清燥救肺汤、定喘汤等均取杏仁降气定喘，宣肺止咳之功，故无论外感、内伤、因寒、因热、因燥、因虚、因实之咳嗽，喘息，经适当配伍均可应用。经统计，《伤寒论》《金匮要略》二书中共34处用到杏仁，如麻黄汤、大青龙汤、麻杏苡甘汤等广泛用于各种咳喘病证。杏仁中含有微量的氢氰酸，且杏仁中的苦杏仁苷分解后也产生少量氢氰酸，而氢氰酸能抑制呼吸中枢，使呼吸运动趋于安静而发挥止咳平喘作用。所以杏仁乃是治疗咳喘要药。苏子可以增强杏仁的止咳平喘作用。

2. 均富含脂液，濡润大肠，润肠通便，用于肠燥津枯，腑气不通，传导失司，大便秘结者。杏仁多用。

3. 杏仁乃治疗多种咳喘要药，其润肠作用亦较好，在润肠方面较苏子更多用。苏子以降气为主，温性较杏仁强，祛痰浊为优。

【用药体会】

在治疗咳喘方面，笔者常将二药配伍在一起使用。在多年的临床中，笔者总结一首验方，可以治疗多种咳喘病证，命名为一二三四五六汤。组成：葶苈子 15g，陈皮 15g，法半夏 15g，茯苓 15g，莱菔子 15g，白芥子 15g，苏子 15g，炙麻黄 6~10g，杏仁 15g，党参 15g，白术 15g，炙甘草 6g。功效：健脾化痰，止咳平喘。主治各种咳喘病证，包括寒热虚实证，有痰或无痰所致的咳喘均可以应用。本方由一味葶苈子、二陈汤、三子养亲汤、三拗汤、四君子汤、五味异功散、六君子汤组成，故名一二三四五六汤。水煎服。方中葶苈子用治咳喘痰多，乃治疗咳喘要药。二陈汤主治痰色白易咯，恶心呕吐，胸膈痞闷，肢体困重，或头眩心悸。三子养亲汤降气快膈，化痰消食，用于痰壅气滞证，咳嗽喘逆，痰多胸痞。三拗汤宣畅肺气，止咳平喘。四君子汤健脾补气，以杜生痰之源。诸药合用，共奏止咳平喘，降气化痰之功。

杏仁　厚朴

【药性概述】

杏仁：见白果、杏仁药对。

厚朴：见苍术、厚朴药对。

【药对主治】

1. 咳喘。

2. 便秘。

【应用比较】

1. 均能平喘，用于肺气壅遏所致咳喘病证，常同用，如桂枝加杏子厚朴汤。杏仁乃咳喘要药，其特点是对于各种各样的病证均可以选用。作为药用则用苦杏仁，食用则用甜杏仁。取厚朴平喘在《伤寒论》中有灵活应用的经验，其平喘机制尚有争议，产生喘气的原因有多种，那么厚朴是否就是通过化痰来达到平喘目的的。①认为化痰：《名医别录·中品》有"消痰下气"的说法，也就是说其可以祛痰，张仲景的许多治痰饮的方子也选用了厚朴。②认为平喘与化痰无关。厚朴所以平喘，是因为具有降气的作用，而降气也就达到平喘，所以不少医家在表述厚朴作用时，多不明确说厚朴化痰，而从燥湿的这个角度进行解释，因为厚朴苦温燥湿，芳香化湿，若湿停聚而为饮为痰，故厚朴用治喘气。笔者认为厚朴非化痰药物，乃是行气、降气而达到平喘的。

2. 均能治疗大便秘结，常同用，如麻仁丸。杏仁因富含脂液，能促进大肠的濡运，达到通便的作用。厚朴因行气导滞，促进气机通畅，进而达到通便的作用，如承气汤方中就配伍有此药。

3. 杏仁乃治疗多种咳喘的要药。厚朴尚能行气燥湿。

【用药体会】

治疗喘息笔者常将杏仁、厚朴配伍同用，厚朴虽也能平喘，但较杏仁要少用，一般气机不利方选用此药。《金匮要略》的厚朴麻黄汤，就是用厚朴来治疗咳喘的。笔者个人认为厚朴主要还是以治疗腹部胀满为主。

杏仁 桔梗

【药性概述】

杏仁：见白果、杏仁药对。

桔梗：苦、辛，平。①宣肺祛痰：用于咳嗽痰多，无论寒热病证皆可应用。本品乃治疗咳嗽要药。②利咽开音：用于外感、热毒、阴虚所致咽痛音哑之证。为利咽要药。③消痈排脓：用于肺痈咳吐脓痰，咳嗽胸痛等证。④载药上行：桔梗上行作用好，以引导其他药物到达人体上身，治疗上半身病变，同时通过上行，达到开宣肺气而通二便，用治癃闭，便秘，俗有舟楫之剂之谓。

【注意事项】

桔梗煎服 3~10g。或入丸、散。①凡气机上逆，呕吐、呛咳、眩晕、阴虚火旺、咳血等不宜用。②胃、十二指肠溃疡者慎服。③用量过大易致恶心呕吐。

【药对主治】

多种咳嗽。

【应用比较】

1. 均能止咳，具有宣肺气的作用，二药治疗咳嗽常配伍同用。如杏苏散。

2. 杏仁以降为主，咳喘均宜，乃治疗咳喘要药，又能润肠通便。桔梗以宣为主，因其祛痰作用较好，尤以痰多病证常用，又能利咽开音，消痈排脓，载药上浮。

【用药体会】

杏仁、桔梗配伍治疗咳嗽作用增强，笔者常将二药同用。桔梗有很强的升提作用，俗有"舟楫之剂"的说法，可以引导其他药物到达人体上身，以治疗上半身病证，临床上治疗喘证不用桔梗。又由于其有升提作用，古代云其作用有"提壶揭盖"之说。杏仁乃是润肠通便，而桔梗乃是通过开宣肺气达到治疗目的，如大便不通，小便不利等。桔梗为祛痰要药，通过祛痰达到治疗咳嗽病证，桔梗可治疗多种痰证，包括热痰、寒痰、湿痰、燥痰。现在认为其所以化痰，是因为含有皂苷的原因。

杏仁　桃仁

【药性概述】

杏仁：见白果、杏仁药对。

桃仁：见当归、桃仁药对。

【药对主治】

1. 肠燥便秘。

2. 多种咳喘。

【应用比较】

1. 均润肠通便，富含油脂，能濡润大肠，治疗肠燥便秘，常同用，如《世医得效方·卷六》之五仁丸。《本草纲目·卷二十九·杏》引李杲语云"杏仁散结润燥，除肺中风热咳嗽。杏仁下喘，治气也；桃仁疗狂，治血也。俱治大便秘，当分气、血。昼则便难，行阳气也；夜则便难，行阴血也。故虚人便闭，不可过泄。脉浮者属气，用杏仁、陈皮；脉沉者属血，用桃仁、陈皮"。这是说桃仁以治疗夜间大便不通作用好，因桃仁走血分，血属阴，夜晚属阴，故云夜则便难行用桃仁，而杏仁走气分，气属阳，白天属阳，故云昼则便难行用杏仁。从现在的认识来看，多不细分。

2. 均能治疗咳嗽气喘，二药的区别是："杏为心果，而又主肺气之咳逆，是心药而主肺用也。桃为肺果，而又主血脉之瘀闭，是气药而主血用也。宋人庞安常尝以二药相兼用，有理也"。(《本草汇言·卷十五·桃仁》)。治疗咳喘以杏仁多用。

3. 根据临床使用来看，杏仁主治咳喘病证，桃仁活血化瘀，主治瘀血病证。

【用药体会】

传统认为杏仁、桃仁有毒，毒性成分在皮尖上，经水解后生成氢氰酸，过量会导致呼吸抑制，故临床不提倡量大。因此临床应用时，多需要去掉外皮及皮尖。而二药的平喘作用机制就是因为外皮及皮尖含有氢氰酸之故，若不去皮，则用量应小。应予注意的是：①治咳不离乎肺，又不限于肺，咳、喘都是肺系疾患的主要证候，咳久可以致喘，喘亦可由咳引起。②重视健脾，因脾乃是运化水湿之脏器，水湿停留则成饮成痰，健运脾胃以杜绝痰的生成。③治疗咳喘，当予祛痰，因为脾为生痰之源，而肺为贮痰之器。外邪袭肺不论是寒是热，必然聚湿酿痰，经热灼蒸，则更胶结，阻气机之肃化，碍治节之下行，气不得降，必然为咳为喘。

杏仁多用来治疗气分病变，而张仲景用杏仁治疗血分的病变，如《金匮要略·妇人杂病篇》云："妇人经水闭不利，脏坚癖不止，中有干血，下白物，矾石丸主之"。矾石丸即杏仁、矾石2味组成。尤在泾认为其用药意义为："矾石却水除热，合杏仁破结、润干血也。"(《金匮要略心典·卷下·妇人杂病脉证并治》)。又如大黄䗪虫丸，是祛瘀生新的著名方剂，方中亦配杏仁。据张石顽称："夫五劳七伤，多缘劳动不节，气血凝滞，郁积生热，致伤其阴，世俗所称干血劳是也。所以仲景趁其元气未离，先用大黄、䗪虫、水蛭、虻虫、蛴螬等蠕动啖血之物，佐以干漆、生地黄、桃、杏仁行去其血，略兼甘草、芍药以缓中补虚，黄芩以开通热郁，酒服以行药势，待干血行尽，然后纯行缓中补虚收功"。(《张氏医通·卷二·虚损》)。按照此说，杏仁与蠕动啖血之品相配，可起行血祛瘀之功。所以有认为杏仁也可以活血化瘀，如活血方大黄䗪虫丸、大陷胸丸选用之。但临床上多认为杏仁是走气分之药，这也是其与桃仁的主要区别点。

杏仁　麻黄

【药性概述】

杏仁：见白果、杏仁药对。

麻黄：见石膏、麻黄药对。

【药对主治】

咳喘。

【应用比较】

1. 均能止咳平喘，用于咳嗽，喘气，其特点是能宣能降。常配伍同用以加强止咳平喘的作用，如麻杏甘石汤、三拗汤。麻黄以宣为主，性温而力强，主要用于寒性病证，走前阴利水道，又能发散风寒。杏仁以降为主，性润而力缓，走后阴润肠道，尤为治疗咳喘的要药，无论寒热虚实病证均可以选用。二药配伍应用的特点是，麻黄性刚烈，杏仁性柔润，有助于发汗祛邪，宣通鼻窍，开宣肺气，通调水道而祛除痰涎。临床上用杏仁者，以为麻黄之助力也，麻黄开肌腠，杏仁通肺络；麻黄外扩，杏仁内抑，二者合而邪乃尽除。

2. 杏仁润肠通便。麻黄利水消肿，发散风寒，散寒通滞。

【用药体会】

杏仁、麻黄同用治疗咳喘，但杏仁更多用。笔者使用二药时，杏仁的剂量定要重于麻黄。张仲景治疗水饮湿肿之证，往往配伍杏仁，使气化则湿亦化，如茯苓杏仁甘草汤，治疗"胸痹，胸中气塞，短气"，将杏仁与茯苓配伍，对于肺失肃降，脾失健运所致水气停于胸中，背痛尤有效验。又如苓甘五味加姜辛半夏杏仁汤，因

"水去呕止，其人形肿者，加杏仁主之"。(《金匮要略·痰饮咳嗽病篇》)。徐忠可说："形肿谓身肿也，肺气已虚，不能遍布，则滞而肿，故以杏仁利之，气不滞则肿自消也"。(引自《金匮要略论注》)若水湿较重，邪盛证实者，则用杏仁与攻逐之品并用，如大陷胸丸即杏仁和葶苈子、甘遂、大黄、芒硝并用。若风湿在表，一身尽疼，麻黄、杏仁常同用，如麻杏薏甘汤、麻黄加术汤。这里就谈到了用杏仁除水湿的问题，张仲景的经验可以借鉴。治疗喘息，笔者常将杏仁、麻黄同用，验方一二三四五六汤(方见杏仁、苏子药对)中配伍有二药。

皂角刺　穿山甲

【药性概述】

皂角刺：辛，温。①消肿排脓：用于痈疽疮毒初起或脓成不溃之证。②祛风杀虫：用于皮癣瘙痒等。若外用，醋煎涂患处。

穿山甲：咸，微寒。①活血消癥：用于癥瘕，血瘀经闭。②通经：用于风湿痹痛，肢体拘挛，中风瘫痪，关节不利。本品性善走窜，能内至脏腑，外通经络，透达关节，作用强。③下乳：用于产后乳汁少，乳汁不通，乳房胀痛。可单味研末，以酒冲服。本品为治产后乳汁不下之要药。④消肿排脓：用于痈疽肿毒，瘰疬。本品可使脓未成者消散，脓已成者速溃，为治痈疽肿痛要药。

【注意事项】

皂角刺煎服 3~10g。外用适量，醋煎涂患处。痈疽已溃者忌用。穿山甲煎服 3~10g。研末吞服，每次 1~1.5g。孕妇慎用，痈肿已溃者忌用。

【药对主治】

疮疡不溃。

【应用比较】

1.均能透脓，作用强，治疗疮疡常同用，而痈肿疮毒，多由气血凝聚，壅遏血脉导致气血运行不畅，同用加强作用，如仙方活命饮、透脓散。

2.皂角刺辛温，性锐，功专穿溃，凡疮疡不溃破者作用好，且能杀虫。穿山甲咸寒，透达经脉，活血散血力强，能通乳络，凡经络不通视为要药。

【用药体会】

笔者体会临床上将穿山甲与皂角刺同用后其透脓作用增强，尤其是排除脓液，溃坚效果良好。因穿山甲善于走窜，通行经络而直达病所，对于疮痈肿毒尤为有效，并能使痈肿未成脓者消散，已成脓者速溃，加速病变愈合。在治疗痈肿方面，因现在穿山甲已不入药，如需用穿山甲者，可用皂角刺代之。皂角刺亦名皂角针、天丁，其对于青年痤疮导致面部硬结，在治疗的同时，可加天丁6g后，具有促使脓液透出的特点。

枇杷叶　竹茹

【药性概述】

枇杷叶：苦，微寒。①清肺止咳：用于肺热咳嗽，燥热咳喘，咯痰不爽，口干舌红者，可单用制膏服用。②降逆止呕：用于胃热呕吐、呃逆。

竹茹：见竹茹、半夏药对。

【注意事项】

枇杷叶煎服，5~10g。姜汁炒治呕逆好；蜜炙治咳嗽良。《神农本草经疏·卷二十三》："胃寒呕吐，及肺感风寒咳嗽者，法并忌之。"

【药对主治】

1. 痰热咳嗽。

2. 胃热呕吐。

【应用比较】

1. 均能清胃止呕，用于胃热呕吐，作用平和。

2. 均能化痰止咳，用于痰热咳嗽，力量较弱。

3. 二药在功效方面可以互相代用，即均为清肺胃热之品，枇杷叶偏清肺热而止咳，竹茹偏清胃热而止呕。

【用药体会】

竹茹、枇杷叶功效相似，可以互相代用。枇杷叶虽具有止咳作用，临床上应炙用为佳，既可以防止其对于咽喉部的刺激，也因蜜炙后能加强止咳作用。笔者认为竹茹因药材疏松，占容积大，入煎剂需要水多，所以对于不喜饮水之人较少应用。笔者常将枇杷叶、竹茹配伍同用以加强止咳、止呕作用。另外枇杷叶与马兜铃也有相似之处，均能清肺热，祛痰，但枇杷叶一般不用于喘证，而马兜铃可以用于喘证。枇杷叶可以止呕，而马兜铃因有毒，反致呕，临床现少用马兜铃。

前胡　牛蒡子

【药性概述】

前胡：苦、辛，微寒。①降气祛痰：用于痰热壅肺，肺失宣降之咳喘胸满，咯痰黄稠量多。因其性微寒，亦用于湿痰、寒痰证。②疏散风热：用于外感风热，身热头痛，咳嗽痰多。能宣能降乃是其特点。

牛蒡子：见牛蒡子、山药药对。

【注意事项】

前胡煎服 6~10g。或入丸、散。《神农本草经疏·卷八》："不可施诸气虚血少之病。凡阴虚火炽，煎熬真阴，凝结为痰而发咳嗽；真气虚而气不归元，以致胸胁逆满；头痛不因于痰，而因于阴血虚；内热心烦，外现寒热而非外感者，法并禁用"。

【药对主治】

1. 风热感冒。

2. 咳嗽。

【应用比较】

1. 均能宣能降，宣散以除肺经风热，用于外感表证。降泄作用不同。

2. 前胡宣肺以止咳为主，宣散作用不及牛蒡子力强，降泄主治痰热咳嗽喘气。牛蒡子宣肺气又具透发之性，故透疹常用，又能润肠通便，清热解毒，利咽。

【用药体会】

治疗外感咳嗽，牛蒡子、前胡常同用，但笔者更喜用牛蒡子。牛蒡子有透发与清泄两种功效，既能疏散风热，又能清解热毒，但透发的力量较弱，并无明显的发汗作用，故在用于外感风热或透发麻疹时，须与薄荷等同用，始能收到透发之效。前胡治疗咳嗽作用不强，也可用治喘证，如苏子降气汤。

前胡　白前

【药性概述】

前胡：见前胡、牛蒡子药对。

白前：辛、苦，微温。降气祛痰止咳：用于肺气壅实，痰多气逆而咳嗽不爽之证。本品性微温而不燥热，善于降气化痰以咳嗽。

【注意事项】

白前煎服 3~10g。《神农本草经疏·卷九》："凡咳逆上气，咳嗽气逆，由于气虚气不归元，而不由于肺气因邪客壅实者，禁用"。

【药对主治】

多种咳嗽。

【应用比较】

1.均能降气化痰，用于多种咳嗽喘气病证，但偏于止咳。虽可治喘，不多用。二者作用均平和。

2.前胡性偏寒，降中有升，能升能降，既宣散风热，又降泄肺气而化痰。白前性偏温，只降不升，为治疗咳嗽常药，治咳方面用于痰湿或寒痰阻肺病证。

【用药体会】

二药治疗咳嗽，配伍以后作用更佳，为比较平和的止咳药。前胡治疗热痰所致痰稠喘满，咯痰不爽及风热郁肺，咳嗽痰多等证。笔者常将二药配伍应用以提高疗效。

前胡　柴胡

【药性概述】

前胡：见前胡、牛蒡子药对。
柴胡：见青蒿、柴胡药对。

【药对主治】

外感表证。

【应用比较】

1. 均能宣散风热，用于外感风热表证，可同用，如荆防败毒散。

2. 前胡治在肺经而偏主下降，降气化痰，用于风热咳嗽，痰热咳喘。其特点是既能升，又能降。柴胡治在肝胆而主上升，疏泄少阳之邪，偏治寒热往来。又能疏肝解郁，升举阳气。

【用药体会】

前胡、柴胡虽宣散，由于柴胡退热作用好，一般外感病证发热明显者柴胡首选，而前胡在退热方面较柴胡少用。前胡能宣能降，宣指的是散风热，宣不过散，降指的是治咳喘，降不过下，但偏于治疗咳嗽。《本草纲目·卷十三》李时珍认为："其功长于下气，故能治痰热喘嗽，痞膈呕逆诸疾。气下则火降，痰亦降矣，所以有推陈致新之绩，为痰气要药"。前胡主要还是治疗痰热病证。笔者体会，作用并不强，对于痰热病证可以选用，多作辅助药物。

前胡　麻黄

【药性概述】

前胡：见前胡、牛蒡子药对。
麻黄：见石膏、麻黄药对。

【药对主治】

1. 咳嗽喘息。
2. 外感病证。

【应用比较】

1. 均能宣能降，其宣，主治外感表证，其降，用于咳嗽喘息。
2. 前胡专除肺热，咳嗽多用，宣散而用于风热病证，其降用于肺失降泄所致咯痰不爽，痰黄稠等。麻黄专散肺寒，喘证多用，用于风寒病证，所以又有宣肺平喘之功，其降则取其利水消肿之功。

【用药体会】

前胡、麻黄的作用均能宣能降，前胡宣降肺气，宣指的是散风热，宣不过散，降指的是治咳喘，降不过下，但偏于治疗咳嗽。麻黄宣通肺气，畅水之上源而能平喘，宣散力强，降乃是利水消肿，有提壶揭盖之妙。又，麻黄宣肺发汗以解表，前胡降肺消痰以泄肺热，寒热并用，治咳更佳。临床可以将二药配伍同用治疗咳嗽以及喘息。

桔梗　牛膝

【药性概述】

桔梗：见杏仁、桔梗药对。

牛膝：见怀牛膝、川牛膝药对。

【药对主治】

气机不利，升降失司的多种病证。

【应用比较】

1.桔梗具有升举的作用，主治气机下陷的病证，而牛膝具有下行的特点，主治腰膝以下的病变，也就是说桔梗主升，牛膝主降，二药配伍，升降结合，可以治疗因气机不利，血瘀阻滞的病证，尤对于胸中血瘀，血行不畅而导致的胸痛，头痛日久不愈，痛如针刺而有定处等有良好的效果，如血府逐瘀汤即配伍有此二药。

2.桔梗宣肺祛痰，利咽开音，消痈排脓，乃治咳嗽及利咽要药。牛膝活血通经，补益肝肾，强壮筋骨，利尿通淋，引火（血、热）下行，载药上行。

【用药体会】

临床将桔梗、牛膝配伍在一起使用，可以治疗因气血运行不畅的病证，须结合病变的部位以及程度来决定二药剂量的多寡。因桔梗升提作用强，若有阳亢病证者对此应慎用，但配伍具有下行作用的牛膝后，则少有此虑。二药配伍应用有欲降先升，欲升先降的作用。临床之中可以根据升降的作用趋势，灵活选用此二药，并合理应用其剂量。笔者对于咽喉肿痛常将桔梗、牛膝（或土牛膝）配伍应用，效果良好。若胸中气机不利可以效仿血府逐瘀汤，将桔梗、牛膝组成药对，调畅气机。

桔梗　甘草

【药性概述】

桔梗：见杏仁、桔梗药对。

甘草：见甘草、大枣药对。

【药对主治】

1. 咽痛。

2. 咳嗽。

3. 肺痈。

【应用比较】

1. 桔梗、甘草配伍主治"少阴病，二三日咽痛者，可与甘草汤；不差者，与桔梗汤""桔梗汤方：桔梗一两（辛甘，微温），甘草二两（甘平）。上二味，以水三升，煮取一升，去滓，分温再服"。（《伤寒论·311条》）亦治"咳而胸满，振寒脉数，咽干不渴，时出浊唾腥臭，久久吐脓如米粥者，为肺痈，桔梗汤主之。桔梗汤方（亦治血痹）：桔梗一两，甘草二两。上二味，以水三升，煮取一升，分温再服，则吐脓血也"。（《金匮要略·肺痿肺痈咳嗽上气病》）二药乃是治疗咽部不适的常用药对，主治风邪客于少阴，上攻咽喉，咽痛喉痹，风热郁肺，致成肺痈，咳嗽，胸满振寒，咽干不渴，时出浊沫，气息腥臭，久则吐脓者。

2.桔梗能宣肺祛痰，利咽开音，消痈排脓，载药上行。甘草补气，清热解毒，润肺止咳，缓急止痛，调和药性。

【用药体会】

桔梗、甘草乃平和的止咳祛痰之品，配伍应用利咽作用好，笔者临床上对于二药，一般不用太大剂量，尤其是当咽中有痰而咽喉不利当首选桔梗。咳嗽产生的原因有多种，但多与痰浊有关，治疗咳嗽，把握祛痰这个关键，即使患者表述无痰时，也要时时重视祛痰，而桔梗乃是祛痰要药，若声音嘶哑，咽喉肿痛，桔梗、甘草同用，效果更好一些。

桔梗 枳壳

【药性概述】

桔梗：见杏仁、桔梗药对。

枳壳：苦、辛、酸，微寒。①行气化痰：用于脾胃气滞所致之咳嗽，饮食不佳。②宽中除胀：用于痰阻胸中之满闷疼痛，脘腹胀满。

【注意事项】

枳壳煎服6~15g。

【药对主治】

咳嗽，痰多。

【应用比较】

1.均能止咳，常配伍同用，桔梗主升，开宣肺气，枳壳行气兼有微弱的降气特点，二者配伍，升降结合，止咳作用更好，如杏苏散、败毒散、荆防败毒散、参苏饮。桔梗治咳，故又为治疗音哑、失音要药，特点是无论风寒、风热、肺虚等所致病证均可以选用。

2. 均能祛痰，由于痰是诱发咳嗽的主要因素，通过祛痰可治疗咳嗽病证，可治疗多种痰证，包括热痰、寒痰、湿痰、燥痰。桔梗能利咽开音，消痈排脓，枳壳能行气宽中。现在认为桔梗所以化痰，是因为含有皂苷的原因。

3. 升降相依：桔梗主升，枳壳主降，二药具有升降相依，相反相成，达到协调的作用特点，用于气机不利的病证，或因为气机不利而导致的瘀血病证，取气行则血行，配伍同用，具有加强药物作用的特点，血府逐瘀汤中配伍有二药。

4. 桔梗开宣肺气，利咽开音，消痈排脓。枳壳行气止痛。

【用药体会】

咳嗽产生的原因有多种，但多与痰浊有关，治疗咳嗽，要把握祛痰这个关键，即使患者表述无痰时，也要时时重视祛痰，笔者在应用止嗽散止咳时，虽原方中无枳壳，一般也是将桔梗、枳壳配伍同时应用的。桔梗同时也是治疗声音嘶哑、咽喉肿痛的主要药物。对于咽喉不利，桔梗、枳壳配伍应用具有良好的作用。

现认为枳壳具有抗过敏作用，笔者验方枳壳抗敏汤治疗荨麻疹，效果良好。组成：枳壳15g，荆芥10g，防风10g，徐长卿15g，当归15g，川芎10g，乌梅15g，仙鹤草15g，夜交藤15g，酸枣仁30g，地肤子15g，紫草15g，凌霄花15g，甘草6g。功效：清热凉血，祛风止痒。主治荨麻疹，皮肤瘙痒，风团，起疹，时隐时发，小如麻点，大如豆粒，为扁平硬节，高出皮肤，一旦搔破，则连结成片，皮肤划痕症明显。枳壳乃是止痒要药，用治风疹瘙痒以及其他原因所致的痒感，《神农本草经·中品》载具有止痒作用，甄权云枳壳主"遍身风疹，肌中如麻豆恶疮"，凡皮肤过敏导致的瘙痒病证为首选，如荆防败毒散中就应用了枳壳。一些较为顽固的瘙痒病症，应加用枳壳，既有行气祛风之效，同时又有促进气血运行的作用。

桔梗　胖大海

【药性概述】

桔梗：见杏仁、桔梗药对。

胖大海：甘，寒。①清肺化痰，利咽开音：用于肺热咳嗽，咽喉疼痛，声音嘶哑，可单味泡服。②润肠通便：用于便秘，可单味泡服，或配清热泻下药以增强药效，作用缓和。

【注意事项】

胖大海2~4枚，煎服或沸水泡服。脾胃虚寒者不宜服用。胖大海不适合长期服用。

【药对主治】

1.咳嗽。

2.声音嘶哑。

【应用比较】

1.均能开宣肺气、祛痰、利咽开音，用于咳嗽，声音嘶哑，为治咽喉疾病良药。

2.胖大海清肺化痰，用于肺热声嘶，咳嗽，为治音哑要药，可单味泡服，尚能润肠通便。桔梗祛痰作用好，用于咳嗽痰多，尚能消痈排脓，载药上行。

【用药体会】

桔梗、胖大海治疗声音嘶哑常配伍同用，但桔梗为要药。胖大海作用平淡，如感冒时身体感到发热，嗓子疼，口干，同时伴有干咳，声音嘶哑，可以将其直接泡水服，但此作用不及木蝴蝶好，且不及木蝴蝶多用。当胖大海泡发后，是原药材的 4~5 倍，不太好饮用，而木蝴蝶则不存在此问题，所以笔者在临床上更喜欢使用木蝴蝶泡水饮服。

桔梗　前胡

【药性概述】

桔梗：见杏仁、桔梗药对。

前胡：见前胡、牛蒡子药对。

【药对主治】

咳嗽痰多。

【应用比较】

1. 均能宣肺祛痰，用于外邪犯肺咳嗽痰多，鼻塞胸闷，失音等证，不论寒热，皆可配用，如治风寒咳嗽之杏苏散。

2. 前胡宣肺之功胜于桔梗，亦能解表，降气化痰，能宣能降，但以降气消痰见长，降中寓宣。桔梗开提肺气，排脓消痈，载药上行，俗谓"舟楫之剂"。

【用药体会】

桔梗、前胡治疗咳嗽可以配伍同用，桔梗治疗咳嗽较前胡更多用，其升提作用强，一般是不用于喘息病证的，前胡则咳喘兼治。李时珍认为前胡"其功长于下气，故能治痰热喘嗽，痞膈呕逆诸疾。气下则火降，痰亦降矣，所以有推陈致新之绩，为痰气要药"。（《本草纲目·卷十二》）笔者体会，从临床使用来看，前胡作用并不强，偏治痰热病证。

海蛤壳 瓦楞子

【药性概述】

海蛤壳：咸，寒。①清肺化痰：用于热痰咳喘，痰稠色黄，或痰火内郁，灼伤肺络之胸胁疼痛咯吐痰血。②软坚散结：用于体内赘生物，如瘿瘤、痰核、瘰疬等，因其味咸能软坚。③利尿、制酸，用于水气浮肿，小便不利及胃痛泛酸之证。④收涩敛疮，治湿疮、烫伤。研末外用。

瓦楞子：见牡蛎、瓦楞子药对。

【注意事项】

海蛤壳煎服 10~15g；蛤粉宜包煎。《本草汇言·卷十九》："病因热邪痰结气闭者宜之，若气虚有寒、中阳不运而为此证者，切勿轻授。"

【药对主治】

1. 瘰疬、痰核。
2. 胃痛泛酸。

【应用比较】

1. 均能消痰软坚，用于瘰疬、痰核。尤宜于稠黏、痰稠病证。古代本草认为瓦楞子消痰之功最大。瓦楞子多用于广义之痰，即瘿瘤，瘰疬。一般不用于呼吸道之痰。

2. 均能制酸止痛，用于胃痛泛酸。瓦楞子多用。瓦楞子亦能化瘀散结。

【用药体会】

海蛤壳、瓦楞子均能治疗胃痛泛酸，笔者认为瓦楞子的制酸止痛作用很好，凡胃痛泛酸、嘈杂，为首选之品。其制酸止痛作用强于他药，并习用，可以稍大剂量使用。瓦楞子可以治疗癥瘕痞块，多认为能消痰软坚，据此又认为具有活血化瘀的作用，现用治肝脾肿大及消化道肿瘤等。《本经逢原·卷四·魁蛤壳》云瓦楞子："其壳煅灰，则有消血块，散痰积，治积年胃脘瘀血疼痛之功。与鳖甲、虻虫，同为消疟母之味"。此处所谓疟母就相当于肝脾肿大。《本草求真·卷七·下血·瓦楞子》也是这样认识的："此与鳖甲、虻虫同为一类，皆能消疟除积。但虻虫其性最迅，此与鳖甲其性稍缓耳"。临床上笔者习用瓦楞子治疗肝病、胃病疼痛病证。

海蛤壳　青黛

【药性概述】

海蛤壳：见海蛤壳、瓦楞子药对。

青黛：见大青叶、青黛药对。

【药对主治】

肝火犯肺之咳嗽阵作，痰稠难咯，痰中带血。

【应用比较】

均用于咳嗽，海蛤壳清肺化痰，青黛善于清泄肝火，配伍应用，即黛蛤散，为清肝泻肺之妙方，善消胸膈之热痰，为治疗肝郁化火，上犯肺络导致咳嗽、咳血的药对。青黛善于清泻肝火，蛤粉善于止咳，对肝火旺盛导致的咳嗽病，肝火一清，咳嗽自止。

【用药体会】

海蛤壳、青黛配伍应用治疗咳嗽，若单用其中一药，止咳作用并不强，而配伍应用，作用加强。海蛤壳主入肺，清降痰热力好，以咳痰胸痛为宜。多治咳嗽。海蛤壳对于痰黏不易咯出效果好，临床治疗肝火犯肺所致咳嗽有效。原方入散剂应用，因青黛不溶于水之故。

海蛤壳 海浮石

【药性概述】

海蛤壳：见海蛤壳、瓦楞子药对。

海浮石：咸，寒。①清肺化痰：用于痰热壅肺，咳喘咯痰黄稠者。或肝火灼肺，久咳痰中带血者。②软坚散结：用于瘰疬，瘿瘤。③利尿通淋：用于淋证。

【注意事项】

虚寒咳嗽者忌服。

【性味特点】

海浮石 10~15g。煎服。或打碎先煎。虚寒咳嗽者忌服。

【药对主治】

痰热咳嗽，痰黏不宜咯出。

【应用比较】

1.均能清肺化痰，用于痰热咳嗽，咯痰稠黏，咳血，尤以顽痰胶结之咯出艰难，痰火凝结之胸胁疼痛为宜。海浮石化痰黏积块为好，多用于痰不易咯出。海蛤壳用于肝火犯肺的病证。

2.均能软坚散结，用于瘰疬、瘿瘤等证。作用不强。

3.均能利尿，用于水肿、小便不利，力量较弱，但少用。

4.海蛤壳尚能制酸止痛，用于胃痛泛酸，宜煅用。海浮石尚能消石通淋，用于砂淋、石淋、血淋，小便涩痛，其力较弱。

【用药体会】

从消痰方面来说，海浮石偏治痰结，善化稠痰，老痰，顽痰病证，对于久久不去的痰涎病证可以选用，其剂量可以稍大一些。海蛤粉对于痰黏不易咯出效果好。二药对于痰黏稠不易咯出可以配伍同用，但临床均不常用。

海藻　昆布

【药性概述】

海藻：咸，寒。①消痰软坚：用于瘿瘤，瘰疬，睾丸肿痛。②利水消肿：用于水肿，小便不利，但单用力薄。

昆布：咸，寒。消痰软坚，利水消肿：其应用同海藻，常与海藻相须为用。

【注意事项】

海藻煎服 10~15g。反甘草。昆布煎服 6~12g。①脾胃虚寒，身体消瘦者不宜多吃。②消化不良者不宜食，海带质地较坚硬，难以消化，故应慎食。

【药对主治】

1. 瘿瘤、瘰疬、睾丸肿痛。
2. 水肿，小便不利。

【应用比较】

1. 均能散结，主治体内的赘生物，除用于瘰疬、瘿瘤外，也用于肿块、疝气，睾丸肿痛，如橘核丸。现也用治癌肿，可以同用，如海藻玉壶汤。海藻玉壶汤中的昆布、海带分别作为二药使用，现将两者均作为昆布的名称使用。昆布的来源有两种，包括海带和昆布。古代这种植物长得很大很宽，昆就是大的意思，故名昆布。昆布在生长的过程中，由于人们的采集，其宽度越来越窄，犹如带子。也就是说，昆布长而宽，海带长而窄。《本草纲目·卷十九》分别载有海带、昆布。对于海带，李时珍引用掌禹锡的话说："海带，出东海水中石上，似海藻而粗，柔韧而长。今登州人干之以束器物，医家用以下水，胜于海藻、昆布"。所以在海藻玉壶汤中既

442

有昆布，也有海带。

2.均能祛痰，本草书中有昆布祛顽痰，利结气，消瘿病的说法。这里所说的"痰"并非呼吸道所排出的痰，而是指的广义之痰，是因为水湿代谢失司所导致的病变，所以其治疗的痰证则偏于瘰疬、瘿瘤、痰核。

3.均能利水，作用较弱，临床多作辅助药使用。

4.二药功效基本相似，昆布作用较海藻稍强。

【用药体会】

海藻、昆布均为消痰之品，现用于体内结肿疾患，使用时剂量可稍大一些。孟诜云："昆布下气，久服瘦人"。（引自《本草纲目·卷十九·昆布》）《本草汇言·卷七·昆布》有"此性雄于海藻，不可多服，令人瘦削"的记载，若按照现在的说法就是具有减肥之功，古代医家多有此说，认为海藻、昆布下气消痰殊捷，久服又能损人，无此疾者不可服食。所以若此说成立，瘦人是不可多用的。而对于肥胖之人，可以用其减肥。在临床上，笔者就常嘱咐肥胖之人多吃海带。

桑白皮　麻黄

【药性概述】

桑白皮：甘，寒。①泻肺平喘：用于肺热咳喘，或肺虚有热而咳喘气短，潮热，盗汗者。②利水消肿：用于全身水肿，面目肌肤浮肿，胀满喘急，小便不利者。此外，本品还有清肝之功，可治肝阳上亢，肝火偏旺之高血压病。

麻黄：见石膏、麻黄药对。

【注意事项】

桑白皮煎服5~15g。泻肺利水，平肝清火宜生用；肺虚咳嗽宜蜜炙用。肺虚无热、风寒咳嗽慎服。

【药对主治】

1. 咳嗽喘息。

2. 水肿，小便不利。

【应用比较】

1. 均能平喘，治疗咳嗽喘息，可配伍同用，如《和剂局方》之华盖散（紫苏子、赤茯苓、桑白皮、陈皮、杏仁、麻黄、炙甘草）。麻黄主要是治疗外感病证，桑白皮主要治疗内伤病证。从治疗咳嗽喘息方面来看，二药均以治疗喘息为主要适应病证，而以治疗咳嗽方面相对要少用。

2. 均可利水消肿，但具体使用方面有区别。麻黄主治腰以上水肿，风水恶风，如越婢汤。桑白皮主治皮肤水肿，有以皮达皮之效，如五皮散。

3. 桑白皮乃泻肺之品。麻黄乃宣肺之品，能解表散寒。

【用药体会】

治疗喘证，桑白皮、麻黄可以配伍同用。笔者更喜用麻黄平喘，炙用后其温散作用减弱。现在认识桑白皮具有降压作用，可以用治高血压病症，但需与其他降压药物配伍同用方能达到治疗效果。其降压作用虽然缓慢，但较持久。临床上可以配伍如夏枯草、天麻、钩藤、菊花、牛膝等具有降压作用的药物同用。而麻黄则不能轻易用于高血压者。

桑白皮　葶苈子

【药性概述】

桑白皮：见桑白皮、麻黄药对。

葶苈子：苦、辛，大寒。①泻肺平喘：用于痰涎壅滞，肺气不降之咳嗽痰多，喘息不得平卧及胸痛等实证。本品降泻之力颇强。②利尿消肿：用于水肿，悬饮，胸腹积水，小便不利。

【注意事项】

葶苈子煎服5~10g。研末服，3~6g。炒葶苈子可减缓其寒性。肺虚喘促，脾虚肿满等证忌用。

【药对主治】

1. 多种咳喘。

2. 水肿，小便不利。

【应用比较】

1. 均能平喘，但作用机制稍有不同。葶苈子是治疗饮邪阻于胸膈，痰涎壅塞，肺气不利，胸闷喘咳，呼吸困难的要药。临床应用中，将其与大枣配伍同用，既能达到泻肺作用，又能防止葶苈子的作用太强伤正气。此药对于咳喘痰多，痰涎壅盛者效果很好。

2. 均能利水消肿，治疗水肿，作用部位稍有不同。桑白皮有以皮达皮的特点，主治皮肤水肿，如五皮饮。现用其治疗肾炎水肿。葶苈子则长于泻胸腹积水，现用于胸腔积液，腹水，如己椒苈黄丸，利水作用强于桑白皮。

3. 桑白皮力缓，清肺热，降肺火，主治肺热证，又治皮肤水肿。葶苈子力峻，泄水气，除痰涎，主治肺实证，又治胸腹积水。

4. 桑白皮药性较缓，长于清肺热，降肺火，多用于肺热咳喘，痰黄。葶苈子长于泻胸腹积水，现用于胸腔积液，腹水。

【用药体会】

临床上治疗喘证，可将桑白皮、葶苈子配伍同用，二者功效基本相似，但使用方面有区别。笔者体会，用葶苈子平喘也并不一定要配伍大枣同用，只有在身体虚弱的情况下配伍大枣可以防止损伤正气。

桑白皮煎水外洗头部，具有防止头发掉落的作用，也具有很好的祛头皮屑的特点，一般初次洗就有效果，若连续应用效果更加明显。洗头后不再用清水清洗，同时也不要用任何洗发精洗头，据此又用来治疗脱发，尤其是对于脂溢性脱发效果好。桑白皮能促使新发生长，无副作用。笔者验方二桑洗发水（方见桑叶、菊花药对）配伍有本品。《千金方·卷十三·心脏·头面风第八》载"治脉极虚寒，鬓发堕落，令发润泽沐头方。桑根白皮，切，三升，以水五升淹渍，煮五六沸，洗沐发，数数为之，自不复落"。就是讲治疗脱发。桑白皮并能降低血糖。

葶苈子有苦葶苈、甜葶苈之分。苦葶苈降泄力强，泻肺行水而力猛。甜葶苈降泄力缓，泻肺消肿之力较苦葶苈稍逊。葶苈子具有止鼾的作用，验方葶苈止鼾汤善治鼾症。组成：葶苈子15g，牛蒡子15g，半夏15g，炒白术15g，茯苓20g，石菖蒲15g，焦神曲30g，竹茹15g，泽泻10g，黄芩10g，苍耳子10g，辛夷10g，炒杜仲15g，丹参20g，合欢皮15g。功效：祛痰利咽，通窍止鼾。主治多种鼾症。如久治不愈难治性鼾症。也用于慢性肥厚性鼻病、后鼻道阻塞性病变。

旋覆花　白前

【药性概述】

旋覆花：见代赭石、旋覆花药对。

白前：见前胡、白前药对。

【药对主治】

痰多咳嗽证。

【应用比较】

1.均能降气化痰，用于痰多咳嗽证。

2.白前性平和，不论寒证、热证所致咳嗽经适当配伍均可使用，如止嗽散。旋覆花性下降，也能用治喘证。又能降逆止呕，用于痰壅气逆，胸膈痞实诸证。

【用药体会】

旋覆花、白前可以配伍同用治疗咳嗽，旋覆花主治胸胁胀满不适，尤以伏饮停留，唾如胶漆，心胁痰水病证多用，为消痰饮之常用药。现用其治疗胸膜炎、胸腔积液。根据古代医家的用药经验，多配伍香附同用。在治疗呃逆方面，则多配伍半夏同用。因主降的特点，可以治疗梅核气，即咽中有异物感，似有痰核胶黏，咽之不下，咯之不出。白前的止咳作用比较平和，对于寒热虚实病证均可以应用，乃肺病咳嗽之要药，但却不用于喘证。

旋覆花　半夏

【药性概述】

旋覆花：见代赭石、旋覆花药对。

半夏：见贝母、半夏药对。

【药对主治】

1. 痰壅咳喘。

2. 呕吐噫气。

3. 支饮，胸闷短气。

【应用比较】

1. 均能祛痰，用于痰饮壅肺所致的咳嗽，胸膈痞满等证。旋覆花下气消痰，用于痰多胶黏，咯出不爽及胸腹水饮，胁痛胀满证，其沉降作用较强。

2. 均能降逆止呕，用于胃气上逆所致呕吐、噫气等，常同用，如旋覆代赭石汤。半夏化痰止呕作用较多用。

3. 旋覆花下气消痰，用于痰多胶黏，咯出不爽及胸腹水饮，胁痛胀满证。半夏燥湿化痰，消痞散结，外用散结消肿，乃治疗湿痰要药。

【用药体会】

旋覆花、半夏均能化痰而常配伍应用，《神农本草经·下品》记载旋覆花具有"除水"的作用，乃是消痰之功，即消痰水。治疗呃逆方面，旋覆花、半夏同用能增强降逆作用，笔者常将二药配伍同用。因有"诸花皆升，惟旋覆花独降"之说，取其降的特点，可以治疗梅核气，即咽中有异物感，而半夏也是治疗咽喉部不适感的常用药，所以若咽中有不适感，可将旋覆花、半夏配伍同用。

旋覆花　礞石

【药性概述】

旋覆花：见代赭石、旋覆花药对。

礞石：甘、咸，平。①坠痰下气：用于顽痰、老痰胶固之证，症见咳喘痰壅难咯，大便秘结。本品善消痰，乃坠痰要药。②平肝镇惊：用于热痰壅塞引起的惊风抽搐，以煅礞石为末，用薄荷汁和白蜜调服；也治痰积惊痫，大便秘结。为治惊痫之良药。

【注意事项】

礞石煎服6~10g。宜打碎布包先煎。入丸散1.5~3g。①非痰热内结不化之实证不宜使用。②脾虚胃弱，小儿慢惊及孕妇忌用。

【药对主治】

痰证。

【应用比较】

1.均能下气消痰，治疗痰证，咳喘，但途径不同。

2.礞石主要用于顽痰，老痰浓稠胶结，气逆证，为诸药中消痰作用较甚者，故俗云其坠痰下气，平肝镇惊，用于痰积惊痫，为治痉利痰圣药，常配沉香、大黄等同用，如礞石滚痰丸。旋覆花用于痰涎壅肺，痰饮蓄结，痰多证，尚能降逆止呕。

【用药体会】

礞石、旋覆花配伍用于广义之痰，即并不一定是肺经之痰。若顽痰、老痰也可以选用。礞石的祛痰作用强，俗称坠痰之品，主要是治疗肝经之痰，由于其容易伤正气，所以临床并不多用。一般临床所云坠痰，主要是针对肝经而言，而所选用的药物又主要指的是礞石。成药礞石滚痰丸，可以治疗癫痫等，而癫痫产生的原因与痰涎有密切关系。笔者治疗癫痫，认为礞石不可缺。旋覆花同样为治疗痰证的良药，可与礞石同用。

葶苈子　大枣

【药性概述】

葶苈子：见桑白皮、葶苈子药对。

大枣：见大枣、生姜药对。

【药对主治】

肺痈、喘不得卧，胸中胀满，一身面目浮肿，鼻塞，流清涕，不闻香臭酸辛、咳逆上气者。

【应用比较】

1.二药配伍即葶苈大枣泻肺汤，主治肺痈已成，吐如米粥，浊垢壅遏清气，而现喘不得卧，鼻塞不闻香臭。葶苈子利水泻肺，大枣护脾通津，则泻肺而不伤脾，然肺胃素虚者，用葶苈之苦，先泻肺中之水气，佐大枣防葶苈子苦甚伤胃。二药配伍为经典药对。

2.葶苈子能利水消肿，泻肺平喘。大枣补益脾胃，养血安神，调和药性。

【用药体会】

葶苈子泻肺行水以通调水道，对水饮停蓄实证，有较好疗效。恐葶苈子苦寒，故用甘味补脾的大枣为佐。葶苈子上可泻肺，下可利水，用于水气不行之水肿胀满，尤以善治胸腹积水为佳，如逐水破结，治心胸水饮之大陷胸丸，治腹部水肿之己椒苈黄丸，均取葶苈子泄水以治胸腹部水饮病证。笔者体会，治疗咳喘病证，首选葶苈子，若体质不虚则不用大枣。验方一二三四五六汤中用葶苈子。葶苈子的剂量一般为 15g。

葶苈子 麻黄

【药性概述】

葶苈子：见桑白皮、葶苈子药对。

麻黄：见石膏、麻黄药对。

【药对主治】

1. 喘息。

2. 水肿。

【应用比较】

1. 均能平喘，用于喘证。葶苈子乃是泻肺平喘，用于痰涎壅盛之喘证，麻黄宣肺平喘，用于肺气壅遏喘证。笔者更喜用葶苈子治疗喘证。

2. 均能利水消肿，用于水肿，小便不利。

3. 葶苈子用于胸腹积水。麻黄用于风水水肿，尚能发散表邪、散寒通滞。

【用药体会】

葶苈子、麻黄均为常用平喘之品，《本草求真·卷五·葶苈》

曰:"葶苈辛、苦、大寒,性急不减硝黄,大泻肺中水气膹(fen)急,下行膀胱,故凡积聚症结,伏留热气,水肿痰壅,嗽喘、经闭、便塞至极等症,诸证皆就水气停肺而言,无不当用此调"。这是说葶苈子的作用很强,药性不亚于芒硝、大黄。黄宫绣的这个说法源于李杲《医学发明·卷二·泄可去闭》:"泄,可以去闭,葶苈、大黄之属是也。此二味皆大苦寒,气味俱厚,葶苈子不减大黄,又性过于诸药"。所以自李杲之后,很少有人用葶苈子治疗痰饮,咳喘,加之清代黄宫绣这样一说,就更加少用了,其实葶苈子的作用虽然强,但祛除痰饮作用极佳,尤其是对于老年性咳喘效果好。笔者体会,凡治疗咳喘,葶苈子应作为首选。现在所说的胸腹积水,如胸腔积液,渗出性胸膜炎,肝硬化腹水,当为要药。笔者验方一二三四五六汤(方见杏仁、苏子药对)中,将葶苈子、麻黄配伍应用。

葶苈子 椒目

【药性概述】

葶苈子:见桑白皮、葶苈子药对。

椒目:苦,寒。利水消肿,降气平喘:用于水肿胀满、痰饮咳喘等。

【注意事项】

椒目煎服,3~10g。

【药对主治】

1. 水肿。

2. 喘息。

【应用比较】

1. 均能利水消肿,用于水肿胀满,可同用,如己椒苈黄丸。葶苈子作用强。椒目为花椒的种子，以消肿为主，治膀胱病变为主，疏凿饮子中配伍有本品。

2. 平喘，用于痰饮喘咳。葶苈子寒性较重，作用更强，以平喘为主，主治肺部病变。

【用药体会】

己椒苈黄丸用于水肿，临床以葶苈子多用，根据现在的认识，葶苈子有强心作用，若风心病及肺心病并发心力衰竭者均可用之。从中医的认识来看，若水气凌心就会导致水肿，故葶苈子能较快地缓解心衰，稳定病情。对此笔者多选用葶苈子。

紫菀　百部

【药性概述】

紫菀：苦、甘、辛，温。润肺止咳化痰：用于多种咳嗽气逆症，不论寒、热或是外感、内伤，皆可配伍使用。

百部：见百合、百部药对。

【注意事项】

紫菀煎服6~10g。外感咳嗽宜生用，肺虚久咳蜜炙用。

【药对主治】

多种咳嗽。

【应用比较】

1. 均能润肺止咳，治疗多种咳嗽，同用加强作用，不论寒、热或是外感、内伤，皆可配伍使用，如止嗽散。百部更多应用，紫菀苦降，具祛痰作用，二药配伍后，润肺又不妨碍祛痰。

2. 百部甘润力更好，为肺痨咳嗽咳血要药，尚能杀虫灭虱。

【用药体会】

紫菀、百部在止咳方面，作用均不强，紫菀兼走血分，用于咳血痰嗽。百部甘润力更好，为肺痨咳嗽咳血要药。因作用平和，临床治疗咳嗽，此二药笔者尤多用于小儿或体质虚弱者。

紫菀 款冬花

【药性概述】

紫菀：见紫菀、百部药对。

款冬花：辛、微苦，温。润肺化痰止咳：用于多种咳嗽。无论寒热虚实，皆可随证配伍。

【注意事项】

款冬花煎服5~10g。外感咳嗽宜生用，内伤久咳宜炙用。

【药对主治】

寒热虚实等多种咳嗽。

【应用比较】

1.均能止咳，温而不热，辛而不燥，甘而不滞，不温燥，不滋腻，不伤阴，不助阳。无论外感、内伤、新久、寒热、虚实，皆可施用，性质平和，为润肺化痰止嗽之良药。以炙用为佳，配伍后作用增强。多同时选用。如射干麻黄汤中就同时配伍有二药以祛痰下气止咳。《本草衍义·卷十·款冬花》记载治疗咳嗽的一种特殊用法，云："有人病嗽多日，或教以燃款冬花三两枚，于无风处，以笔管吸其烟，满口则咽之，数日有效"。《图草本经》也如此认为：疗久咳熏法，每旦取款冬花如鸡子许，稍用蜂蜜拌润，纳入一密闭铁铛内，铛上钻一小孔，插入一笔管。铛下着炭火，等烟从笔孔口出，以口含吸烟之，烟尽乃止，数日必效。嗅鼻法是中医外治法之一，多用于急性昏迷病，用药大都为芳香开窍药物。而单独用款冬花烟熏吸入以止咳，这不能不说是一种颇有创意的发明。

2.紫菀长于开泄肺郁，亦用于风邪外袭，肺气壅塞之咳嗽痰多证，如止嗽散，重在祛痰。款冬花尤以肺虚久嗽证多用，重在止咳。

【用药体会】

紫菀、款冬花在治疗咳嗽方面，笔者认为关键是掌握其润肺的特点，因为其止咳作用不强，化痰的作用亦不强，但润肺作用较好，从药材来看，其柔软正符合其作用的特点，所以当燥咳、痰少，而又不伴随喘的情况下，使用二药则比较合适。除糖尿病患者外，多采用炙用者。

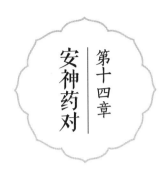

龙骨　牡蛎

【药性概述】

龙骨：甘、涩，平。①镇惊安神：用于气血阴阳失调之心神不安，心悸怔忡，失眠多梦，烦躁不寐，惊痫抽搐，癫狂。②平肝潜阳：用于肝阴不足，肝阳上亢所致的头晕目眩，烦躁易怒等证。③收敛固涩：用于多种滑脱证，对于遗精、滑精、尿频、遗尿、崩漏、带下、自汗、盗汗等皆可用之。

牡蛎：咸，微寒。①平肝潜阳：用于阴虚阳亢之眩晕耳鸣等证。亦用于热病伤阴，虚风内动之四肢抽搐。本品并略兼益阴之功。②软坚散结：用于痰火郁结之痰核、瘰疬、瘿瘤等，气滞血瘀的癥瘕积聚。③收敛固涩：用于自汗、盗汗、遗精、滑精、尿频、遗尿、崩漏、带下等滑脱证。④重镇安神：用于心神不安，惊悸怔忡，失眠多梦等证。此外，煅牡蛎有制酸止痛作用。

【注意事项】

龙骨煎服 15~30g。宜先煎。外用适量。镇静安神，平肝潜阳多生用，收敛固涩宜煅用。本品味涩收敛，湿热积滞者不宜使用。牡蛎煎服 10~30g，打碎先煎。外用适量。收敛固涩宜煅用，其他宜生用。多服久服，易引起便秘和消化不良。

【药对主治】

1. 心神不安之失眠多梦。

2. 肝阳上亢所致的头晕目眩，烦躁易怒等症。

3. 多种滑脱证，如自汗、盗汗、遗精、滑精、尿频、遗尿、崩漏、带下等。

【应用比较】

1. 均能收敛固涩，治疗体虚滑脱的病证。滑脱病证是指因为体虚导致包括汗、血、尿、精、便、带过分向外排泄所致，如自汗、盗汗、遗尿、尿频、遗精、滑精、久泻、久痢、崩漏、月经过多等诸虚证，从临床应用来看，二药多用治遗精、滑精、带下，如金锁固精丸、固冲汤、清带汤。根据其收敛作用，有认为可以止血，如治疗尿血，肠风下血等，不过从使用来看，一般不将其作为止血主药使用。

2. 均能镇静安神，用于心神不安、烦躁、惊悸、失眠、多梦、健忘，故张仲景将龙骨、牡蛎配伍同用，《伤寒论》之桂枝甘草龙骨牡蛎汤、桂枝去芍药加蜀漆牡蛎龙骨救逆汤用其治疗烦躁不安，心悸怔忡，柴胡加龙骨牡蛎汤治胸满烦惊，谵语等神志病变。龙骨最大的特点是安神，配伍牡蛎作用加强，尤其是可以治疗烦躁失眠病证，常同用。

3. 均能平肝潜阳，取重可镇怯，用于阴虚阳亢烦躁易怒，头晕目眩，惊狂，常同用，且须生用，如镇肝息风汤、建瓴汤。根据其平肝作用，又用其治疗温病后期，阴血亏虚，筋脉失养证所致手足蠕动，如三甲复脉汤中使用牡蛎。

4. 龙骨镇惊安神，收敛固涩作用强于牡蛎。牡蛎平肝潜阳作用胜于龙骨，并能软坚散结，制酸止痛。

【用药体会】

龙骨、牡蛎属于收敛之品，对于滑脱病证可以选用，但在使用时对于患有诸如颈椎病、腰椎病等是不宜选用的，笔者体会若误用这些收涩之品，尤其是颈椎疾病，会使病情加重，笔者在临床上多次遇到患者因前医误投二药而出现严重不适者，应予注意。笔者临床上治疗癥块之类的疾病，将牡蛎为常用药，因消瘰丸中选用之，其软坚散结作用好。笔者验方龙牡涩精膏配伍有二药，组成：煅龙骨 20g，煅牡蛎 20g，莲须 10g，莲子心 10g，莲子 15g，山茱萸 15g，熟地黄 15g，山药 15g，茯苓 15g，丹皮 10g，泽泻 10g，五味子 10g，芡实 15g，金樱子 10g，覆盆子 10g，沙苑子 15g，菟丝子 15g，桑螵蛸 15g。功效：收敛固精，培补肾气。主治遗精早泄，腰膝酸软，精液较清稀，疲倦乏力，亦治小便频数。

朱砂　黄连

【药性概述】

朱砂：甘，寒。有毒。①镇惊安神：用于心火亢盛，阴血不足之心神不宁，高热神昏，惊厥，怔忡，烦躁不眠者。亦用于心肾阴虚，内热扰心之失眠多梦、虚烦少寐，癫痫。②清热解毒：用于疮疡肿毒。若治咽喉肿痛，口舌生疮。

黄连：见干姜、黄连药对。

【注意事项】

朱砂每次 0.3~1g。内服，只宜入丸、散服。不宜入煎剂。外用适量。本品有毒，内服不可过量或持续服用，孕妇及肝功能不全者禁服。入药只宜生用，忌火煅。

【药对主治】

1. 热扰心神的虚烦少寐。
2. 热毒疮疡。

【应用比较】

1.均能清心，治疗热扰心神导致的失眠，可以同用，如朱砂安神丸。但二者的机制稍有不同，黄连清心除烦，可间接达到安神之功，故在表述时不直接云其安神，而朱砂具有直接的安神作用，此药安神力量非常强，但并不常用，主要是因为有毒，久用或剂量过大，容易导致中毒。

2.均能清热解毒，治疗热毒疮疡，同时也治疗热病高热，神昏谵语，可以同用，如安宫牛黄丸、牛黄清心丸，黄连多用。但黄连太苦，病家难以接受，也是应予注意的。

3.朱砂又能重镇安神。黄连又清胃止呕，清热燥湿。

【用药体会】

临床使用二药，剂量要控制好，朱砂有毒，古代本草对于朱砂的作用有夸大、妄说之嫌，如明代的卢之颐用18年时间写成的《本草乘雅半偈》，在"第一帙·丹砂"竟然载有"只需丹砂一味，病莫不治，诸药俱可废矣"。简直把朱砂看成包治百病的灵丹妙药。现临床使用朱砂应持慎重态度。朱砂在临床使用中有四宜四不宜：①剂量宜小不宜大，常用量在1g以下。②宜暂用不宜久服，久服令人痴呆。③宜入丸、散剂不宜入煎剂，若入煎剂宜研细末拌其他药用。④宜生用不宜火煅，否则见火析出水银易致中毒。一般水飞用。另外对于肝肾功能不佳者也是不宜使用的。笔者体验，朱砂安神作用极好，只是应用要慎重。而黄连太苦，病家难以接受，也是应予注意的。

笔者根据古代记载，常将朱砂20g，用纱布包后，置于枕头边上，对于改善睡眠有效。

朱砂　磁石

【药性概述】

朱砂：见朱砂、黄连药对。

磁石：见代赭石、磁石药对。

【药对主治】

1.失眠，多梦。

2.癫痫。

【应用比较】

1.均属重镇之品，镇惊安神，用于心神不宁之惊悸怔忡、健忘失眠、多梦癫痫等证。可以同用，如磁朱丸。朱砂镇心安神作用广泛，用于各种神志不安证，如治心火上炎所致烦热、怔忡、心悸失眠，如朱砂安神丸；治热邪炽盛所致高热神昏之安宫牛黄丸、紫雪丹；治心血不足致心悸、健忘、口舌生疮之天王补心丹。为治疗心经热盛所致失眠要药。磁石的安神作用不及朱砂强。《日华子本草》云磁石"除烦躁。"《本草从新·石类·磁石》云治"恐怯怔忡"。由此云其安神者，根据其安神镇静的特点，可以宁心定志，现用于心动过速。在安神方面，一般不将此药作为主药。

2.朱砂能清热解毒，防腐。磁石能平肝潜阳，纳气平喘。

【用药体会】

笔者认为，朱砂、磁石虽是安神之品，但临床用磁石安神并不多用，主要是矿物药多对胃有刺激，不及植物药物容易被患者接受。而朱砂因有毒，故并不常用。磁石的聪耳明目作用比较特殊，若耳病将其作为常用之品。传统认为磁石乃是治疗耳鸣、耳聋必用之品，而耳鸣、耳聋产生的原因有实证、虚证之分，磁石对此均可以选用。

远志　龙眼肉

【药性概述】

远志：见石菖蒲、远志药对。

龙眼肉：见龙眼肉、大枣药对。

【药对主治】

1. 失眠多梦。

2. 增强记忆力。

【应用比较】

1. 均能用于失眠多梦，心悸怔忡，尤对于体虚者可以配伍应用，如归脾汤、安神定志丸。

2. 均能益志，用于记忆力减退。

3. 石菖蒲能开窍醒神，化湿和胃，善治声音嘶哑。龙眼肉补益心脾，为滋补良药。

【用药体会】

远志、龙眼肉在治疗记忆力减退方面可以配伍同用。龙眼肉在临床上作为补益药物使用，以补血为主，凡血虚病证视为要药，入汤剂不如膏剂补益作用强，若老年人也可以配伍入酒剂，既能改善口感，又有良好的滋补作用，只是每天不能饮酒过多。根据王孟英的认识，以食品蒸吃更好。笔者验方益智膏配伍有二药。组成：龙眼肉 15g，当归 15g，白芍 15g，生晒参 15g，丹参 20g，竹茹 15g，炙远志 10g，法半夏 15g，甘草 10g，陈皮 15g，酸枣仁 30g，郁金 10g，木香 6g，柴胡 6g，石菖蒲 10g，白术 15g，茯神 20g。功效：补益心脾，强肾益精。主治心悸失眠，健忘多梦，尤宜于因惊恐后夜寐不宁，梦中惊跳怵惕，健忘。产生健忘的原因有多种，若因为血瘀者，可配伍桃红四物汤一起应用。

远志 皂荚

【药性概述】

远志：见石菖蒲、远志药对。

皂荚：辛、咸，温。有小毒。①祛除顽痰：用于顽痰胶阻，咳逆上气，时吐稠痰，难以平卧者，可单味研末，以蜜为丸，枣汤送服，如皂荚丸。②通窍开闭：用于痰涎壅盛，关窍阻闭所致中风、痰厥、癫痫、喉痹等。③杀虫止痒：用于皮癣、疮痒，可以陈醋浸泡后研末调涂。治疮肿未溃者，本品熬膏外敷即可。

【注意事项】

皂荚多入丸散服，1~1.5g；亦可入汤剂，1.5~5g。外用适量。①内服剂量不宜过大，以免引起呕吐，腹泻。②非顽疾实证，体质壮实者慎用。③孕妇，气虚阴亏及有出血倾向者忌用。

【药对主治】

1. 痰证。
2. 癫痫。
3. 窍闭症。

【应用比较】

1. 均能开窍，用于癫痫痰盛，心窍闭塞的病证，皂荚力强。远志开窍只取其内服以开心窍，开窍作用不及皂荚强。

2. 均能祛痰，用于胸中痰涎盛引起的咯痰不爽。皂荚祛痰作用强，用于顽痰阻塞，胸闷咳喘，如皂荚丸（《金匮要略》）。开窍以关窍闭阻，不省人事，口噤不开为宜，多吹鼻取嚏，如通关散（《丹溪心法附余》）。

3. 远志尚能安神益智，消散痈肿。皂荚尚能杀虫止痒。

【用药体会】

远志、皂荚均能祛痰，而皂荚具有很强的祛痰作用，尤以祛除顽痰，老痰作用好，若用于诸如各种顽症咳喘，具有良好的效果。笔者体会，若喘息痰多，加用之，效果明显。皂荚煎服时在剂量上可以适当大一些，笔者常用量为 10g。

远志　茯苓

【药性概述】

远志：见石菖蒲、远志药对。

茯苓：见白术、茯苓药对。

【药对主治】

心神不宁，惊悸，失眠，健忘等。

【应用比较】

1. 均能宁心安神，常配伍应用，但二药在宁心安神机理方面又有所不同。远志由于有祛痰作用，如果因痰证引起的神志病变比较多用，既能开心气，又能通肾气而强志不忘，为交通心肾，安定神志，益智强识之佳品，尤其是治疗健忘证方面，效果好，也就是说能加强记忆力。远志的安神作用并不强。茯苓宁心安神取其健脾以宁心，使水不凌心，而心悸，失眠消除，故多用于心脾两虚证。

2. 远志略能助心阳，又能祛痰通窍，消散痈肿。茯苓宁心安神，又能利水消肿，补中健脾。

【用药体会】

传统应用远志时是去掉木质心后使用的，其木质心对胃黏膜有刺激性，引起恶心呕吐，会导致心烦，闷满不适，而现在临床使用远志时一般是不去心的，因此使用远志剂量不宜过大。为了减缓远志副作用，在使用时一般将其蜜炙后使用。古代医家认为远志疏通气血之壅滞而消散痈肿，用于痈疽疮毒，乳房肿痛，内服，外用均有疗效，内服可单用为末，黄酒送服。笔者对于记忆力减退常将远志、茯苓（含茯神）为首选之品。临床使用远志剂量不宜过大，而茯苓则可以大剂量使用。

夜交藤　合欢皮

【药性概述】

夜交藤：甘，平。①养血安神：用于阴虚血少之失眠多梦，心神不宁，头目眩晕等。②祛风通络：用于血虚身痛，风湿痹痛。又兼有祛风湿止痒之功，治疗风疹疥癣等皮肤瘙痒症。

合欢皮：甘，平。①解郁安神：用于情志不遂，愤怒忧郁，烦躁失眠，心神不宁等证，能使五脏安和，心志欢悦，以收安神解郁之效。②活血消肿：用于跌打损伤，筋断骨折，血瘀肿痛之证。还可用于肺痈，疮痈肿毒，咳吐脓血，单用有效。

【注意事项】

夜交藤煎服 10~20g。若外用剂量可以加大。合欢皮煎服6~12g。煎服。外用适量。孕妇慎用。

【药对主治】

失眠，多梦，健忘。

【应用比较】

1.均能安神，用于心神不宁，烦躁失眠，多梦，健忘，但作用平和。

2.夜交藤（首乌藤）养心安神，略有补益之功，用于阴虚血少心神不宁，也有云夜交藤主治心肾不交之失眠。合欢皮解郁安神，用于忧郁愤怒，烦躁失眠。西晋·嵇康《养生论》载"豆令人重，榆令人瞑，合欢蠲忿，萱草忘忧，愚智所共知也"。这是说合欢花能使人忘掉忧愁和烦恼，适用于虚烦不眠，抑郁不舒，健忘多梦等证。而作为药用的合欢皮安神作用主要是用于因情志不畅所致的病证，而情志不畅又是导致失眠的主要原因，因此合欢皮乃是治疗失眠的常用药。

3. 夜交藤祛风通络，略有养血之功。合欢皮能活血，但力量较弱。

【用药体会】

夜交藤、合欢皮均为常用安神药，笔者常作为药对联合用药。夜交藤的安神作用相对而言，比较平和，多只作辅助药物使用，并且需要大剂量应用。笔者使用此药，通常在 30g 以上。由于此药价格相对较便宜，货源充足，故为常用之品。夜交藤与何首乌乃是同出一物，而制首乌具有良好的补益作用，所以夜交藤也是可以治疗各种虚证的。对于白发也有一定作用。夜交藤可以养血，故用于血虚所致的失眠，对其他各种原因所致的失眠，亦可作为佐使药用之。合欢皮、合欢花均解郁安神，用于心神不安之忧忿，健忘，烦躁，失眠等。合欢花解郁作用优于合欢皮，用于忧郁失眠，胸闷食少。

夜交藤　鸡血藤

【药性概述】

夜交藤：见夜交藤、合欢皮药对。

鸡血藤：见当归、鸡血藤药对。

【药对主治】

1. 风湿痹痛。

2. 血虚病证。

【应用比较】

1. 均能通络止痛，用于血虚所致肢体疼痛，风湿痹痛等证，有补益作用。

2. 夜交藤为养心安神之品，其通络作用也宜于风邪入络者，故又治皮肤疮疹作痒。鸡血藤为补血之品，又能活血，其通络作用多宜于血虚兼瘀者，且活络、补益作用均胜于夜交藤。

【用药体会】

夜交藤、鸡血藤均为较为平和的祛风通络之品。使用时剂量可以适当加大。现有认为何首乌有毒，故亦有云首乌藤也有毒者，笔者认为首乌藤并无毒性，通常笔者使用在 30g 以上。自清代《本草纲目拾遗》记载鸡血藤以来，多用其治疗月经不调、痛经、经闭、血虚萎黄、肢体疼痛、麻木、风湿痹痛等。笔者认为其通络方面作用平和，但因为具有活血化瘀的特点，现认为能改善微循环，故对于腰膝酸软、疼痛、肢体麻木、跛行、年老体虚、血不养筋、下肢乏力，鸡血藤有较好效果，宜大剂量使用。

柏子仁　牛蒡子

【药性概述】

柏子仁：甘，平。①养心安神：用于心阴虚及心肾不交之心悸失眠、惊悸、盗汗者。②润肠通便：用于年老、产后等阴虚血亏之肠燥便秘证。

牛蒡子：见牛蒡子、山药药对。

【注意事项】

柏子仁煎服 10~20g。大便溏者宜用柏子仁霜代替柏子仁。便溏及多痰者慎用。

【药对主治】

肠燥便秘。

【应用比较】

1. 均富含油脂，润肠通便，用于肠燥便秘。牛蒡子润肠作用不强，多作为辅助药物使用。

2. 柏子仁入血分以滋养润肠，又能养心安神。牛蒡子入气分清降滑肠。此外又能疏散风热，清热解毒，透疹。

【用药体会】

柏子仁、牛蒡子均有通便作用，柏子仁更多用。牛蒡子是种子而又富含油脂，性多滑利，具有濡润大肠的作用，而能润肠通便。牛蒡子通便，无明显副作用。用其通便，有"提壶揭盖"之妙，其适用于各种热毒肠燥便秘。牛蒡子不同于大黄，芒硝等攻下之品，泻下作用比较平和，便质多稀软，水样便少见，若在辨证论治基础上加用牛蒡子能取得明显效果。由于"润肠通便"这一术语多指的是甘味药物，而牛蒡子乃是苦寒之品，所以对此也可以说成是"滑肠通便"。笔者对于肠燥便秘者，常选用柏子仁、牛蒡子。

琥珀　血竭

【药性概述】

琥珀：甘，平。①镇惊安神：用于心神不宁，心悸失眠，健忘；心血亏虚之惊悸怔忡，夜卧不安。以及小儿惊风。②活血化瘀：用于血瘀气滞之痛经经闭；心血瘀阻，胸痹心痛；癥瘕积聚；疮痈肿毒。③利尿通淋：用于多种淋证、尿频、尿痛及癃闭小便不利之证，单用有效。因琥珀能散瘀止血，尤宜于血淋。

血竭：见血竭、蒲黄药对。

【注意事项】

琥珀研末冲服 1.5~3g，或入丸散。外用适量。不入煎剂。忌火煅。阴虚内热及无瘀滞者忌服。《神农本草经疏·卷十二》："凡阴虚内热，火炎水涸，小便因少而不利者，勿服琥珀以强利之，利之则愈损其阴"。

【药对主治】

1. 瘀血所致瘀肿疼痛，血滞经闭，跌打损伤病证。

2. 出血病证。

【应用比较】

1. 均能活血散瘀止痛，用于跌打损伤，瘀血肿痛，亦用于血滞经闭，痛经，产后瘀阻腹痛，癥瘕，以及血瘀阻滞的心腹刺痛。琥珀化心经之瘀则镇惊安神，化肝经之瘀则活血止痛，化膀胱之瘀则利尿通淋。

2. 均能止血生肌，用于外伤出血，溃疡不敛，常研末外敷。血竭较琥珀为常用。血竭外用止血作用较琥珀为好，乃止血要药，而对于疮疡久溃不敛作用极佳。

3. 琥珀尚能镇静安神，血淋用之。血竭则出血病证用之。

【用药体会】

琥珀、血竭均以冲服效果为佳，若入煎剂效果反而差，对于出血病证多选用血竭，对于血淋则用琥珀。琥珀的通淋作用主要是治疗血淋，对于精浊亦有较好的治疗作用。现主要用于泌尿道结石。安神方面较生龙骨、生牡蛎用之要少。笔者尤对于外伤出血病证喜用血竭，因止血作用佳。

琥珀　茯苓

【药性概述】

琥珀：见琥珀、血竭药对。

茯苓：见白术、茯苓药对。

【药对主治】

失眠多梦。

【应用比较】

1.均能安神，用于心神不安之心悸怔忡，琥珀作用好，主要是用于突受惊吓以后所导致的失眠病证，此乃是与其他药物在安神方面的主要区别点。茯苓虽能安神，但不及茯神作用强。

2.均能利尿消肿，用于小便不利，水肿，作用平和。

3.琥珀入血分而止血，化瘀通淋以膀胱湿热淋、血淋为宜。茯苓入气分，能补脾，甘淡渗湿以脾虚水肿为宜，亦健脾补中。

【用药体会】

在安神方面，琥珀、茯苓可以配伍同用，但茯神更多用。茯神可以大剂量使用，但琥珀一般用常用量，由于药材的原因，琥珀的质量多有不纯的现象，故琥珀远不及茯神多用。琥珀的通淋作用主要是治疗血淋，对于精浊亦有较好的治疗作用。现主要用于泌尿道结石、前列腺炎。《赤水玄珠·卷十五》茯苓琥珀汤（川楝子、甘草、人参、茯苓、琥珀、当归梢、泽泻、柴胡、延胡索）主治小便涩，茎中痛不可忍，相引胁下痛。所以二药配伍既治失眠，亦治小便淋涩。

酸枣仁　柏子仁

【药性概述】

酸枣仁：见山茱萸、酸枣仁药对。

柏子仁：见柏子仁、牛蒡子药对。

【药对主治】

1. 失眠多梦。

2. 汗证。

3. 心悸、怔忡。

【应用比较】

1. 均能养心安神，常同用，如天王补心丹。酸枣仁安神作用更强，早在汉代张仲景的《金匮要略》中即已使用，其所载的酸枣仁汤主治虚劳虚烦不得眠。在安神药中，从力度来讲，以朱砂力量最强，但由于朱砂有毒，在临床上却并不多用，而作用好，无副作用者当属酸枣仁，此药可以单味大剂量使用。柏子仁的安神作用主要是用于心血虚病证，其安神作用不及酸枣仁作用强。根据古方记载，柏子仁有延年益寿的作用，尤对于老年人服用既可缓解大便燥结，又有滋养润肤之功。

2. 均能止汗，治疗汗证，柏子仁的止汗作用是通过养血达到的，而养血又能达到安神，只是止汗作用弱于酸枣仁。

3. 均能补虚，治疗血虚病证，如天王补心丹中就配伍二药。酸枣仁补益作用也用于气虚的病证。从酸枣仁的颜色来看，也是符合补血之说的。

4. 酸枣仁又能益肝。柏子仁又润肠通便。

【用药体会】

酸枣仁、柏子仁均为治疗失眠的要药。笔者使用酸枣仁治疗失眠，一般是大剂量用，此药性质平和，安全无副作用，常用量为30g，而经常用到60g。酸枣仁有生用和炒用的区别，但在古代的本草书中记载两者的作用是不同的，如《本草纲目·卷三十六》记载"熟用疗胆虚不得眠，烦渴虚汗之证，生用疗胆热好眠"。意思是说，炒枣仁具有安神作用，而生枣仁则治疗好眠多睡的病证。从现在的研究来看，认为二者均具有安神作用，不过因为酸枣仁的表面有一层薄皮，为了使有效成分充分地煎煮出来，一般是要将其炒后应用的。在炒制过程中，不能将其炒得太过，否则也会影响疗效。也有认为酸枣肉治多眠，酸枣仁治失眠，但酸枣肉并不入药。酸枣仁补益作用还比较强，对于血虚，阴虚病证可以选用。在古方中也用于气虚的病证，柏子仁本身就具有滋养作用，如柏子养心丸就主治营血不足的病证。笔者对于失眠病证将二药作为常用之品。

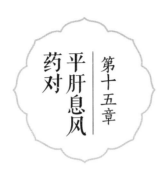

第十五章

平肝息风药对

天麻　钩藤

【药性概述】

天麻：甘，平。①息风止痉：用于肝风内动之惊痫抽搐，痉挛，角弓反张，破伤风，不论寒热虚实，皆可配伍应用。②平抑肝阳：用于肝阳上亢之眩晕、头痛。③祛风通络：用于中风手足不遂，筋骨疼痛等，其不仅能祛外风，且能通经络，止疼痛。为治眩晕、头痛之要药。

钩藤：甘，凉。①息风定惊：用于热极生风，四肢抽搐及小儿高热惊风证。②清热平肝：用于肝火上攻或肝阳上亢之头痛，眩晕等证。通过清肝热，亦可治小儿惊啼，夜啼。

【注意事项】

天麻煎服 3~10g。研末冲服，每次 1~1.5g。钩藤煎服 3~12g。入煎剂宜后下，不宜久煎。

【药对主治】

1.肝阳上亢头痛，眩晕，烦躁易怒。

2.肝风内动之惊风，破伤风痉挛抽搐。

【应用比较】

1.均用于肝阳上亢所致头痛，眩晕之证。在治疗眩晕方面，天麻更多用，古代医家认为天麻乃是养生上药，因此对于虚损病证可以选用，尤其是治疗眩晕，效果极佳，被视为要药。在民间有用天麻炖鸡作食疗治疗眩晕者，要注意的是，一定要先将鸡炖烂以后，在吃之前再将天麻放入鸡汤中，略炖5分钟后就可以食用。这是因为鸡很难炖烂，需要长时间炖煮，而天麻的有效成分遇高温极易受损，会降低效果。也可以将天麻研末吞服或用煎好的药汁兑服。关于补益的具体脏腑，有认为是补益肝肾。对高血压、头痛，可以将天麻适量泡水服。现有也用其治疗老年性痴呆病证者。

2.均用于肝风内动惊痫抽搐，半身不遂，肢体震颤，如天麻钩藤饮、小儿回春丹。钩藤通过息风，有一特殊作用，就是对于小儿夜啼具有良好的效果，一般要配伍蝉蜕同用效果会更好。天麻乃是治疗风证的要药，而主要是治疗内风证。天麻当块根成熟后，从头部长出一根箭杆一样的黄赤色独苗，故谓之赤箭。因其特点是有风不动，无风独摇，因其单杆直立，受风面积不大，摇动不够明显，又俗称定风草，而在阳光下尽管无风，但因照射而使杆变软，略微弯曲，一点微风也能使之摆动，又有独摇草、自动草之谓。

3.天麻祛风通络。钩藤清肝热。

【用药体会】

天麻、钩藤为平降肝阳上亢的要药，配伍应用作用更佳，天麻尤其是对于眩晕效果极好。笔者验方"天麻降压汤"配伍有二药。组成：天麻15g，钩藤15g，菊花15g，杜仲15g，决明子15g，白芍15g，牛膝15g，枣仁30g，桑叶15g，夏枯草15g，桑寄生15g，龟甲30g。功效：滋养肝肾，平抑肝阳。主治高血压病所致头痛眩晕，烦躁易怒，腰膝酸软，睡眠不佳。上方可以水煎服，但以应用膏方为宜，若熬制膏剂，应为清膏，若嫌味苦，宜稍加蜜，不可太甜。

　　笔者认为天麻治疗脱发效果尤佳，因为头居于高巅之上，唯风可达，而天麻乃是治疗风证要药，具有良好的祛风作用，故脱发、白发可以选用此药。一般祛风药多具燥性，但天麻甘润不燥，此为临床常用之依据。笔者也常用天麻治疗颈椎病伴随有手指发麻者。

　　天麻祛风作用好，对于小儿多动症常选用之，验方天麻祛风汤以其祛风为主。组成：天麻15g，黄芪20g，太子参10g，白术10g，陈皮10g，茯苓15g，山药15g，僵蚕15g，砂仁6g，合欢皮15g，地龙10g，夜交藤30g，钩藤15g，蝉蜕10g，枣仁20g，鸡内金15g，炙远志10g，莲子15g，防风10g，炙甘草10g。功效：健脾调肝，祛风止痉。主治小儿多动症，如挤眼，眨眼，斜眼，面部肌肉抽动，扬眉，皱眉，呲牙，咧嘴，缩鼻，点头，摇头，扭脖子，耸肩，握拳，扭腰，踢腿，蹦跳，拍打自己等。将上述诸药熬制成膏滋服用。亦可作煎剂使用。本方以膏剂服用为佳，因小儿不耐苦药，且容易伤脾胃，因膏方口感好，服用方便，便于坚持。

石决明　决明子

【药性概述】

　　石决明：咸，寒。①平肝潜阳：用于肝阳上亢所致头晕目眩。本品清泄肝热，镇潜肝阳，清利头目，"为凉肝、镇肝之要药。"（张锡纯语）②清肝明目：用于肝火上炎目赤，翳障，视力减退或视物模糊等。本品清泄肝火而明目，为治目疾的要药。

　　决明子：苦、甘，微寒。①清肝明目：用于风热目疾、肝虚目疾、肝火目疾等证。亦可用于肝阳上亢所致头晕目眩等证。其善于清肝热，乃治目疾要药。②润肠通便：用于肠燥便秘，习惯性便秘等。目赤肿痛而兼有便秘者用之尤为适宜。其富含油脂，润燥滑肠，尤宜于老年人肠燥便秘。

【注意事项】

石决明煎服 3~15g。宜打碎先煎，生用清热潜阳力大，煅后药力减缓。也可水飞应用。脾胃虚寒者忌用。决明子煎服 10~15g。入煎剂久煎通便之力会减弱，故治便秘证不宜久煎，并以生品为宜。入丸、散剂更佳。虚寒证，尤其是脾虚便溏者忌用。

【药对主治】

视物昏花，目赤翳障。

【应用比较】

1. 均能清肝明目，略能养阴，用于肝热目赤肿痛，翳障，视力减退和视力模糊等证，为疗目疾要药。其名称就是因为能够明目才有决明之说。

2. 石决明质重沉降，明目，平肝潜阳，可用于血虚肝热之羞明、目暗、青盲；肝阳上亢之头晕目眩，烦躁易怒，头痛等。乃平肝、镇肝要药。其凉肝镇肝，滋养肝阴，故无论实证、虚证之目疾、阳亢均可应用。决明子亦称草决明，性质平和，临床更多用，偏清泻肝火而明目，润肠通便，常用治肝经实火之目赤肿痛、肠燥便秘。因富含油脂，能滑肠，现常用其治疗肥胖病。

【用药体会】

从临床使用来看，石决明主要是治疗阳亢和视物昏花。近代名医张锡纯说石决明"善治脑中充血作痛作眩晕，因此证多系肝气，肝火挟血上冲也。"（《医学衷中参西录·药物·石决明解》）根据此段论述，亦为治疗肝阳上亢所致高血压的主要药物。对于决明子，根据能滑肠的特点，现常用其治疗肥胖病，验方山楂瘦身汤（方见山楂、莱菔子药对）中配伍之。治疗肥胖时，保持大小便的通畅至关重要，所以决明子为常用之品。

石决明　珍珠母

【药性概述】

石决明：见石决明、决明子药对。

珍珠母：咸，寒。①平肝潜阳：用于肝阳上亢，头晕目眩，头痛耳鸣等。本品有类似于石决明的平肝潜阳，清泻肝火之效。②清肝明目：用于肝热目赤翳障及肝肾不足之视物不清。③镇心安神：用于心悸失眠，心神不宁，惊风抽搐，癫痫。此外，本品研细末外用，有吸湿之功，可用于湿疮湿疹，疮疡不敛，口舌生疮及水火烫伤等证。

【注意事项】

珍珠母 15~30g。打碎先煎。属镇降之品，故脾胃虚寒者，孕妇慎用。

【药对主治】

1. 肝阳上亢所致头痛，眩晕，耳鸣，烦躁等。

2. 肝经有热之头痛、耳鸣、目疾，目昏翳障等证。

【应用比较】

1. 均能平肝潜阳，用于肝阳上亢所致头痛，眩晕，耳鸣，烦躁等。石决明乃乃平肝、镇肝要药。

2. 均能清肝明目，用治肝经有热之头痛、眩晕、耳鸣、目昏翳障等证。

3. 石决明清肝明目作用力强，又有滋养肝阴之功，尤适宜于血虚肝热之羞明、目暗、青盲等目疾及阴虚阳亢之眩晕、耳鸣等证。珍珠母能镇惊安神。

「用药体会」

石决明、珍珠母均能降火，珍珠母偏降心火，所以神志病变多用，石决明偏降肝火，所以肝阳上亢病证多用。笔者认为珍珠母作用不强，多只作为辅助药物使用。在明目方面，笔者将石决明视为要药。

白僵蚕　刺蒺藜

【药性概述】

白僵蚕：咸、辛，平。①息风止痉：用于热病惊风、癫痫而夹痰热者尤为适宜。治高热抽搐者，可与蝉蜕、钩藤等同用。治急惊风，痰喘发痉者，多与全蝎、牛黄等配伍。若小儿脾虚久泻，慢惊抽搐者，宜配党参、白术等同用。若破伤风，角弓反张，宜与全蝎、蜈蚣等同用。②祛风通络：用于经络阻滞，风中经络，口眼歪斜，常与全蝎、白附子等同用，如牵正散。③疏散风热：用于肝经风热上攻之头痛、目赤等症，常与桑叶、荆芥等配伍。若风热上攻，咽喉肿痛，多与桔梗、薄荷等同用。治疗风疹瘙痒，单味研末服即可，或与蝉蜕、薄荷等配伍应用。④化痰散结：用于痰核、瘰疬，单用即效，或与浙贝母、夏枯草等药同用。此外，取其散结之功，亦可用治乳腺炎、流行性腮腺炎、疔疮痈肿等，当与连翘、板蓝根等配伍。

刺蒺藜：苦、辛，平。有小毒。①平抑肝阳：用于肝阳上亢，头晕目眩等。②疏肝解郁：用于肝郁气滞，胸胁胀痛，乳汁不通，乳房作痛。③祛风明目：用于风热目赤肿痛或翳膜遮睛等。为祛风明目要药。④祛风止痒：用于风疹瘙痒，白癜风。

【注意事项】

白僵蚕煎服5~10g。研末吞服，每次1~1.5g。疏散风热宜生用，

476

其他多制用。血虚小儿惊痫夜啼者不宜。刺蒺藜煎服 6~10g。外用适量。孕妇慎用。

【药对主治】

1. 外感风热病证。
2. 风疹瘙痒。

【应用比较】

1. 均能疏散风热，用于风热头痛，目赤，作用均不强，僵蚕稍多用。刺蒺藜可用于风热上攻目赤翳障。

2. 均能祛风止痒，用于风疹瘙痒，可以配伍同用。刺蒺藜亦用于白癜风。

3. 白僵蚕能息风止痉，化痰散结。刺蒺藜能疏肝解郁，平抑肝阳，明目。

【用药体会】

笔者认为白僵蚕、刺蒺藜（白蒺藜）具有很好的美白作用，又具有丰胸的作用。曾治疗一患痤疮的女生，因需美白，加用了僵蚕，服药以后，该生自述胸部较前丰满，经仔细推敲方中药物，偶然发现僵蚕具有丰乳作用，乃总结一验方，命名为僵蚕丰胸汤。组成：当归 15g，川芎 10g，鸡血藤 30g，僵蚕 20g，制首乌 15g，葛根 15g，橘络 15g，刺蒺藜 15g，香附 10g，沙苑子 10g，菟丝子 10g，白芷 10g，路路通 30g。功效：疏通经络，丰乳疏郁。主治乳房偏小，胸部曲线感不明显，性情乖戾。水煎服。也可以做成膏剂、丸剂应用。对于需要丰乳者，用药应选用疏肝，活血，补气之品，尽量不用具有峻补的温补肾阳之品，以免导致阳亢。在使用时可以适当加用补气药物，一般胸部塌陷者身体多比较虚弱，可以用党参，黄芪之类药物同用。

《神农本草经·中品》载白僵蚕"减黑皯，令人面色好"。《本草纲目·卷三十九·蚕》引《圣惠方》"面上黑黯，白僵蚕末，水和搽之"。引《斗门方》称"粉滓面皯，令人面色好，用白僵蚕，黑牵牛，细辛等份为末，如澡豆，日用之"。上方可以水煎服，亦可熬制成膏滋服用。另外将白僵蚕研细粉，用清水调成糊状，每晚用此敷脸。同时也能消瘢痕，《名医别录》载"灭诸疮瘢痕"，《药性论》云"治疮灭痕"。使用方法是将生鸡蛋置于45°左右白酒中7天后取出，取蛋黄与研末之白僵蚕调后，外敷于瘢痕处。一学生因刀伤致前臂留下伤迹，不敢穿短袖衣服，笔者在授课中将此方法介绍后试用，效果很好，如不仔细观察，难以发现局部曾有伤迹。在使用方法上还可以将其研末后入胶囊内服，也可以入煎剂使用。

白僵蚕　蝉蜕

【药性概述】

白僵蚕：见白僵蚕、刺蒺藜药对。

蝉蜕：见石菖蒲、蝉蜕药对。

【药对主治】

1. 风热头痛，风疹瘙痒。

2. 咽喉肿痛。

3. 热病惊风，破伤风。

【应用比较】

1. 均能祛风止痉，治疗惊风，惊厥，可以同用，如五虎追风散（蝉蜕、天南星、天麻、全虫、僵蚕）。僵蚕的作用和蝉蜕很相似，二者常配伍同用。从使用方面分析，所主治的病证就是"风"，包括外风、内风。僵蚕的祛风作用不及蜈蚣，全蝎强。中医开处方也用"天虫"，因在古代养蚕多是直接将其放在桑树上喂养的，故名。蝉蜕祛风作用可以治小儿中风，口眼歪斜。用僵蚕、白面等份，研细，以醋调为糊，如牵正散治疗口眼㖞斜。治疗小儿惊风搐搦，对惊风、癫痫挟有痰热者尤为适宜，若急慢惊风僵蚕作用佳。

2. 均为治疗小儿夜啼的要药，婴儿夜啼，烦闹而无器质性或感染性疾病者，可以同用。用蝉蜕 15~20g，水煎加糖，睡前喂服，即可安然入眠。其主治夜啼，结合现在的认识，具有安神的作用。《神农本草经·中品》认为僵蚕治"小儿惊痫夜啼"。临床常用之。《本草思辨录·卷四·白僵蚕》云："味辛气温而性燥，故治湿胜之风痰，而不治燥热之风痰……小儿惊痫夜啼，是肝热生风，又为痰湿所痼而阳不得伸，是以入夜弥甚。僵蚕劫痰湿而散肝风，故主之"。

3. 僵蚕尚祛风通络，化痰散结。蝉蜕尚能利咽开音，退翳明目。

【用药体会】

僵蚕、蝉蜕善治风证，笔者在治疗咽喉疾患方面常同用。笔者验方祛风利咽汤配伍有二药。组成：蝉蜕 10~15g，枳壳 15g，玉蝴蝶 15g，牛蒡子 15g，陈皮 15g，半夏 15g，茯苓 20g，桔梗 10g，防风 10g，青果 15g，杏仁 10g，僵蚕 15g，甘草 5g。功效：祛风利咽，化痰止痒。主治过敏性咽炎，咽喉不适，咽喉痒，难以咯出，时时阵咳。水煎服。亦可熬制成膏滋服用。祛风利咽汤与本书土牛膝利咽汤（方见牛膝、土牛膝）的区别：祛风利咽汤以祛风为主，治咽痒明显，兼顾化痰；土牛膝利咽汤主治慢性咽喉炎，具有补肾利咽的作用。

代赭石　石决明

【药性概述】

代赭石：苦，寒。①平肝潜阳：用于肝阳上亢所致的头晕、目眩、耳鸣等证。为重镇潜阳常用之品。②重镇降逆：用于胃气上逆之呕吐，呃逆，嗳气，肺气上逆的喘息。本品质重性降，为重镇降逆要药。③清热止血：用于迫血妄行之吐血、衄血，可单用煅烧醋淬，研细调服。

石决明：见石决明、决明子药刈。

【注意事项】

代赭石煎服 10~30g。宜打碎先煎。入丸散，每次 1~3g。生用平肝降逆，煅用止血。孕妇慎用。

【药对主治】

肝阳上亢头痛，烦躁、目赤。

【应用比较】

1. 均能平肝潜阳，用于肝阳上亢病证。

2. 代赭石宜于肝火肝阳亢盛者，且清热，达到止血作用，尚能降肺胃逆气达到平喘作用。石决明宜于阴虚而致阳亢者，或虚中夹实之阳亢证，亦能清肝明目。

【用药体会】

笔者治疗肝阳上亢病证，多喜用石决明而少用代赭石，这主要是因为代赭石煎出的汤液漆黑，病家难以接受，而石决明的平肝作用好，对于头痛、眩晕、急躁易怒作用明显。代赭石的作用可以用一个"降"字来概括，其降肝能平肝潜阳，用治肝阳上亢的烦躁易怒病证；降肺能平喘，用于肺气上逆所致的喘息；降胃能止呕，用于胃气上逆所致的呕吐、呃逆等。并且其降逆的作用强。其特点是降摄肺胃之逆气，除哕噫而泄郁烦，止反胃呕吐，疗惊悸咳喘。传统应用以降胃气上逆最多用。诸上逆证使用代赭石，是张锡纯用药特点。

代赭石　旋覆花

【药性概述】

代赭石：见代赭石、石决明药对。

旋覆花：苦、辛、咸，微温。①降气化痰：用于寒痰喘咳，痰多清稀。②降逆止呕：用于痰浊中阻，胃气上逆而噫气呕吐，胃脘痞硬者。

【注意事项】

旋覆花煎服 3~10g。布包煎。①阴虚劳嗽，津伤燥咳者忌用。②本品有绒毛，易刺激咽喉作痒而致呛咳呕吐，故须布包入煎。

【药对主治】

呕吐，嗳气。

【应用比较】

1. 均能降逆止呕，用于胃气上逆所致嗳气不舒、呃逆、呕吐，常同用，如旋覆代赭石汤。代赭石降逆作用更强。

2. 均能平喘，旋覆花消痰平喘，用于痰涎壅盛气逆及痰饮蓄结所致之咳喘痰多证，尤以痰结胸痞，唾如胶漆为宜。古代本草认为旋覆花除水，并非其能利尿，乃是消痰之功，即消痰水。

3. 代赭石亦能平肝潜阳，清热止血。旋覆花降肺胃之气逆。旋覆花用其花，从药性理论来认识，一般花类药物质地轻，主升浮，也就是治疗上部的病证，旋覆花不但不主升浮，反主沉降，用于气机上逆的病证，如胃气上逆的呕吐、嗳气、呃逆，肺气上逆的咳嗽、喘气等证，故有"诸花皆升，唯旋覆花独降"的说法。但是临床上也并非上部病证不选用旋覆花，如头痛多以风药治之者，因高巅之上，惟风可到，但有时却要选用性降的药物，而旋覆花性主沉降，临床上遇头痛难治者，也可以通过旋覆花降的特性而收效。代赭石沉降之性较旋覆花为胜。

【用药体会】

历代将旋覆花、代赭石作为治疗多种呕吐的常用药对，中医认为胃气以下降为顺，早在汉代张仲景的《伤寒论》中就用其治疗呕吐病证，以痰浊呕吐更多用，二者配伍后作用加强，但由于代赭石乃矿物药，质重沉降，其煎出来的汤液颜色不耐看，故不及植物药物应用多。代赭石、旋覆花的剂量比例，根据旋覆代赭石汤原方的配比是旋覆花三两，代赭石一两，当以旋覆花为主。有认为代赭石质重而沉降，善镇冲逆，但味苦气寒，故用量小为臣药。临床一般常用旋覆花配伍半夏、陈皮等同用，同样可以达到降逆止呕的作用。

代赭石　磁石

【药性概述】

代赭石：见代赭石、石决明药对。

磁石：咸，寒。①镇惊安神：用于肾虚肝旺、肝火上炎、扰动心神或惊恐气乱、神不守舍所致的心神不宁，惊悸，失眠及癫痫。②平肝潜阳：用于肝阳上亢之头晕目眩、急躁易怒等证。③聪耳明目：用于肾虚耳鸣、耳聋；肝肾不足，目暗不明，视物昏花。④纳气平喘：用于肾气不足，摄纳无权之虚喘。

【注意事项】

磁石煎服 15~30g。宜打碎先煎。入丸散，每次 1~3g。如入丸散，不易消化，不可多服，脾胃虚弱者慎用。

【药对主治】

1. 肝阳上亢头痛眩晕，烦躁。
2. 肺气上逆的喘息。

【应用比较】

1.均平肝潜阳，用于肝阳上亢的病证，如烦躁易怒等，并可同用。代赭石在平降肝阳方面更多用，如镇肝息风汤。磁石虽可以平降肝阳，但较代赭石要少用。

2.均能降逆平喘，用于气逆喘息之证。代赭石的特点是降肺气平喘，用于肺气上逆所致的喘息。磁石为纳气平喘之品，侧重于肾不纳气的喘息病证，

3.代赭石能清热止血，降逆止呃。磁石能镇惊安神，聪耳明目。

【用药体会】

总结代赭石的作用，可以用一个"降"字来概括，降肝气而潜阳，降肺气而平喘，降胃气而止呕、止呃、止噫。因代赭石能导阳入阴，潜镇安神。《医学衷中参西录·医方·治心病方·安魂汤》云："赭石以导引心阳下潜，使之归藏于阴，以成瞌睡之功也"。其创安魂汤，以代赭石生用，配伍龙眼肉、酸枣仁、生龙骨、生牡蛎、半夏、茯苓，治疗心血虚损，兼心下停有痰饮，致惊悸不眠，疗效显著。

传统认为磁石乃是治疗耳鸣耳聋的常用药物，而耳鸣、耳聋产生的原因有实证、虚证之分，磁石对此均可以选用。笔者临床常将磁石、石菖蒲配伍同用，用于肾亏耳鸣耳聋病证。笔者认为，磁石虽是安神之品，但临床用磁石安神并不多用，主要是矿物药对胃有刺激，不及植物药物平稳。由于磁石的聪耳明目作用比较特殊，所以若耳病将其作为常用之品。

地龙　胆南星

【药性概述】

地龙：咸，寒。①息风定惊：用于热极生风所致的神昏谵语、痉挛抽搐及小儿惊风，或癫痫、癫狂等证。②通络止痛：用于关节红肿热痛之热痹，中风后气虚血滞、经络不利、半身不遂。③清热平喘：用于邪热壅肺，肺失肃降之喘息不止，喉中哮鸣者，单味研末内服即效。④清热利尿：用于水热互结膀胱，小便不通。此外，本品有降压作用，多用治肝阳上亢型高血压病。

胆南星：见天竺黄、胆南星药对。

【注意事项】

地龙煎服 5~10g。外用适量。①脾胃虚寒者不宜服。②孕妇禁服。

【药对主治】

1.惊风抽搐。

2.痰热病证。

【应用比较】

1.均能清热定惊，用于高热惊风抽搐，烦躁。能清肝热以止痉挛。

2.均能治疗肺热痰多之咳喘等证，能清肺热以止咳喘。

3.地龙清热通络，尤以热痹所致关节红肿热痛、中风后遗症所致肢体不利，半身不遂多用，亦能清热利尿，清热平喘。胆南星专于豁痰定惊。

【用药体会】

治疗惊厥惊风，地龙、胆南星配伍应用作用更好。在治疗哮喘方面，笔者的用法是将地龙放入麻油锅中炸枯，去掉地龙，再以麻油炒菜食用，对于小儿哮喘有预防和治疗作用。

地龙 薏苡仁

【药性概述】

地龙：见地龙、胆南星药对。

薏苡仁：甘、淡，凉。①利水渗湿：用于水饮内停所致水肿，小便不利，脚气浮肿，尤以脾虚湿胜者最为适宜。②健脾补中：用于脾虚湿盛之泄泻。③舒筋除痹：用于湿痹而筋脉挛急疼痛者。本品缓和拘挛作用好。④清热排脓：用于肺痈，肠痈等证。

【注意事项】

薏苡仁煎服 10~30g。清利湿热宜生用，健脾止泻宜炒用。津液不足者慎用。

【药对主治】

1. 热痹。
2. 小便不利。

【应用比较】

1. 均能清热除痹，用于热痹，也治湿痹。薏苡仁主治湿痹，以肌肉麻木不仁为宜。地龙主治热痹，以关节不利为宜，根据其通络作用，对于中风后遗症所致肢体不利，半身不遂多用，如补阳还五汤。

2. 均能利尿，用于小便不利，作用平和。

3. 地龙尚能通经活络，清热平喘，息风定惊。薏苡仁尚能清热排脓，健脾渗湿。

【用药体会】

在通络方面，地龙、薏苡仁因药性下行，用治下肢麻木、疼痛、屈伸不利。笔者更喜用薏苡仁，这主要是薏苡仁乃药食两用之品，口感好。地龙在通络方面，主要用于中风后遗症，《医林改错》中的名方补阳还五汤，其中就配伍有地龙，治疗中风后遗症所致的半身不遂，口眼歪斜，现临床也用于脑血管堵塞、破裂引起的病证。但地龙的通络作用不强。现认为地龙具有抗溶栓作用，临床上多用于脑血管病的预防及中风后遗症的恢复，降低血液黏稠度，改善微循环。所以笔者对于中风后遗症常选用之。

全蝎　白附子

【药性概述】

全蝎：辛，平。①息风止痉：用于各种原因之惊风、痉挛抽搐，每与蜈蚣同用。亦用于小儿急惊风之高热、神昏、抽搐以及破伤风痉挛抽搐，风中经络，口眼歪斜。为治痉挛抽搐之要药。②攻毒散结：用于疮疡肿毒，瘰疬结核，取以毒攻毒之效。③通络止痛：用于风寒湿痹久治不愈，筋脉拘挛，甚则关节变形之顽痹，作用颇佳。

白附子：见白附子、天南星药对。

【注意事项】

全蝎煎服 3~6g。研末吞服，每次 0.6~1g。外用适量。蝎尾的药力较强，但现在一般都用全蝎，效果也较好。用量不宜过大。孕妇慎用。

【药对主治】

1. 中风口眼歪斜。
2. 风痰壅盛之惊风，癫痫。

3. 顽固性头痛。

4. 瘰疬，痰核。

【应用比较】

1. 均能祛风止痉，用于中风口眼㖞斜，破伤风，风痰壅盛之惊风，癫痫，常同用，如牵正散。全蝎祛风作用更强。白附子性升散，除寒湿，善祛风痰眩晕及面部风邪，痰厥头痛。

2. 均能解毒，用于痰核、瘰疬等。主要取以毒攻毒，达到解毒作用，若热毒病证需要配伍清热解毒之品。白附子亦治毒蛇咬伤。

3. 均能止痛，用于头痛，风湿痹痛，其机制乃是因为能祛风。全蝎止痛作用极佳。白附子主治寒湿头痛，亦能燥湿化痰。

【用药体会】

全蝎、白附子均治疗头痛，配伍同用祛风作用增强。笔者临床体会，全蝎乃是治疗顽固性头痛的要药。从作用来说，蝎的药用精华主要在于蝎毒，蝎尾的药力较强，但现在一般都用全蝎，药肆中此物皆以盐渍，其实，不用盐渍作用更强。由于全蝎价格较贵，作用强，一般不用太大剂量。

全蝎 蜈蚣

【药性概述】

全蝎：见全蝎、白附子药对。

蜈蚣：辛，温。①息风止痉：用于各种原因引起的痉挛抽搐。亦可用于癫痫、风中经络、口眼㖞斜等证。本品与全蝎功效相似，然搜风止痉力更强，常与全蝎同用。②攻毒散结：用于恶疮肿毒，效果颇佳。又可治毒蛇咬伤。本品以毒攻毒，作用强。③通络止痛：用于风湿痹痛、游走不定、疼痛剧烈者，顽固性头痛或偏正头痛。

【注意事项】

蜈蚣煎服 3~5g。研末冲服，每次 0.6~1g。外用适量。本品有毒，用量不宜过大。孕妇忌用。

【药对主治】

1. 惊风，破伤风，痉挛抽搐，口眼歪斜。
2. 疮疡肿毒。
3. 顽固性头痛，风湿痹痛。

【应用比较】

1. 均能息风止痉，治疗内风证所致的惊风抽搐，中风口眼歪斜，破伤风，并且常同用，如止痉散。在止痉方面，全蝎力较缓，用于抽搐较轻证；蜈蚣性猛，用于抽搐重证。

2. 均能解毒散结，用于瘰疬，疮疡肿毒等证。通常所云解毒，多为寒凉之品，而此二药均为温性，一般来说，所谓以毒攻毒，就是应用有毒的药物来治疗体内的毒证，临床正是应用此二药之毒，来治疗疮疡毒证。在解毒方面，蜈蚣还可以解蛇毒。

3. 均能通络止痛，用于风湿痹痛，头痛等。全蝎更偏于治疗顽固性头痛以及面部的疾患，如牵正散。蜈蚣更多用于风湿痹痛。

4. 以上 3 个特点，均以蜈蚣作用强。蜈蚣的毒主要在头部腭齿中，全蝎的毒主要在蝎尾，均为治病的重要成分。

【用药体会】

蜈蚣祛风作用强于全蝎，在治疗内风证方面，主要是用于症状更重者，所以有蜈蚣治疗急惊风之说。如果抽搐的频率快，来势急迫就用蜈蚣，抽搐的频率慢，就用全蝎。临床使用方面，笔者对于头痛病证一般将全蝎作为较常用之品，可以单用此药研末后入胶囊服用。全蝎、蜈蚣常配伍使用，但因考虑虫类药物毒性因素和抗凝血因素，多不与水蛭同用。

牡蛎　瓦楞子

【药性概述】

牡蛎：见龙骨、牡蛎药对。

瓦楞子：咸，平。①消痰软坚：用于瘰疬等。以其咸能软坚，消痰散结。②化瘀散结：用于气滞血瘀及痰积所致的癥瘕痞块，可单用，醋淬为丸服。③制酸止痛：用于肝胃不和，胃痛吐酸者。

【注意事项】

瓦楞子煎服 10~15g。宜打碎先煎。研末服，每次 1~3g。生用消痰散结；煅用制酸止痛。无瘀血痰积者勿用。

【药对主治】

1. 胃痛泛酸。
2. 瘿瘤、痰核。

【应用比较】

1. 均能软坚散结，用于痰核，瘿瘤等，牡蛎多用。古代本草认为瓦楞子消痰之功大，这是指用于广义之痰，即瘿瘤、瘰疬等，一般不用于呼吸道之痰。

2. 均能制酸止痛，用于胃酸过多，胃痛证，瓦楞子多用。

3. 牡蛎又能平肝潜阳，收敛固涩，镇静安神。瓦楞子化痰散结，又能活血化瘀，但作用不强。

【用药体会】

牡蛎、瓦楞子均为介壳类药材，一般而言，介壳类药材具有制酸止痛的特点。凡胃痛泛酸，胃痛嘈杂可以选用。笔者体会，瓦楞子制酸作用强于他药，如牡蛎、乌贼骨、海蛤壳、珍珠母等，对于胃痛泛酸、反酸、吐酸、吞酸者，笔者常将瓦楞子作为首选之品，一般需要 30g 以上剂量。在治疗瘿瘤方面则多选用牡蛎，消瘰丸中选用牡蛎即取其软坚散结作用。

牡蛎　石决明

【药性概述】

牡蛎：见龙骨、牡蛎药对。

石决明：见石决明、决明子药对。

【药对主治】

肝阳上亢所致头晕目眩，烦躁易怒。

【应用比较】

1. 均为贝壳类，能平肝潜阳，又略能益阴，用于肝阳上亢所致头晕目眩，烦躁易怒。石决明平肝作用强于牡蛎。根据古代用药来看，在平肝方面，牡蛎较多应用，其对于阴虚阳亢所致烦躁、失眠作用好，对于阴虚所致口渴也可以选用。

2. 牡蛎因有收敛作用，主治浮阳外越的病证，亦能镇静安神。石决明主治阳亢上扰的病证，为凉肝镇肝之要药。

【用药体会】

牡蛎石决明在治疗肝阳上亢病证方面，可以同用以加强作用。牡蛎因有收敛作用，主治浮阳外越的病证。石决明主治阳亢上扰的病证，主降，其凉肝、镇肝的作用好，所以高血压病证常用。笔者对于高血压者，多不选用牡蛎，主要是因为牡蛎有收敛固涩作用，若导致血管收缩会出现血压更高，所以治疗高血压者多选用石决明而少用牡蛎。

羚羊角　水牛角

【药性概述】

羚羊角：咸，寒。①平肝息风：用于肝风内动，惊痫抽搐，高热神昏及肝阳上亢，头晕目眩以及癫痫，惊悸等。②清肝明目：用于肝火上炎之头痛，目赤肿痛等证。③清热解毒：用于温热病壮热神昏，谵语躁狂，甚或抽搐，热毒斑疹等证。

水牛角：苦、咸，寒。①清热凉血：用于温热病热入血分，内陷心包之高热烦躁，神昏谵语，或惊风抽搐，血热吐衄。本品凉血作用好，可以代用犀牛角使用。②泻火解毒：用于热毒壅盛之疮痈肿毒，咽喉肿痛。

【注意事项】

羚羊角 1~3g。宜单煎 2 小时以上。磨汁或研粉服，每次 0.3~0.6g。脾虚慢惊风者忌用。水牛角镑片或粗粉煎服，15~30g，宜先煎 3 小时以上。水牛角浓缩粉冲服，每次 1.5~3g，每日 2 次。内服剂量过大易致胃脘不适、恶心等副作用，故脾胃虚寒者不宜用。

【药对主治】

热毒病证。

【应用比较】

1. 均能清热解毒，用于温热病热入营血之高热，烦躁，神昏狂乱以及吐衄发斑，抽搐惊厥等。

2. 羚羊角善清肝热，善治肝热病变，尤善治肝热热极生风证，又能清肝明目，平降肝阳，息风止痉，乃治疗惊厥抽搐要药。水牛角善清心热，善治心经病变，以清热解毒为主，并能凉血。临床上，但见神昏，用水牛角不必用羚羊角，而神昏兼见痉厥，则需用羚羊角。

【用药体会】

羚羊角、水牛角在治疗心经、肝经热毒病证方面可以配伍同用。羚羊乃是国家保护动物，而羚羊角货源越来越少，若需要用羚羊角者，可用山羊角代之，但用量应大。若用山羊角，剂量是羚羊角的10倍。

羚羊角　钩藤

【药性概述】

羚羊角：见羚羊角、水牛角药对。

钩藤：见天麻、钩藤药对。

【药对主治】

1. 肝热头痛目赤。

2. 肝风内动痉厥抽搐。

【应用比较】

1. 均能清热平肝，用于肝阳上亢之头痛目赤，眩晕等证。钩藤轻清透达，对于肝热病证常用。羚羊角作用强。

2. 均能息风止痉，用于热盛动风抽搐惊厥等。

3. 羚羊角清热力强，除用治热极生风证外，又能清热解毒，多用于高热神昏，热毒发斑等证。

【用药体会】

羚羊角、钩藤均用于肝风内动的重证，钩藤乃植物油，较羚羊角多用。因羚羊角货源及价格因素，临床少用。笔者使用钩藤剂量多比较大，为治疗惊厥抽搐常用之药，现认为具有降低血压的作用，所以治高血压常选用之。凡有因内风证出现的惊厥、肢体震颤，笔者多选用之。不宜久煎，因其所含钩藤碱不耐高热，久煎疗效降低。

蜈蚣　金钱白花蛇

【药性概述】

蜈蚣：见全蝎、蜈蚣药对。

白花蛇：见白花蛇、乌梢蛇药对。

【药对主治】

1. 风湿顽痹。

2. 惊厥抽搐。

【应用比较】

1. 均能通络止痛，其性猛，善走窜，用于风湿顽痹，能内走脏腑，外达经络，为截风要药。白花蛇以祛风通络为主，风湿痹证更多应用。

2. 均能祛风止痉，用于破伤风、抽搐、瘰疬、手足麻木。

3. 蜈蚣以息风止痉为主，为治惊风、破伤风要药，又能攻毒散结。白花蛇以祛风通络为主，为治风湿顽痹、疬风要药，又能祛风止痒。

【用药体会】

从临床使用来看，蜈蚣在治疗风湿痹痛方面作用很好，尤其是对于顽固性风湿痹痛以疼痛较重者效果好。在治疗风湿痹痛时，如果是病程短，病情轻则不宜轻易选用此药，以免引邪入络，而导致病情久久难愈。另外用蜈蚣加盐浸出油，取油擦小儿秃疮，疗效颇佳。以蜈蚣加茶叶同敷患处，可治瘰疬。多年前，笔者初学中医时，曾治疗一位风湿患者，服药5剂，患者并无疗效，乃求教于年长医师，老师只建议我在原方中加用2条蜈蚣，5剂后病人高兴地告知，其作用非常好，自此笔者在治疗风湿病痛方面，若风湿日久者，乃加用蜈蚣，多能收效。白花蛇也是治疗顽固性风湿痹痛要药，二药配伍应用能增强通络止痛、息风止痉作用。

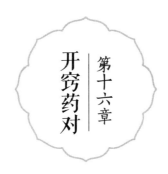

第十六章 开窍药对

牛黄　冰片

【药性概述】

牛黄：苦、寒。①化痰开窍：用于温热病热入心包及中风，惊风，癫痫等痰热阻闭心窍所致神昏谵语，高热烦躁，口噤，舌蹇，痰涎壅塞等证。②息风止痉：用于小儿急惊风之壮热，神昏，惊厥抽搐等。或痰蒙清窍之癫痫发作，口吐涎沫。③清热解毒：用于火毒郁结之口舌生疮，咽喉肿痛，痈疽，疔毒，疖肿，亦可用治乳岩、瘰疬、恶疮等证。

冰片：苦，微寒。①开窍醒神：用于热病神昏，因其性偏寒凉，为凉开之品。治痰热内闭，暑热卒厥，小儿惊风等热闭证。本品芳香走窜，功效与麝香相似但作用稍逊，两者常相须为用。②清热止痛：用于目赤肿痛，咽喉肿痛，口舌生疮。③防腐生肌：用于疮疡溃后日久不敛，水火烫伤。

【注意事项】

牛黄入丸、散剂，每次 0.15~0.35g。外用适量，研末敷患处。非实热证不宜用。孕妇慎用。冰片 0.15~0.3g。内服只宜入丸、散剂，不入煎剂，外用适量。凡阴血虚少而阳气上亢所致之昏厥及孕妇忌用。

【药对主治】

1.神昏谵语，烦躁，惊痫抽搐。

2.痈肿疔毒，咽喉肿痛。

【应用比较】

1.均能开窍醒神，用于高热神昏谵语，中风痰鸣，烦躁，惊痫抽搐等证，多同用，如安宫牛黄丸、至宝丹、行军散。

2.均清热消肿，用于痈肿疔毒，咽喉目赤，牙疳口疮。冰片清热消肿尤多用于咽喉肿痛，口疮，如冰硼散。

3.牛黄清热解毒作用好，亦能息风止痉。冰片外用亦能防腐生肌。

【用药体会】

牛黄因价格因素多入成品药中使用。冰片的来源有多种，若是从龙脑香科植物中提炼出者为龙脑香，又名梅片，开窍、清热生肌作用均好。其次是从艾纳香科植物中提炼出者为艾纳香，又称艾片。这两种均是天然药物，作用好。另外还有一种人工合成的冰片，是用松节油和樟脑作为原料，经过人工化学合成，称为机制冰片，其作用较差，但可以作为天然冰片的代用品。笔者认为冰片外用具有止痒作用，但本草书中未有记载此作用。笔者验方治疗皮肤瘙痒的苦参止痒汤（方见苦参、白鲜皮药对），其中含有冰片。对于有些病证，使用天然药品止痒作用好，若用机制冰片作用不佳。笔者曾治疗一例患者，使用该方因用的是机制冰片不见效，而改用天然之品，立竿见影，说明与药材的质量有很大关系。

石菖蒲　远志

【药性概述】

石菖蒲：辛，温。①开窍醒神：用于中风痰迷心窍，神志昏乱，舌强不语，以及痰热湿浊蒙蔽，高热，头晕、嗜睡等。②化湿和胃：用于湿浊中阻之脘闷腹胀、痞塞疼痛。③宁神益志：用于健忘，失眠，耳鸣，耳聋。此外，还可用于声音嘶哑、痈疽疮疡、风湿痹痛、跌打损伤等证。

远志：苦、辛，温。①安神益智：用于心肾不交之心神不宁、失眠、惊悸等。本品为交通心肾、安定神志、益智强识之佳品。②祛痰开窍：用于痰阻心窍所致之癫痫抽搐，惊风发狂。以及癫痫昏仆、痉挛抽搐。其治痰有两个特点，其一用于痰留于肺所致的咳嗽，咯痰不爽；其二用于痰阻心窍所致的神志错乱，恍惚，惊痫等。③消散痈肿：用于痈疽疮毒，乳房肿痛，内服、外用均有疗效，内服可单用为末，黄酒送服。外用可隔水蒸软，加少量黄酒捣烂敷患处。

【注意事项】

石菖蒲煎服 3~10g，鲜者可增至 15g。阴虚阳亢、烦躁汗多、精滑者慎服。远志煎服 3~10g。煎服。外用适量。化痰止咳宜炙用。凡实热或痰火内盛者，以及胃溃疡或胃炎患者慎用。

【药对主治】

1. 心神不宁，头脑不清，头昏。

2. 记忆力减退。

3. 中风后遗症。

【应用比较】

1. 均能安神，用于心神不宁，健忘，也用于痰扰心神健忘证，二药所治病证基本相似，常同用，如安神定志丸。

2. 均能开窍，用于心窍闭塞病证。

3. 石菖蒲能开心孔，利九窍，为治心肾不交要药，也是治疗痰证所致神志异常常用之药，如菖蒲郁金汤、清心温胆汤，又能醒神，化湿和胃。远志能通肾气上达于心，强心益志。尚能消散痈肿。

【用药体会】

石菖蒲治耳鸣，是因能开窍，善治清窍闭塞证。前人认为九节菖蒲利九窍，故除用于耳鸣以外，也用于心窍闭塞之神志昏乱癫狂，痴呆，噤口痢，前阴病变的小便不利以及目暗等。笔者对于九窍不通的病证，将石菖蒲作为首选之品。而远志乃是治疗记忆力的妙药，笔者常将石菖蒲、远志配伍同用，以治疗记忆力减退。中药中，具有益志（益智）者主要是石菖蒲、远志、人参，故 3 药均可以治疗记忆力减退，预防老年痴呆。益智仁虽有益智之说，但记忆力减退并不选用。

石菖蒲　蝉蜕

【药性概述】

石菖蒲：见石菖蒲、远志药对。

蝉蜕：甘，寒。①疏散风热：用于外感风热，发热咳嗽以及温病初起病证。其疏散作用较弱，一般作解表药用之较少。②透疹止痒：用于麻疹未透，风疹瘙痒。③祛风解痉：用于肝风内动证，如小儿惊风及破伤风、小儿夜啼等，单用即可。其既可祛外风，又能息内风。④退翳明目：用于肝经风热所致目赤肿痛，眼生翳障。⑤利咽开音：用于风热或肺热所致的声音嘶哑，咽喉肿痛。

【注意事项】

蝉蜕煎服 3~10g。治破伤风用量宜大，常用至 15~30g。《名医别录·中品》有主"女人生子不出"的记载，故孕妇当慎用。

【药对主治】

声音嘶哑。

【应用比较】

1. 均能开音：为治疗声音嘶哑的要药，石菖蒲对于痰阻清窍而发音不出作用较好。蝉蜕能宣肺，有利于肺气的通畅，故为治疗音哑的要药。

2. 石菖蒲尚能开窍醒神、化湿和胃、宁神益志。蝉蜕疏散风热，祛风止痉，退翳明目，亦能安神。

【用药体会】

笔者认为石菖蒲是治失音的要药，因其开窍祛痰，《神农本草经·上品》谓其"通九窍、明耳目、出音声。"《本草正义·卷五》云："凡寒饮闭塞，肺气不宣，则令人音暗，菖蒲能逐饮宣窍，而声自开"。石菖蒲"通九窍"上可达眼、耳、口、鼻七窍，下可至前后二阴，且药性平和无毒，人体中无处不到、无窍不通。①心窍闭塞的神昏、癫痫，如菖蒲郁金汤治疗痰热蒙蔽，高热，神昏谵语。湿浊蒙蔽清窍，健忘，耳鸣，嗜睡，如《医学心悟·卷四》之安神定志丸（茯苓、茯神、人参、远志、石菖蒲、龙齿）。②肾窍闭塞的耳鸣耳聋，凡耳窍不通，加用石菖蒲作用明显。临床体会，可以与郁金同用。现也有用其治疗链霉素中毒所致神经性耳聋者。③肺窍闭塞的鼻塞不通、不闻香臭、咽喉不利、声音嘶哑。④大肠不利的水谷不纳，痢疾后重等，如《医学心悟·卷三》之开噤散（人参、黄连、石菖蒲、丹参、石莲子、茯苓、陈皮、陈米、冬瓜仁，荷叶蒂）。⑤膀胱不利的小便浑浊，膏淋，现用其治疗乳糜尿。上述通窍方面，临床上尤以治疗声音嘶哑作用好。根据应用来看，其达到祛痰化浊，用于痰湿或阻于气道、或瘀于心络、或蒙闭心包、或着于鼻道、或黏于咽喉、或塞于耳窍、或痹于肢体经络、或滞于胃肠诸疾，临床均广泛用之。传统认为菖蒲以九节者为佳，故有九节菖蒲之谓，现在临床是将石菖蒲、九节菖蒲分别应用的。石菖蒲专治失音，临床配伍蝉蜕作用更佳。

麝香　牛黄

【药性概述】

麝香：辛，温。①开窍醒神：用于各种原因所致的闭证神昏，无论寒闭、热闭，用之皆效。如温病热入心包之热闭神昏以及中风痰厥，突然昏倒的寒闭证。本品有很强的开窍通闭，辟秽化浊作用，为开窍醒神之要药。②活血通经，止痛：用于痈疽疮疡，经闭，癥瘕，跌打损伤。

牛黄：见牛黄、冰片药对。

【注意事项】

麝香 0.03~0.1g，内服只宜配入丸、散剂，不入煎剂。外用适量。孕妇禁用。

【药对主治】

1. 神昏谵语。
2. 痈肿疮疡。

【应用比较】

1. 均开窍醒神，用于神昏谵语及中风痰迷，麝香开窍力较强，走窜力胜于牛黄，寒闭、热闭皆宜，安宫牛黄丸中配伍有二药。

2. 均可治疗疮疡。

3. 麝香活血化瘀，消肿止痛，消散气血壅滞以消痈肿。牛黄的清热解毒作用极佳，凡热毒疮疡，丹毒，咽喉肿痛均将其视为要药，临床上以牛黄命名的成药就有许多，如牛黄上清丸、牛黄解毒片、牛黄清心丸等，尚能化痰、息风止痉。

【用药体会】

麝香、牛黄均为开窍要药。牛黄清热解毒作用强，若初生的婴儿，在离开母体后的 3 天之内，吃点天然牛黄，以后就能少患热毒病证。用法是将 0.1g 天然牛黄涂在母亲的乳头上，让婴儿吃奶时顺带吃进去。此方法源于《汤液本草·卷中·黄连》，原文为"海藏祖方，令终身不发癍疮：煎黄连一口，儿生未出声时，灌之，大应；已出声灌之，癍虽发，亦轻"。根据实践，将黄连改为牛黄更佳。

麝香　冰片

【药性概述】

麝香：见麝香、牛黄药对。

冰片：见牛黄、冰片药对。

【药对主治】

神志昏迷。

【应用比较】

1.均能开窍，用于热病神昏、中风痰厥、气郁窍闭、中恶昏迷等闭证，二者配伍后，寒、热闭证均可用，常同用，如安宫牛黄丸、至宝丹。麝香开窍作用强。麝香的开窍作用非他药可以媲美，凡神志昏迷因于实证者，皆为必用。若因为实证导致昏迷，可以用麝香研末，和匀灌之，有立竿见影之效。由于此药现在因价格高昂，已经很少使用。冰片主要是开窍，这是指将其作为内服药使用。

2.均能治疗疮疡，肿毒，麝香取其活血化瘀之功，外用方中常配伍有本品，而冰片取其清热消肿作用，也善治目赤肿痛，咽痛，口疮，疮疡肿痛，溃后不敛，烧烫伤，外用，如冰硼散。

3.麝香尚能活血化瘀。冰片尚能清热止痛。将冰片外用，适应的病证也很多，如李时珍介绍用冰片点鼻，能治疗鼻中息肉下垂。

《本草纲目·卷三十四》中还记载用冰片点眼可去翳明目；头脑疼痛，用冰片以纸卷后熏鼻；酒渣鼻赤，用冰片、真酥，频搽等。其附方中记载共13方，其中竟有11个方子是外用的。说明冰片主要是外用，而作为开窍药治疗神昏，因神昏毕竟不是常见病，故用之较少。临床用冰片主要还是外用。

【用药体会】

麝香、冰片由于具有辛香的特点，笔者在临床上若外用药物时多加用冰片，具有很好的穿透皮肤的特点，能够促使药物更好地吸收，故外用方中常常配用冰片，参看腹水消肿散（方见甘遂、大戟药对）、苦参止痒汤（方见苦参、白鲜皮药对）。笔者认为冰片具有良好的止痒作用，一般是将其外用，煎水洗、泡，所以外用治疗皮肤病引起的瘙痒常选用之。

麝香　苏合香

【药性概述】

麝香：见麝香、牛黄药对。

苏合香：甘、辛，温。①开窍醒神：用于中风痰厥、惊痫等属于寒邪、痰浊内闭者，常与麝香、安息香等同用，如苏合香丸。本品作用与麝香相似而力稍逊，且长于温通，为治寒闭神昏之要药。②辟秽，散寒止痛：用于胸腹冷痛，满闷。

【注意事项】

苏合香0.3~1g。宜作丸剂，不入汤剂。阴虚阳亢者不宜用。

【药对主治】

神昏痉厥。

【应用比较】

1.均能开窍醒神，用于寒闭神昏。其辛香气烈，为治疗面青、身凉、苔白、脉迟之寒闭神昏之要药，如苏合香丸。麝香开窍作用更强，无论寒闭、热闭，用之皆效。

2.均能辟秽化浊，用于痰浊、寒凝、气滞之胸脘痞满、冷痛等证。苏合香用之较少，多以苏合香丸应用。

3.均能止痛，用于秽浊邪气引起的身体不适，疼痛。麝香又能活血通经。

【用药体会】

麝香的开窍作用最强，凡神志昏迷因于实证者，皆为必用。若因为实证导致昏迷，可用麝香研末，和匀灌之，有立竿见影之效。其透皮作用好，使用外用药时选加麝香，可以使药物加快吸收，如腹水消肿散（方见甘遂、大戟药对）中就配伍此药。由于麝香价格高昂，笔者常选用樟脑、冰片作为代用品。苏合香则以苏合香丸方式治疗痰迷心窍所致的痰厥昏迷、中风偏瘫、肢体不利，以及中暑、心胃气痛。

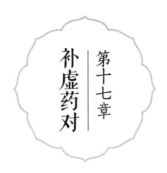

第十七章　补虚药对

人参　西洋参

【药性概述】

人参：甘、微苦，微温。①大补元气：用于元气虚脱，脉微欲绝的重危证候，可单用，如独参汤。本品为拯危救脱要药，其大补元气之功无药可代。②补脾益肺：用于肺气虚，短气喘促，懒言声微等证。③生津止渴：用于热病伤津口渴，汗多及消渴，口渴咽干、体倦气短。④安神益智：用于气血两亏，心神不安之心悸怔忡，失眠健忘者。

西洋参：甘、微苦，凉。①补气养阴：用于热病或元气、阴津所伤致神疲乏力，气短喘促，心烦口渴，舌燥，脉细数无力等证。亦用于火热耗伤肺脏气阴所致短气喘促，咳嗽痰少，或痰中带血等证。本品具有类似人参而弱于人参的补益元气之功，因其性味苦寒，兼能清热养阴。②清热生津：用于热病气津两伤，身热汗多，口渴心烦，体倦少气，脉虚数者。临床亦常配伍养阴生津之品用于消渴病。

【注意事项】

人参煎服，补虚可用 5~10g；救脱可用 15~30g。①文火另煎，分次兑服。②研末吞服，每次 0.5~1g，日服 1~2 次。③热证、实证忌用。④反藜芦。⑤一般认为服用人参时，不宜饮茶。西洋参煎服3~6g。另煎兑服。不宜与藜芦同用。

【药对主治】

1. 气虚病证，如短气喘促，懒言声微等证。

2. 津伤口渴，消渴，咽干、汗多及体倦气短。

【应用比较】

1. 均能补气，为强有力的补气之品，用于气虚欲脱之气短神疲，喘促，懒言，声微，脉细无力等证。人参补气作用更强，单用即可收效。人参补气作用非他药所能及，故有大补元气之谓。古有神草之谓，千草之灵，百药之长的说法。取此功效，一般是单用。由于人参的补益作用好，大失血者，尤当重用人参补气摄血，此所谓有形之血不能速生，无形之气所当急固。西洋参的补气作用稍弱于人参。中医使用西洋参的历史不长，若古方中用的是人参，根据病情可以改用西洋参。

2. 均能生津止渴，治疗口渴、汗多及体倦，西洋参生津作用更好一些。如用人参之参麦饮，用西洋参之清暑益气汤。

3. 人参尚能安神益智，从临床来看，人参以冬季应用为宜，因为其性偏温，而西洋参以夏季应用为宜，因为其性偏寒。

【用药体会】

有一种说法，用人参时，不宜吃萝卜，或不宜与莱菔子（萝卜子）同用，认为会降低人参的作用，其实这种说法并不妥当，因为人参的补气与莱菔子的行气是两个不同的概念，当身体虚弱，又有腹部胀满者，二者同用效果非常好。民间称"十月萝卜小人参"，《本草纲目·卷十二·黄芪》载："阴虚尿血，人参焙，黄芪盐水炙，等份，为末。用红皮大萝卜一枚，切作四片，以蜜二两，将萝卜逐片蘸炙，令干再炙，勿令焦，以蜜尽为度。每用一片，蘸药食之，仍以盐汤送下，以瘥为度。《三因方》"。又如在卷十二·人参条下载："尿血沙淋痛不可忍。黄芪、人参等份，为末。以大萝卜一个，切一指厚大，四五片，蜜二两，淹炙令尽，不令焦，点末食无时，以盐汤下。《永类方》"。这两处均记载萝卜与人参同用。笔者临床上常将人参、莱菔子同用治疗咳喘效果很好，验方"一二三四五六汤"（方见杏仁、苏子药对）中即配伍有人参、莱菔子。

生晒参、西洋参作用基本相似，临床可以互相代用，但红参不能代替西洋参应用。

人参　附子

【药性概述】

人参：见人参、西洋参药对。

附子：见干姜、附子药对。

【药对主治】

1.阳气两虚病证。

2.虚损暴脱病证。

【应用比较】

人参、附子组成药对，即参附汤，主治元气大亏，阳气暴脱，汗出黏冷，四肢不温，呼吸微弱，或上气喘急，或大便自利，或脐腹疼痛，面色苍白。凡大病虚极欲脱，产后或月经暴崩，或痈疡久溃，血脱亡阳等，均可用此药对救治。人参甘温大补元气，附子大辛大热，温壮元阳。二药共奏回阳固脱之功。

【用药体会】

参附配伍，最早见于四逆加人参汤，通脉四逆汤加人参二方，用于恶寒亡阳，其余如附子汤、茯苓四逆汤亦是将人参、附子同用。补人身之气，无如人参；扶元气之弱，无如附子。若使元气内守，真阳内充，二药应用，辨证调治，为调补要药，笔者尤喜将二药同用于阳气虚损病证。二药当结合患者身体状况用药，剂量予以节制，不可多服，免纯阳之品过剂，反致助火伤阴耗血。

人参　党参

【药性概述】

人参：见人参、西洋参药对。

党参：甘，平。①补脾益肺：用于各种气虚体弱之证，如气促，语声低弱，短气乏力，食少便溏，久泻脱肛以及病后气血虚弱等。一般补益的方剂中，多用党参代替人参。如遇虚脱危重证候，本品力薄，仍以用人参为宜。②补血：用于气虚不能生血，或血虚无以化气而见面色苍白或萎黄，乏力头晕，心悸之证。③生津：用于气津两伤的轻证。

【注意事项】

党参煎服 10~30g。中满邪实者忌用。反藜芦。

【药对主治】

1. 气虚体弱之证，如气促，短气乏力，食少便溏，久泻脱肛等。

2. 气虚所致血虚病证，面色苍白或萎黄。

【应用比较】

1. 均能补脾肺气、益气生津，用于脾气虚之倦怠乏力，精神萎靡，食少便溏。亦用于肺气虚之津伤口渴、消渴、血虚及气虚邪实之证。人参乃补气要药，作用远胜于党参。二者兼有补血之功。现临床使用古方中含有人参的方子，多用党参代之。也可以同用于一方。

2. 人参大补元气，用于元气亏虚所致重证，又能生津止渴，安神益智。党参作用缓和，而急证、重证仍以人参为宜。党参不具人参益气救脱之功，凡元气虚脱之证，应以人参急救虚脱，不能以党参代替。

3.关于上党参：《图经本草·卷四》云"相传欲试上党参者，但使二人同走，一与人参含之，一不与，度走三、五里许，其不含人参者，必大喘，含者气息自如者，其人参乃真也"。《本草纲目·卷十二》人参条下也如此记载。这里的上党参并不是现在所云的党参，而是人参。李时珍说"上党，今潞州也。民以人参为地方害，不复采取，今所用者皆是辽参。"根据现在的论证，上党原产人参，后因安史之乱导致上党人参绝种。清代以前的本草书中，临床所使用的多是人参，从清代汪昂的《增订本草备要》记载党参以后，方剂中使用的人参者多以党参代之。

【用药体会】

人参、党参均补气，但党参补气作用平和。党参润肺而不致寒凉，健脾而不致温燥，护胃而不致泥膈，养血而不致滋腻，故常代用人参。在多年的临床实践中，笔者发现党参能增肥，使人发胖，因此在使用此药时一定要注意。尤其是对于肥胖者来说，不要使用此药，但如果想长胖者则又可以选用。如果古方中用人参而以党参代替，又不能承受发胖者，笔者则多用太子参代替党参使用。尤其是现在的儿童，胖儿较多，笔者体会，不要轻易选用党参。若需要长胖者，常以党参配伍枸杞子泡水服，效果良好。笔者体会，对于年轻女性，一般也不要轻易选用党参补气，以免增胖。现有的人们常说吃中药容易长胖，主要的药物就是党参。这是笔者通过多年的临床得出的认识。临床曾见一女性患者服用含有党参20g，用药7天，连续长了7斤，另一位患者同样如此。

笔者验方"党参增胖汤"选用党参。组成：党参20g，枸杞20g，熟地黄15g。功效：补益气血，强壮身体。主治身体虚弱，消瘦，体重轻，疲倦乏力。水煎服。

人参　蛤蚧

【药性概述】

人参：见人参、西洋参药对。

蛤蚧：见蛤蚧、胡桃仁药对。

【药对主治】

1. 肺肾久虚喘促。

2. 久病咳嗽，肺痿。

3. 身体虚弱，气息不足。

【应用比较】

1. 均能补虚，但所补脏腑有别，人参重在补益心肺脾之气，蛤蚧重在补益肺肾之气，二药常配伍同用，在古籍中，有多首方剂将二药配伍同用，如宋·《博济方·卷二》中蛤蚧散，主治肺痿咳嗽。此外如《卫生宝鉴·卷十二》之人参蛤蚧散，《杨氏家藏方·卷十》之人参蛤蚧散，《圣济总录·卷六十五》之蛤蚧散等均将二药配伍应用。

2. 均治疗咳喘，用于脏腑虚损，肺气上逆，久病咳嗽，喘息，呼多吸少，声音低怯，身体消瘦。

【用药体会】

人参、蛤蚧配伍应用乃是治疗肺肾虚损所致咳喘要药，其补虚作用好，对于咳久气喘，身体日渐羸瘦，日久成肺痿者，有良好作用。蛤蚧、人参擅长补虚固本，补益肺肾，止嗽定喘，乃是治疗咳嗽喘息妙对。这一药对对于恢复肺肾作用，强身健体，止咳平喘具有极佳作用，笔者在治疗咳喘时多选用一二三四五六汤，若体虚者加用蛤蚧效果良好。

人参 熟地黄

【药性概述】

人参：见人参、西洋参药对。

熟地黄：见生地黄、熟地黄药对。

【药对主治】

气血亏虚证，面色萎黄，精神不振，疲倦乏力。

【应用比较】

1.人参为补气要药，熟地黄为补血要药，二药配伍同用之两仪膏则气血并补，为培补重剂，凡精气亏虚，耗伤真阴，虚损甚者宜用之。《景岳全书·卷五十一·新方八阵·补阵》张景岳云："两仪膏治精气大亏，诸药不应，或以克伐太过，耗损真阴。凡虚在阳分而气不化精者，宜参术膏；若虚在阴分而精不化气者，莫妙于此。其有未至大病而素觉阴虚者，用以调元，尤称神妙"。人参有健运之功，熟地黄禀静守之力，阴阳结合，相为互补。

2.人参大补元气，补脾益肺，生津止渴，安神益智。熟地黄补血滋阴。

【用药体会】

笔者临床凡遇有气血亏虚者均选用人参、熟地黄，配伍应用具有调补气血的作用，确为补益气血妙对。补气以人参为主，或佐以黄芪、白术，补血以熟地黄为主，或佐以当归、芍药。阳气虚者非人参不可，阴血亏者，非熟地黄不可，张景岳则将二药归于四雄（熟地黄、人参、大黄、附子）。《本草正·隰草部·地黄》云："阴虚而神散者，非熟地黄之守不足以聚之；阴虚而火升者，非熟地黄之重不足以降之；阴虚而躁动者，非熟地黄之静不足以镇之；阴虚而刚急者，非熟地黄之甘不足以缓之；阴虚而水邪泛滥者，舍熟地黄何以自制；阴虚而真气散失者，舍熟地黄何以归源；阴虚而精血俱损、脂膏残薄者，舍熟地黄何以厚肠胃"。张景岳、傅青主均善用熟地黄，但笔者还是认为熟地黄较为滋腻，不宜量大。

大枣　生姜

【药性概述】

大枣：甘，温。①补脾益胃：用于脾气虚弱，消瘦乏力，食少便溏，单用有效。其补气之力较为平和。②养血安神：用于血不养心，心失所养之脏躁证，症见神情抑郁，精神恍惚，心烦不眠等证。③调和药性：本品甘缓，能缓和药性，如与攻下药同用，使攻邪而不致于伤正。也用于因使用峻猛药物后，取大枣扶助正气之功。

生姜：见生姜、茶叶药对。

【注意事项】

大枣煎服 3~10 枚或 10~15g。宜擘破入煎。①味甘能助湿，令人中满，故胃脘满闷及痰湿盛者，食积者忌用。《神农本草经疏・卷二十三・大枣》："小儿疳病不宜食，齿痛及患痰热者不宜食。生者尤不利人，多食致寒热"。②不宜与葱同食，否则易使人五脏不和。《日华子本草・果部》："不宜合生葱食"。③不宜与鱼同食，以免使人腰腹痛。④龋齿疼痛不宜食。嵇康《养生论》："齿居晋而黄"，即指晋地（山西）产枣而多食枣者牙齿易发黄。⑤嗜酒者应少吃，以防助湿。⑥下腹部胀满，大便秘结者应少食。

【药对主治】

1. 外感表证。

2. 内伤杂病，脾胃不和病证。

3. 促进补益药物吸收，缓解壅滞。

【应用比较】

1.大枣味甘色赤，乃脾之果，生姜味辛色黄，乃胃寒药，二物同用，甘辛温补脾胃，有相互增进疗效的作用。

2.配伍使用能调和营卫，尤以桂枝汤中应用著名。生姜乃祛风散寒之品，大枣补益脾胃，姜、枣同用，一般只云桂枝汤中的二药具有调和营卫的作用。"专行脾之津液而和营卫"。(《伤寒明理论·卷四》) 其实在古方中二药同用的方子很多，如射干麻黄汤、小柴胡汤、吴茱萸汤、小建中汤、黄芪桂枝五物汤、大柴胡汤等就配伍有二药，但均不云调和营卫。笔者将《方剂学》教材中所记载的配伍应用药物进行归纳，发现大枣、生姜是配伍应用最多的一组药物。二药配伍能调和脾胃，调和营卫，调理气血，调理阴阳，常可收到事半功倍的效果。在《金匮要略》用大枣37首方剂中，其中有16首方剂中以姜、枣配伍。

3.大枣能补益气血，调理脾胃，养血安神、调和药性。生姜能发散表邪，温胃止呕，解毒。

【用药体会】

这是一组常用药对，古方中常配伍应用，但由于药肆不备生姜，有时会忽视生姜的作用，其实生姜除了止呕作用极佳外，温胃作用也很好，所以在家庭中，笔者常嘱咐将生姜、大枣煎水饮服，对于胃寒、胃虚病证有良好的缓解作用。

小麦 大枣

【药性概述】

小麦：甘，平。①养心安神：用于妇人脏燥，精神不安，情绪不稳，悲伤欲哭。②除热止渴：用于热病烦热消渴、口干。③健脾益肾：用于肠胃不固的慢性泄泻，老年人肾气不足之小便淋涩。

大枣：见大枣、生姜药对。

【注意事项】

小麦煎服 20~30g，作药用以整粒入药，若去掉麸皮不入药。糖尿病患者不宜过量食用，因小麦含有大量的双糖，过多食用会使体内的血糖升高，加重病情。

【药对主治】

1. 精神不安，喜悲伤欲哭。

2. 睡眠不佳，失眠多梦。

3. 脾虚泄泻。

【应用比较】

1. 均能养心安神，用于妇人脏躁病证，喜悲伤欲哭，神志异常，常同用，如甘麦大枣汤。

2. 均能健脾：用于脾虚泄泻，精神不佳。

3. 均能安神，用于失眠多梦，情绪不稳。

4. 小麦能清热止渴，益肾。大枣调和药性。

【用药体会】

小麦、大枣均为药食两用之品，以整粒小麦入药，不磨粉，其味甘而润，润则阴生，可除热，作用概括为养心，润燥，和血，健脾。具有调节情绪的作用，原粒小麦能缓解更年期综合征，安定情绪，也能增强记忆，抗衰老以及预防心血管疾病等作用，如甘麦大枣汤（甘草、小麦、大枣）治疗脏躁病。所谓脏燥病，指的是因为思虑过度，心血暗耗，导致血不养心，出现精神恍惚，心烦易怒，口苦咽干，胸闷胁痛，哭笑无端，《金匮要略·妇人杂病脉证并治》记载："妇人脏躁，喜悲伤欲哭，象如神灵所作，数欠伸，甘麦大枣汤主之"。此方对脏躁症效果甚佳。现临床用甘麦大枣汤治疗失眠、癔症。

笔者验方小麦养心汤治疗失眠多梦，记忆力减退有效。组成：

小麦 30~50g，茯神 15g，生百合 30g，柏子仁 15g，炒枣仁 30g，炙远志 10g，夜交藤 15g，合欢皮 15g，当归 15g，五味子 10g，莲子 15g，丹参 15g。功效：养心安神，宁志助眠。主治体质虚弱，精神不振，失眠多梦，健忘，容易疲劳。水煎服，或熬制成膏剂服用。此方具有很好的安神作用。亦可配伍交泰丸。笔者使用交泰丸作为水煎剂入小麦养心汤中时，只用黄连 3g，肉桂 3g，绝不量大，取四两拨千斤之效。

小麦　浮小麦

【药性概述】

小麦：见小麦、大枣药对。

浮小麦：甘，凉。①固表止汗，用于体虚所致自汗、盗汗。用治气虚自汗，常与黄芪、煅牡蛎等同用，如牡蛎散。治阴虚盗汗，可与五味子、白芍等同用。亦可单用炒焦研末，米汤调服。②益气除热，用于阴虚发热，骨蒸劳热等证，常配伍生地黄、地骨皮等同用。

【注意事项】

浮小麦煎服 15~30g。无特殊禁忌。

【药对主治】

1.体虚疲倦乏力，精神不佳。

2.虚热病证。

【应用比较】

1.同出一物，均能益气除热，用于体虚所致乏力，体倦，虚热等。

2.小麦为成熟果实，养心安神，用于精神抑郁，悲伤啼哭或喜笑无常，手足痉挛等脏躁证，如甘麦大枣汤。浮小麦为小麦的干燥瘰瘦果实，固表止汗。小麦偏于补养。浮小麦专于止汗。

【用药体会】

根据甘能缓急的认识，小麦亦有缓解急迫的作用，《金匮要略·肺痿肺痈咳嗽上气篇》载："咳而脉浮者，厚朴麻黄汤主之"。（厚朴、麻黄、石膏、杏仁、半夏、干姜、细辛、小麦、五味子）方中之小麦，即取其能缓急止咳作用。后人用小麦治痉咳，即受仲景此方用小麦之启迪。陈小麦清热邪，止烦躁。若情绪不稳，多思善虑，可以整粒陈小麦浓煎，饮服。笔者临床上尤其喜用小麦治疗更年期综合征，常用量50g，也可直接将小麦泡水或煮水饮服。若睡眠不好，单用小麦泡水饮服也有良效。

小麦防躁，原粒小麦能缓解更年期综合征，安定情绪，也可以增强记忆，抗衰老以及预防心血管疾病等作用。浮小麦最大的特点是治疗汗证，包括自汗、盗汗，需要大剂量使用。也用于一些虚损病证。针对更年期综合征笔者常将小麦、浮小麦同时应用。笔者验方小麦调护汤重用小麦。组成：小麦30~60g，大枣15g，百合20g，莲子15g，灵芝30g，绞股蓝30g，黄芪30g，生晒参10g，石斛15g，玉竹15g，黄精15g，甘草10g（糖尿病患者不用甘草）。功效：补益心肾，平衡阴阳。主治心肾不足，阴阳失调，头晕耳鸣，面色晦暗，颧红唇赤，心悸怔忡，虚烦不寐，健忘多梦，恐怖易惊，咽干口渴，面色潮红，潮热盗汗，五心烦热，性格变化，悲伤欲哭，多疑多虑，腰膝酸软，月经紊乱，量多色淡，形寒肢冷，倦怠乏力，敏感易怒。

山药　白术

【药性概述】

山药：见牛蒡子、山药药对。

白术：甘、苦，温。①补脾健胃：用于脾胃虚弱所致的倦怠乏力，食少，泄泻等证。亦用于脾胃虚寒之脘腹冷痛，呕吐，腹泻，脾虚气滞之脘腹胀满。本品为"补气健脾第一要药"。②燥湿利水：用于脾虚湿困，运化失职所致水肿、泄泻以及脾虚中阳不振，痰饮内停者。③固表止汗：用于气虚自汗。④安胎：用于脾虚胎儿失养，胎动不安。

【注意事项】

山药煎服 10~30g，大剂量 60~250g。入滋阴药宜生用；补脾肺宜炒用，麸炒可增强补脾止泻作用。脾胃湿滞者忌用。白术煎服 10~30g。炒用健脾燥湿止泻。阴虚内热，津液亏耗者忌用。

【药对主治】

1. 脾胃虚弱，精神倦怠，食少纳差，大便时干时溏，或泄泻。
2. 脾虚带下。

【应用比较】

1. 均能补脾，用于脾胃虚弱病证，如食少纳差，泄泻，常同用，如参苓白术散。白术补益作用强。

2. 均能治疗脾虚带下，常同用，如完带汤。白术祛湿作用强于山药。

3. 山药不寒不燥，补肺脾肾三脏之气，固任脉之阴，用于气阴两虚、任脉不固之崩、带等疾。为平补三焦之品。白术苦温略燥，乃健脾、燥湿要药，通过健脾燥湿而利腰脐，用于脾虚脏气偏寒湿邪内生之腰脐不利，带脉不举之经病、带下、胎气不安等。又能利水消肿，安胎。

【用药体会】

山药、白术补益脾胃常同用。此二药同用亦能美白，故面色晦暗笔者多选用之。通过多年的临床，总结一个诊断上消化道溃疡的方法：若患者舌头正中心有一条前后裂纹者，多提示有溃疡病，若裂纹在舌头中心的前端，可能有胃溃疡的病变，若裂纹在舌头后端，可能有十二指肠球部溃疡的病变。一般在患者背部的敏感穴位也会有相应的表现，若膈俞穴有敏感点，位于右侧可能是胃溃疡的病变，若位于左侧可能是十二指肠球部溃疡。若此处敏感点不明显，在位于 11 胸椎棘突下旁开 1.5cm 部位的脾俞、12 胸椎棘突下旁开 1.5cm 的胃俞穴有压痛点，右侧多为胃溃疡，左侧多为十二指肠球部溃疡。此种情况可以用山药治疗。将山药研末后用温开水冲服，坚持应用有效，这是因为山药具有收敛作用，能促进溃疡面的愈合，也可以少佐白及同用。山药药性平和，因其同时也是食物，故临床可以大剂量使用。

山药　扁豆

【药性概述】

山药：见牛蒡子、山药药对。

扁豆：甘，微温。①补脾气：用于脾虚湿滞之食少便溏，泄泻，或脾虚湿浊下注之白带过多。本品既能补气健脾，又兼能化湿，但作用平和，宜入复方使用。其亦食亦药，补脾而不腻，化湿而不燥。②化湿：用于暑湿吐泻证。治暑月乘凉饮冷，外感于寒，内伤于湿之阴暑，常与香薷、厚朴同用。

【注意事项】

扁豆煎服 10~30g。炒后可使健脾止泻作用增强。作为食用的是带种子的嫩荚壳，作为药用的是用其种子。内含毒性蛋白，生用有毒，加热后毒性可大大减弱。

【药对主治】

1.脾胃虚弱之食欲不振，倦怠乏力，泄泻。

2.脾虚带下。

【应用比较】

1. 均为补脾之品，用于脾胃虚弱之食欲不振，倦怠乏力，泄泻，带下等，参苓白术散中将此配伍同用。二药的特点是不寒不燥，为平补之品。

2. 山药平补阴阳，略具涩性，补脾胃，益肺肾，兼能收敛固精，俗谓乃平补肺脾肾三焦。扁豆补益之力不及山药，能除湿解暑。

【用药体会】

山药、扁豆在补脾、健脾方面多作为辅助药物使用。若小儿病患者，可以单用扁豆研末后内服。食用方面可以炒吃，若用种子可将其与米同煮，能开胃健脾，促进食欲，同时也治疗泄泻等病证。二药亦能洁面润肤，古今用其做面膜，达到祛斑增白，因此可以作为美容药物使用，中药中具有白字的药物多有美容效果，白扁豆是其中之一。笔者验方八白膏选用二药，组成：白茯苓 15g，白芷 10g，白及 10g，白芍 15g，白扁豆 15g，白蒺藜 15g，白僵蚕 15g，生白术 15g，百合 15g，山药 15g，冬瓜仁 30g，天花粉 15g，葛根 10g，薏苡仁 30g。功效：美白靓肤，润肺除皱。主治皮肤粗糙，面部黑斑，蝴蝶斑、皱纹多，苍老面容。熬制膏滋服用，亦可水煎服。

山药　黄芪

【药性概述】

山药：见牛蒡子、山药药对。

黄芪：甘，微温。①补气升阳：用于气虚体弱，倦怠乏力，食少便溏，短气自汗；中气下陷之脱肛，子宫脱垂，胃下垂等证。亦用于气虚血滞之中风偏枯，半身不遂。②固表止汗：用于表虚不固之自汗证。其补气之中，又有外达之性，故能固表以止汗。③利水消肿：为治气虚水肿之要药。④托毒生肌：用于气虚疮疡内陷，脓成不溃或久溃不敛。

【注意事项】

黄芪煎服 10~15g，大剂量可用至 30~60g，或更大剂量。生黄芪多用于固表止汗，托毒排脓，炙黄芪多用于补脾益气。疮疡初起，表实邪盛及阴虚阳亢等证忌用。

【药对主治】

1. 脾胃气虚大便稀溏，气短乏力。

2. 气虚小便异常。

3. 口干口渴，消渴。

【应用比较】

1. 均具有补气作用，用于脾胃气虚病证，如乏力，泄泻。黄芪补气作用强，山药多作辅助药物。山药补益脾气，可以治疗多种胃病，尤其是对于胃溃疡、十二指肠球部溃疡效果最佳，应用的方法是将山药研末后以水调服，有保护胃黏膜的作用。若服用山药后产生壅气，胀闷，可加用陈皮行气消胀，如参苓白术散。

2. 均治疗消渴，常同用，如《医学衷中参西录·医方》之玉液汤、滋膵饮。消渴病因气虚津不布散，导致口渴引饮，小便频数，身体困倦，黄芪补气升阳，使气旺阳升，以促进津液的生成与输布，从而达到生津止渴之效，故可用于脾虚不能布津之消渴。二者配伍具有降低血糖的作用。张锡纯治疗消渴病，均以大剂量的山药、黄芪同用，并云"治消渴，曾拟有玉液汤，方中以怀山药为主，屡试有效"。(《医学衷中参西录·医方·滋膵饮》)

3. 山药平补肺脾肾三焦。黄芪补气升阳，利水消肿，托疮生肌，固表止汗。

【用药体会】

山药、黄芪具有很好地降低血糖的作用，笔者常大剂量使用。笔者验方"黄芪降糖膏"选用二药。组成：黄芪 30g，阿胶 15g，山茱萸 15g，生地黄 15g，泽泻 10g，茯苓 15g，丹皮 10g，山药 30g，苍术 15g，玄参 15g，鹿角霜 10g，黄精 15g，枸杞 15g，菟丝子 15g，乌梅 15g，天花粉 20g，肉苁蓉 10g，地骨皮 10g，淫羊藿 15g。功效：补气生津，滋肾降糖。主治：糖尿病口干舌燥，疲倦乏力，腰膝酸软，怕冷畏寒。熬制成膏滋服用方便，也便于坚持用药。

女贞子　沙苑子

【药性概述】

女贞子：甘、苦，凉。①滋补肝肾：用于肝肾不足所致的腰膝酸软，消渴及阴虚内热之潮热，心烦等证。②乌须明目：用于肝虚目暗不明，视力减退，目微红羞明，眼珠作痛者。

沙苑子：见山茱萸、沙苑子药对。

【注意事项】

女贞子煎服 6~12g。本品以黄酒拌后蒸制，可增强滋补肝肾作用，并使苦寒之性减弱，避免滑肠。脾胃虚寒泄泻及阳虚者慎服。

【药对主治】

1. 视物昏花，目暗。

2. 腰膝酸软，下肢无力。

3. 耳鸣耳聋。

【应用比较】

1. 均补益肝肾，用于肝肾亏损腰膝酸软，疲倦，耳鸣耳聋，须发早白等。

2. 均明目，用于目暗不明，视力减退。沙苑子取养肝之功，女贞子取清肝之效。

3. 女贞子偏于补阴，沙苑子偏于补阳。

【用药体会】

笔者在临床上使用二药，一般使用的剂量多较大，这是因为二药性质平和，补而不腻，适于久服。对于阴阳两虚而又不需大补者选用之比较合适。女贞子滋补肝肾，因其性凉，补中有清，属于清补退热之品，通过补益肝肾精血，达到滋阴退阳，虚热自除的目的，治疗阴虚内热所致的五心烦热，骨蒸劳热，盗汗遗精等效果可靠。沙苑子治疗肾虚病证，包括肾阴阳两虚，但偏于补阳，而补阳作用又不强，凡需要补益者又不宜大补者可以选用之。笔者验方十子种子汤（方见菟丝子、沙苑子药对）中配伍有二药。

女贞子 枸杞子

【药性概述】

女贞子：见女贞子、沙苑子药对。

枸杞子：甘，平。①滋补肝肾：用于精血不足所致腰膝酸软，遗精滑泄，耳聋，牙齿松动，须发早白，失眠多梦以及肝肾阴虚之潮热盗汗，消渴，阳痿，遗精。本品为平补肾精肝血之品。②益精明目：用于肝肾不足所致视力减退，两目干涩，内障目昏，头晕目眩。

【注意事项】

枸杞子煎服 6~15g。脾虚湿滞及便溏者不宜用。

【药对主治】

1. 肝肾阴虚病证，腰膝酸软，腿足乏力。

2. 肝血不足视物昏花，目暗不明。

【应用比较】

1. 女贞子、枸杞子在补益方面，主要是治疗肝肾阴虚病证，如头晕，耳鸣，腰膝酸软，腿足乏力。枸杞子亦能补血，补阳，兼能补气，其能坚筋骨、轻身不老、耐寒暑，为滋补调养和抗衰老的良药。滋补力胜于女贞子。女贞子只能补阴，乃平补之品，也有认为其有补血的特点。

2. 均能明目，主要是用于肝血不足目眩、视物昏花，目暗不明等。枸杞子乃是明目的要药。

【用药体会】

单纯从补益作用来说，女贞子偏于补阴，而枸杞子则重在补血。中药学教材将枸杞子编在补阴药中，也的确可以补阴，但从枸杞子的主要作用来看，是以补血为主，根据中医理论，色红的药材多具有走血分的特点，而从临床应用来看，也常将枸杞子用来治疗血虚病证，主要又是精血虚证。枸杞子历来作为防衰抗老的要药，认为具有补虚延年的效果，有久服令人长寿的说法。笔者临床体会，枸杞子补血作用甚于补阴。由于枸杞子甘甜，口感好，泡药酒必用之。笔者验方"枸杞子补酒"（方见枸杞子、菊花药对）以其补益身体。治疗肝肾亏虚所致目病，将女贞子、枸杞子配伍同用效果更好。

女贞子　墨旱莲

【药性概述】

女贞子：见女贞子、沙苑子药对。

墨旱莲：甘、酸，寒。①滋补肝肾：用于肝肾阴虚或阴虚内热所致须发早白，头晕目眩，失眠多梦，腰膝酸软，遗精耳鸣等证。

②凉血止血：用于阴虚内热之出血证，力量较弱。

【注意事项】

墨旱莲煎服，6~15g。脾肾虚寒者忌服。

【药对主治】

1.肝肾阴虚头晕目眩，视力减退病证。

2.肝肾亏损腰膝酸软。

3.须发早白。

4.消渴。

【应用比较】

1.均能滋养肝肾，用于肝肾不足之眩晕耳鸣，目眩，咽干鼻燥，腰膝酸痛，月经量多，须发早白等，多配伍同用，如二至丸，一般旱莲草在农历的夏至采集，女贞子在农历的冬至采集，故名。墨旱莲习惯上称为旱莲草，因新鲜者流出的汁液呈黑色，花蕾似莲花，《本草纲目·卷十六》以鳢肠为正名。二至丸具有补益虚损，明目亮睛，调养肝肾，滋阴止血作用。因二药性凉，补而不滞，补中兼清，故为清补之品。女贞子作用补益稍强于旱莲草。《本草纲目·卷三十六·女贞》载"世传《女贞丹方》云女贞实即冬青树子，去梗叶，酒浸一日夜，布袋擦去皮，晒干为末。待旱莲草出多，取数石捣汁熬浓，和丸梧子大。每夜酒送百丸。不旬日间，膂力加倍，老者即不夜起。又能变白发为黑色，强腰膝，起阴气"。这就是后来的二至丸。有说二至丸出自汪昂的《医方集解》，其实并不准确，其组成应为出自《本草纲目》。女贞子主要作用于肝肾，与药材形态有关，中医有似形治形之说，就是说药材的形态像某个脏腑的形态，则治疗这个形体的病变。

2.均具有乌发作用，用于须发早白，如二至丸即具有此作用。现在中药书籍均将女贞子、墨旱莲编在补阴药中，但一般不直接说其具有补阴作用，而多云具有补益肝肾之功，这是因为其补阴力作用不强。旱莲草在中医美容古方中使用频率极高，认为是乌须黑发，生长毛发的要药。《本草纲目·卷十六》说其能"乌髭发，益肾阴"。《本草经疏·卷九·鳢肠》有"古今变白之草，当以兹为胜"之说。缪希雍认为在中草药中，能使白发变黑的最佳药物就算旱莲草了。关于用法，内服可用单味旱莲草，或与其他中药配伍制成汤剂、散剂、丸剂、膏剂。也可以将新鲜的旱莲草洗净后，用温开水浸泡片刻后捣烂取汁，加少量红糖，用开水冲服。

3. 女贞子明目，用于阴虚所致视物昏花，目暗不明等。旱莲草凉血止血，用于内热所致的多种出血证，内服、外用均可。

【用药体会】

女贞子、墨旱莲均为比较平和的补益肝肾之品，笔者治疗诸如脱发、白发，若使用内服药物时，则常将二药配伍于六味地黄丸中再加制首乌、枸杞子、黄精等，效果良好。验方补肾生发汤（方见补骨脂、骨碎补药对）配伍有二药。旱莲草鲜汁可治眉毛脱落，用新鲜旱莲草捣烂绞汁，涂在两侧的眉弓骨部位，并用手指蘸药汁反复揩擦，以使药力渗透到眉毛的皮下。笔者认为旱莲草补益作用平和，配伍女贞子后作用加强，因此临床多同用。在熬制膏滋时，加用墨旱莲之后，出膏率高，笔者常常加用之。现亦用于阴虚阳亢之精液不液化证。对于更年期妇女出现的心烦、烘热汗出，配伍滋水清肝饮与旱莲草，疗效更为突出。

天冬　麦冬

【药性概述】

天冬：甘、苦，寒。①养阴润肺：用于燥邪伤肺，干咳无痰，或痰少而黏，或痰中带血。亦用于阴虚劳嗽，痰中带血者。本品清润之力甚于麦冬。②滋肾降火：用于肾阴不足，阴虚火旺，潮热遗精等。③益胃生津：用于胃阴虚内热消渴，或热病伤津口渴。以及热伤津液的肠燥便秘。

麦冬：甘、微苦，微寒。①养阴润肺：用于阴虚肺燥有热的鼻燥咽干，干咳痰少，咳血，咽痛音哑等证。②益胃生津：用于胃阴虚内热，热病津枯口渴，或消渴，热邪伤津之便秘。本品为养胃阴要药。③清心除烦：用于心阴虚有热之心烦，失眠多梦，健忘，心悸怔忡等证。亦用于热伤心营，心烦少寐者。此外，还有润燥滑肠之功，用于热病伤津肠燥便秘之证。

【注意事项】

天冬煎服 10~15g。亦可熬膏或入丸、散、酒剂。甘寒滋腻之性较强，脾虚泄泻、痰湿内盛者忌用。麦冬煎服 6~12g。虚寒泄泻者忌用。

【药对主治】

1. 阴虚肺燥有热的鼻燥咽干，干咳痰少，咳血，咽痛音哑等证。

2. 胃阴虚内热，热病津枯口渴，或消渴。

3. 热邪伤津之肠燥便秘。

【应用比较】

1. 均滋阴润肺，用于肺燥、阴伤病证，常配合使用，如二冬膏、《医学心悟·卷三》之月华丸。清代徐灵胎认为咳嗽不可用麦冬，云其胶黏太甚，容易留邪，若配伍半夏以后则无此不良反应，而根据张仲景用麦冬的经验的确是将其与半夏同用的，如麦门冬汤、竹叶石膏汤，取其润燥相济，此说有一定的道理，可以借鉴用药。另外根据临床使用来看，麦冬还可以配伍麻黄同用，取麻黄宣畅肺气，麦冬滋润肺阴，宣润结合，互相制约，相辅相成。《本草蒙筌·卷一·麦门冬》云："天、麦门冬，并入手太阴经，而能驱烦解渴，止咳消痰，功用似同，实亦有偏胜也。麦门冬兼行手少阴心，每每清心降火，使肺不犯于贼邪，故止咳立效；天门冬复走足少阴肾，屡屡滋肾助元，令肺得全其母气，故消痰殊功"。并云"痰之标在脾，痰之本在肾。又曰，半夏惟能治痰之标，不能治痰之本。以是观之，则天门冬惟能治痰之本，不能治痰之标，非但与麦门冬殊，亦与半夏异也"。用天冬祛痰，不能过量、过久，因为天冬很滋腻。

2. 均具有清肺热作用，用于肺热咳嗽，干咳少痰等证。

3. 均能生津润燥，濡润大肠，用于肠燥便秘，天冬的作用强于麦冬。

4. 均能补虚，用于阴虚病证，如用于肝肾不足阴虚火旺之石斛夜光丸中配伍有此二药。

5. 二药所治疗的脏腑部位有所不同，麦冬最大的特点是清胃热，养胃阴，乃是治疗胃阴伤的要药。另有补心气一说，此见于多家本草著作，《神农本草经》云主"赢瘦短气"。《本草汇言·卷四·麦门冬》云："麦门冬，清心润肺之药也。主心气不足，惊悸怔忡，健忘恍惚，精神失守"。《本草新编·卷二》云"泻肺中之伏火，清胃中之热邪，补心气之劳伤"。在《伤寒论》中所载竹叶石膏汤主治"伤寒解后，虚赢少气，气逆欲吐"，此方虽然是用人参补气，而方中麦冬亦应有此作用。生脉饮也用于气虚病证。麦冬主要作用于上中二焦病变。天冬滋腻，主要作用于上下二焦病变，清火与润燥之力强于麦冬。天冬则擅长清肾热，性滋腻，《医方集解·补养之剂》之三才汤，由天冬、地黄、人参组成，简称"天地人"，此方具有养阴益气，润肺止咳之功，作用明显。天冬具有较好的补虚强壮作用。

【用药体会】

笔者治疗胃阴伤将麦冬作为常用之品，其养胃阴作用好。对于阴伤咳嗽，常将二药配伍同用，笔者验方四百二冬膏（方见百合、百部药对）配伍有二药。由于天冬较为滋腻，使用时剂量不宜太大，临床较麦冬用之要少。

甘草 大枣

【药性概述】

甘草：甘，平。①补气：用于心气不足所致脉结代，心动悸等症；脾虚气弱之食少倦怠。②清热解毒：用于热毒疮疡，咽喉肿痛，药食中毒。本品为解毒要药。③润肺止咳：用于寒热虚实多种咳喘，有痰、无痰者均宜。④缓急止痛：用于脾虚肝旺的脘腹挛急作痛或阴血不足之四肢挛急作痛。⑤调和药性：用于缓和和协调药物的烈性或峻猛之性，如热药用之缓其热，寒药用之缓其寒，攻下药用之缓其泻，峻猛药用之缓其烈。

大枣：见大枣、生姜药对。

【注意事项】

甘草煎服3~10g。生甘草清热解毒，缓急止痛；炙甘草补益中气。①湿阻中满，恶心呕吐者忌用。②反甘遂、大戟、芫花、海藻。

【药对主治】

1.脾气虚弱，消瘦乏力，食少便溏。

2.缓和峻烈药物的药性。

【应用比较】

1.均能补脾益气，用于脾胃气虚所致中气不足，气短乏力，可以配伍同用，如小建中汤。在具体使用中，甘草较大枣多用。

2.均能缓解某些药物的峻烈之性、毒性和副作用，并保护正气，如甘草与大黄、芒硝配伍之调胃承气汤，就取其能缓和攻下之力；与干姜、附子同用之四逆汤，以防温燥太过等。甘草在所有中药中是使用频率最多的，以味道甜而得名。所谓十方九草，离不了甘草，中医有"朝中国老，药中甘草"的说法。《景岳全书·本草正·卷四十八·甘草》云："其味至甘，得中和之性，有调补之功，故毒药得之解其毒，刚药得之和其性，表药得之助其升，下药得之缓其速。助参、芪成气虚之功，人所知也；助熟地黄疗阴虚之危，谁其晓焉。祛邪热，坚筋骨，健脾胃，长肌肉。随气药入气，随血药入血，无往不可，故称国老。惟中满者勿加，恐其作胀；速下者勿入，恐其缓功，不可不知也"。这里对甘草的作用及配伍进行了恰当的描述，临床上许多方中配伍甘草的原因即宗此说。所以甘草的特点是热药得之缓其热，寒药得之缓其寒，同补药则补而不骤，同泻药则泻而不速，同攻下药用之缓其泻，同峻猛药用之缓其烈，寒热相杂者，使之得平。大枣也是可以缓解药物猛烈之性的，如十枣汤、葶苈大枣泻肺汤等。

3.甘草清热解毒，祛痰止咳，缓急止痛。大枣养血安神。

【用药体会】

甘草、大枣临床常配伍同用，以增强补益作用。临床使用甘草，一般剂量不能太大，这是因为甘能助满之故，王好古《汤液本草·卷三·甘草》云"甘者令人中满""中满者勿食甘"。药物配伍也很重要，《本草备要·卷一·甘草》记载"甘草得茯苓，则不资满而反泄满"，所以四君子汤将此二药配伍同用。一般来说，甘草的使用剂量不宜过大。笔者学中医之初，有一同学不明甘草的壅滞之性，取了一截粗壮肥大的甘草，大约6寸左右，将其泡水饮服之后，腹部饱胀，以至三天没有吃饭。所以临床使用甘草，在剂量上笔者向来不用大剂量，但在炙甘草汤中例外。治疗血虚病证笔者常选用大枣。

石斛　天冬

【药性概述】

石斛：甘，微寒。①益胃生津：用于胃热阴虚之胃脘疼痛，牙龈肿痛，烦渴，舌干，本品为养胃阴常用之药。②滋阴清热：用于肾阴亏虚，目暗不明者，筋骨痿软，骨蒸劳热者。

天冬：见天冬、麦冬药对。

【注意事项】

石斛煎服6~12g；鲜用，15~30g。滋阴生津以霍山石斛较好。鲜石斛养阴清热生津之力胜于干石斛。湿温尚未化燥者忌用。

【药对主治】

1. 视物昏花，复视。

2. 口干口渴。

【应用比较】

1. 均能清热滋阴补肾，用于阴虚内热以及视物昏花，复视，如石斛夜光丸。天冬滋腻之性尤胜。

2. 均能养胃阴，用于胃阴伤致口干口渴，胃中嘈杂。

3. 石斛益胃作用好，长于中下焦病变。天冬润肺作用好，长于上下焦病变。

【用药体会】

在养阴方面，天冬作用强于石斛，虽均可以治疗胃阴虚病证，石斛多用。霍山石斛最佳，其性不甚寒，不会导致碍胃凝脾之弊，对于虚人，胃阴不足尤为适宜。笔者治疗胃阴伤现口干口渴时，将石斛视为要药，较麦冬更习用。石斛养阴作用并不强，养阴不滋腻，一般将其作为平和的养阴之药使用。笔者使用此药，认为较麦冬力量弱，多只用于轻微的胃阴伤者。至于将石斛视为仙草，有过度宣传之嫌。

石斛 玉竹

【药性概述】

石斛：见石斛、天冬药对。

玉竹：甘，微寒。①养阴润肺：用于阴虚肺燥有热的干咳少痰，咳血，声音嘶哑等证。本品补阴而不恋邪，用于素体阴虚，感受外邪所致发热，头痛，咳嗽，咽干口渴等证。②益胃生津：用于燥伤胃阴，口干舌燥，食欲不振，胃热津伤之消渴。

【注意事项】

玉竹煎服6~15g。脾虚及痰湿内盛者不宜用。

【药对主治】

胃阴伤口干口渴，消渴。

【应用比较】

1. 均能清热滋阴养胃，生津，用于热病伤津，虚热不退或胃阴不足，舌干口渴。

2. 石斛主要是治疗胃和肾的病变，一般称此药乃是治疗胃阴伤的要药。由于胃阴虚与脾阴虚在表现形式上相似，主要表现为不思饮食，口干不欲饮，手足心热等，故现在认为石斛用治脾阴虚证。一般而言，养阴之品比较滋腻，但石斛并不滋腻，配伍麦冬以后更能加强养阴作用。石斛也能益肾阴，用于肾阴亏损之腰膝软弱，视力减退，如石斛夜光丸。鲜石斛清热生津力较好，干石斛滋阴作用较好。玉竹亦名葳蕤，作用和黄精、山药有些相似。相对山药而言，玉竹养阴作用稍强，相对黄精而言，滋补作用稍弱，玉竹益气作用不如黄精，而黄精清热作用不如玉竹。玉竹药性不滋腻，所以也用于感冒病证，其养阴作用的部位在肺胃。久服不会伤害脾胃。《本草新编·卷三》云"葳蕤性纯，其功甚缓，不能救一时之急，必须多服始妙。用之于汤剂之中，冀目前之速效难矣"。玉竹的特点是长于中上焦病变，柔润不滋腻，用于肺阴伤之燥热咳嗽，其特点是滋阴不敛邪，养胃不腻膈，可用治阴虚之体弱感冒发热咳嗽，咽痛和舌红少津，口渴诸证，如加减葳蕤汤、益胃汤。

【用药体会】

石斛、玉竹（葳蕤）是比较平和的养阴药，临床治疗胃阴伤的病证，可以同用。根据《神农本草经》记载玉竹"久服，去面黑䵟，好颜色，润泽，轻身不老"。结合临床应用来看，玉竹确有美容作用。常服玉竹可抗衰老，延年益寿。笔者认为，玉竹具有美白作用。玉竹养肺胃之阴除燥热，补而不腻。石斛清肾中浮火，除胃中虚热。若美白笔者常选用玉竹。

龙眼肉　大枣

【药性概述】

龙眼肉： 甘，温。补心安神，养血益脾：用于思虑过度，劳伤心脾而致惊悸怔忡，失眠健忘，食少体倦，以及脾虚气弱，便血崩漏等，与人参、当归等同用，如归脾汤。此外，也可与其他益气补血药配伍同用，治疗气弱血虚之证，以滋养补虚。

大枣： 见大枣、生姜药对。

【注意事项】

龙眼肉煎服 10~25g；大剂量 30~60g。生食，熬膏服，浸酒，入丸散。①湿阻中满，或有停饮，痰火者忌服。《本草汇言·卷十五》："甘温而润，恐有滞气，如胃热有痰、有火者，肺受风热，咳嗽有痰、有血者，又非所宜也。"②外感初起，表证慎用。③鲜品不宜多食。多食易生湿热及引起口干。

【药对主治】

1. 惊悸失眠

2. 面色萎黄。

3. 体质虚弱。

【应用比较】

1. 均能补益心脾，用于心脾两虚，疲乏无力，头昏，食少，羸瘦，健忘等。

2. 均能养血安神，用于气血两虚，失眠健忘，惊悸怔忡。治疗虚损方面，可以配伍同用，如归脾汤中配伍有二药。

3. 龙眼肉的补益作用强。大枣能调和药性，用于缓和诸药峻烈之性，使攻邪而不致于伤正。《本草求真·卷一》认为龙眼肉之功优于大枣，称"龙眼气味甘温，多有似于大枣，但此甘味更重，润气尤多，于补气之中又更存有补血之力。故书载能益脾和智，养心保血，为心脾要药"。

【用药体会】

龙眼肉、大枣均为药食两用之品，善于补血，尤对于心脾两虚者常同用。笔者对于体虚消瘦者常配伍二药以增肥强体。若血虚以膏滋调养时加用二药成膏率高，而且效果更好一些。补益方面龙眼肉更强。《本草纲目·卷三十一》李时珍曰："食品以荔枝为贵，而资益则龙眼为良。盖荔枝性热，而龙眼性和平也"。鲜龙眼肉能生津液，润五脏，凡阴虚津少，口燥咽干，咳嗽痰少，皆可作食疗果品食用，对病后体虚，脑力衰退以及产后虚弱均为调补佳品。

白术 苍术

【药性概述】

白术：见山药、白术药对。

苍术：辛、苦，温。①燥湿健脾：用于寒湿中阻，脾失健运引起的脘腹胀闷，呕恶食少，吐泻乏力，舌苔白腻等。亦可用于脾虚湿聚之水肿、痰饮等。其有较强的燥湿健脾之功。②祛除风湿：用于风湿痹痛，对痹证湿盛者尤宜。亦用于湿热下注之脚膝肿痛或痿证。③发汗解表：用于外感风寒又挟湿邪之表证最为适宜。此外，能明目，用于夜盲症及眼目昏涩，单用。

【注意事项】

苍术煎服 5~10g。阴虚内热，气虚多汗者忌用。

【药对主治】

1. 脾胃虚弱所致的倦怠乏力。
2. 湿浊阻滞腹满，泄泻等证。
3. 运化功能失常所致消化不良，食欲不振。
4. 风湿痹痛。

【应用比较】

　　1. 均能健脾祛湿，用于脾虚湿盛之食少，脘痞呕恶，腹痛胀满，泄泻，水肿以及带下等，如参苓白术散（用白术），平胃散（用苍术），完带汤（二术同用）。在健脾方面，提倡炒后应用效果更好。从目前对白术的炒法来看，有土炒、砂炒、麸炒、清炒，传统的方法是麸炒最佳，但因为成本相对较高，现多提倡土炒。从临床来看，苍术以治疗中焦湿邪为主，因其为健脾要药之故。

　　2. 用于风湿痹痛，虚而湿重者用白术，实而寒湿甚者用苍术。白术最大的特点乃补脾、健脾要药。《本草衍义补遗·苍术》云："苍术治上、中、下湿疾，皆可用之"。主治风寒湿痹，山岚瘴气，皮肤水肿。若湿在上焦，蒙蔽清窍，头痛如裹，以此散寒除湿，如九味羌活汤；湿在中焦，阻滞运化，导致泄泻，以此健运脾胃，如平胃散；湿在下部，足膝痿软，以此同黄柏治痿，能令足膝有力，如二妙散。

3. 白术尚能固表止汗，补气，利水消肿，安胎。苍术尚能解表发汗，明目，祛风湿作用好，也能芳香化湿。临床应用，凡欲补脾则用白术，凡欲健脾，多用苍术。

【用药体会】

白术、苍术均能健脾，若补脾用白术，运脾用苍术。若健脾、补脾、运脾兼顾则二者同用，并视或补、或运，取舍各自剂量，随证用药，随病用量。白术通过健脾而能治疗泄泻，而泄泻之本，无不由于脾胃，以脾虚泄泻最为多见。临床尤以白术为治疗泄泻、便溏的主药，如参苓白术散、痛泻要方、七味白术散等。便溏有几种情况：①大便始终为稀便，可以选用白术。②大便先干后溏，表现为大便次数不多，纳食一般，若饮食过多则致脘腹胀满加甚，若干便排除后即现溏便，又总有未排尽之意，虽努力登圊，并无多便，排便后稍感腹部轻松，就应选用白术。③大便时干时溏，伴有腹痛腹胀，转矢气则舒，受饮食、情绪、环境等因素的影响，若大便干时，排便通畅，若大便溏时，排便不畅，且有不尽之感，虽努力登圊并无大便排出，对于此种情况也宜选用白术。④大便先溏后干，此种情况比较少见，也可以选用白术。取其治疗便溏一般应炒用。所以临床上见到便溏常将白术作为首选之药。白术治疗便秘，在古代很多本草书中有记载，现临床屡有报道，生白术具有通便的作用，并且需要大剂量使用才能发挥作用，治疗脾虚便秘效果尤佳，因此白术既治泄泻，也治便秘。用白术治疗便秘是仲景法，出自桂枝附子去桂加白术汤，用于水湿便秘。《伤寒论》原文179条"伤寒八九日，风湿相搏，身体疼烦，不能自转侧，不呕，不渴，脉浮虚而涩者，桂枝附子汤主之。若其人大便硬，小便自利者，去桂加白术汤主之。"历代注家对此条解释不一，矛盾重重。而分歧点恰恰在于为什么大便硬、小便自利还要去桂加白术。"大便硬"与"加白术"，现代临床和药理实验已证实，白术具有通便的作用。清代周岩在其《本草思辨录》指出："去桂加术，则小便节而本有之津液不随之而亡……谁谓白术之加，不足以濡大便哉"？其意思是说，加健脾益气之白术，使之复行运化之职，可濡润肠道而大便自通。自古至今，许多人对白术通便之效避而不用，在于认为白术性燥，以之通便岂不愈燥愈秘！此乃不明白术通便之妙理所在。重用白术，运化脾阳，实为治本之图。此言可谓一语中的，对于仲景对大便硬反用白术之妙也就明了。取通便作用，《伤寒论》《金匮要略》含白术诸方，均以生品入药。而白术炮制品的使用，基本上是从唐宋开始的，故原方白术未注明用法，当属生用。常用量一般为50g左右。

用白术治疗便秘，笔者体会，宜生用，临床可用白术 60~80g，配伍应用，水煎服，若药后无肠鸣、矢气、稀便及排便次数增加，也可研粉生用，每次 10g，每日 3 次，温水送服。也就是说，若治疗便秘白术必须重用、生用才能见到效果。治疗便秘，许多人靠吃泻药，长期吃会使脾胃越来越虚弱，用大黄、芒硝，番泻叶等攻下之药，这些中药短期吃可能起作用，但到后来就不行了，而且对脾胃损伤非常大，但白术不同，大剂量应用，不但能通便，还能健脾，对脾胃没有损伤。笔者曾治疗一位自述长期便秘的女性病人，多年来一直应用麻仁丸，甚至大承气汤治疗而无效，笔者采用大剂量生白术 60~80g，并配伍于健脾药中而治愈。苍术对于脾虚湿盛者多选用。

白术　鸡内金

【药性概述】

白术：见山药、白术药对。

鸡内金：甘，平。①消食健脾：用于饮食停滞所致食欲不振，消化不良，小儿脾虚疳积。本品消食化积作用强。②涩精止遗：用于肾虚遗精，遗尿。③化石通淋：用于砂石淋证，胆结石。

【注意事项】

鸡内金煎服 3~10g。散剂酌减。本品微炒研末内服，疗效较入汤剂为好。脾虚无积滞者慎用。

【药对主治】

脾胃虚弱，食积不消，纳食减少，消化不良。

【应用比较】

1.均能消食，同用加强消食导滞的作用，鸡内金消食作用强。《医学衷中参西录·药物·鸡内金解》云："用鸡内金为脏器疗法，若再与白术等份并用，为消化瘀积之要药，更为健补脾胃之妙品，脾胃健壮，益能运化药力以消积也。且鸡内金含有稀盐酸，不但能消脾胃之积，无论脏腑何处有积，鸡内金皆能消之，是以男子痃癖、女之癥瘕，久久服之皆能治愈。又凡虚劳之证，其经络多瘀滞，加鸡内金于滋补药中，以化其经络之瘀滞而病始可愈。至以治室女月信一次未见者，尤为要药，盖以其能助归、芍以通经，又能助健补脾胃之药，多进饮食以生血也"。

2.白术健脾补中，固表止汗，利水消肿。鸡内金能化结石。

【用药体会】

食积不消，白术、鸡内金配伍同用作用增强。笔者常将二药配伍同用。在消食药中，以鸡内金作用最佳，其可以消各种食积，包括米、面、肉食、果菜，其单用的效果尤佳。从临床使用来看，入煎剂不如研末服效果好。临床凡用鸡内金均是炒过了的。也有认为用生品作用佳。鸡内金治疗体内结石作用非常好，用于胆结石，泌尿道结石。从临床来看，如果是胆结石首选鸡内金，金钱草，郁金；尿结石首选鸡内金，金钱草，海金沙，均称为"三金"，适当加用行气药后作用会更好一些。如胆道结石加用疏肝行气的香附、佛手、枳壳、木香等；尿路结石加用枳壳、乌药、路路通等药物效果就更好一些。

白术　茯苓

【药性概述】

白术：见山药、白术药对。

茯苓：甘、淡，平。①利水渗湿：用于水湿内停所致之水肿、小便不利。本品药性平和，既可祛邪，又可扶正，利水而不伤正，对寒热虚实各种水肿均宜。且通过渗泄水湿，使湿无所聚，痰无由生，又常用于痰饮证。②健脾补中：用于脾胃虚弱之倦怠乏力，食少便溏者。尤宜于脾虚湿盛之泄泻。③宁心安神：用于心脾两虚，气血不足之心悸，失眠，健忘。

【注意事项】

茯苓煎服 10~15g。虚寒精滑者忌服。

【药对主治】

1. 水肿，小便不利。
2. 脾虚不运，痰饮内停，食欲不振。
3. 消化不良，泄泻。

【应用比较】

1. 均能健运脾胃，用于脾虚不运，痰饮内停，食欲不振，同用加强作用，如四君子汤。

2. 利水：治疗脾虚湿盛水肿，小便不利，带下等。二药配伍同用，可以治疗多种病证，如苓桂术甘汤治疗痰饮而现胸胁支满，心悸目眩，或短气而咳等。白术健脾作用强于茯苓。

3. 白术尚能补气，固表，安胎，利水消肿。茯苓尚能宁心安神。

【用药体会】

根据前人经验，白术、茯苓配伍同用健脾作用增强，乃是常用于治疗脾虚病证的药对。前人认为茯苓为治痰主药。所谓痰之本，水也，茯苓可以利水；痰之动，湿也，茯苓可祛湿。其化痰之功实与利水渗湿攸关，所以茯苓可以治疗痰饮病证，苓桂术甘汤中即用了茯苓利水以除痰。二陈汤也是治疗痰证的要方，其中的茯苓也有祛痰之效。对于痰饮病证，笔者将其作为首选之品。笔者认为茯苓、白术具有美白作用，验方八白膏配伍有二药。组成：白茯苓15g，白芷10g，白及10g，白芍、白扁豆、白蒺藜、白僵蚕、生白术、百合、山药各15g，冬瓜仁30g，天花粉15g，葛根10g，薏苡仁30g。功效：美白靓肤，润肺除皱。主治皮肤粗糙，面部黑斑，蝴蝶斑、皱纹多，苍老面容。

白术 枳实

【药性概述】

白术：见山药、白术药对。

枳实：苦、辛、酸，微寒。①破气消积：用于饮食积滞之脘腹胀满，嗳腐气臭等证。②化痰除痞：用于痰浊痹阻胸膈之胸痛、短气痞闷的胸痹轻证。本品为治胸痹，结胸常用药。

【注意事项】

枳实煎服3~10g，大量可用至30g。生用作用猛烈，麸炒作用较缓和。体虚、孕妇应慎用。

【药对主治】

宿食不消，食滞，痰饮停积胃脘痞满疼痛。

【应用比较】

1. 均能消食，二药配伍治疗心下坚大如盘，边如旋盘，为水饮所作，如枳术汤。因枳实苦泄沉降，行气化痰，白术健脾燥湿，使补而不滞，治疗脾虚胃滞，胸膈痞闷，如枳术丸。

2. 白术以补气健脾为主。枳实以行气化痰为主。

【用药体会】

白术、枳实配伍组成药对，这是一组消补兼施的配伍方法。白术补气健脾，扶正培土，枳实消积理气，除痞消胀，如《金匮要略》之枳术汤，其具有良好的消食导滞的作用，同时有防止壅气的特点。历代将其配伍同用，可防补而不滞。笔者治疗胃脘胀痛，食纳不佳常将二药配伍同用。《本草衍义补遗·枳实》云："枳实泻痰，能冲墙倒壁，滑窍泻气之药。枳实、枳壳，一物也。小则其性酷而速，大则其性详而缓"。意思是说枳实具有很强的行气作用。从行气的作用来看，其主要是主横行，所以若腹部胀气，有攻撑作痛时常选用之。

白术　黄芪

【药性概述】

白术：见山药、白术药对。
黄芪：见山药、黄芪药对。

【药对主治】

1. 气虚倦怠乏力，食少，泄泻，内脏下垂等证。
2. 水肿、小便不利。
3. 气虚自汗。

【应用比较】

1. 均能补益脾气，用于脾气虚弱所致倦怠乏力，食少纳差，便溏，常同用。如补中益气汤。黄芪补气作用强于白术。

2. 均能止汗，用于肺气虚所致表虚自汗或因表虚容易感受风邪者，常同用，如玉屏风散。固表皆取其补益卫外阳气而止汗，黄芪力胜。

3. 均能利水消肿，用于气虚水肿，小便不利。在具体应用方面稍有区别，白术利水以脾虚水泛，水湿停滞之痰饮水肿为宜。黄芪善走肌表，利水则善治皮肤水肿。现发现其具有消除蛋白尿的作用。若全身性的浮肿，或有些人虽无明显的浮肿，但肌肉松软，体型肥胖，犹如浮肿貌，常自觉身体沉重，活动不灵活，关节重痛，可选用黄芪。

4. 白术补脾亦能健脾，以脾虚湿阻中州为宜，又能燥湿，安胎。黄芪补气力胜于白术，以气虚下陷者为宜，又能升阳举陷，托疮生肌。

【用药体会】

一般情况下，使用黄芪用常用量，但在某些特殊情况下，黄芪可以大剂量使用，补阳还五汤即是。也可以先用少量，一般从15~30g开始，逐渐加大剂量。笔者认为治疗崩漏应该大剂量使用。黄芪有很好的补益脾肺之气的功效，能外达肌表肌肉，固护卫阳，充实表分，固表止汗，故可用于多种虚证所致的津液外泄之汗证，但尤以脾肺气虚及表虚自汗最为适宜，其特点是有汗能止，无汗能发，需重用。经常容易感冒的人，出汗过多，这是表虚不固所致，可用黄芪泡水饮。通过多年的临床，笔者总结出一首治疗崩漏的验方，命名为黄芪止崩汤。组成：黄芪60g，三七20g，地榆炭30g，炙升麻10g。功效：补气固崩，升阳止血。主治妇女崩漏。本方重在补气以摄血。全方药物简单，但配伍重在调整机体，增强体质，从而达到止血固崩之效。水煎服。若汗证，可用黄芪止汗汤。组成：黄芪 30g，白术 15g，防风 10g，麻黄根 10g，浮小麦 30g，五味子 10g，桂枝 6g，白芍 15g，生姜 10g，大枣 15g，生晒参 15g，麦冬 10g，山茱萸 15g，红景天 30g，绞股蓝 30g，酸枣仁 30g，甘草 6g。功效：培补正气，固表止汗。主治多种汗证，包括自汗、盗汗。

白芍　甘草

【药性概述】

白芍：苦、酸，微寒。①养血调经：用于肝血亏虚，面色苍白，眩晕心悸，或月经不调，崩中漏下。②柔肝止痛：用于血虚肝郁，胁肋疼痛，腹痛泄泻。或阴血虚筋脉失养而致手足挛急作痛。③平抑肝阳：用于肝阳上亢之头痛眩晕。④敛阴止汗：用于外感风寒，营卫不和之汗出恶风。

甘草：见甘草、大枣药对。

【注意事项】

白芍煎服 5~15g。大剂量 15~30g。反藜芦。

【药对主治】

1. 脘腹疼痛。
2. 手足挛急。
3. 血虚头晕头痛。

【应用比较】

1. 二药配伍使用能缓急止痛，用于脘腹疼痛。具有酸甘化阴，肝脾同治，达到补血养阴，缓解拘挛的作用，如芍药甘草汤，主治自汗出，挛急疼痛。

2. 白芍尚能柔肝止痛，平抑肝阳，敛阴止汗，养血。甘草尚能补气，清热解毒，润肺止咳，调和药性。

【用药体会】

白芍、甘草配伍缓解拘挛的作用加强，可以用治拘急病证，凡肝血虚不能柔养筋脉引起急迫疼痛乃为要药。特别是对于血虚引起的四肢肌肉痉挛，抽搐，尤以缓解小腿腓肠肌痉挛、疼痛具有协同作用。笔者常将二药同时应用于下肢挛急疼痛，在剂量上白芍的量一般是甘草的 4 倍。

白芍　白术

【药性概述】

白芍：见白芍、甘草药对。

白术：见山药、白术药对。

【药对主治】

脾虚腹痛泄泻。

【应用比较】

1. 白芍、白术配伍同用，治疗肝脾不和腹痛泄泻，白术补脾，白芍柔肝缓急，二者相配，土中泻木，共奏补脾柔肝之功，《金匮要略》之当归芍药散（当归、芍药、茯苓、白术、泽泻、川芎）即配伍有二药。痛泻要方即在白芍、白术基础上再加陈皮、防风以治疗脾虚肝旺之泄泻，肠鸣腹痛，大便泄泻，泻必腹痛，泻后痛缓。

2. 白芍养血调经，柔肝止痛，平抑肝阳。白术补脾健胃，燥湿利水，固表止汗，安胎。

【用药体会】

治疗泄泻，白术、白芍配伍应用为历代医家所常用。笔者治疗泄泻，二药剂量应适当大一些。白术乃健脾要药，健脾即能祛湿，水湿去则泄泻自能消停，白术同时也能利水，《医学启源·卷下·药类法象》云白术："其用有九：温中一也。去脾胃中湿二也。除脾胃热三也。强脾胃、进饮食四也。和脾胃，生津液五也。主肌热六也。治四肢困倦，目不欲开，怠惰嗜卧，不思饮食七也。止渴八也。安胎九也"。所述病证均以健脾为功。故而治疗泄泻应以健脾为首务。炒白术治疗泄泻，而生白术却治疗便秘，需要大剂量使用。

白芍　当归

【药性概述】

白芍：见白芍、甘草药对。

当归：甘、辛，温。①补血活血：用于血虚兼血瘀所致面色萎黄，心悸失眠。本品为补血圣药。②调经止痛：用于血虚血瘀之月经不调，经闭，痛经，凡妇女经病，无论经期愆期或过少，崩漏等均可用之，为调经要药。③润肠通便：用于血虚肠燥便秘。④止咳平喘：用于因体虚所致咳嗽喘息。

【注意事项】

当归煎服 5~15g。全当归补血活血；归身长于补血；归尾长于活血祛瘀。酒炒用，能加强活血之功。阴虚内热，脾虚泄泻者不宜用。

【药对主治】

1. 血虚诸证。
2. 疼痛病证。

【应用比较】

1. 均能补血，用于血虚所致的头痛目眩，心悸及月经不调，痛经等，多同用，如四物汤、圣愈汤（生地黄、熟地黄、川芎、人参、当归、黄芪）。当归作用强于白芍。白芍用于肝血虚病证，当归用于心血虚病证。二药同用补血作用增强。当归温润补血，性动主走，白芍凉润补血，性静主守，配伍则补血养脏，温凉参半相辅相成，达到养血敛阴不至于滞留，活血行血而不至于动血。

2. 均可以止痛，但机理不一。白芍柔肝止痛作用好，能缓和因于肝气不舒或肝气乘脾所致的脘腹疼痛或胸胁作痛，手足拘挛等，如芍药甘草汤、柴胡舒肝散，乃是治疗胃脘疼痛要药。当归乃是活血止痛，用于血瘀疼痛。

3. 白芍能平抑肝阳，敛阴止汗。当归能活血化瘀，润肠通便。

【用药体会】

白芍、当归组成药对，最早见于当归芍药散。在治疗血虚方面可以同用，但古代并无白芍养血的记载，只笼统地说白芍能补，如成无己云白芍、赤芍的区别是"白补而赤泻"、张元素云"白补赤散"、王好古云主"肝血不足"（均引自《本草纲目·卷十四·芍药》），此处所谓"补"，到底补的什么呢？气血阴阳四者，显然是补血，非补气、补阳、补阴，所以结合古代医家认识，白芍应该就是补血，只是白芍补血作用不强而已，其弱于当归、熟地黄，又常同用，如四物汤。一般认为，肝血虚应选用白芍，心血虚应选用当归，而肾血虚应选用熟地黄。关于"肾血虚"的提法，在《本草纲目》中有此说法，但现在一般多说成肝肾精血亏虚，熟地黄所谓"填精益髓"也是针对此而言。从临床选药来看，白芍只针对肝血虚病证，而非肝肾精血亏虚病证。当归身补血作用更甚。临床上治疗血虚证，皆以四物汤为主。

白芍、当归组成药对，结合前人用药经验，其意义有四：①活血疏肝，用于肝血不足之胁肋、乳房、胃脘、腹部胀痛，如逍遥散。②调理经血，治疗月经不调，如当归芍药散、温经汤配伍用之。③治疗痢疾，所谓调气则后重自除，行血则便脓自愈，此并重用芍药。④血虚肢冷，用于虚寒体质，手足不温，如当归四逆汤。

白芍　延胡索

【药性概述】

白芍：见白芍、甘草药对。

延胡索：见川芎、延胡索药对。

【药对主治】

身体各个部位的疼痛。

【应用比较】

1. 白芍、延胡索均为止痛要药，凡胸胁、胃脘、腹部、头部疼痛，痛经等诸痛皆能治疗。延胡索活血行气以止痛，用于气滞血瘀等多个部位疼痛，止痛效果好。为首选止痛药。白芍补血柔肝敛阴以止痛，用于肝郁胁肋疼痛，胃脘疼痛。

2. 白芍补血养血，柔肝，平抑肝阳。延胡索活血行气。

【用药体会】

笔者体会白芍、延胡索配伍同用，尤对于胃脘疼痛作用好，可以用于因气滞、血瘀、血虚、胃寒等多种原因所致的疼痛。笔者验方延胡止痛汤中配伍有二药。组成：延胡索15g，党参15g，茯苓15g，白术15g，扁豆15g，陈皮15g，山药15g，莲子15g，砂仁6g，大枣15g，薏苡仁30g，白芍15g，炒二芽各15g，甘草6g。功效：调理中焦，和胃止痛。主治胃脘隐隐疼痛，绵绵不休，胃部受热、受寒疼痛加重，嗳腐吞酸，不思饮食，大便不爽，嗳气、矢气则痛舒，身重疲倦，劳累加重，消瘦乏力，神疲纳呆，四肢倦怠。

此方即参苓白术散加味而成，善治胃痛。方中延胡索止痛作用极佳，治疗各种疼痛为首选，尤以气滞血瘀病证多用，白芍、甘草同用，即芍药甘草汤，善于止痛，方中所含参苓白术散（党参、茯苓、白术、扁豆、陈皮、山药、莲子、砂仁、大枣、薏苡仁、甘草）。主治脾胃虚弱，气机被阻，纳运乏力，饮食不化，清浊不分，而现胸脘痞闷，肠鸣泄泻，胃脘疼痛。若气血生化不足，肢体肌肤失于濡养，可见四肢无力、形体消瘦、面色萎黄，此方又有调理作用。本方对于胃痛止痛效果佳，根据笔者临床体会，各种胃痛均可以此方加减应用。水煎服，或熬制膏滋服用。若伴有四肢不温者，加用桂枝，合小建中汤之意；若胃热加麦冬、南沙参；若胃酸过多加瓦楞子。笔者体会，瓦楞子较海螵蛸、牡蛎更适合胃痛患者，因瓦楞子能活血化瘀，而海螵蛸、牡蛎具有收敛作用，不适于脾胃的消化运输；若饮食减少加神曲、鸡内金，笔者一般重用神曲 30g 以上；若胃脘胀痛因肝气不疏者加香附、佛手、玫瑰花、甘松，笔者尤喜用佛手；血瘀者加三棱、莪术，血瘀而胃酸不多可以加生山楂；若身体虚弱，党参改生晒参，若小儿则用太子参，再加仙鹤草，大枣、仙鹤草配伍同用具有补益正气的作用。

白芍　赤芍

【药性概述】

白芍：见白芍、甘草药对。

赤芍：苦，微寒。①清热凉血：用于温热病热入血分证。赤芍清热凉血之功与牡丹皮相似，常相须为用治温热病热入血分证和气血两燔证。②活血化瘀：用于血瘀经闭、痛经，癥瘕腹痛，跌打损伤，瘀滞肿痛，热毒疮痈。③清泻肝火：用于肝热目赤肿痛，羞明多眵，或目生翳障。

【注意事项】

赤芍煎服 6~15g。血枯经闭及孕妇忌用。反藜芦。

【药对主治】

1. 身体各个部位的疼痛。

2. 月经不调，痛经，经闭。

【应用比较】

1. 关于止痛：白芍、赤芍在古代不分，二药均具有止痛作用，但机制并不一样。白芍柔肝止痛，临床一般多要同时配伍甘草以后作用加强，如芍药甘草汤，就是一首止痛要方，其实单用白芍止痛作用并不强。从传统的用药来看，白芍偏重治疗挛急疼痛。治疗妊娠腹痛的当归芍药散，治疗湿热痢疾的芍药汤，治疗肝郁血虚脾弱证的逍遥散和治疗脾虚肝旺之痛泻要方等方剂中配用白芍，皆用其缓急止痛之意。张仲景的《伤寒论》载方113首，30% 用上了芍药。《医学启源·卷下·药类法象》明确记载白芍："补中焦之药，炙甘草为辅，治腹中痛……此仲景神品药也"。《伤寒论》中所载的芍药甘草汤治疗腹痛，小建中汤加减治疗消化性溃疡都是很好的方子，千百年来，一直应用于临床，经久不衰。赤芍因活血化瘀，主要是治疗瘀血疼痛。有"白敛赤散，白补赤泻"之说。张仲景的书中所用芍药一般认为是白芍。

2. 关于赤芍、白芍使用情况：《神农本草经》不分赤白，通称芍药。芍药分赤白两种，最早见于《本草经集注·草木中品·芍药》，其谓："芍药，今出白山、蒋山、茅山最好，白而长尺许。余处亦有而多赤，赤者小利。"又云："白芍，其花纯白，大而美丽，根亦白色，故名"。这里记载的芍药既有"白而长尺许"，又有"赤者小利"，芍药当包括赤白两种，并已认识到白者补，赤者利。

陶弘景虽然将芍药分为赤白两种，实际上并未分用。《新修本草》《千金翼方》《本草衍义》《证类本草》等对赤白芍亦不加以分述，均以芍药冠名，但《图经本草·卷六》云："芍药二种，一者金芍药，二者木芍药，救病用金芍药，色白，多脂肉。木芍药色紫瘦，多脉……"这里所说金芍药即是白芍，木芍药即是赤芍。成无己《注解伤寒论·卷二·芍药甘草汤》云："白补而赤泻，白收而赤散"，更具体地区分了赤白芍功效的不同，但在实际应用中仍然将二药混用。由于芍药以白者偏补，所以在一些医药学著作中又不以芍药冠名，而以白芍冠名，如《本草衍义补遗》于白芍条下云："芍药白补赤泻，又云：赤者利小便下气，白者止痛散血"。

古人以白芍多用，赤芍少用，后人有以为古人专用白芍，也有人认为专用赤芍，然事实上对芍药的使用是不加区分的，如《汤液本草》于芍药条下记载"赤者利小便，下气，白者止痛，散血。"《本草纲目》也认识到了赤白芍的作用不同，但亦未分别论述。因此，成书于东汉末年之《伤寒杂病论》所用之芍药，当包括赤白二者，而于临床上当视具体病证分别选用不同芍药罢了。白芍长于养血调经，敛阴止汗，平抑肝阳。赤芍则长于清热凉血，活血散瘀，清泄肝火。赤芍主治血热、血瘀、肝火所致诸证。白芍的功效为缓肝、泄肝、滋肝、敛肝、补肝阴五个特点。

【用药体会】

笔者认为赤芍对于消除痤疮有效，特别是对于因患痤疮后留下色素沉着，痘印难消时可以选用。赤白芍配伍应用时，笔者的体会白芍的剂量应略大一些，这样白芍可以牵制赤芍的行散特点。

白芍　桂枝

【药性概述】

白芍：见白芍、甘草药对。

桂枝：辛、甘，温。①发表散寒：用于外感风寒表证之恶寒，发热，头痛，身痛。②温经通脉：用于血寒经闭，月经不调，痛经及癥瘕等证。若治风寒痹证，以上肢及肩臂痹痛多用。③通阳化气：用于心阳不振，心脉瘀阻，胸痹疼痛，或脾阳不运，水湿内停之痰饮、眩晕，以及膀胱气化不行，小便不利，水肿等证。桂枝既入气分，又入血分，透达营血，主要之功在于温通。常用量桂枝6~10g。

【注意事项】

桂枝煎服3~10g。水煎服。①温热病，阴虚阳盛及血热妄行诸证均忌用。②孕妇及月经过多者慎用。

【药对主治】

1. 外感表证之发热，头痛，汗出恶风。
2. 营卫不和之自汗、盗汗。
3. 气血不调之腹部疼痛。
4. 痛经。

【应用比较】

1. 桂枝解表，白芍走营血分，配伍以后则有"调和营卫"的作用。营卫不和，一般是指表证自汗的病理而言。桂枝、白芍单用并不具备调和营卫的作用，但将二药配伍同用则具有此作用，如桂枝汤。所谓调和营卫，是指风邪自表而入，引起恶风，头痛，发热，汗出等，即卫外功能失调，营阴不能内守，导致汗液外泄，故用桂枝祛风，解表，白芍敛阴，和营，也就达到了无汗能发，有汗能止的作用，正所谓药有单用之专功，方有合群之妙用。单用桂枝不能云其调和营卫。在桂枝汤中，二药等量相配，组成对药，以辛温之桂枝解表通阳，祛散肌表之风寒，攘外以调卫，用酸敛之白芍养血敛阴，收敛外泄之营阴。二者配伍，一阳一阴，一散一收，解表而不伤正，敛阴而不碍邪，这是配伍以后的作用。

2. 白芍养血补血，柔肝止痛，平抑肝阳。桂枝解表散寒，通阳化气，温通经脉。

【用药体会】

根据古代医家用药经验，桂枝、白芍等量配伍应用，达到调和营卫之功，但剂量改变，作用亦改变，如小建中汤芍药的量倍于桂枝，而有建立中气的作用。笔者体会，临床上若二药同用，一般情况下，白芍剂量大于桂枝，可以牵制桂枝的辛散特点，也防止动血现象。白芍对于日久咳嗽，亦有特效，若入治嗽药中，乃为妙品。

冬虫夏草　金蝉花

【药性概述】

冬虫夏草：甘，平。①补肾益肺：用于肾阳不足，精血亏虚之阳痿遗精，腰膝酸痛，可单用浸酒服。②止血化痰：用于久咳虚喘，劳嗽痰血。本品为平补肺肾之佳品。此外，还可用于病后体虚不复或自汗畏寒，有补肾固本，补肺益卫之功。

金蝉花：甘寒，①疏散风热，用于风热感冒。有宣肺利咽、开音疗哑的作用。②明目：用于飞蚊症，白内障，目赤肿痛，视力模糊。③止痉：用于小儿惊风，夜啼，心悸。

【注意事项】

冬虫夏草煎服 5~10g。一般不入煎剂。或入丸、散、酒剂。有表邪者不宜用。金蝉花煎服 3~9g。

【药对主治】

虚损病证。

【应用比较】

均能补虚，用于体质虚弱者，如乏力，精神不振，具有滋补强壮作用，金蝉花为寒性，冬虫夏草属温性，因药性不同，体寒用虫草，体热用蝉花。

【用药体会】

在自然界里，虫和植物结合而成的中药材，有冬虫夏草，金蝉花（蝉花、大虫草），均为外形具有动物和植物形态特征的奇妙生物，属于虫生真菌。蝉花形成过程是蝉的幼虫在羽化前被虫草菌感染、寄生，当气候环境适宜时，吸收虫体的营养转化成菌丝体，最终虫体被菌丝体完全占具而只剩下一个躯壳。万物复苏时节，菌丝体渐从顶端分枝发芽形似花朵，故而称为蝉花。宋代《证类本草》即有记载。现认为冬虫夏草、蝉花能提高免疫力、降血脂、降血糖、降血压、明目、改善睡眠、抗疲劳、抗肿瘤、抗辐射等。若体质虚弱，可以食用。

西洋参　太子参

【药性概述】

西洋参：见人参、西洋参药对。

太子参：甘、微苦，平。①补脾益气：用于脾胃虚弱，倦怠无力，食欲不振以及肺气不足，自汗短气等证。本品有类似人参的补气功效，而药力较薄，须大剂量持续服用，方能取得较好疗效。②生津止渴：用于津伤口渴病证。

【注意事项】

太子参煎服 10~30g。表实邪盛者不宜用。

【药对主治】

1.气虚病证。

2.津伤口渴。

【应用比较】

均能补气补阴，用于气阴两伤的病证，临床上可以太子参代替西洋参使用，太子参作用平和，一般多用于小儿，而西洋参乃为峻补之品。补益的参类（人参、党参、西洋参、太子参、南沙参、北沙参）以太子参作用最平和，同时也不会使人长胖，故笔者治疗小儿气虚病证将太子参作为首选之品。

【用药体会】

有的中药书中认为西洋参有"清热"的作用，对此，结合临床来说，其清热作用只是与人参相比较而言，并不是说若热证要用其清热。西洋参性偏于寒，若气虚兼有热者，可以选用，临床是不用其来治疗某脏腑的单纯的热证的。若气虚，可以西洋参直接泡水饮服。笔者在临床上，根据古方中所用人参，多用党参代替，若气虚不甚者，则多以太子参来代替党参。太子参补气力量不强，多用于小儿患者。若单纯性气虚，可以用西洋参或生晒参单独泡水饮服。

百合　丹参

【药性概述】

百合：甘，微寒。①润肺止咳：用于阴虚肺燥有热之干咳少痰，劳嗽痰血或咽干音哑等证。本品作用平和。②清心安神：用于虚热上扰，失眠，心悸。治疗神志恍惚，情绪不能自主，口苦，小便赤，脉微数等，即所谓百合病。

丹参：见丹参、川芎药对。

【注意事项】

百合煎服 6~12g。蜜炙可增加润肺作用。风寒咳嗽，脾虚便溏者忌用。甘肃天水所产百合质优。

【药对主治】

心神不宁之失眠。

【应用比较】

1.二药均能清心安神，但机理不同。丹参清心，实乃凉血，使血热得清，神志安定，故用于温热病热入营血之神志病变，虽云养血，乃以通为补。百合清心，实乃补心，使虚烦得除，神志安定，故用于热病后期余热未清之失眠多梦。

2.百合尚能润肺止咳。丹参尚能活血化瘀。

【用药体会】

百合色白入肺，清肺润燥，养心安神，以补养清润心肺为功，用治百合病。对于丹参的安神作用，一般解释有两种，①认为丹参具有直接的安神之功，如天王补心丹中配伍有此药。②通过清热凉血，清除血分中热邪，使热邪不扰乱心神而达到安神之功。那么到底丹参的安神作用属于哪一种作用机制呢。笔者认为丹参的安神作用应该是后一种情况。因为丹参所谓的清热除烦就是用治神志病变的。对于失眠，笔者常将丹参、百合同用以清心安神，均需用较大剂量。

百合　百部

【药性概述】

百合：见百合、丹参药对。

百部：苦、甘，微温。①润肺止咳：用于新久咳嗽，百日咳等多种咳嗽，无论外感、内伤、暴咳、久嗽，皆可用之。可单用或配伍应用。②杀虫灭虱：用于蛲虫，阴道滴虫，头虱及疥癣。

【注意事项】

百部煎服 5~15g。外用适量。止咳宜蜜炙用。《得配本草·卷四》云："热嗽，水亏火炎者禁用"。

【药对主治】

肺燥、肺虚咳嗽，少痰。

【应用比较】

1. 均能润肺止咳，用于肺燥咳嗽，痰中带血，以及干咳久咳等。二药性质平和，不温不燥。其不论新久、寒热、虚实、内伤、外感咳嗽均可以使用。百部对外感咳嗽或感冒后所致咳嗽用之较多，如止嗽散，尤为肺痨咳血要药。在止咳方面，百部以炙用为佳。百合养阴作用较弱，主要是作用于心肺两个脏器阴虚证，可用治肺虚咳嗽，或痰中带血。

2. 百合尚能清心安神。百部尚能杀虫灭虱。根据现在的研究，百部可以直接杀死百日咳杆菌。临床上百部治疗咳嗽，但少用于治喘息。

【用药体会】

在治疗咳嗽方面，笔者常将百合、百部配伍同用。笔者有一首验方，命名为四百二冬膏。组成：百合 100g，百部 100g，白及 100g，白果 50g，天冬 50g，麦冬 100g。功效：生津润燥，补肺养阴。主治阴虚肺燥咳嗽，痰少，尤其是适宜肺结核所致咳嗽，痰中带血。此方以养阴润肺为主，主治肺阴虚所致病证，诸如干咳少痰，五心烦热，潮热盗汗。使用方法可以将上面 6 味药连续煎 3 遍，将所煎的 3 遍药液兑在一起，过滤，沉淀，取上清液浓缩，再加蜂蜜收膏即成，每次取适量膏剂用开水冲服。也可用上述药煎汤内服。

百合　知母

【 药性概述 】

百合：见百合、丹参药对。

知母：见天花粉、知母药对。

【 药对主治 】

1. 失眠。

2. 咳嗽。

3. 肺阴伤病证。

【 应用比较 】

1. 二药均能润肺止咳，用于肺燥咳嗽病证。对于肺热肺燥又可以配伍同用，如《金匮要略》百合知母汤。

2. 百合清心安神，乃药食两用之品。知母清热泻火，其作用强，多用于热盛重证。

【 用药体会 】

百合为目前治疗失眠的常用药物和食物。根据现在的应用来看，百合用治西医学所说的神经衰弱、神经官能症有较好的疗效。中医的病名以药名来命名者，惟此百合一药。东汉名医张仲景对百合这味药材的使用有独特创见，他甚至把百合能治疗因热病身体虚弱，余热未清，虚烦惊悸，精神恍惚，失眠等病证，称为"百合病"。在《金匮要略》中，张仲景指出"意欲食复不能食，常默默，欲卧不能卧，欲行不能行，饮食或有美时，或有不用闻食臭时，如寒无寒，如热无热，口苦，小便赤，诸药不能治"等症状，即为百合病，其病因乃是因为心肺阴虚内热所致，出现神志恍惚不定，言语、行动、饮食和感觉失调等，而以百合来进行治疗。张仲景也用百合配伍生地黄或知母同用。知母在清热方面强于百合，但安神方面以百合多用。

笔者认为百合有美容作用，其洁白娇艳，鲜品富含黏液质及维生素。常食百合，可增加皮肤的营养，具有美容减皱，促进皮肤的新陈代谢，使皮肤变得细嫩、富有弹性，可使面部原有的皱纹逐步减退，达到防治皮肤病的作用。尤其对各种发热病愈后而面容憔悴，长期神经衰弱、失眠多梦及更年期妇女恢复容颜光泽有较好的作用。百合能清心肺之热，所以对心火肺热引起的某些影响美容的皮肤疾病，如痤疮、面部湿疹、皮炎、疮疖等病，也有一定的防治作用。

当归　川芎

【药性概述】

当归：见白芍、当归药对。

川芎：见川芎、延胡索药对。

【药对主治】

1. 血瘀病证之瘀血肿痛，头痛，跌打损伤，月经不调，痛经等。

2. 风湿痹痛。

【应用比较】

1. 均能活血化瘀，用于瘀血病证，二药同用，即佛手散。方名命名不曰川芎，不曰当归，而曰佛手者，谓妇人胎前、产后诸症，如佛手之神妙也。二药配伍同用的方子极多，最著名的乃是四物汤。当归柔润可制川芎辛燥，而川芎又可防当归之腻，达到养血不致血壅，祛瘀不致耗血。

2. 当归能润肠通便，补血调经，止咳平喘。川芎能行气，祛风止痛。

【用药体会】

当归、川芎配伍可以增强活血化瘀作用，促进瘀血的消散，笔者对于身体各个部位的疼痛病证常将其配伍同用，笔者验方颈椎舒筋汤（方见羌活、桂枝药对）、杜仲强腰汤（方见杜仲、续断药对）等均是将二药配伍同用的，但在使用时，川芎的剂量应小于当归。笔者验方当归消刺膏配伍有二药。组成：当归 15g，川芎 10g，白芍 15g，赤芍 10g，熟地黄 15g，桃仁 10g，红花 10g，鸡血藤 30g，威灵仙 15g，三棱 10g，莪术 10g，延胡索 15g，丹参 30g，皂角刺 10g，淫羊藿 15g，巴戟天 15g。功效：活血化瘀，通络止痛。主治各个部位骨质增生疼痛。亦用于瘀血阻滞肢体关节疼痛，肾虚四肢不温等。

当归　肉苁蓉

【药性概述】

当归：见白芍、当归药对。

肉苁蓉：见肉苁蓉、锁阳药对。

【药对主治】

1. 大便秘结。

2. 血虚病证。

3. 体质虚损病证。

【应用比较】

1. 均能治疗血虚肠燥便秘，当归养血润肠，肉苁蓉补肾润肠，同用养血润燥，增水行舟，尤对于老年人肠燥便秘可以选用。济川煎（当归、牛膝、肉苁蓉、泽泻、升麻、枳壳）配伍有二药。此二药最大的特点是温润不燥，通而不滑，性质柔和，补益虚损，为良好的滋养通便药。对于老人阳气虚弱，精血不足之便秘证，用之最为适宜。

2.均能补血，对于血虚病证配伍应用具有良好作用，当归补血作用更佳，为补营血之圣药，辛芳温润，气无形可骤生，血有形难速长，其滋润通和，气血流通，具有直接的补血作用。肉苁蓉为治疗阴阳不足、精血亏虚之要药。且有防衰抗老，延年益寿的作用。方书称其补精益髓，悦色，理男子绝阳不兴，女子绝阴不产，非溢美之词。

【用药体会】

笔者常将当归、肉苁蓉配伍同用，治疗肠燥便秘、腰椎间盘突出，若腰痛，患者常常不敢咳嗽，因这样会使腹压加大，加重腰痛，此时若通便，减轻腹压，就能达到良好的效果，而肉苁蓉本身也具备补肾的作用。二药通便作用平和，对于老年人习惯性便秘作用好。

当归　鸡血藤

【药性概述】

当归：见当归、白芍对。

鸡血藤：苦、微甘，温。①行血、补血、调经：用于血瘀月经不调、经闭痛经。本品药性和缓，温而不烈，既能行血散瘀而调经，又兼补血养血而调经，临床凡妇人血瘀、血虚之月经病证均可应用。②舒筋活络：用于风湿痹痛，中风手足麻木，肢体瘫痪。本品为治经脉不畅，络脉不和病证的常用药。

【注意事项】

鸡血藤煎服 10~30g。煎服；或浸酒服；或熬膏服。孕妇慎用。

【药对主治】

1.血虚之面色萎黄，心悸等病证。

2. 瘀血之肢体关节疼痛，手足麻木，风湿痹痛。

3. 血虚、血瘀之月经不调，痛经。

【应用比较】

1. 均能补血，用于血虚病证。当归补血作用强于鸡血藤。当归为补血要药。鸡血藤补血方面多作辅助药物使用。《本草正·芳草部》云当归："其味甘而重，故专能补血。其气轻而辛，故又能行血。补中有动，行中有补，诚血中之气药，亦血中之圣药也"。鸡血藤补血方面较当归少用，多作辅助药物使用。

2. 均活血祛瘀，用于血虚血瘀所致头昏、目眩、跌打损伤、痛疽疮疡及风湿痹痛等。当归活血作用强于鸡血藤。

3. 均为调经要药，治疗女子月经不调、痛经，既治瘀血病证，也治血虚病证。当归治疗妇女产后恶血上冲，其疗效显著，若发生气血逆乱，服用之后即可降逆定乱，使气血各有所归，因而当归之名也由此而来。鸡血藤配伍当归后，调经作用加强。

4. 当归以补血为主，调经止痛，润肠通便，止咳平喘，为血虚要药。鸡血藤以活血为主，且能舒筋活络。

【用药体会】

笔者认为凡使用鸡血藤需要大剂量才能达到效果，若剂量小时作用不明显。通常应在 30g 以上效果才好。一般应与当归配伍，增强作用。临床上根据鸡血藤能活血化瘀的特点，用其治疗腰腿痛病证，而尤多用于腰椎间盘突出。若腰突证有明显腰腿疼痛、麻木者，投鸡血藤能很快缓解症状，并有强腰作用，可加速腰突证的复原。若将当归、鸡血藤同用，对于血虚不能养筋，瘀血阻滞的肢体麻木，中风瘫痪，可借其通经络作用，达到止痛效果。以鸡血藤治疗腰突证在实际应用中，其虽不作为主药，但配伍于祛风湿、强筋骨方中，能明显提高疗效，笔者常将当归、鸡血藤配伍同用治疗腰突证，如杜仲强腰汤（方见杜仲、续断药对）。

当归 桃仁

【药性概述】

当归：见当归、白芍对。

桃仁：苦、甘，平。①活血祛瘀：用于血滞经闭、痛经，产后瘀滞腹痛，瘀血日久之癥瘕积聚，跌打损伤，瘀血疼痛之证。②润肠通便：用于肠燥便秘证。因其质润多脂，润燥滑肠。③止咳平喘：用于咳嗽气喘证，以其降肺气之故。④消散内痈：用于肺痈，肠痈等证。

【注意事项】

桃仁煎服 5~10g。孕妇及月经过多均忌用。便溏者慎用。

【药对主治】

1. 咳喘。

2. 血瘀病证之痛经，经闭，跌打损伤。

3. 肠燥便秘。

【应用比较】

1. 均能活血化瘀：用于血瘀病证，如痛经，经闭，跌打损伤，瘀滞肿痛，常同用，如桃红四物汤。

2. 均能润肠通便：用于肠燥便秘，如润肠丸（大黄、当归、羌活、桃仁、麻仁）。当归用于血虚便秘，桃仁用于血燥便秘。

3. 均能止咳平喘，用于咳喘病证，当归用于体虚病证，桃仁用于体实病证，桃仁因含有微量氢氰酸，能抑制支气管平滑肌痉挛，所以能止咳平喘。《神农本草经》记载当归"主咳逆上气"，即具有止咳喘的作用，苏子降气汤中就配伍此药。

4. 当归能补血，调经止痛。桃仁能消内痈。

【用药体会】

当归、桃仁均为润肠通便之常用药，笔者对于肠燥便秘常将二药配伍同用，笔者验方子仁润肠膏（方见火麻仁、郁李仁药对）配伍有二药。其特点是滋润而不燥烈，同用对于体虚者亦可选用。二药同时也治疗咳喘病证，若血虚、血瘀之喘息多选用之。

当归　熟地黄

【药性概述】

当归：见当归、白芍对。

熟地黄：见生地黄、熟地黄药对。

【药对主治】

血虚病证之面色萎黄，心悸，月经不调。

【应用比较】

1. 均补血，用于血虚证，如面色萎黄，心悸，月经不调等。可以配伍同用，如四物汤。熟地黄补血作用强于当归。尤对于肝肾精血不足者为宜。一般而言，除胶类药（阿胶、龟胶等）动物药补血作用佳外，而植物药中从补血作用来看，应首推熟地黄。

2. 当归又能活血，善于调经止痛，润肠通便，止咳平喘。熟地黄滋阴之力较强，善于滋养肝肾，用于血虚阴亏之证，尤以肾阴亏虚多用。

【用药体会】

当归、熟地黄配伍应用，补血作用增强。临床体验，当归能防止脱发，滋润皮肤毛发，并使头发乌黑发亮，还能防止黄发和白发。笔者自创一张治疗脱发、白发的方子侧柏叶生发酒，含有当归（方见侧柏叶、地榆药对）。

关于熟地黄的特点，根据使用来看，此药很滋腻，容易损伤脾胃，导致运化功能失常，但明代张景岳、清代陈士铎对于熟地黄的用法另有认识，但笔者还是认为太滋腻，在剂量上进行控制，以免导致不适，临床可以配伍砂仁同用，以防止滋腻碍脾。现诸多中药书籍均记载熟地黄具有"填精益髓"之效，这实际上是熟地黄通过补益肝肾而衍生出来的功效。有认为熟地黄配伍鹿角胶后补血作用增强。治疗体虚的要方三才汤，用的是天冬、熟地黄、人参，简称"天、地、人"，就可以治疗气血阴阳亏虚病证。由于熟地黄补血，笔者常用其治疗消瘦病证，验方党参增胖汤（方见人参、党参药对）配伍有熟地黄。

肉苁蓉　锁阳

【药性概述】

肉苁蓉：甘、咸，温。①补肾助阳：用于肾阳亏虚，精血不足证之阳痿不起，小便余沥。本品为补肾阳，益精血之良药。②润肠通便：用于肠燥便秘。因本品既能润肠通便，又能补肾阳，益肾精，故尤其适宜于老人或病后肠燥便秘而肾阳不足，精亏血虚者。

锁阳：甘，温。①补肾助阳：用于肾阳亏虚，精血不足之阳痿，不孕，下肢痿软，筋骨无力等。②润肠通便：用于老人或病后肠燥便秘而属于肾阳不足，精血亏虚者。

【注意事项】

肉苁蓉煎服10~15g。阴虚火旺，大便溏泻或热结便秘者不宜服。锁阳煎服10~15g。阴虚火旺，脾虚泄泻，实热便秘者均忌服。不可与热茶同服。

【药对主治】

1.体虚肠燥便秘。

2. 肾虚阳痿。

3. 腰膝酸软，乏力。

【应用比较】

1. 均具有补益作用，能防衰，用于肾阳虚所致阳痿、遗精、腰膝无力。历代均认为肉苁蓉是补肾抗衰老的良药，延年益寿之妙品。因作用平和，尤对于老年人病证比较适合。年迈之人，须发皆白，耳聋眼花，牙齿脱落，腰酸背驼，二便不利，这是肾亏衰老之象，用肉苁蓉则有明显的强壮和治疗作用。《本草汇言·卷一》云"肉苁蓉，养命门，滋肾气，补精血之药也"。因作用平和，尤对于老年人病证比较适合。《图经本草·卷五》云："只刮去鳞甲，以酒浸洗去黑汁，薄切，合山芋，羊肉作羹，极美好，益人，胜服补药"。李时珍说肉苁蓉，"此物补而不峻，故有从容之号。从容，和缓之貌"。就好像人的性格从容不迫，肉苁蓉作用平和。锁阳的作用类似于肉苁蓉。

2. 均能润肠通便，尤其是对于年老体弱精血亏虚病证多用。通便药物多有伤正气的弊端，而二药具有补益作用，故虽然通便却并不损伤正气。

3. 肉苁蓉润肠通便强于锁阳。锁阳温肾助阳胜于肉苁蓉。肉苁蓉、锁阳的特点是温而不燥，补而不峻，润而不腻，滑而不泄，同用加强其作用。肉苁蓉具苁蓉和缓之性，润肠通便作用强于锁阳。锁阳尤以肾虚肢软，足膝软弱多用，如虎潜丸，温肾助阳胜于肉苁蓉。《本草求真·卷二·温肾·锁阳》云："本与苁蓉同为一类，甘咸性温，润燥养筋。凡阴气虚损，精气衰败，大便燥结，治可用此以啖，并代苁蓉煮粥弥佳"。

【用药体会】

肉苁蓉、锁阳作用基本相似，临床可以互相代用。笔者在临床上更喜用肉苁蓉。治疗腰椎间突出可以选用之，因为此类腰痛患者常常不敢咳嗽，因这样会使腹压加大，加重腰痛，此时若通便，减轻腹压，就能达到良好的效果，而肉苁蓉本身也具备补肾的作用，可以选用之。治疗腰椎间盘突出症关键要掌握 3 个要点，补肾强腰、活血化瘀、润肠通便。

红景天 绞股蓝

【药性概述】

红景天：甘，寒。①健脾益气：用于脾气虚衰，倦怠乏力等证，单用即有一定疗效。亦用于脾虚带下。并能益气生血，可单用或与补血药配伍使用。②清肺止咳：用于肺阴虚肺热咳嗽，痰黏，或有咯血者，可单用。能补肺气，养肺阴，清肺热。③活血化瘀：用于跌打损伤等瘀血证。

绞股蓝：甘，苦，寒。①益气健脾：用于脾胃气虚，体倦乏力，纳食不佳者，可与白术、茯苓等药同用。因其性偏苦寒，兼能生津止渴，对脾胃气阴两伤，口渴咽干，心烦者，较为适宜，可与太子参、山药等药同用。②化痰止咳：用于气阴两虚，肺中燥热，咳嗽痰黏，可与川贝母、百合等同用。若肺气虚而痰湿内盛，咳嗽痰多者，亦可与半夏、陈皮等同用。此外，本品还略有清热解毒作用，可用于肿瘤而属热毒之证。

【注意事项】

红景天煎服 6~15g。孕期、经期妇女、儿童慎用。绞股蓝煎服 10~20g。可泡服。虚寒体质者慎用。

【药对主治】

1.脾胃气虚，体倦乏力。
2.肺热咳嗽，痰黏。

【应用比较】

1.均能益气健脾，用于脾胃气虚，体倦乏力，纳食不佳者，可以配伍同用。

2.均能化痰止咳，用于肺中燥热，咳嗽痰黏，能清肺热，补肺气，养肺阴。

3.红景天能活血化瘀。绞股蓝能清热解毒。

【用药体会】

红景天、绞股蓝均为强壮药物，笔者常将二药用于虚损病证，尤其是对于癌肿患者因使用放疗、化疗以后身体虚弱，抗病力下降，尤喜用之，并能明显提高抗病能力，使用剂量多在30g以上，多年使用，未发现有副作用。肿瘤病人经过手术、西药抗癌药应用后尤其显得疲劳，而红景天具有明显增强机体抵抗力的作用，能够改善人的身体状态。对于肿瘤患者，笔者将红景天、绞股蓝、黄芪、生晒参同用，效果更好，补虚作用增强，验方红蓝黄白强身汤配伍有本品。组成：红景天30g，绞股蓝30g，黄芪30g，生晒参15g，灵芝30g，石见穿30g，菝葜30g，八月札15g，莪术15g，鳖甲30g，青皮15g，白蚤休15g，薏苡仁30g。功效：补益脏腑，强身抗癌。主治身体虚损，疲倦乏力，精神不振，预防癌肿复发。

麦冬　玉竹

【药性概述】

麦冬：见天冬、麦冬药对。

玉竹：见石斛、玉竹药对。

【药对主治】

1.肺热咳嗽。

2.胃热津伤口干口渴。

【应用比较】

1.均能清热养肺胃之阴，用于肺热咳嗽。

2. 均能生津止渴，用于胃热干渴等证。

3. 玉竹补而不腻，养阴不敛邪，其性较麦冬平和，阴虚外感可用。麦冬清热及养阴力均强于玉竹，但较滋腻，养阴易敛邪，鲜有养阴用于阴虚外感者，还能清心热，养心阴。

【用药体会】

玉竹、麦冬能养阴，在治疗胃阴伤方面常配伍同用。玉竹对于温病后期耗伤胃阴出现口渴，食欲不振较多用，主要是玉竹不恋邪，而麦冬较滋腻，容易恋邪，所以临床上阴伤甚者用麦冬。笔者认为玉竹具有养颜美容作用，故面色萎黄、晦暗常选用之。

杜仲　续断

【药性概述】

杜仲：甘，温。①补益肝肾，强壮筋骨：用于肾虚腰痛，筋骨无力，小便频数等证。本品为治腰痛的要药。②安胎止漏：用于肝肾亏虚，冲任不固，胎动不安，胎漏下血，或滑胎，单用有效。

续断：苦、辛，微温。①补益肝肾，强筋健骨：用于肝肾不足，腰膝酸痛，遗精遗尿，寒湿痹痛。②止血安胎：用于肝肾不足，崩漏下血，胎动不安等。③疗伤续折：用于跌打损伤，瘀血肿痛，筋伤骨折。此外，本品活血祛瘀止痛，用治痈肿疮疡，血瘀肿痛，达到通利血脉之功。

【注意事项】

杜仲煎服 6~15g。阴虚火旺者不宜用。续断煎服 10~15g。或入丸、散。外用适量研末敷。崩漏下血宜炒用。风湿热痹者忌服。

【药对主治】

1. 肾虚腰痛，筋骨无力。
2. 胎动不安，胎漏下血。

【应用比较】

1.均补益肝肾，强壮筋骨，用于肝肾不足所致的腰膝酸痛，关节不利，筋骨无力，同用作用加强。杜仲乃是治疗腰痛的要药，虽主补虚，对于其他原因所致的腰痛也有很好的作用。庞元英《谈薮》云：一少年新娶，后得脚软病，且疼甚。医作脚气治不效。路钤孙琳（宋代名医）诊之。用杜仲一味，寸断片拆，每以一两，用半酒、半水一大盏煎服。三日能行，又三日痊愈。琳曰：此乃肾虚，非脚气也。杜仲能治腰膝痛，以酒行之，则为效容易矣。这是讲单用杜仲治疗肾虚的病证。《本草汇言·卷九》引《直指方》云："凡下焦之虚，非杜仲不补；下焦之湿，非杜仲不利；腰膝之疼，非杜仲不除；足胫之酸，非杜仲不去。然色紫而燥，质绵而韧，气温而补，补肝益肾，诚为要剂。如肝肾阳虚而有风湿病者，以盐酒浸炙，为效甚捷"。这是说杜仲乃是治疗肝肾亏虚要药。在所有药物中，尤以杜仲治疗腰痛作用最佳。肾主骨，腰为肾之府，腰痛与肾的关系最为密切，临床上凡是腰痛病证，无论寒热虚实证杜仲为首选。在中药范围内，中医认为虚证腰痛首选杜仲，实证腰痛则首选徐长卿。续断补益的作用并不强，临床若取其补虚多同时配伍杜仲、五加皮等补益肝肾之品，极少单独将其作为补益药使用。

2.均具有安胎作用，用于妇人冲任不固，肝肾亏虚胎动不安，胎漏下血等证，如寿胎丸中配伍有续断。临床可以配伍同用。通过补益肝肾又达到安胎作用的有续断、桑寄生、杜仲、菟丝子，而尤以续断作用最常用，可以治疗妇女肝肾虚损造成的胎动不安、先兆流产；月经过多或崩漏。续断有活血化瘀的作用，一般来说，孕妇是不能使用活血化瘀之品的，但根据临床使用来看，续断又有安胎的作用，张锡纯的寿胎丸（菟丝子、桑寄生、续断、阿胶）中配伍有本品，取其安胎作用，由此看来，某些活血药物孕妇也是可以应用的。

3.杜仲为腰痛要药，续断为伤科要药。续断之"续"，有"三续"之义，即接续、嗣续、连续三义。①接续者，接续筋骨血脉也，主要作用是治疗跌打损伤。②嗣续者，保胎接代也，也治疗妇科疾病。③连续者，延年葆春之义也。《本草汇言·卷三》云："续断，补续血脉之药也"。

【用药体会】

杜仲、续断在治疗腰腿疼痛方面配伍同用，作用更好。笔者在临床实践中，自立一首治疗腰腿疼痛的验方，命名为杜仲强腰汤。组成：杜仲20g，续断15g，延胡索15g，当归15g，川芎10g，鸡血藤30g，伸筋草30g，威灵仙15g，五加皮15g，徐长卿15g，千年健15g，独活15g，牛膝15g（虚用怀牛膝，实用川牛膝）。功效：补肾强腰，通络止痛。主治急慢性腰腿痛，包括腰椎肥大、腰椎间盘突出、腰三横突综合征、跌打损伤、梨状肌损伤、腰肌劳损、风湿性关节炎等所致腰痛以及腰以下病变。本方从补肾、活血、通便立法。水煎服。也可以做成丸药、膏剂内服。服用此方以后，患者一般在服药3日内大便稀，这是因为方中当归具有通便的作用所致，不必惊慌，到第4日后大便即转正常。临床观察，若大便稀其治疗效果会更好一些。个人临床体会，治疗腰痛，要保持大便通畅。

龟甲　鹿茸

【药性概述】

龟甲：甘、咸，寒。①滋阴潜阳：用于阴虚阳亢，头目眩晕之证；阴虚内热，骨蒸潮热，盗汗遗精；热病伤阴，阴虚风动，神倦瘈疭者。②益肾健骨：用于肾虚之筋骨不健，腰膝酸软，步履乏力及小儿鸡胸，龟背，囟门不合诸证。③养血补心：用于阴血不足，心肾失养之惊悸、失眠、健忘。此外，还能止血。因其长于滋养肝肾，性偏寒凉，故尤宜于阴虚血热，冲任不固之崩漏，月经过多。

鹿茸：甘、咸，温。①补肾壮阳，益精养血：用于肾阳亏虚，精血不足，畏寒肢冷，阳痿早泄，宫冷不孕，小便频数，腰膝酸痛，头晕耳鸣，精神疲乏等证。本品为峻补肾阳，补益精血之要药。②强壮筋骨：用于肝肾亏虚，精血不足，筋骨痿软，或小儿发育不良，囟门过期不合，齿迟，行迟等。③固冲止带：用于肝肾亏虚，冲任不固，带脉失约，崩漏不止，白带过多。④温补托毒：用于疮疡久溃不敛，阴疽疮肿内陷不起。

【注意事项】

龟甲煎服 10~30g。宜先煎。醋淬后用。阳虚及外感未解者忌用。鹿茸 1~3g，研细末，一日分 3 次冲服。或入丸、散剂。①阴虚内热之人不宜使用。②小便黄赤，咽喉干燥或干痛，不时感到烦渴，热象明显者不宜使用。③血热者如经常流鼻血，或女子行经量多，血色鲜红的人不宜应用。④若伤风感冒，头痛鼻塞，发热畏寒，咳嗽多痰等外邪正盛者不宜使用。⑤宜从小量开始，不可骤用大量，因容易上火，否则会"火上浇油"，从而出现口干咽痛，烦躁，大便干结等燥热的现象。

【药对主治】

肾虚骨软，腰膝痿弱。

【应用比较】

1. 均能益肾健骨，用于肾虚骨软，腰膝痿弱，步履乏力，或小儿行迟，囟门不合。

2. 龟甲养肾阴通任脉，用治血热崩漏出血，又能补血止血。鹿茸助肾阳通督脉，用治阳虚崩漏出血。二药一能滋阴，一能助阳，同用阴阳双补，如龟鹿二仙胶。另外左归饮鹿胶、龟胶同用滋阴补肾，治疗真阴不足之头目眩晕，腰酸腿软也是取此意。

【用药体会】

《侣山堂类辨·卷下·龟板 鹿茸》云："李时珍曰：龟、鹿皆灵而有寿。龟首常藏向腹，能通任脉，故取其甲，以补心、补肾、补血，皆以养阴也。鹿鼻常反向尾，能通督脉，故取其角，以补命、补精、补气，皆以养阳也。乃物理之玄微，神工之能事。按任脉起于中极之下，以上毛际，循腹里，上关元，至咽喉，上颐循面。督脉环绕一身，循腰脊，历络两肾。龟板治小儿囟门不合，鹿茸主生齿不老，盖二品皆属于肾，肾主骨也。任、督二脉，为阴阳百脉之宗，又皆出于肾。故痘方用之者，一取其养阴而清热，一取其透顶以败毒，导肾中之火毒，从百脉而外出于皮肤。龟板又能达于四肢，故主治四肢重弱，上古卜蔡烹而用之，若败龟板者，乃病死枯败之物，绝无灵气，又何所取焉"？龟甲、鹿茸的滋补作用强，称为大补之品，龟甲偏于通任脉，补肾阴，鹿茸偏于通督脉，补肾阳。笔者认为体虚患者将二药配伍同用作用更好。传统所用的龟板，用的是腹甲，现在临床也用背甲者，统称为龟甲，若从古今用药来看，腹甲作用好。若高血压者以龟甲平肝潜阳，但鹿茸则不宜使用。笔者验方龟鹿壮骨膏治疗骨质疏松有效。组成：龟甲 30g，鹿角胶 15g，山茱萸 15g，熟地黄 15g，山药 15g，泽泻 10g，丹皮 10g，茯苓 15g，延胡索 15g，狗脊 15g，淫羊藿 15g，巴戟天 15g，肉苁蓉 15g，何首乌 15g，杜仲 15g，续断 15g，骨碎补 15g，牛膝 15g，黄芪 30g，当归 15g，川芎 10g，人参 15g，蜈蚣 1 条，黄精 15g，鳖甲 15g，威灵仙 15g。功效：补虚强肾，壮骨止痛。主治骨质疏松，骨节疼痛，腰膝无力，行走困难。此方以熬制成膏滋服用好，便于坚持，利于吸收。

龟甲　鳖甲

【药性概述】

龟甲：见龟甲、鹿茸药对。

鳖甲：甘、咸，寒。①滋阴潜阳：用于肝肾阴虚所致阴虚内热、阴虚风动、阴虚阳亢诸证。②退热除蒸：用于阴虚内热所致骨蒸潮热、盗汗。也用于温病后期，阴液耗伤，邪伏阴分，夜热早凉，热退无汗。③软坚散结：用于癥瘕积聚，疟母等，因其味咸能软坚散结。

【注意事项】

鳖甲煎服 10~30g。宜先煎。醋淬后用。阳虚、外感未解，脾虚泄泻及孕妇等均忌用。

【药对主治】

1. 阴虚阳亢，头目眩晕之证。

2. 阴虚内热，骨蒸潮热，盗汗遗精。

3. 热病伤阴，阴虚风动，神倦瘈疭者。

【应用比较】

1. 均能平肝潜阳，用于肝阳上亢之头痛、眩晕以及虚风内动之痉厥，如大定风珠。由于阳亢多为阴伤所致，所以二者同时也是滋阴之品，龟甲滋阴、潜阳力强，如大补阴丸。

2. 均能滋肾，用于肾阴不足，虚火亢旺之骨蒸潮热、盗汗、遗精及肝阴不足证，为血肉有情之品。从补益作用来看，龟甲作用强，主治肾虚病证，对于筋骨不健多用，如虎潜丸。善通任脉，可用于血热所致的崩漏、月经过多等证，如固经丸。

3. 龟甲能益肾健骨，养血补心，止血，强骨作用好，乃肾虚骨痿要药。鳖甲清虚热力强，又能软坚散结。虚热病证多用鳖甲。龟与鳖，虽同为阴类，而性实不同。龟性喜出，而鳖喜入，龟性静而不动，而鳖性动而不静。故龟长于补而鳖长于攻，龟可为膏以滋阴，而鳖可为末以攻坚也。《本经逢原·卷四》云："龟用腹，腹属肾。鳖用肋，肋属肝，然究竟是削肝之剂，非补肝药也。妊妇忌用，以其能伐肝破血也。肝虚无热禁之"。

【用药体会】

龟甲、鳖甲均为滋补肝肾阴亏作用强的药物，配伍应用，相互促进作用，龟甲补益作用更强，《神农本草经疏·卷二十·龟甲》云："鳖甲走肝益肾以除热，龟甲通心入肾以滋阴"。所以虚热病证多用鳖甲，肾阴亏损多用龟甲。对于上述病证，笔者认为同用较单用效果好。使用时剂量应适当大些。笔者治疗高血压时常选用二药。

沙苑子　刺蒺藜

【药性概述】

沙苑子：见山茱萸、沙苑子药对。

刺蒺藜：见白僵蚕、刺蒺藜药对。

【药对主治】

视力减退，眼目昏花。

【应用比较】

1.均能明目，用治视物昏花，而视物昏花有实证、虚证之分，故在使用方面，沙苑子、刺蒺藜有针对虚实证之别。

2.沙苑子（沙苑蒺藜、潼蒺藜）补益肝肾，养肝明目，主治肝肾不足所致视力减退，又能固精，虽性温但柔润，明目之功用于虚证。刺蒺藜（白蒺藜）祛风明目，主治肝经风热目疾，目赤多泪，头目疼痛，明目之功用于实证。又能疏肝解郁。

【用药体会】

沙苑子、刺蒺藜在明目方面可以配伍同用。刺蒺藜作用较平和，一般以治风证为主，包括风热、风寒证均可。笔者通过多年的临床实践，认为此药具有良好的美白作用，可用于面部的黑斑、晦暗。尤其是当皮肤出现瘙痒的情况下，此药具有较好的作用。因此对于痤疮、扁平疣、蝴蝶斑均有效果。若需美白，笔者常将刺蒺藜、沙苑蒺藜配伍应用，对于消除面部暗斑，增白皮肤有效。

沙参　麦冬

【药性概述】

沙参：见北沙参、南沙参药对。

麦冬：见天冬、麦冬药对。

【药对主治】

1. 肺阴伤鼻燥咽干，干咳，痰少，咳血，咽痛音哑等证。

2. 胃阴伤津枯口渴，或消渴，舌红少苔，大便干燥。

【应用比较】

1. 均能养肺胃阴，用于肺燥或伤阴之久咳，燥咳，以及胃阴伤之津枯口渴，如沙参麦冬汤。

2. 通常所云沙参指的是南沙参，止咳多用。麦冬止渴多用，为治疗胃阴伤要药，且麦冬养阴生津力优于南沙参，滋腻之性较沙参为甚。南沙参对肺燥咳嗽多用，麦冬对胃热津伤多用。麦冬尚能清心除烦。

【用药体会】

沙参、麦冬对于肺胃阴伤证可以配伍同用，笔者认为沙参偏治肺阴伤病证，作用平和，而麦冬偏治胃阴伤病证，养阴作用甚于沙参，较为滋腻，使用时剂量一般不宜太大。

补骨脂　胡桃仁

【药性概述】

补骨脂：辛、苦，温。①补肾壮阳，固精缩尿：用于肾阳不足，命门火衰之阳痿，腰膝冷痛，痿软无力；肾虚不固之遗精滑精，遗尿尿频。②温脾止泻：用于脾肾虚寒之五更泄泻。③纳气平喘：用于肾阳虚衰，肾不纳气，上气喘促。

胡桃仁：见胡桃仁、瓜蒌仁药对。

【注意事项】

补骨脂煎服 5~15g。阴虚火旺及大便燥结者不宜用。

【药对主治】

1. 哮喘。

2. 肾虚腰痛，起坐不利，膝软乏力。

【应用比较】

均纳气平喘，二药均能补肾，用于哮喘。补骨脂、胡桃仁组成药对应用效果好。《图经本草·草部·卷七》记载这样一事。唐代郑絪，字文明，河南荥阳人，唐宪宗初任中书侍郎，中书门下平章事（宰相）居相位四年而罢。其自叙云"予为南海节度，年七十有五，越地卑湿，伤于内外，众疾俱作，阳气衰绝，服乳石补益之药，百端不应，元和七年，有诃陵国舶主李摩诃，知予病状，遂传此方并药，予初疑而未服，摩诃稽颡固请，遂服之，经七八日而觉应验，自尔常服，其功神验。十年二月，罢郡归京，录方传之。破故纸十两，净择去皮洗过，捣筛令细，用胡桃瓤二十两，汤浸去皮，细研如泥，即入前末，更以好蜜和搅令匀如饴糖，盛于瓷器中，旦日以暖酒二合，调药一匙服之，便以饭压，如不饮人（指不饮酒者），以暖熟水调服亦可。弥久则延年益气，悦心明目，补添筋骨"。由于此方功效明显，后来青娥丸中有此二味，其命名即源于此。李时珍《本草纲目·卷十四·补骨脂》条下亦有记载。就是说核桃有强壮作用，坚持应用，就能达到效果。补骨脂壮阳，温脾止泻。胡桃仁补肺肾，润肠通便。

【用药体会】

补骨脂（破故纸）、胡桃仁主治肾虚所致哮喘，补骨脂温阳作用较强，有本草书中记载云其大温，因此若使用补骨脂剂量过大容易上火，对于脾肾虚导致的泄泻可以使用，故四神丸中配伍补骨脂。胡桃仁乃药食两用之品，对于体虚哮喘有益。笔者临床治疗哮喘在熬制膏滋时常加用二药。补骨脂温燥，剂量多不大。

补骨脂　骨碎补

【药性概述】

补骨脂：见补骨脂、胡桃仁药对。

骨碎补：苦，温。①活血续伤：用于跌打损伤，筋骨损伤，或创伤之瘀滞肿痛，可单用其浸酒服，并外敷。亦可水煎服。本品以其入肾能治骨碎伤损而得名，为伤科要药。②补肾强骨：用于肾虚腰痛脚弱。治肾虚之耳鸣，耳聋，牙痛，久泻。此外，本品还可治疗斑秃、白癜风等病证。

【注意事项】

骨碎补煎服 10~15g。外用适量，研末调敷或鲜品捣敷，亦可浸酒擦患处。阴虚火旺、血虚风燥者慎用。

【药对主治】

1. 肾虚腰痛。
2. 久泻。

【应用比较】

1. 均能补肾，用于肾虚所致腰痛，久泻。二药功效相近，主治相似，相互协同，叠加为功。

2. 补骨脂补肾壮阳力胜于骨碎补，乃温补之品，以肾虚阳痿多用，又能固精缩尿，温脾止泻，平喘。骨碎补作用平和，补肾方面用于耳鸣，耳聋，牙痛，亦用治斑秃，活血续筋，用于跌打损伤，筋骨损伤，瘀滞肿痛。《本草求真·卷七·温血》载骨碎补："虽与补骨脂相似，然总不如补骨脂性专固肾通心，而无逐瘀破血之治也"。《本草乘雅半偈·第十帙·骨碎补》言："骨碎补可补，功胜补骨脂矣。不唯胜负有别，即顿渐有殊，形脏亦有宜忌也。补骨脂渐而烈，骨碎补顿而圆，左右平均，转无峻暴之失矣"。从使用来看，补骨脂温补作用强一些。

【用药体会】

从补肾治疗肾虚引起的久泻而言，补骨脂作用强，但此药较温燥，容易伤阴，骨碎补作用平和，临床常用骨碎补治疗肾虚引起的一系列病证，如久泻、耳鸣、耳聋、牙痛。亦用治斑秃。笔者认为骨碎补乃是治疗脱发的要药，内服、外用均可，外用方侧柏叶生发酒（方见侧柏叶、地榆药对）配伍有此药。内服验方补肾生发汤治疗脱发、白发有效。组成：女贞子15g，墨旱莲15g，山茱萸15g，山药15g，熟地黄15g，牡丹皮10g，茯苓15g，泽泻10g，当归15g，天麻15g，骨碎补15g，制首乌15g，侧柏叶15g。功效：补益肝肾，祛风乌发。主治肝肾不足之脱发，头发干枯，稀疏，伴随腰膝酸软，疲倦乏力。

补骨脂　益智仁

【药性概述】

补骨脂：见补骨脂、骨碎补药对。

益智仁：辛，温。①暖肾固精缩尿：用于下元虚寒遗精、遗尿、小便频数。本品补益之中兼有收涩之性。②温脾止泻摄唾：用于脾肾虚寒之多唾，泄泻。

【注意事项】

益智仁煎服 3~10g。阴虚火旺证、湿热者不宜用。

【药对主治】

1. 肾阳虚证之阳痿。

2. 肾虚遗精，滑精。

3. 脾肾阳虚泄泻。

【应用比较】

1. 均能补肾壮阳，用于肾阳虚所致遗精、阳痿、遗尿、尿频、白浊。补骨脂的温肾壮阳作用强，主治肾阳虚重证，但同时又能助火伤阴，虽大温，如果治疗性功能方面的疾病，其作用弱于淫羊藿。由于补骨脂具有补肾作用，也用于耳聋，牙痛，因肾开窍于耳，齿为骨之余是也。益智仁作用的部位主要在脾肾，而以治疗脾病为主。

2. 均能固精缩尿，用治肾阳不足之遗精滑精，遗尿尿频。补骨脂通过补益肾虚而缩尿。益智仁在治疗小便频数方面，尤多用于肾虚寒不能固摄诸证。如《妇人良方》缩泉丸，《丹溪心法》萆薢分清饮。古代本草认为配伍乌药后，治小便频数效果更好，而"得茯神、远志、甘草，治赤浊；配乌药、山药，治溲数；配厚朴、姜、枣，治白浊、腹满；同山药，补脾胃"。(《得配本草·卷二·草部芳草类·益智仁》）根据临床应用来看，严洁等人的认识是正确的。

3.均能温脾止泻，用于脾肾阳虚的泄泻不止等证，二者常相须为用。

4.补骨脂偏于补肾助阳，为治肾虚腰痛及阳痿要药，偏治肾虚泄泻。益智仁偏于温脾固涩，用于口多涎唾，偏治脾虚泄泻。

【用药体会】

补骨脂、益智仁配伍同用治疗久泻。益智仁功能暖脾胃而和中，助肾阳而固下，用治脾肾虚寒等，尤善于温脾摄涎唾，乃是治疗涎唾多的要药，所治的涎唾多而自流，因脾虚不能摄涎所致，必无口干、口苦的现象。《医学启源·卷下·用药备旨·药类法象》云："治人多唾，当于补中药内兼用之"。笔者临床体会，治疗涎唾多或者口臭，一般用益智仁配伍佩兰的效果好。

阿胶　黄芩

阿胶：甘，平。①补血滋阴：用于血虚诸证，而尤以治疗出血而致血虚为佳，可单用本品即效。若热病伤阴，心烦不眠，或肺燥咳嗽，亦常选用。本品为血肉有情之品，乃补血要药。②止血：用于出血而有血虚或阴亏征象者。若治血虚血寒之妇人崩漏下血等。本品为止血要药。

黄芩：见半夏、黄芩药对。

【注意事项】

阿胶 5~15g。入汤剂宜烊化冲服。脾胃虚弱者慎用。

【药对主治】

出血病证，血色暗淡。

【应用比较】

1.配伍应用治疗大便下血、崩漏等多部位出血病证，此药对使用最早载于《金匮要略·惊悸吐衄下血胸满瘀血病》之黄土汤（甘草、干地黄、白术、附子、阿胶、黄芩、灶中黄土），原方主治："下血先便后血，此远血者，黄土汤土之"。黄土汤主治因脾阳不足，统摄无权所致出血证。脾主统血，脾阳不足则血从上溢而为吐血、衄血；血从下走则为便血、崩漏。以阿胶滋阴养血止血，与苦寒之黄芩合用，又能制约方中术、附过于温燥之性。二药配伍上清肺燥，下清肠热，清润结合，相得益彰。

2. 阿胶补血润燥，乃止血要药。黄芩清热燥湿，泻火解毒，清泻肺热，炒炭止血，尚能安胎。

【用药体会】

阿胶、黄芩配伍应用清血热，调经血，止便血，亦用于其他部位的出血病证以及咳嗽。阿胶入肝养血，入肾滋阴，水补而肾强，液补而风息，为补益良药。若出血病证内服可用阿胶珠、黄芩炭以同用。笔者对于血虚、血热所导致的出血病证，常用二药止血清热。

阿胶　黄连

【药性概述】

阿胶：见阿胶、黄芩药对。

黄连：见干姜、黄连药对。

【药对主治】

肾阴亏虚，阴虚阳亢所致心烦，失眠。

【应用比较】

失眠心烦有一种情况是心火上炎，肾水下亏，此时应予以滋阴降火，而黄连清心火治疗心火亢于上，阿胶滋肾阴治疗肾水亏于下，组成药对以达到水升火降，心肾相交而治疗失眠。黄连阿胶汤

（黄连、黄芩、芍药、鸡子黄、阿胶）扶阴散热，主治心中烦，不得卧，配伍应用使肾水旺，心火清，心肾交通，水火既济，诸证悉平。

阿胶尚能补血、止血、滋阴，黄连尚能清热解毒，清热燥湿，清胃止呕。

【用药体会】

阿胶、黄连配伍具有降火兼滋阴的特点，虽说黄连可以清热，但久用之，或量大，有伤阴之虑，而伤阴之后，阴虚又火旺，反而致热，因此黄连在使用方面不能量大。笔者认为一般不超过 6g 为好。黄连、阿胶同用，对于虚实夹杂证可以兼顾。此组药对既能清又能补，兼顾心肾，滋水以抑火，降火亦能安神。

阿胶　鹿角胶

【药性概述】

阿胶：见阿胶、黄连药对。

鹿角胶：见枸杞子、鹿角胶药对。

【药对主治】

1. 血虚病证。

2. 出血病证。

【应用比较】

1. 均能补血，用于血虚所致面色萎黄，精神不振，体弱消瘦。

2. 均能止血，用于精血不足之吐衄，崩漏。

3. 阿胶补血作用好，能滋阴，乃补血要药，亦为止血要药。鹿角胶温补肝肾，益精养血。

【用药体会】

阿胶、鹿角胶均为动物胶类药材，所谓血肉有情之品，为补益作用较强药，在制作膏剂时，需要加用胶类时，笔者更喜用鹿角胶，这是因为从患者的角度考虑，鹿角胶价格稍便宜一些，同时其温补的作用更好一些，尤其是年龄较大者用鹿角胶更适宜些。阿胶具有良好的止血作用，可以治疗多种出血病证。一般是烊化，但也是可以入煎剂的，需用阿胶珠，而阿胶珠有 2 种，如果用蛤粉炒，则偏于止咳，若用蒲黄炒，则偏于止血。若对于血虚病证，常将二药同用可以加强补血作用。

胡桃仁　瓜蒌仁

【药性概述】

胡桃仁：甘，温。①补肾温肺定喘：用于肺肾虚喘，腰膝冷痛，两足痿弱，阳痿，遗精，小便频数。②润肠通便：用于老年及病后津液不足，肠燥便秘。此外，本品有黑须发的作用。

瓜蒌仁：甘、微苦，寒。①润燥化痰：用于痰热阻肺，咳嗽痰黄，质稠难咯，胸膈痞满者。②润肠通便：用于肠燥便秘。

【注意事项】

胡桃仁煎服 10~30g。定喘嗽宜连皮用；润肠燥宜去皮用。痰热喘咳及阴虚有热而致吐衄者忌用。瓜蒌仁煎服 10~15g，大便溏泻者慎用。

【药对主治】

1.肠燥便秘。

2.咳嗽。

【应用比较】

1. 均能润肠通便，用于肠燥便秘。其质润多脂，尤以体虚日久便秘多用。亦能治疗肺部病变，如咳嗽。

2. 胡桃仁温肺纳气定喘，用于肺肾两虚喘证，润肺而化痰浊，多用于实证。并略有补肾阳的作用。瓜蒌仁润燥化痰，用于燥痰、热痰所致咳嗽痰黄，质稠难咯，治疗喘证少用。

【用药体会】

胡桃仁、瓜蒌仁治疗肠燥便秘作用好，笔者常配伍应用，验方子仁润肠膏（方见火麻仁、郁李仁药对）中选用了瓜蒌。对于老年性的习惯性便秘二药可以选用，但药肆一般不备核桃仁，所以在食用方面，可以嘱咐患者平时食用核桃仁。中药种仁富含油脂者多能通便，如杏仁、麻仁、郁李仁、胡麻仁等。

胡麻仁　火麻仁

【药性概述】

胡麻仁：甘，平。①补益肝肾：用于肝肾不足引起的头晕眼花，须发早白，四肢无力等证。其性平和，甘香可口，为食疗佳品。②润肠通便：用于精亏血虚之肠燥便秘，其富含油脂，濡润大肠。

火麻仁：见火麻仁、郁李仁药对。

【注意事项】

胡麻仁煎服 10~15g。或入丸、散剂。腹泻便溏者慎用。

【药对主治】

肠燥便秘。

【应用比较】

1.均甘，平，质润多脂。润肠通便，滋养补虚，用于肠燥津亏便秘，尤以老人、产后、小儿体虚便秘多用。火麻仁为润肠通便专药，如润肠丸、麻子仁丸。胡麻仁滋养肝肾，用于肝肾精血不足之头晕目眩，耳鸣，须发早白，肢体麻木等，如桑麻丸。

2.胡麻仁以滋养肝肾为主，兼能润肠。火麻仁以润肠通便为主，兼能补虚。

【用药体会】

胡麻仁即黑芝麻，从滋养作用来说，胡麻仁作用很好，有补精润燥滑肠的作用，尤对于头晕眼花，须发早白多用。对于老年人的肠燥便秘胡麻仁较麻仁作用好，所以将胡麻仁作为食疗应用效果亦佳。二药对于肠燥便秘配伍应用，通便作用更好，验方子仁润肠膏（方见火麻仁、郁李仁药对）配伍有二药。

南沙参　北沙参

【药性概述】

北沙参：甘、微苦，微寒。①养阴清肺：用于肺燥阴虚有热之干咳少痰，咳血或咽干音哑等证。②益胃生津：用于胃阴虚有热之口干多饮，饥不欲食，大便干结，舌苔光剥或舌红少津及胃痛，胃胀，干呕等证。

南沙参：甘，微寒。①养阴清肺化痰：用于肺阴虚的燥热咳嗽，症见干咳少痰，或痰黏不易咯出者尤为适宜。②益胃生津：用于热病后气津不足或脾胃虚弱而症见咽干口燥，舌红少津，食少不饥。本品兼有益气之功。

【注意事项】

北沙参、南沙参煎服5~15g。反藜芦。

【药对主治】

1.热病伤津之口干舌燥。

2.肺热咳嗽。

3.胃阴损伤之食欲不振。

【应用比较】

1.均能养肺胃阴，主治肺阴伤、胃阴伤所致咽干口燥，干咳少痰，及口干多饮，饥不欲食，大便干结，舌红少津，舌苔光剥，嘈杂，胃痛，胃胀，干呕等。此作用以北沙参为好，由于北沙参应用的历史较晚，古方中的沙参多指的是南沙参。因此沙参麦冬汤、益胃汤中补益胃阴也可以用北沙参。

2.关于反藜芦：北沙参直到清代才入药，故清代以前所用沙参为南沙参。因此十八反中的沙参应是南沙参。现在中药书籍均称两种沙参不能与藜芦同用，实际上临床不可能将二药与藜芦同用，这是因为藜芦乃是大毒之药，具有剧烈的涌吐作用，所以说反藜芦只是理论上的认识。

3.南沙参祛痰兼补气。北沙参润燥作用较好。《本经逢源·卷一》谓：沙参"有南北两种，北者质坚性寒，南者体虚力微"。比较简要地说明了南北沙参的区别。北沙参清养肺胃作用稍强，肺胃阴虚有热之证较为多用。

【用药体会】

南北沙参主要作用于肺胃，可以用补肺阴、清肺热、润肺燥的术语来总结其功效，这三者主要是补肺阴，若肺阴伤又导致肺热、燥热咳嗽。笔者认为二药止咳，但极少用治喘息。再就是养胃阴，清胃热，润胃燥，由此又引申出益胃生津。赵学敏《串雅·内编·卷一·内治门》有一首治疗头痛的方子，用"川芎一两，沙参一两，蔓荆子二钱，细辛五分。水二碗，煎八分，加黄酒半碗调匀，早晨服之。一剂之后，永不复发"。这里将沙参与蔓荆子配伍在一起使用，具有很好的治疗头痛的作用。笔者临床验证，此方效果良好。对于方中的沙参，因不知原方到底是南沙参或是北沙参，故笔者将南北沙参均选用。

沙参有南北之分，南沙参首载于《神农本草经·上品》，北沙参首载于《本草汇言》，显然北沙参使用的历史短，因此传统所用沙参指的是南沙参。清代《本草便读·山草类》提到"沙参，处处山原沙地皆有之，古无南北之分，然观各家本草云，其色白，其根多汁等语，似指北参而言；若南参则汁粗大而松，气薄味淡。大抵甘寒入肺，清养之功，北逊于南，其润降之性，南不及北耳"。笔者认为北沙参养阴作用要好一些，阴虚病证多用，南沙参兼有微弱的补气作用。单纯从清热的作用来看，北沙参要强，这是因为北沙参具有苦味，而苦能降，清热作用就要强一些。

枸杞子　菊花

【药性概述】

枸杞子：见女贞子、枸杞子药对。

菊花：见木贼、菊花药对。

【药对主治】

肝肾不足之视物昏花，目暗不明。

【应用比较】

1. 均能明目，乃是治疗目疾要药，如视物昏花，迎风流泪，头昏头痛，眼睛干涩疼痛，常配伍同用，如杞菊地黄丸。菊花乃清肝明目，善治肝热眼疾。枸杞子补益肝肾，善治肝肾不足所致的眼疾。临床上将枸杞煎汤饮用或泡水服能明目，有利于保护视力。历代医家常用枸杞治疗因肝血不足、肾阴亏虚引起的视物昏花和夜盲症。民间有许多使用枸杞治疗慢性眼疾和保养眼睛的单方，如常用枸杞蒸蛋吃，或用枸杞煮猪肝汤饮用，同时枸杞也能治疗腰膝酸软等证。

2. 枸杞补益气血阴阳，从补益的脏腑来说，主要是肝肾不足。菊花能疏散风热，平抑肝阳，清热解毒。

【用药体会】

枸杞子与菊花同用，对于肝肾亏损之视物昏花具有良好效果。枸杞子可补益气血阴阳，乃是治疗虚损病证要药。笔者在临床上总结一首补酒验方，治疗各种虚损病证，命名为枸杞子补酒。组成：枸杞子100g，三七50g，红参50g，海马30g，当归50g，黄精50g，熟地黄50g，五加皮10g。功效：补益气血，强壮身体。主治多种虚损病证，如体质虚弱，乏力怕冷，早泄，疲倦乏力，精神萎靡不振，消瘦等。每日坚持少量饮用，可增强抗病能力，延缓衰老。使用方法是将上述药物浸泡45度左右白酒中，酒的度数高不过48度，低不过42度，浸泡半月后饮用，每日每次不超过50g。此药酒方刚开始饮用时味苦，慢慢则味道变成甜的，这主要是因为方中五加皮味苦的原因。

《明医杂著·卷四·风症》云："酒温行气活血，故饮少觉好，但湿热之味生痰助火，实能增病，又此等病多有因酒后毛窍开、气血热，因为寒风凉气所袭而成，惟五加皮一味浸酒，日逐服数杯，于此病有益。诸浸酒药，惟五加皮与酒相合，且味美。煮酒时入五加皮于内，泥之盈月后可服"。这是认为，酒能生痰，但在制作酒剂时，若加用五加皮后，所制作的酒剂不生痰，也更好饮用，因此酒剂中一般需加用五加皮。所以根据这个记载，笔者在给病人用药酒方的时候，一般是加用五加皮的，但由于五加皮味苦，在使用中剂量不宜过大，以免影响口感。若在酒中同时加用甜药，如熟地黄、枸杞、黄精等后，此酒会越喝越甜。有观点说泡药酒要用高度酒，笔者认为不妥，因为高度酒（指53度以上的酒）刺激性强，容易使药材硬化。但也不能用太低度的酒，因为这样容易导致药材变质。若感冒、头痛、发热、哮喘、肺结核、咯血、高血压、冠心病、神经衰弱、肝硬化、急慢性胃炎、胰腺炎、糖尿病、痛风、骨折、阳痿、酒精过敏者不宜饮用。上述药酒方中还可以加制首乌50g，一起泡酒。

枸杞子　鹿角胶

【药性概述】

枸杞子：见女贞子、枸杞子药对。

鹿角胶：甘、咸，温。①温补肝肾：用于腰膝酸冷，阳痿遗精，阴疽肿痛。②益精养血：用于血虚头晕，虚劳羸瘦，崩漏下血，便血尿血。

【注意事项】

鹿角胶烊化冲服 6~12g。亦常作为膏滋赋形剂。阴虚阳亢者忌服。

【药对主治】

阴阳血亏虚病证。

【应用比较】

1. 均能补阴补阳又补血，用于阴虚、阳虚兼血虚病证。鹿角胶补益作用尤佳，作用强，偏于补阳，枸杞子为平补之品，作用稍缓，枸杞子也能补气，故阴阳气血兼补。古代本草书中对枸杞子的评价尤高，如《本草汇言·卷十》认为其兼有人参、黄芪、当归、熟地黄、肉桂、附子、知母、黄柏、黄芩、黄连、苍术、厚朴、羌活、独活、防风等药的特点。云："俗云枸杞善能治目，非治目也，能壮精益神，神满精足，故治目有效。又言治风，非治风也，能补血生营，血足风灭，故治风有验也。世俗但知补气必用参、芪，补血必用归、地，补阳必用桂、附，补阴必用知、柏，降火必用芩、连，散湿必用苍、朴，祛风必用羌、独、防风，殊不知枸杞……能使气可充，血可补，阳可生，阴可长，火可降，风湿可去，有十全之妙用焉"。据此可以认为枸杞子补益人体气血阴阳。在中药中，能补益人体气血阴阳的药物应该说就此一药，虽然紫河车也可补益气血阴阳，但此药并不常用，有的人在感情上并不能接受紫河车这味药，所以说枸杞子乃是平补气血阴阳之品。熬制膏滋时，加用二药，出膏率高。

2. 枸杞子为平补之品，作用稍缓，阴阳气血兼补。鹿角胶补益作用尤佳，偏于补阳，尚能止血。

【用药体会】

枸杞子、鹿角胶为补益之品，鹿角胶的补益力量更强，尤其是熬制膏剂时笔者常选加二药以补益虚损，同时成膏率高。服用枸杞子的方法较多，既可以作药用，入煎剂、酒剂、膏剂等，比较好的方法是将其泡酒服，因为枸杞子的口感好，颜色好看，特别适合于体质虚弱、抵抗力差的人。而且要长期坚持，才能见效。任何滋补品都不要过量，枸杞子也不例外。一般来说，健康的成年人每天吃 15g 左右的枸杞子比较合适。为简单方便，可以将枸杞子直接泡水当茶饮用，亦可作食补食用，其色艳，味甜，不腻不燥，口感尤佳。鹿角胶因补益力强，不宜单独使用。

扁豆　香薷

【药性概述】

扁豆：见山药、扁豆药对。

香薷：见香薷、麻黄药对。

【药对主治】

1. 湿阻中焦病证。

2. 暑湿病证。

【应用比较】

1. 均能化湿和中，用于夏月外感于寒，内伤于湿所致发热恶寒，无汗头痛，头重身倦，腹痛吐泻。常同用，如香薷饮。化湿方面香薷作用强。扁豆健运脾土，和中作用胜于香薷，略具益气之功。

2. 均能解暑，用于暑湿病证，同用加强作用，扁豆健脾化湿而消暑，香薷利湿祛浊而消暑，通常祛暑之品多为凉性或寒性之药，香薷性温乃是解阴暑之品。

3. 扁豆健脾益气。香薷发散解表，利水消肿，化湿作用胜于扁豆。

【用药体会】

扁豆、香薷为治疗暑湿、湿浊病证的常药。笔者曾治疗一例 3 岁的男童，连续发烧 2 月，用多种方法不能退烧，采用三物香薷饮而使热退尽。扁豆补脾、健脾方面多作为辅助药物使用。若小儿病患，可以单用扁豆研末后内服。食用方面可以炒吃，若用种子可将其与米同煮吃能开胃健脾，促进食欲，同时也治疗泄泻等病证。白扁豆有祛斑增白作用，可作为美容药物使用，因同时也是食品，可大剂量使用。在美白方中，笔者常加用之。

益智仁　乌药

【药性概述】

益智仁：见补骨脂、益智仁药对。
乌药：见小茴香、乌药药对。

【药对主治】

小便频数，遗尿。

【应用比较】

1.均能缩尿,用于肾气不足膀胱虚冷,不能约束水液,小便频数或遗尿。

2.均能温暖下焦,益智仁温肾纳气,暖脾缩尿,乌药温助膀胱气化,则肾气复而膀胱约束有权,常同用,如缩泉丸。二药配伍,通过温暖下焦,治疗小便频数无度,白浊,如萆薢分清饮。

3.益智仁以温补脾肾为主。乌药以行气为主。

【用药体会】

益智仁、乌药均为治疗小便频数的要药,在温肾方面,笔者多同时配伍温肾缩尿之品,如菟丝子、沙苑子、桑螵蛸以加强作用。从缩尿来看,益智仁作用强于乌药,作为药对又常配伍同用。益智仁功能暖脾胃而和中,助肾阳而固下,用治脾肾虚寒等证,大都是取其固涩的特长。

益智仁 佩兰

【药性概述】

益智仁:见补骨脂、益智仁药对。

佩兰:见佩兰、香薷药对。

【药对主治】

口水多,流涎。

【应用比较】

1.均为治疗口水多,流涎水的常用药物,而流涎与脾的关系最为密切。益智仁主要是通过温暖脾阳,脾健则涎水减少,佩兰主要是通过芳香化湿,使湿浊芳化,二药亦常配伍同用。

2.益智仁亦能温肾。佩兰尚能解暑。

【用药体会】

益智仁、佩兰均为治疗涎沫增多证的要药。益智仁所治乃脾胃虚寒证，尤善于温脾摄涎唾，乃是治疗涎唾多的要药，以口唾清涎，胃中冷痛为其特征。因脾虚不能摄涎所致，必无口干、口苦的现象。治人多唾，重在治脾。佩兰所治乃脾胃湿浊证，以口甘多涎，胃中满闷，伴恶心呕吐等证。如属脾胃湿热所引起的口涎自流，常伴随有唇赤、口苦、苔黄等证，则宜用栀子、黄芩等。笔者临床治疗涎唾多或者口臭，一般选用益智仁、佩兰。

益智仁、佩兰配伍应用治疗磨牙效果好，笔者验方补肾止齘汤中配伍有二药。组成：佩兰 10g，泽泻 10g，茯苓 15g，藿香 10g，益智仁 10g，丹皮 10g，山药 15g，生地黄 15g，山茱萸 15g，石菖蒲 10g，厚朴 10g，陈皮 10g，天花粉 15g，车前子 15g。功效：补肾固齿，止唾祛湿。主治磨牙，即每当入睡后即出现磨牙，牙齿产生摩擦，发出声响，久之出现牙齿受损。

桑椹　何首乌

【药性概述】

桑椹子：甘、酸，寒。①滋阴补血：用于肝肾虚损，阴血不足之头昏耳鸣，眩晕，目暗昏花，须发早白，腰膝酸软等，以及消渴所致的阴虚津少，口干舌燥等证。对肝肾阴虚兼血虚者，还能补血养肝。其作用平和，宜熬膏常服。②生津润燥：用于阴血亏虚，津伤口渴，内热消渴及肠燥便秘等证，鲜品食用有效，亦可随证配伍。

何首乌：见熟地黄、何首乌药对。

【注意事项】

桑椹子煎服 10~15g。滋腻，量不宜大。

【药对主治】

1. 肝肾虚损，阴血不足之头昏耳鸣，眩晕，目暗昏花。

2. 须发早白，腰膝酸软。

3. 内热消渴。

4. 肠燥便秘。

【应用比较】

1. 均能滋补肝肾，治疗阴血亏虚的病证，从补益作用来看，制何首乌作用强。也可治疗须发早白，脱发，头皮屑过多，可同用。

2. 均能润肠通便，治疗肠燥便秘，桑椹子通过生津，濡润大肠而通便，生首乌乃是通大便的要药。笔者尤其喜用生首乌治疗大便秘结的病证。二药作用很相似，可以互相代用。

3. 桑椹子生津，用于津伤口渴，消渴。何首乌生用具有截疟、解毒作用。

【用药体会】

桑椹子、制首乌配伍具有良好的补益作用，偏于补益阴血。将二药同用可以治疗糖尿病。也可以选用验方降糖冲剂。组成：炒黑大豆 500g，制首乌 300g，茯苓 300g，炒核桃 500g，桑椹子 300g，枸杞子 300g。功效：补肾降糖，强壮身体。主治糖尿病所致身体虚弱，三多一少（饮多、食多、尿多、消瘦）。其作用平和，多服亦无害处，久服无副作用。使用方法是共研末，每次冲服 15g，每日 3 次。坚持用药才有效果。还可以适当加用补益之品，如山药、黄芪。

桑椹　胡麻仁

【药性概述】

桑椹子：见桑椹子、何首乌药对。

胡麻仁：见胡麻仁、火麻仁药对。

【药对主治】

1. 须发早白。

2. 肠燥便秘。

3. 肝肾亏损，腰膝酸软。

【应用比较】

1. 均能滋补阴血，用于阴血亏虚诸证，尤其是用于须发早白，故又有生发乌发之说。补虚作用胡麻仁作用好。

2. 均能润肠通便，用于血虚肠燥便秘。

3. 桑椹子偏于生津液，用于津伤病证。胡麻仁滋补肝肾作用好。

【用药体会】

桑椹子、胡麻仁为药食两用之品，滋补肝肾。胡麻仁即黑芝麻，富含油脂，通便作用很好，有习惯性便秘的人，肠内存留的毒素会伤害人的肝脏，也会造成皮肤的粗糙。芝麻能滑肠治疗便秘，并具有滋润皮肤的作用，粗糙的皮肤也由此获得改善，笔者验方子仁润肠膏（方见火麻仁、郁李仁药对）配伍有胡麻仁。通常对于习惯性便秘选用滋润之品能促进排便，有利于排除体内毒素。

桑椹　柏子仁

【药性概述】

桑椹子：见桑椹子、何首乌药对。
柏子仁：见柏子仁、牛蒡子药对。

【药对主治】

肠燥便秘。

【应用比较】

1.均能润肠通便，用于阴血亏虚之肠燥便秘。柏子仁的通便作用更好，这主要是柏子仁富含油脂。

2.均能补益，偏于补益阴血，用于体虚病证。

3.桑椹子以滋养肝肾为主。柏子仁以养心安神为主。

【用药体会】

桑椹子、柏子仁均具有补益作用，用于体虚肠燥便秘作用好，柏子仁的通便作用更好，这主要是柏子仁富含油脂，尤其是适应于老年人应用。笔者认为柏子仁具有美白作用，凡大便干结，面色晦暗，睡眠不佳，选用柏子仁后这些症状能明显改善。笔者对于体虚肠燥便秘者常选用滋养通便药。

桑椹 熟地黄

【药性概述】

桑椹子：见桑椹子、何首乌药对。

熟地黄：见生地黄、熟地黄药对。

【药对主治】

腰膝酸软，头晕目眩，耳鸣耳聋，须发早白。

【应用比较】

1.均能补益肝肾，滋养阴血，用于肝肾精血不足之腰膝酸软，头晕目眩，耳鸣耳聋，须发早白以及骨蒸劳热。

2.桑椹子滋补力弱，乃平补滋养之品，亦能润肠通便。熟地黄滋补力强，用于血虚面色萎黄，色泽无华，养阴力亦佳。

【用药体会】

桑椹子、熟地黄均为补益肝肾之品，熟地黄补益作用强。桑椹子补益作用弱于熟地黄。笔者认为，桑椹子当以补血为主。从总的功效来看，与何首乌基本相似，可以作为何首乌的代用品，尤其是用治头发白、脱发时二者也可同用。桑椹水浸日晒，搽抹外用，可使黑发再生。根据前人的经验，桑椹以小满前熟透色黑而味甘者好，用布包后滤取汁，用瓷器熬成膏后收之，每日用白开水调服。亦可作为果品食用。在熬制膏滋时，笔者常加用桑椹，因为出膏率高。熟地黄乃是植物药中补血作用最强者，所以血虚者熟地黄则更多用。

黄芪　人参

【药性概述】

黄芪：见山药、黄芪药对。

人参：见人参、西洋参药对。

【药对主治】

气虚病证之倦怠乏力，内脏下垂等。

【应用比较】

1. 均能补气，用于气虚病证，常同用，凡气虚所致倦怠无力，身体虚衰，久泄脱肛等诸证，皆可同用，如十全大补汤、归脾汤、补中益气汤、举元煎。《医学衷中参西录·药物·黄芪解》云其："能补气兼能升气，善治胸中大气下陷"。黄芪的主要作用是补气升提，用于气虚下陷的病证。从升举的力量看，作用要强于人参，但补气方面却不及人参强。根据临床应用来看，人参补气侧重于脏腑气虚，所以气虚者多选用人参，而黄芪主要是补益卫表之气，肌表不固所致自汗、盗汗为首选。故虚损重证用人参，表虚肌表不固用黄芪。

2. 人参作用较强，被誉为补气第一要药，并具有益气救脱，安神益智，补气助阳之功。黄芪长于补气升阳，益卫固表，托疮生肌，利水退肿。

【用药体会】

取补气时，黄芪、人参常同用以增强补气之功。现在服用人参进补的人也越来越多，由于有的人没弄清楚人参的补益作用，以及自己的身体状况是否适合服用，结果盲目地服用，导致"滥用人参综合征"，出现人参中毒情况。若过服人参就会出现"上火"的症状，因误用人参而"误补益疾"的不在少数，使用人参必须结合自身身体状况选用。人参虽补，但不能大补，要结合自己的客观情况投补。《神农本草经·上品》云人参"补五脏"，对于人参补益心、肺、脾、肝似无分歧，但以其补肾却有不同看法。用人参补肾则偏于补肾阳，古代本草载人参"甘补阳"，（见《本草备要·卷一》）也有用人参治疗阳痿者。临床应用来看，人参有强肾起痿之效，可以治疗诸如老年人继发性阳痿，性欲减退，勃起困难，早泄，射精不足或性欲丧失者。

一般情况下，使用黄芪用常用量，但在某些特殊情况下，黄芪可以大剂量使用，补阳还五汤即是。也可以先用少量，一般从15~30g 开始，逐渐加大剂量。笔者认为治疗崩漏应该大剂量使用。黄芪有很好的补益脾肺之气的功效，能外达肌表肌肉，固护卫阳，充实表分，固表止汗，故可用于多种虚证所致的津液外泄之汗证，但尤以脾肺气虚及表虚自汗最为适宜，其特点是有汗能止，无汗能发，需重用。经常容易感冒的人，出汗过多，这是表虚不固所致，可用黄芪泡水饮服。黄芪的特点是陷者举之、升者平之、攻者补之、瘫者行之、表虚固之。若气虚水肿，可用黄芪利水汤。组成：黄芪 30g，白术 15g，泽泻 10g，猪苓 6g，茯苓 15g，大腹皮 10g，茯苓皮 15g，生姜皮 10g，桑白皮 15g，陈皮 10g，炙麻黄 6g，玉米须 30g，泽兰 15g，益母草 15g。功效：补气利水，渗湿消肿。主治水湿内盛导致全身水肿，小便不利，身体疲倦，或水泻。

黄芪　当归

【药性概述】

黄芪：见山药、黄芪药对。

当归：见白芍、当归药对。

【药对主治】

1. 气血亏虚病证。

2. 血虚发热证。

3. 疮疡溃后，久不愈合者。

【应用比较】

黄芪补气，当归补血，二药配伍，补益气血。通常情况下，黄芪剂量大于当归，因有形之血生于无形之气，补气即能生血，黄芪补益肺脾之气，以资生血之源，当归养血和营，则阳生阴长，气旺血生，用于肌热面赤，烦渴欲饮。故黄芪用量重于当归。亦用于妇人经期或产后血虚发热头痛，取其益气养血而退热。以及疮疡溃后，久不愈合，以黄芪、当归补气养血，扶正托毒，有利于生肌收口。

【用药体会】

黄芪、当归组成药对，配伍应用，为当归补血汤，见于《内外伤辨惑论·卷中·暑伤胃气论》。《兰室秘藏·卷上》又名黄芪当归汤，《脉因证治·卷二》名补血汤，《慎斋遗书·卷五》名芪归汤，《产科心法》名黄芪补血汤等。典籍中，黄芪、当归配伍同用的方子数不胜数，如归脾汤、补中益气汤、十全大补汤等。笔者结合前人经验用药，常将二药用于各种气血亏虚证，遵前人经验，黄芪剂量应大于当归。临床使用黄芪，有以下特点：

（1）剂量偏小，功于助行：临床大凡黄芪用量在 15g 以下者，补益效应弱，主要在于协助补气，助气行血，托里排毒，强身健体诸方面。①气虚不甚，力在助补：临床凡精神不振，稍有气短乏力，脘腹虚胀，少食便稀，身体微肿，表现为轻型肺气虚、脾气虚、脾肺气虚者，治当补脾益肺。其补速不宜过快，补量不宜过猛，最适缓补，药量宜小。小剂量炙黄芪有助于补气药物更好地发挥效用。②血虚气弱，补血行血：黄芪虽以补气为功，然于血虚者加入黄芪，可起到补血、助气行血之效。因气为血之帅，血为气之母，气中有血，血中有气，气与血不可须臾相离，乃阴阳互根，自然之理也。气旺则血充，气虚则血少，同时气推血行，运血者，即是气。气行乃血流。故临床治疗血虚诸疾时，加入黄芪以补血行血，提高疗效。③辅佐正气，托里排毒：治疗痈肿疮疡者，或其早期而正气虚者，在清热解毒、消肿散结的方药中加用小剂量生黄芪，取其托里排毒、辅佐正气。④泡水煮粥，强身健体：常饮黄芪水，强身又健体；常喝黄芪汤，身体保健康。以黄芪 5~10g 泡水代茶频饮，能解除困乏，消除疲劳，健身防病。对于气虚体质，表现为易疲倦、出汗、经常感冒者，常服黄芪水或用黄芪药粥食用有效。

（2）中等剂量，补气效著：黄芪临床用量在 20~30g 时，补气效应才能显见，此剂量主要治疗因气虚显著而致的头晕、水肿等病证。①气虚较甚，补气要药：气虚者，黄芪乃必用之药，因炙黄芪为补脾肺之气见长，若气虚明显，必速补峻补，方能速捷力显，若用量偏小，则药力不足，杯水车薪，延误病情。②单独水煎，独具特色：黄芪若单独煎水饮用，善治多种气虚证，若再与其他药汤兑服，其效优佳。若治疗低血压性头晕，常在补血补气药中加入炙黄芪 30g 左右，其补力大为增强。③气虚水肿，亦当量大：水肿乃肺、脾、肾相干之病，其标在肺，其制在脾，其本在肾，肺气虚不能通调水道，脾气虚失于运化水湿，肾气虚水无所主。黄芪补气而利水消肿，适用于气虚水肿之小便不利，亦当选用稍大剂量。

（3）欲起沉疴，重用大量：重用黄芪可发挥升举下陷、固气摄脱和益气通脉之效。①重补中气，升举下陷：黄芪味轻性浮，秉善升发，既能补益肺脾之气，又善升举下陷阳气，为益气升阳之要药。黄芪补益中土，温养脾胃，凡中气不振，脾土虚弱，清气下陷者最宜。凡中气虚衰、气虚下陷之脏器下垂，如胃下垂、肾下垂、子宫脱垂、脱肛等皆重用黄芪，一般用量为40~60g，以益气升提，举陷固摄。②气虚崩漏，益气固冲：对气虚、气不摄血之各种出血，包括妇女崩漏，治疗以健脾益气、摄血固冲之法，多重用黄芪补中益气，用量多为30~60g。笔者验方黄芪止崩汤中重用黄芪，时有用到120g以上。③中风偏枯，补气活血：补阳还五汤中重用黄芪治疗中风是取得疗效的重要保证。中风气虚血瘀，临床凡见脉络不通之中风偏枯、手足不遂，皆以补阳还五汤加减治疗，其中黄芪用量少则60g，多则120g以上，其新病者用量较少，后遗症期和恢复期用量均较大；偏瘫之上下肢可动者用量偏少，不动、难动者用量偏大；无气虚者用量较轻，气虚明显者重用其量；血压正常或偏低者重用，血压偏高者轻用。④补气止血，固护正气：因于脾气虚衰、失于统摄出现吐血、衄血、便血、尿血、皮下及内脏出血，通过黄芪补气以及"逐五脏间恶血。"（《名医别录·中品》）黄芪能"调通血脉，流行经络，可无碍于壅滞也。"（《本经逢原·卷一·山草部》）故出血病证亦须重用黄芪。⑤固摄卫气，益气敛汗：黄芪能固表止汗，若卫气虚弱，腠理失固，见自汗、盗汗、黄汗、战汗、产后汗出不止，只有重用黄芪，才有可能挽危候，起沉疴。

黄芪　茯苓

【药性概述】

黄芪：见山药、黄芪药对。

茯苓：见白术、茯苓药对。

【药对主治】

1. 水肿，小便不利。

2. 脾胃虚弱之倦怠乏力，食少便溏。

【应用比较】

1. 均能利水消肿，用于水肿，小便不利，通常黄芪利水作用强于茯苓，黄芪为主药，茯苓为使药，组成药对而具有协同作用。

2. 均用于脾胃虚弱所致倦怠乏力，食少便溏，茯苓更多用。黄芪乃补气要药，茯苓乃健脾要药。

3. 黄芪能补气升阳，固表止汗，托毒生肌。茯苓能宁心安神。

【用药体会】

黄芪、茯苓为常用之利水消肿药，配伍应用作用加强。黄芪补气，擅长治疗气虚水肿，现发现其具有消除蛋白尿的作用。若全身性的浮肿，或有些人虽无明显的浮肿，但肌肉松软，体型肥胖，犹如浮肿貌，患者常常自觉身体沉重，活动不灵活，关节重痛，就可以用黄芪补气。黄芪所治疗的水肿，主要为全身性浮肿，但以下肢明显。对气虚水肿，有标本兼治之效。茯苓利尿不伤阴，健脾不滋腻，性质平和，补而不峻，利而不猛，既能补正，又可祛邪，无伤正之弊，标本兼顾。凡用茯苓，其目的在于补不在于泄，故四君子汤用此。但茯苓之作用，在于泄不在于补，其淡而能渗，甘而能补，能补能泻，两得其宜。笔者对于体虚水肿，常将黄芪、茯苓配伍同用，但黄芪应量大。

黄精　山药

【药性概述】

黄精：甘，平。①养阴润肺：用于肺金气阴两伤之干咳少痰。亦用于肺肾阴虚之劳嗽久咳，可单用熬膏久服。②补气健脾：用于脾虚气阴两亏之面色萎黄，困倦乏力，口干食少，大便干燥，可单用或与补气健脾药同用。③补益肾精：用于肾阴亏虚腰膝酸软，须发早白等早衰症状。对延缓衰老，改善头晕，可以单用熬膏服。

山药：见牛蒡子、山药药对。

【注意事项】

黄精煎服 10~15g。便溏、痰多者慎用。

【药对主治】

肺脾肾气阴两伤病证。

【应用比较】

1. 黄精、山药作用非常相似，能补气养阴，为平补肺脾肾三脏之药。其一用于肺虚咳嗽，气短多汗；其二用于脾胃虚弱之食欲不振，口渴；其三用于肾虚精亏；其四用于消渴病。山药补肺长于治肺虚久咳，补脾长于治脾虚便溏或泄泻，如参苓白术散，补肾长于治肾虚尿频或遗精，如缩泉丸、六味地黄丸。黄精润肺长于治肺虚燥咳，补脾长于治脾虚体倦，补肾长于疗肾虚精亏，益阴润燥作用胜于山药。

2. 黄精补脾，阴虚大便失常多用。山药补脾，气虚便溏多用。黄精长于滋肾，山药长于补脾。从补益作用来看，黄精作用强。

【用药体会】

笔者在治疗气阴两伤病证时，常将黄精、山药配伍同用以加强作用。作为补品，其性平和，作用缓慢，可作久服滋补之品，无大补温燥之弊可能带来的副作用。黄精的润燥作用尤佳，笔者有一经验用药，命名为黄精润肤液。组成：黄精、熟地黄。各等量。功效：润肤祛燥，止痒杀虫。主治口唇干燥，手足皲裂，手脱皮，手起水泡，手足出汗，脚裂口等病证。李时珍记载黄精具有"下三尸虫"的作用，三尸虫即多种寄生虫，根据此认识，所以也用于手、足癣，甲癣等多种癣疾。这是笔者在临床中发现的黄精的一个很特殊的作用。使用方法是将药物浓煎后略加食醋外搽，也可以直接用高度白酒或食醋浸泡后外搽。若足癣可以煎水泡。为使用方便，也可以单用黄精一味药。此方外用治疗口唇干燥效果也很好。唇炎可用此方外搽，若唇干、痒，外搽黄精润肤液后，稍后再用生猪油外搽唇部，连续应用有效。若外搽，《本草纲目》用的是熟猪油，笔者临床体会，生猪油较熟猪油作用好。

菟丝子　沙苑子

【药性概述】

菟丝子：辛、甘，平。①补肾固精：用于肾虚所致的腰膝酸痛，阳痿遗精，尿频，带下，小便不禁，夜尿频多，宫冷不孕。本品为平补阴阳之品。②养肝明目：用于肝肾不足，目失所养，目暗不明，视物模糊者。③温脾止泻：用于脾肾两虚之便溏。其作用平和。④补肝肾安胎：用于肝肾不足，冲任不固，胎失所养之胎动不安。

沙苑子：见山茱萸、沙苑子药对。

【注意事项】

菟丝子煎服 10~15g。为平补之药，偏补阳，阴虚火旺，大便燥结、小便短赤者不宜服。

【药对主治】

1. 肝肾亏虚所致阳痿遗精，尿频，带下，小便不禁，夜尿频多，宫冷不孕。

2. 肝肾亏虚目暗不明，视物昏花。

【应用比较】

1. 均能补益肝肾，又略有助阳之效。用于肾虚阳痿，遗精，耳鸣，尿频，腰膝酸软疼痛等证。作用平和，久服不会给身体造成不良反应。《本草汇言·卷六》载："菟丝子，补肾养肝，温脾助胃之药也。"沙苑子甘温补益，略具涩性。其补力和缓，温而不燥，以平补肝肾阴阳见长，且有补涩兼备之功，具有标本兼治之效。

2. 均具有明目作用，用于视力减退，两目昏花的病证。从中药的特点来看，许多带有"子"字的药物有明目的特点，如车前子、决明子、覆盆子、女贞子、枸杞子、茺蔚子、青葙子等。沙苑子、菟丝子也均能明目，作用平和，配伍应用作用加强。

3. 菟丝子尚能益脾止泻，安胎。沙苑子尚能固涩。

【用药体会】

古代方书中多将菟丝子、沙苑子作为益寿之品。笔者尤其喜用二药治疗肝肾虚损病证。尤其是中年以后肾气虚者，应用二药既能扶正，又不敛邪，作用平和，疗效确切。现在的认识是沙苑子有抗疲劳和强壮作用，增强机体免疫功能。二药的区别要点是菟丝子平补，补益肝脾肾，治疗不育不孕病证，如五子衍宗丸。沙苑子平补，补益肝肾，偏于治疗遗精滑精，如金锁固精丸，尚有固涩之力，助阳力胜于菟丝子。

在治疗不育、不孕证方面，常常将二药配伍同用。笔者验方十子种子汤配伍有二药。组成：枸杞子 15g，车前子 15g，五味子 10g，覆盆子 10g，菟丝子 15g，沙苑子 15g，蛇床子 15g，莲子 15g，楮实子 15g，女贞子 15g，王不留行 15g，熟地黄 15g，山药 15g，丹皮 10g，山茱萸 15g，茯苓 15g，泽泻 10g。功效：补益肾精，种子调养，治疗不孕、不育症。也用于性功能低下病证。本方选用十种植物种子，故名十子。种（zhòng）子，即种下、繁衍之意。此方实际乃五子衍宗丸、六味地黄丸二方加沙苑子、莲子、蛇床子、楮实子、女贞子，以及王不留行（留行子）组成。若男子再加金樱子 15g。水煎服。也可以做成丸药、膏剂使用。熬制膏滋时，常配用紫河车。根据临床需要，可以结合患者情况，适当加用补肾之品，一般可以加制首乌、紫石英等。在古代的调经方中，紫石英乃是常用之品。其走下焦温肾，暖胞宫，为治疗宫寒不孕要药。

鹿角胶　龟甲胶

【药性概述】

鹿角胶： 见枸杞子、鹿角胶药对。

龟甲胶： 甘、咸，平，滋阴补血，止血，用于阴虚潮热，骨蒸劳热，盗汗，腰膝酸软，血虚萎黄，吐血，崩漏，带下等。

【注意事项】

龟甲胶烊化 6~10g，阳虚胃弱及消化不良者忌用。

【药对主治】

1. 肝肾亏虚腰膝酸软。

2. 血虚证。

3. 出血证。

【应用比较】

1. 均能补益肝肾，用于肝肾亏虚所致腰膝酸软。

2. 均能补血，用于血虚面色萎黄，神疲乏力。

3. 均能止血，用于崩漏下血，便血尿血。

4. 鹿角胶温补肝肾，益精补阳。龟甲胶滋阴。

【用药体会】

鹿胶、龟胶配伍应用，为阴阳双补之品，尤为在制作膏滋时，加用之，而成为熬制膏剂的赋形剂。笔者尤喜将二药同用，但鹿胶的剂量应大于龟胶，这是因为二者价格悬殊，而年龄大者多为阳虚，故鹿胶量大。而龟胶"性禀阴寒，善消阳气，凡阳虚假热及脾胃、命门虚寒等证，皆切忌之，毋混用也。若误用，久之则必致败脾妨食之患"。所以"龟甲膏，功用亦同龟甲，而性味浓厚，尤

603

属纯阴，能退孤阳，阴虚劳热，阴火上炎吐血、衄血、肺热咳喘、消渴、烦扰、热汗、惊悸、谵妄、狂躁之要药"。(《本草正·虫鱼部》)。若需补阴则以龟胶为主。胶类滋补，笔者对于体质虚弱的老年人，在熬制膏滋时，常以鹿角胶收膏。

鹿茸 附子

【药性概述】

鹿茸：见龟甲、鹿茸药对。

附子：见干姜、附子药对。

【药对主治】

1. 肾虚阳痿。

2. 腰膝酸痛。

3. 畏寒肢冷。

4. 小便频数。

【应用比较】

1. 均能温肾壮阳，用于肾阳虚所致阳痿，腰膝冷痛，畏寒肢冷，小便频数等，乃温暖肾阳要药。尤以鹿茸力峻，其壮阳作用很强，是良好的全身强壮药，具有振奋和提高机体功能，对全身虚弱，久病之后的患者，有极好的保健作用，能促进病体康复，可以起到强壮身体，抵抗衰老的作用。鹿茸温补作用强。同用增强补益、壮阳作用。

2. 鹿茸尚能强壮筋骨，固冲止带，温补托毒。附子尚能散寒止痛，回阳救逆。

【用药体会】

鹿茸、附子均为温肾作用强的药材，附子使用更广泛一些。鹿茸可以入散剂，丸剂，酒剂，笔者认为以入酒剂的作用最好。有些年龄较大者，将鹿茸与枸杞子等泡酒饮服具有良好的强壮作用。除了泡酒，鹿茸可以和食物炖服。还可取 1~2 片鹿茸片直接放入口中，慢慢嚼碎吞下，这样有利于有效成分的吸收。鹿茸乃是大补之品，通常以空腹服用为宜，服用后尽可能少喝茶。鹿茸温燥，不宜一次性应用过多，以免上火，伤阴。

鹿茸　紫河车

【药性概述】

鹿茸：见龟甲、鹿茸药对。

紫河车：甘、咸，温。补肾益精，养血益气：用于喘嗽日久，肺肾两虚或肾阳不足，精亏血虚之不孕、不育等证，可单独服用，也可与其他药物同用。亦用于气血不足，萎黄消瘦，产后乳少，本品能益气补血以改善气血亏虚症状，令乳汁化源充足，可单用。本品为血肉有情之品。

【注意事项】

紫河车研末装胶囊吞服，每次 1.5~3g，每日 2~3 次；或入丸、散剂；或用鲜品煮食，每次 0.5~1 个，每周 2~3 次。现已制成片剂及注射液。有实邪者忌用。

【药对主治】

1. 阳痿，宫冷不孕，畏寒肢冷，腰膝酸软。
2. 头晕耳鸣，小儿发育迟缓。

【应用比较】

1. 皆能补助肾阳，用于肾阳虚所致阳痿，宫冷不孕，畏寒肢冷，腰膝酸软。为滋补强壮之要药。鹿茸的温补作用远盛于紫河车。能补益精血，用于精血亏虚所致头晕耳鸣，小儿发育迟缓等，为滋补强壮之要药。

2. 鹿茸为峻补之品，用于肾阳虚之重证，且使阳生阴长，尤为治疗阳虚阳痿要药，能托疮生肌。紫河车大补气血，用于气血不足，虚损劳伤诸证，如月经不调，遗精，面色萎黄，消瘦，产后乳少，体虚身体疲倦等。亦补肺肾平喘，用于肺肾两虚喘息日久。

【用药体会】

鹿茸、紫河车均有很好的强壮作用，用于虚损病证。鹿茸壮阳作用强，阳虚重证多选用。紫河车对于气血阴阳虚损均可选用，从补益气血阴阳来看，枸杞子也有此作用，但紫河车远不及枸杞子多用，主要是紫河车味道较难闻。紫河车对于不育不孕证笔者常选用，具有促进生殖功能作用，也常与十子种子汤（方见菟丝子、沙苑子药对）一起应用。

淫羊藿　巴戟天

【药性概述】

淫羊藿：辛、甘，温。①补肾壮阳：用于肾阳虚衰证之阳痿尿频，腰膝无力，可单用本品浸酒服。②祛风除湿：用于风湿痹痛，筋骨不利及肢体麻木。本品能走四肢而祛风除湿。

巴戟天：辛、甘，微温。①补肾壮阳：用于肾阳虚弱，命门火衰所致阳痿不育，下元虚冷，宫冷不孕，月经不调，少腹冷痛。②祛风除湿：用于肾阳虚兼风湿痹痛者。

【注意事项】

淫羊藿煎服 6~12g。阴虚火盛者不宜用。巴戟天煎服 6~15g。阴虚火旺者不宜用。

【药对主治】

1. 肾阳虚阳痿尿频，腰膝无力，月经不调，少腹冷痛证。
2. 风湿痹证。

【应用比较】

1. 均能壮阳，配伍同用以增强作用。淫羊藿具有很好的补肾壮阳作用，主治性功能低下的病证，尤其是治疗阳痿作用好。因羊喜食淫羊藿且能助阳，食后一日百遍合，故名。其为补益阳虚的要药，治疗阳痿，常选用。淫羊藿的名称不太文雅，现在书写处方名的时候，也用仙灵脾。现有认为，将淫羊藿或肉苁蓉与大剂量生地黄配伍同用，可以平衡阴阳，提高机体免疫力，有类似于激素样作用，对于慢性肾炎蛋白尿，面神经瘫痪急性期以及哮喘，可以提高疗效。

巴戟天无燥性，作用温和，大凡肾阳虚病证均可以选用。壮阳作用不及淫阳藿强，但二药配伍以后组成对药其作用加强。根据补肾作用，用于肾虚所致的腰腿无力以及支气管哮喘。有人认为将巴戟天配伍山茱萸同用后，对治疗肾病有效。

2. 均能祛除风湿，用于风湿痹痛，四肢麻木，拘挛疼痛，筋骨冷痛痿弱。一般以下部的风湿痹痛多用。淫羊藿性燥不润，能走四肢，治四肢拘挛麻木之风湿痹痛偏于寒湿者。巴戟天质柔润，性较缓和，温而不燥，补而不滞，强筋骨功效佳，其助阳力较温和，专走下焦，治腰膝疼痛力量相对较弱。

【用药体会】

淫羊藿、巴戟天为温补肾阳的常用药对，笔者在治疗肾虚病证方面常将二药同用，也治疗咳嗽气喘，以肾虚病证为妥。治疗风湿痹痛，以下肢冷痛多用，尤宜于老年人病证。《本草衍义·卷七》载巴戟天"有人嗜酒，日须五七杯，后患脚气甚危，或教以巴戟天半两，糯米同炒，米微转色，不用米。大黄一两，锉，炒，同为末，熟蜜为丸，温水服五七十丸，仍禁酒，遂愈"。这是讲用巴戟天可以解酒，并能治疗因饮酒导致脚气的病证，所以嗜酒之人笔者常加用巴戟天。

淫羊藿　仙茅

【药性概述】

淫羊藿：见淫羊藿、巴戟天药对。

仙茅：辛，热。①温肾壮阳：用于命门火衰，阳痿早泄及精寒不育。本品辛热燥烈，作用较强。②祛寒除湿：用于肾阳虚兼风湿痹痛者，腰膝冷痛，筋骨痿软无力。

【注意事项】

仙茅煎服5~15g。或酒浸服，亦入丸散。阴虚火旺者忌服。燥烈有毒，不宜久服。

【药对主治】

1. 肾阳虚阳痿尿频，腰膝无力，少腹冷痛证。
2. 风湿痹证。

【应用比较】

1. 淫羊藿（仙灵脾）、仙茅习称"二仙"，均补肾壮阳，仙茅作用更强，主治性功能低下病证，尤其是治疗阳痿作用好。仙茅用于阳虚重证，能秘精，尤宜于早泄者，若相火过旺则不宜使用。

2. 均能祛除风湿，用于风湿痹痛，四肢麻木，拘挛疼痛，筋骨冷痛痿弱。以下肢的风湿痹痛多用。淫羊藿作用好。

3. 淫羊藿性燥不润，能走四肢，治四肢拘挛麻木之风湿痹痛偏于寒湿者。仙茅性猛有毒，温散力强，治疗寒湿重证。

【用药体会】

笔者治疗肾阳虚病证，常将仙灵脾、仙茅、巴戟天同用。文献记载，治疗性功能障碍，虽十斤钟乳石不及一斤仙茅。若遗精早泄者，仙茅乃必用之品。《本草新编·卷三》认为"仙茅之性，与附子，肉桂迥异，仙茅虽温，而无发扬之气，长于闭精，而短于动火，闭精则精不易泄，止溺则气不外走，无子者自然有子"。这是说仙茅与附子的助阳作用机制不同，仙茅并无辛散的特性，临床的确如此。《本草求真·卷一》云："此与附、桂、硫黄、胡巴、破故纸、淫羊藿、蛇床子、远志同为一例，但附子则能以除火衰寒厥，肉桂则能以通血分寒滞，胡巴则能以除火衰寒疝，淫羊藿则能以除火衰风冷，蛇床子则能以祛火衰寒湿，硫黄则能以除火衰寒结，破故纸则能以理火衰肾泻，远志则能以除火衰怔忡，虽其所补则同，而效各有攸建，未可云其补火而不分其主治于其中也。故凡火衰病见，用之不离附，桂，余则视症酌增，然亦须视禀赋素怯则宜，若相火炽盛，服之反能动火，为害叵测"。此处将仙茅的作用机制与诸药进行了较为详尽的辨析。临床上若患有早泄者，仙茅乃是要药。

续断　骨碎补

【药性概述】

续断：见杜仲、续断药对。

骨碎补：见补骨脂、骨碎补药对。

【药对主治】

1. 跌打损伤，筋伤骨折。

2. 肾虚腰痛。

【应用比较】

1. 均能补益肝肾，用于肝肾不足之腰酸腿软，骨碎补作用较弱。临床可以配伍同用以加强作用。

2. 均活血疗伤，用于肾亏腰痛，跌打损伤，瘀滞肿痛，为治疗跌打损伤常用药。二药的名称，顾名思义，均是以能够治疗跌打损伤而命名的。《本草汇言·卷三·草部·隰草类上》云："续断，补续血脉之药也""大抵所断之血脉，非此不续，所伤之筋骨，非此不养，所滞之关节，非此不利，所损之胎孕，非此不安，久服常服，能益气力，有补伤生血之效，补而不滞，行而不泄，故女科、外科取用恒多也"。因此有续断为伤科要药之说。治疗跌打损伤为首选之品。《本草求真·卷二·续断》评论，云："实疏通气血筋骨第一药也"。

3. 续断有伤科要药之说，为安胎良药。骨碎补主治骨节病变，为外伤常用药，但作用并不强，现常用骨碎补治疗骨质疏松、骨质增生，因补肾又能治疗耳鸣耳聋，牙痛，久泻，脱发。

【用药体会】

笔者治疗腰腿疼痛常将二药配伍同用。续断的特点是其气温和，气味俱厚，故兼入气血，能宣行百脉，通利关节，凡经络筋骨血脉诸病，无不主之，而通痹起痿，尤有特长。临床治疗跌打损伤的药物很多，但以续断最为常用，究其原因，既有疗效好，又有价格便宜，货源充足的特点。骨碎补主治骨节病变，为外伤常用药，但作用并不强，一般还需配伍活血药同用，才能达到效果。从临床来看，现常用骨碎补治疗骨质疏松、骨质增生。

骨碎补乃是治疗脱发、白发的要药，笔者认为此药通过补肾而发挥作用，将其外用可以直达病所，所以尤喜应用。侧柏叶生发酒（方见侧柏叶、地榆药对）配伍有骨碎补。同时骨碎补走肾，李时珍谓"入肾治牙"，此药对于下牙痛作用好，临床配伍刺蒺藜作用更佳。《本草正义·卷七·骨碎补》称"凡阴虚于下，而肝胆浮阳挟痰上凝之齿痛、牙槽不利，及阴寒逼阳上浮之喉痛、喉癣诸证，用此亦颇有效"。这是讲骨碎补治疗牙痛具有良好的效果。

蛤蚧　胡桃仁

【药性概述】

蛤蚧：咸，平。补肺肾，益精血，定喘嗽：用于肺虚劳嗽，喘咳日久。若肾阳不足，肾精亏虚所致的阳痿，早泄，精薄，可单用浸酒服。本品为治虚喘劳嗽之要药。

胡桃仁：见胡桃仁、瓜蒌仁药对。

【注意事项】

蛤蚧 5~10g；研末服，每次 1~2g，每日 3 次。亦可浸酒服，或入丸、散剂。风寒喘咳及有外邪、实热者均忌用。

【药对主治】

1. 肺肾两虚咳喘。

2. 阳痿。

【应用比较】

1. 均能补益肺肾，纳气平喘，用于肺肾两虚之喘咳，对于肾不纳气之虚喘，尤为有效。蛤蚧补益力强，偏补肺气，其定喘作用以尾巴为优。在用法方面，一般是将其研末应用，装入胶囊以后吞服。《本草纲目·卷四十三》对蛤蚧的功用，有过精辟的分析，云："昔人言补可去弱，人参，羊肉之属。蛤蚧补肺气，定喘止渴，功同人参；益阴血，助精扶羸，功同羊肉。近世治劳损痿弱，许叔微治消渴，皆用之，俱取其滋补也。刘纯云：气液衰，阴血竭者宜用之。何大英云：定喘止嗽，莫佳于此"。盖蛤蚧长于益肺气，益肾精，又系血肉有情之品，不失为补肺益肾，收摄肾气之良药。故久咳虚喘亟宜用之。胡桃仁补益力缓，治疗肺肾两虚之虚喘，由于虚喘的治疗时间较长，故用治喘证一般要有耐心。据《本草纲目》记载：南宋文学家洪迈患痰病，用胡桃3枚，生姜3片，睡卧时嚼服，同时饮汤两三口，再慢慢嚼核桃、生姜，嚼完后即静卧，到了第 2 天早晨痰就消失了，咳嗽也止住了。

2. 均治疗阳痿，用于肾阳不足所致阳痿遗精，但作用平和，不作为治疗此病的主药。若体虚的情况下，可以选用，胡桃仁可以作为食物食用，蛤蚧多研末服用。李时珍指出，蛤蚧有"助阳道"的作用。现认为蛤蚧的提取物可使子宫及卵巢的重量增加，其有雌性激素样作用。应用蛤蚧时，有一个不成文的规矩，就是处方中应该用偶数，即处方的剂量单位用"对"。据《本草纲目》引李珣语云"生广南水中，夜即居于榕树上。雌雄相随，投一获二"。意思是说，蛤蚧常雌雄在一起。李时珍引顾玠《海槎录》云："广西横州甚多蛤蚧，牝牡上下相呼，累日，情洽乃交，两相抱负，自堕于地。人往捕之，亦不知觉，以手分劈，虽死不开。"而《图经本草·虫鱼下卷·蛤蚧》云"入药亦须两用之。或云阳人用雌，阴人用雄"。判断蛤蚧质量的优劣，不是以其大小来认定的，而是以其尾巴的大小、粗细、长短作为判断质量好坏的标准。好的蛤蚧应该是尾巴长，粗，颜色正常为佳，故无尾者不用。《开宝本草》云"药力在尾，尾不全者不效"。胡桃仁补益力缓，偏助肾阳，温肺寒，兼润肠通便。

【用药体会】

蛤蚧、胡桃仁均可以治疗咳嗽喘息，尤其是蛤蚧乃是治疗咳喘的要药，对于肾虚，肾不纳气之证具有良好的作用，以研末冲服或入胶囊应用为佳。笔者对于久久咳喘者，应用膏滋治疗时常常加用二药能提高疗效。

熟地黄　何首乌

【药性概述】

熟地黄：见生地黄、熟地黄药对。

何首乌：苦、甘、涩，微温。①补益肝肾：用于肝肾精血亏虚之腰酸脚弱，耳鸣耳聋。其补益作用平和。②乌须黑发：用于肝肾不足头晕眼花，须发早白，脱发，如七宝美髯丹。为乌发要药。③截疟，解毒：用于疟疾日久，气血虚弱者。以及瘰疬、痈疮，皮肤瘙痒。④润肠通便：用于年老体弱血虚肠燥便秘。

【注意事项】

何首乌煎服 10~30g。制首乌补益肝肾；生首乌通便，解毒。大便溏泄及湿痰较重者不宜用。

【药对主治】

1.肝肾精血亏虚腰膝酸软，乏力。
2.须发早白。

【应用比较】

1.均能补肝肾、益精血，用于肝肾不足所致腰膝酸软，头晕目眩，熟地黄补虚作用强于制首乌。乃是补益精血的要药。炮制后的何首乌特点是补而不腻，不寒不燥，作用温和，对于虚不受补之证，尤为相宜。李时珍说"此药流传虽久，服者尚寡。嘉靖初，邵应节真人，以七宝美髯丹方上进。世宗肃皇帝服饵有效，连生皇嗣。于是何首乌之方，天下大行矣。"而七宝美髯丹（何首乌、白茯苓、怀牛膝、当归、枸杞、菟丝子、破故纸）方中的主药就是何首乌。《本草纲目·卷十八·何首乌》中记载一案例："宋怀州知州李治，与一武臣同官。怪其年七十余而轻健，面如渥丹（指润泽光艳的朱砂。此处形容红润的面色），能饮食。叩其术，则服何首乌丸也。乃传其方。后治得病，盛暑中半体无汗，已二年，窃自忧之。造丸服至年余，汗遂浃体。其活血（注：中医现并不认为何首乌具有活血作用）治风之功，大有补益。其方用赤、白何首乌各半斤，米泔浸三夜，竹刀刮去皮，切焙，石臼为末，炼蜜丸梧子大。每空心温酒下五十丸。亦可末服"。这就讲了何首乌的补益作用很好，但需要坚持服用才能达到预期的疗效。有良好的延年益寿作用。古代本草书中还记载，认为何首乌若生长成人形者，生长年限长作用更好。如果取其补益作用必须制用。

2. 均能治疗脱发，须发早白，为乌须黑发要药，尤以何首乌为多用，乌发方面何首乌强于熟地黄。在古代的一些书籍中记载此药时将其神秘化。《本草纲目·卷十八·何首乌》记载：相传顺州南河县有个人叫田儿，姓何，体弱多病，不能生育，年纪到了58岁，尚未娶妻成家，常常羡慕思念仙道之术，随师居于深山老林之中，有一天夜里，因醉酒后睡卧在山野中，朦胧中看见有两株藤类植物，相距有三尺多，苗蔓忽然相交在一起，久而方解，解后又交，何田儿见到这种情状，非常惊异，第二天早晨就连根挖回，遍问众人，没有人能认识是什么植物，后来有一位山里的老人忽然走来，田儿出示植物询问，老人回答说，你既然年老无子，此二株藤相距三尺多，苗蔓忽然相交在一起，久而方解，解后又交，实在奇异，这恐怕是神仙之药，你何不服服试试看呢？何田儿就将所挖之根捣为细末，每天早晨空腹时用酒送服一钱，7天后，就思念家室，连服几个月后，更加强健，因此经常服用，又加至二钱，一年后痊愈，原已花白的头发变得乌黑油亮，原已苍老的容颜光彩焕发，遂娶妻成家，十年之内，生了好几个男孩，于是将本名田儿改为"能嗣"，从此以后，他家即将此药当作传家宝一代一代传下去，能嗣又让儿子延秀依法照服，父子二人都活了一百六十岁，延秀生儿名"首乌"，首乌依爷爷、父亲之法亦服此药，也生了好几个儿子，虽然是一百多岁的老人，头发却乌黑。熟地黄与何首乌配伍使用，可以加强作用。

3. 熟地黄乃滋阴补血良药。制首乌为乌须黑发要药。

【用药体会】

熟地黄、何首乌具有补血生血作用，多同用。笔者认为生何首乌具有减肥瘦身的作用。一般而言，肥胖者，常有食多而大便少，小便少的情况，根据生首乌能润肠通便这一作用，来排除肠道积滞病证的特点，使其吸收减少，加速肠道排泄，用其治疗肥胖证有非常好的效果。在通大便方面，通过长期的临床观察，笔者发现，此药较其他通便药更好，又不伤正气，一般无副作用。若服用生首乌泻下太甚，可用甘草解。具体使用方法有 3 种。①是将生首乌直接泡水服，这种方法适宜于大便干结，形体肥胖者。②是将生首乌与其他具有瘦身作用的药物一起同用煎服，增强排泄的作用，以促进代谢，这种方法适宜于肥胖兼有其他病证者。③是将何首乌等药制成丸剂、膏剂服用，这种方法适宜于其他减肥方法效果不显，对于使用减肥药信心不足者，制成成品后便于病人坚持服用，应用也方便。初服何首乌后，大便次数增加和粪便增多，并有腹泻，其作用机理是因其含有蒽醌衍生物，而蒽醌类本身又有致泻作用，从而达到排泄体内脂质以减轻体重而瘦身。在内服药中，若以其配伍荷叶、决明子、生山楂等则作用更好，服用何首乌后大部分病例出现稀薄大便，这是正常现象，一般服用 2~3 天后，大便由稀而逐渐趋于正常。由于生首乌通便，在治疗各种腰痛方面效果也非常好，因为许多腰痛病人，通过通便以后，能明显地减轻病情。笔者常以此药配伍肉苁蓉同用。由于夜交藤具有良好的安神作用，而夜交藤与何首乌乃是同出一物，故有认为何首乌也具有安神之功，用治失眠、多梦、记忆力减退头昏脑涨、精神萎靡等，现在中药书中多无此记载，此说可供临床参考用药。在治疗体虚方面，笔者常将熟地黄、制何首乌配伍同用。

熟地黄　阿胶

【药性概述】

熟地黄：见生地黄、熟地黄药对。

阿胶：见阿胶、黄连药对。

【药对主治】

1 血虚面色萎黄，腰膝酸软。

2.阴虚潮热，盗汗。

【应用比较】

1. 均能滋阴，用于阴亏所致骨蒸潮热，盗汗，腰膝酸软等。阿胶、熟地黄均腻胃，但阿胶滋腻之性更强。

2. 均补血，治疗心肝血虚所致的心悸，失眠。熟地黄为植物药中较强的补血药，而阿胶尤为动物药中较强的补血药。二药在治疗妇人冲任虚损方面可以同用，胶艾汤原方中用的是干地黄，现临床常用熟地黄。

3. 均能止血，可治疗多种出血病证。阿胶乃是治疗出血病证的要药，在使用方面，一般是烊化，但也可入煎剂，需用阿胶珠，以蒲黄炒。熟地黄用其止血需要炒炭，处方名为熟地黄炭。

4. 阿胶为血肉有情之品，滋补作用强，入煎剂可用阿胶珠，止咳用蛤粉炒，止血用蒲黄炒。熟地黄擅长补益肾阴，为防其滋腻碍脾，可以配伍砂仁同用。

【用药体会】

熟地黄、阿胶均为补血作用较强之药，若血虚证较重者，可以配伍同用。阿胶为熬制膏滋良好的赋形剂，笔者临床开膏方时常选用胶类收膏，阿胶乃常用之品。临床发现，熟地黄补血滋阴作用均强，但容易使人长胖，笔者验方党参增胖汤中选用了熟地黄（方见人参、党参药对）。

熟地黄　麻黄

【药性概述】

熟地黄：见生地黄、熟地黄药对。

麻黄：见石膏、麻黄药对。

【**药对主治**】

阴疽流注。

【**应用比较**】

二药作用不同，但配伍同用，可以散阴疽，治疗阴疽流注，脱疽、痰核、鹤膝风、瘰结，如阳和汤。取熟地黄温补营血，麻黄开腠理以达表，解阴寒痰凝而散寒通滞。熟地黄、麻黄组方，使用时可将熟地黄、麻黄同捣，麻黄得熟地黄则通络而不发表，熟地黄得麻黄则补血而不滋腻，临床可根据这种用药的特点将性质相反者同用。如此则能更加发挥二药的长处，纠正其偏性。

熟地黄能滋阴补血。麻黄能发汗解表，利水消肿，宣肺平喘，散寒通滞。

【**用药体会**】

这是一种特殊的药对组方应用，熟地黄、麻黄配伍应用，温阳与补血并用，祛痰与通络相伍，可使阳虚得补，营血痰滞得除。主治阴疽，漫肿无头，皮色不变，酸痛无热，口中不渴。或贴骨疽、脱疽、流注、痰核、鹤膝风等属于阴寒证者。此乃因素体阳虚，营血不足，寒凝湿滞所致，以温阳补血，散寒通滞为主。熟地黄滋补阴血，填精益髓，少佐麻黄，宣通经络，可以开腠里，散寒结，防熟地黄滋腻，益精气，扶阳气，化寒凝，通经络。笔者治疗痹证日久而有体虚者，多将二药配伍应用，但麻黄剂量不宜太大。

熟地黄　鹿茸

【**药性概述**】

熟地黄：见生地黄、熟地黄药对。
鹿茸：见龟甲、鹿茸药对。

【药对主治】

精血不足，筋骨无力之头晕，腰酸疼痛。

【应用比较】

1.均补益精血，用于精血不足，筋骨无力之头晕，耳鸣，精神疲乏，腰酸疼痛等证，可同用。

2.鹿茸温性较熟地黄为甚，为补阳要药，凡肾阳虚所致畏寒肢冷，阳痿早泄，冲任不固之宫冷不孕，崩漏不止，带下过多皆为所宜。亦托疮生肌。熟地黄甘味较鹿茸为甚，为补血要药，凡血虚所致面色萎黄，头晕眼花，心悸失眠，月经不调，须发早白皆为其宜。二药的补益作用强，可以同用泡酒饮服。

【用药体会】

熟地黄、鹿茸补益作用强，若阳虚、血虚者可以利用膏滋调治，笔者对于体虚重证多选用二药。在用法方面鹿茸可以入散剂、丸剂、酒剂，笔者认为以入酒剂的作用最好。泡酒饮服既可以防止补益太强而给身体带来的不适，也方便应用。除了泡酒，鹿茸可以和食物炖着服用。还可取 1~2 片鹿茸片直接放入口中，慢慢嚼碎吞下，这样有利于有效成分的吸收。鹿茸乃是大补之品，通常以空腹服用为宜，服用后尽可能少喝茶。鹿茸温燥，不宜一次性应用过多，以免上火，伤阴。

鳖甲　牡蛎

【药性概述】

鳖甲：见龟甲、鳖甲药对。

牡蛎：见龙骨、牡蛎药对。

【药对主治】

1. 癥瘕，积聚，瘰疬。

2. 阴虚阳亢头晕目眩，面红目赤，急躁易怒。

【应用比较】

1. 均能滋阴潜阳，用于阴虚阳亢头晕目眩，面红目赤，急躁易怒，可同用，如镇肝息风汤。通过潜阳而息风，如大定风珠、小定风珠、三甲复脉汤。鳖甲滋阴力强，为治疗阴虚病证要药，尤以肝肾阴虚多用。

2. 均能软坚散结，用于癥瘕，积聚，瘰疬，疟母，肝脾肿大。鳖甲偏治癥瘕，牡蛎偏治瘰疬。鳖甲在治疗体内肿块方面具有突出的疗效，其机制乃是通过软坚散结达到治疗目的的。现用其治疗肿瘤。

3. 鳖甲偏治癥瘕，滋阴力强，为治疗阴虚病证要药，能退热除蒸。牡蛎偏治瘰疬，能收敛固涩，制酸止痛，镇静安神。

【用药体会】

鳖甲、牡蛎在软坚散结方面常配伍同用，现用来治疗癌肿、体内赘生物。笔者习惯更多用鳖甲，且量大。治疗癥瘕肿块，笔者常以之配伍石见穿、菝葜、三棱、莪术等同用。验方消癖汤中即配伍有诸药（方见夏枯草、猫爪草药对）。介类药材多有平肝之效，用于降低血压，如牡蛎、鳖甲、龟甲、石决明、珍珠母、玳瑁。前人总结"池有龟鳖，鱼不飞腾"，治疗血压高，笔者喜用龟甲、鳖甲，而不太用牡蛎，主要是因为牡蛎有收敛的作用。鳖甲因有软坚的作用，尤对于血管硬化作用好。

鳖甲 青蒿

【药性概述】

鳖甲：见龟甲、鳖甲药对。

青蒿：见白薇、青蒿药对。

【药对主治】

骨蒸劳热，盗汗。

【应用比较】

1.均退虚热，用于阴虚内热或温邪伤阴所致发热，骨蒸劳热，盗汗，常同用，如青蒿鳖甲汤、秦艽鳖甲散、清骨散。鳖甲有入络搜邪的说法，就是说其滋阴退热，需要青蒿的芳香清热透络的特点，引邪外出，《温病条辨·卷三·十二条》解释："青蒿不能直入阴分，有鳖甲领之入也；鳖甲不能独出阳分，有青蒿领之出也"。

2.鳖甲能软坚散结，滋阴潜阳。青蒿凉血除蒸，解暑截疟。

【用药体会】

在退虚热方面，鳖甲有入络搜邪的说法，就是说其滋阴退热，需要青蒿的芳香清热透络的特点，引邪外出。治疗虚热病证，青蒿、鳖甲常配伍同用，但鳖甲的剂量应大。

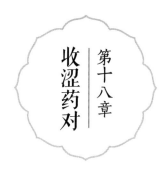

第十八章

收涩药对

山茱萸 五味子

【药性概述】

山茱萸：酸、涩，微温。①补益肝肾：用于肝肾阴虚之头晕目眩、腰酸耳鸣者。亦治肾阳不足，腰膝冷痛，小便不利者。本品补而不峻，既能补阴，又能补阳，为补益肝肾之要药。②收敛固涩：用于肾虚精关不固之遗精，肾虚膀胱失约之遗尿、尿频等。治肝肾亏虚，冲任不固之崩漏下血及月经过多者。本品还能敛汗固脱，为防治元气虚脱之要药。治大汗欲脱或久病虚脱者。

五味子：酸、甘，温。①敛肺滋肾：用于肺虚久咳，肺肾两虚久咳虚喘。②固精止遗：用于肾虚不固之滑精。治梦遗。本品为治肾虚精关不固之常用药。③涩肠止泻：用于脾肾阳虚之久泻。④益气生津：用于热伤气阴，汗多口渴；阴虚内热，口渴多饮之消渴证。⑤固表止汗：用于气虚自汗，阴虚盗汗。⑥宁心安神：用于阴血亏虚，心神失养，或心肾不交之虚烦心悸、失眠多梦。

【注意事项】

山茱萸煎服 10~15g；急救固脱 20~30g。内有湿热，小便不利者忌用。五味子 3~6g。煎服。凡表邪未解，内有实热，咳嗽初起，麻疹初期，均不宜用。

【药对主治】

1. 遗精，滑精。

2. 遗尿，尿频。

3. 自汗，盗汗。

【应用比较】

1. 均能固肾涩精，用于肾虚遗精，滑精，遗尿，尿频。山茱萸补益肝肾作用很好。此药的特点是不寒、不热、不燥、不腻，尤对于肝肾不足所致多种病证均有良好的效果，但偏重于补肾，其补益的特点是阴阳皆补，偏重于补阳，如六味地黄丸、金匮肾气丸。五味子较山茱萸收敛作用强，但治疗遗精病证不及山茱萸多用。

2. 均能收敛止汗，用于体虚自汗、盗汗。山茱萸固脱，可用于大汗不止，体虚欲脱证。其虽收敛但并不敛邪，其在六味地黄丸中使用，而六味地黄丸并不敛邪即其特点。治疗汗证方面五味子多用。

3. 山茱萸补益肝肾，补阴又补阳，乃平补阴阳之品。五味子敛肺滋肾，且能涩肠止泻，生津止渴、止咳，并略有补气之功。

【用药体会】

古方中用山茱萸治疗小便白浊，其机理乃是取其补益肝肾之功，现临床将其配伍石韦用治虚实夹杂的慢性肾炎蛋白尿，根据临床使用来看，二药配伍以后具有摄精泄浊，开合互济之妙。山茱萸可以治疗遗精、滑精，传统认为要去核，因核有滑精特点，故有山萸肉之处方用名。笔者根据山茱萸、五味子固肾涩精的特点，常将二药配伍用治不孕不育症，效果良好，笔者验方十子种子汤（方见菟丝子、沙苑子药对）中配伍有二药。

山茱萸 沙苑子

【药性概述】

山茱萸：见山茱萸、五味子药对。

沙苑子：甘，温。①补肾固精：用于肾虚遗精滑泄，白带过多。本品不燥不烈，既补肾阳，亦益肾精。②养肝明目：用于肝肾不足，目失所养，目暗不明，视物模糊者。

【注意事项】

沙苑子煎服 10~15g。阴虚阳亢者不宜用。

【药对主治】

1. 肾虚腰痛，腰膝酸软。

2. 阳痿。

3. 白带过多。

【应用比较】

1. 均能补益肝肾，用于肾虚腰痛，腰膝酸软，亦用于阳痿等证。在补益方面，具有平补阴阳之说，从补阳来说，沙苑子力稍强。

2. 均能固涩，用于遗精，滑精。也能缩尿，用于小便过多，遗尿，以及白带过多。山茱萸力强。

3. 山茱萸敛汗，其虽收敛但并不敛邪。沙苑子长于明目，用于肝虚目暗目昏。

【用药体会】

山茱萸、沙苑子配伍同用，尤其是在治疗不孕、不育证方面，笔者喜将其同用，效果好，如十子种子汤（方见菟丝子、沙苑子药对）配伍有二药。山茱萸收敛作用可以用治汗证、血证，其虽

623

收敛但并不敛邪。在取山茱萸收敛作用时，又能补肾，治疗精关不固之遗精滑精，笔者将其作为常用之品。

山茱萸　酸枣仁

【药性概述】

山茱萸：见山茱萸、五味子药对。

酸枣仁：甘、酸，平。①养心安神：用于心肝阴血亏虚之心悸，怔忡，健忘，失眠，多梦，眩晕等证。本品为养心安神之要药。②收敛止汗：用于体虚自汗、盗汗。

【注意事项】

酸枣仁 10~15g。研末吞服，1.5~2g。本品炒后质脆易碎，便于煎出有效成分，故多炒用。实邪郁火者慎服。

【药对主治】

1. 自汗，盗汗。

2. 体质虚弱。

【应用比较】

1. 均能止汗，用于自汗、盗汗，通过收敛作用以达到治疗目的。

2. 均能补益，但补益的脏腑不同，山茱萸补益肝肾，故腰膝酸软常选用，酸枣仁补益心肝，故心肝血虚失眠健忘常选用。

3. 酸枣肉是酸的，但酸枣仁的性味如果以口来尝，并未有酸味，而在记载其性味时多云酸枣仁具有酸味，这是因为酸枣仁具有止汗作用，如果不云其具有酸味，对于其作用不好解释，而云其酸味，又与实际情况不符，但从实际的性味来看，酸枣仁并不具备酸味，所以止汗方面不及山茱萸强。

4. 山茱萸平补阴阳，收敛作用好。酸枣仁安神作用好，乃安神要药。

【用药体会】

治疗汗证笔者常将山茱萸、酸枣仁配伍同用。《中国药典》及教科书所云酸枣仁的每日剂量为 10~15g，笔者认为凡是使用酸枣仁安神，应该大剂量应用，通常应在 30g 以上，大剂量可以用到 50~80g，若量小则不能达到预期效果。若失眠病证，大剂量使用无副作用，笔者体会对于此药的常用量为 30g 以上效果才好。治疗汗证以及遗精滑精等则可以使用常规剂量。

五味子　干姜

【药性概述】

五味子：见山茱萸、五味子药对。

干姜：见干姜、生姜药对。

【药对主治】

痰饮咳喘。

【应用比较】

1. 五味子、干姜配伍应用，主要是治疗寒饮喘咳之形寒背冷，痰多清稀，小青龙汤中组成药对，取干姜化饮，五味子收敛肺气，对于久久不愈之痰饮咳喘证多选用之。

2. 五味子滋肾，固精止遗，涩肠止泻，益气生津，固表止汗，宁心安神。干姜温中散寒，回阳救逆，温肺化饮。

【用药体会】

五味子、干姜为化饮敛肺之常用药对。干姜上能温肺散寒以化饮，中能温脾阳以杜生痰之源，五味子敛肺滋肾，用于肺肾两虚之喘咳，亦可治寒饮咳喘证，为治久咳虚喘之良药。二药配伍一收一散，一开一阖，互相牵制，正好符合肺的生理功能，如小青龙汤、苓甘五味姜辛汤均以二药为伍。笔者对于久久咳喘病证而以饮邪为甚者常选用干姜、五味子，通常五味子剂量不宜太大。

五味子　乌梅

【药性概述】

五味子：见山茱萸、五味子药对。

乌梅：酸、涩，平。①敛肺止咳：用于肺虚久咳少痰或干咳无痰之证。②涩肠止泻：用于体虚久泻，久痢。亦可用于湿热泻痢、便脓血。③生津止渴：用于虚热消渴，可单用煎服。④安蛔止痛：用于蛔虫所致的腹痛、呕吐、四肢厥冷之证。为安蛔良药。此外，本品炒炭后，又能收敛止血，可用治崩漏下血、便血等。外敷能消疮毒，并治胬肉外突、头疮等。

【注意事项】

乌梅煎服 3~10g，大剂可用至 30g。外用适量。止泻，止血宜炒炭用，其余皆生用。外有表邪或内有实热积滞者均不宜服用。

【药对主治】

1. 体虚滑脱证，如自汗、盗汗，久泻不止。
2. 津伤口渴、虚热消渴。
3. 肺虚久咳。
4. 肾虚精关不固所致遗精、滑精。

【应用比较】

1. 均具有良好的收敛作用，用于体虚滑脱病证，包括汗、尿、精、便、带，如自汗、盗汗、遗尿、尿频、遗精、滑精、久泻、久痢、带下过多等，五味子所主病证有"五味俱全养五脏"的说法，其主要作用就是收敛，除了出血证外，均可以选用之，因此其收敛的范围实际上是很广的。古方中将其作为治疗汗证、滑精、泻痢的主药。对于上述五味子功效（敛肺止咳、涩肠止泻、固精止遗、固表止汗）的表述，可以就用收敛固涩简言之。张仲景用五味子治疗咳喘多同时配伍干姜同用，一开一阖，互相牵制，正好符合肺的生理功能，如小青龙汤、苓甘五味姜辛汤。在收敛止咳方面，常配伍一起应用，如《医学正传》之九仙散治疗久咳不已。从临床应用来看，以五味子稍多用。乌梅收敛则用于肺虚久咳少痰或干咳无痰，体虚久泻，久痢。五味子收敛作用广。

2. 均用于津伤口渴、虚热消渴。参麦饮中就配伍有五味子止渴。乌梅生津止渴作用好，也用于胃阴不足病证，如胃口不开，不思饮食或食而无味，口干乏津。在生津方面，对消渴、烦热口渴效果很好，青梅之所以能生津止渴，主要在于其含有大量酸性物质，能刺激人们的唾液腺，产生大量的口水，从而有生津止渴作用。这种酸也有助于消化，所以孕妇喜食梅子。在《三国演义》第二十一回中，记载望梅止渴的传说：曹操率领大军南下，去攻打张绣，行军途中，天气炎热，没有水喝，将士们渴得很，人人口干舌燥，个个咽喉发干疼痛，如果不赶快找到水源，将对全军的战斗力是很大的损失，此时曹操心生一计，坐在马上，用手一指，对众将说前边不远处有一片树林，赶到树林即可摘食梅子，将士们顿时想起了梅子的酸味，口中都流出水来，也就不那么渴了，待赶到前面一看，根本就没有什么树林，但将士们已通过了无水地带。曹操骗将士们的这段佳话一直流传到现在。曹操正是利用了梅子生津这一作用，欺骗性地刺激了人们的唾液腺，暂时缓解了口渴。

3. 五味子的收敛作用较乌梅要广，又能益气安神，滋肾涩精，略能补气。乌梅能安蛔止痛，止血。

【用药体会】

五味子、乌梅生津止渴作用好，笔者对于体虚病者若现口干口渴，一般是将其配伍同用，对糖尿病将二药配伍同用也能缓解口干症状。五味子的补气作用，虽没有明确记载，但结合古方的应用，是可以补气的，如天王补心丹就配伍有此药。过去的中药书籍将五味子编在补气药章节中，也说明其补气的特点。笔者认为五味子可以补气，所以治疗气虚病证，可以选用。现认为乌梅有抗过敏作用，所以对于过敏性疾病笔者常选用之，可以配伍仙鹤草、防风、蝉蜕等抗过敏药物同用。

五倍子　五味子

【药性概述】

五倍子：酸、涩，寒。①收敛固涩：本品功专收敛，从而达到固精止遗，收敛止血，固表止汗、涩肠止泻等作用。用于自汗，盗汗，久泻，久痢，遗精，滑精，崩漏，便血，痔血等证。外用又能治湿疮流水、溃疡不敛、疮疖肿毒、肛脱不收、子宫下垂等，可单味或配合枯矾研末外敷或煎汤熏洗。②敛肺降火：用于热灼肺络之咳嗽、咯血。

五味子：见五味子、乌梅药对。

【注意事项】

五倍子煎服 3~10g。入丸散，每次 1~1.5g。外用适量。研末外敷或煎汤熏洗。湿热泻痢者忌用。

【药对主治】

1. 肺虚久咳。

2. 自汗盗汗。

3. 遗精滑精。

4. 久泻不止。

【应用比较】

1. 均敛肺止咳，用于肺虚久咳不止。五味子作用强，乃临床常用之收敛止咳药，如九仙散。五倍子于敛肺之中又有清肺降火作用，用于肺热痰嗽及咳嗽咯血者。

2. 均能收敛止汗，用于自汗盗汗。五味子多用，五倍子可单用研末醋调敷肚脐眼。

3. 均能涩精止遗，用于遗精、滑精，久泻不止。临床上五味子多用于肾虚精关不固之证，而五倍子可以外用敷肚脐眼。笔者认为将五倍子外敷肚脐眼可以治疗多种滑脱病证，如遗尿、尿频、遗精、滑精、久泻、自汗、盗汗等。

4. 五倍子尚能敛肺降火，止血。五味子尚能益气生津，滋肾，宁心安神。

【用药体会】

对于滑脱病证，除应用内服药物以外，采用外用的方法来治疗，效果很好，笔者在临床上对于此病，一般结合外用之法以提高疗效。如治疗小儿遗尿病证，使用五倍子时，将其研成细粉，以食醋调成糊状，外敷。若小儿皮肤细嫩，可以在外用的部位先抹点麻油以防对皮肤产生刺激，再贴上外用药。若小儿外用药物时，外敷时间不能太长，以免损伤皮肤。

赤石脂　禹余粮

【药性概述】

赤石脂：甘、涩，温。①涩肠止泻：用于久泻久痢，下痢脓血。治泻痢日久，滑脱不禁，脱肛等证，常与禹余粮相须为用。②收敛止血：用于崩漏，便血，痔疮出血。其既可固冲，又能止带。③敛疮生肌：用于疮疡久溃不敛，湿疹，湿疮。研细末，撒敷患处，可治湿疮流水、外伤出血等。

禹余粮：甘、涩，平。①涩肠止泻：用于久泻久痢。②收敛止血：用于下焦出血，如崩漏，便血。③止带：用于肾虚带脉不固之带下清稀者。

【注意事项】

赤石脂煎服 10~25g。外用适量。湿热泻痢初起或实热证忌用。畏肉桂。禹余粮煎服 10~20g。孕妇慎用。

【药对主治】

1. 久泻久痢。

2. 崩漏，便血。

3. 带下清稀者。

【应用比较】

1. 均能涩肠止泻，用于下焦不固之久泻久痢，便血脱肛，尤对于滑泄不禁的效果好，如赤石脂禹余粮汤。张仲景将赤石脂作为治疗久泻之品，如桃花汤中配伍有本品。禹余粮的作用较赤石脂作用要弱一些，二者同用，作用加强。

2. 均收敛止血，主要治疗下部的出血病证，如崩漏、带下、虚寒便血，如震灵丹（禹余粮、紫石英、赤石脂、代赭石、乳香、五灵脂、没药、朱砂），但临床均不多用。

3. 赤石脂色赤入内，助火生土以止泻，稍能调中，温性胜于禹余粮。禹余粮色黄入中，实胃涩肠以止泻，直达下焦，质量重于赤石脂。二者同用，作用加强。《本草求真·卷二》云禹余粮："功与石脂相同，而禹余之质，重于石脂，石脂之温，过于余粮，不可不辨"。也就是说赤石脂外用收涩生肌敛疮，用于溃疡不敛和湿疮流水，外伤出血。禹余粮质量重于赤石脂，为固涩下焦专品。

【用药体会】

赤石脂除了治疗泄泻以外，治疗出血病证效果也很好。将赤石脂外用也能达到收敛的作用，不过一般不将其作为首选药物使用。笔者体会，此药对于胃出血，阴道出血也有良好效果。临床将赤石脂、禹余粮配伍同用效果会更好一些。

芡实　山药

【药性概述】

芡实：甘、涩，平。①益肾固精：用于肾虚不固之腰膝酸软，遗精滑精者。②健脾止泻：用于脾虚湿盛，久泻不愈者。③除湿止带：用于脾肾两虚之带下清稀。为治带下之佳品。

山药：见牛蒡子、山药药对。

【注意事项】

芡实煎服 10~15g。①大小便不利者勿用，因有收敛作用。②婴儿慎用。虽能健脾，因收涩，难于消化，故易致壅气及伤婴儿胃气。③芡实一次性不要吃得过多，因有较强的收涩作用。《食疗本草·卷二》："生食动风冷气。"《本草衍义·卷十八》："食多不益脾胃，兼难消化。"平时有腹胀症状的人更应忌食。

【药对主治】

1. 脾虚病证，食少纳差，泄泻。

2. 脾虚带下。

3. 肾虚腰膝酸软，遗精。

【应用比较】

1. 均能补益，二者性质平和，不燥不腻，具有健脾、益肾的作用。山药补力较芡实强。

2. 均能收敛，同用治疗脾虚湿热带下，如易黄汤。芡实涩味甚于山药，所以收敛作用强于山药，但只用于脾肾病变。《本草求真·卷二·芡实》认为"功与山药相似，然山药之阴，本有过于芡实，而芡实之涩，更有甚于山药，且山药兼补肺阴，而芡实则止于脾肾，而不及于肺"。

3. 芡实则专于脾肾而不及于肺。生芡实以补肾涩精为主，炒芡実以健脾开胃为主。山药补气兼补肺阴，为平补三焦之品。

【用药体会】

芡实、山药为药食两用之品，为治疗慢性泄泻和小便频数，梦遗滑精，妇女白带多之常用药。将二药研磨成细粉，治疗慢性泄泻，五更泄泻等效果好，也可加白糖蒸熟作点心吃，自古作为永葆青春活力，防止未老先衰之良物。从使用方面来看，芡实与莲子、山药在作用方面有相似的地方。芡实乃是治疗白浊的常药，特别对于小便浑浊如米泔汁可以选用，据此又善治带下。

诃子　木蝴蝶

【药性概述】

诃子：苦、酸、涩，平。①涩肠止泻：用于体虚久泻，久痢，以及脱肛，乃常用药。②敛肺止咳，利咽开音：用于肺虚久咳，失音。本品为治失音之要药。

木蝴蝶：苦、甘，凉。①清肺利咽：用于邪热伤阴，咽喉肿痛，声音嘶哑。本品为治咽喉肿痛之常用药。可单味泡水服。②疏肝和胃：用于肝气郁滞，肝胃气痛，脘腹、胁肋胀痛等。本品甘缓苦泄，可单用本品研末服用或泡水服。

【注意事项】

诃子煎服 3~10g。敛肺下气、利咽开音宜生用，涩肠止泻宜煨用。凡外有表邪、内有湿热积滞者忌用。木蝴蝶煎服 2~10g。脾胃虚弱者慎服。

【药对主治】

咽喉肿痛，声音嘶哑。

【应用比较】

1. 均能开音，为治疗声音嘶哑，咽喉肿痛常用之品，取其利咽开音之功。诃子以收敛肺气为主而能止咳，进而达到利咽作用。木蝴蝶为治疗声音嘶哑的专药。

2. 木蝴蝶能疏肝和胃。诃子尚能涩肠止泻。

【用药体会】

诃子、木蝴蝶主要作用是利咽治疗声音嘶哑，多配伍同用，可以将木蝴蝶单独泡水服。根据笔者临床体验，木蝴蝶的利咽作用较胖大海要好。使用木蝴蝶可以大剂量应用无不良反应。所以笔者在临床上更喜欢使用木蝴蝶。木蝴蝶因其种子外包着两瓣白色半透明的衣，形似蝴蝶的翅膀，因而得名。又名玉蝴蝶、云蝴蝶、云故纸、千张纸、千层纸，出自《本草纲目拾遗·卷六》。在《滇南本草》中将其描述为"中实如积纸，薄似蝉翼，片片满中"。现在认为木蝴蝶可以美白肌肤，长期饮用能促进新陈代谢，消脂，以达到瘦身效果。

诃子 乌梅

【药性概述】

诃子：见诃子、木蝴蝶药对。

乌梅：见五味子、乌梅药对。

【药对主治】

1. 久泻久痢。

2. 久咳不已。

【应用比较】

1. 均能敛肺止咳，用于肺虚久咳，可配伍同用。如用乌梅之九仙散。诃子在止咳方面，一般是兼有声音嘶哑多用，因此药乃是开音要药。

2. 均能涩肠止泻，用于久泻，而久泻多因为脾肾虚寒，大肠不固，导致大便不禁。也用于久泄引起之脱肛。诃子多用，如真人养脏汤配伍有诃子。

3. 诃子尚能利咽开音，而尤以未成熟果实（西青果）为好，因其收涩，亦用于崩漏，带下，遗精，尿频诸症。乌梅尚能安蛔止痛，生津止渴。因其收涩，亦用于崩漏下血。

【用药体会】

诃子、乌梅收敛作用主治肺部、大肠疾患，即咳嗽、久泻。笔者认为诃子最大的特点是治疗咽部疾患，现在所说的慢性咽喉炎，诃子为常药，配伍青果后作用更佳。但由于诃子具有收敛作用，所以对于有外邪者则不宜选用。在止泻方面相对用之要少一些。

金樱子　覆盆子

【药性概述】

金樱子：酸、涩，平。①固精缩尿止带：用于肾虚遗精滑精，遗尿尿频，带下过多。②涩肠止泻：用于虚寒之久泻、久痢，以及崩漏，脱肛，子宫脱垂等证。

覆盆子：甘、酸，微温。①益肾固精：用于肾虚之遗精，滑精，阳痿，不孕。②养肝明目：用于肝肾不足，目暗不明，视物昏花。

【注意事项】

覆盆子煎服 6~10g。阴虚火旺，小便短赤者禁服。金樱子煎服 10~15g。单用多制成膏剂。有实火、实邪者不宜用，因其有收敛特性。

【药对主治】

1. 遗精、滑精。

2. 遗尿，尿频。

3. 白带多。

【应用比较】

1. 二药固涩，均用于肾虚不固之遗精、滑精，遗尿，尿频，白带过多等证。覆盆子在收涩方面以肾虚不固之遗精、阳痿常用，尤以不育证为多用，如五子衍宗丸。金樱子功专收涩，长于治遗精，控制早泄，古代方士认为能秘守精元，具有提高性欲的作用。从临床来看，金樱子对于遗精滑精的确有作用，但延缓性欲时间作用不强。《本草纲目·卷三十六·金樱子》云"无故而服之，以取快欲则不可，若精气不固者服之，何咎之有"。这是讲若因体虚服用可以延缓性欲时间，否则不能达到效果。

2. 金樱子能涩肠止泻，止带，用于久泻、带下之证。覆盆子能养肝明目。

【用药体会】

金樱子、覆盆子乃是治疗遗精、滑精的常用药。笔者常用二药治疗不育不孕症，五子衍宗丸中配伍有覆盆子，现在认为覆盆子具有调整子宫肌肉的松紧度，增加骨盆的力量，可滋补强身，帮助子宫恢复并促进乳汁分泌的作用。对于小便频数者笔者尤喜用之，若因前列腺问题，配伍王不留行则无收涩之弊。金樱子具有延缓射精的作用，故治疗早泄常选用之。

莲子　芡实

【药性概述】

莲子：甘、涩，平。①补脾止泻：用于脾虚久泻，食欲不振者，可单用本品。②益肾固精，止带：用于肾虚精关不固之遗精，滑精；脾虚带下者；脾肾两虚，带下清稀，腰膝酸软者。为治疗脾虚、肾虚带下之常用之品。③养心安神：用于心肾不交之虚烦，心悸，失眠者。本品能补脾养心益肾，交通心肾。

芡实：见芡实、山药药对。

【注意事项】

莲子煎服 10~15g。去心打碎用，但治疗心肾不交之虚烦不宜去心。中满痞胀及大便燥结者，忌服。

【药对主治】

1. 脾虚倦怠乏力，久泻，食欲不振。

2. 肾虚不固之腰膝酸软，遗精滑精。

3. 脾肾两虚带下清稀，白带多。

【应用比较】

1. 均收敛固涩，用于肾虚不固之腰膝酸软，遗精滑精。常同用，如金锁固精丸，也治疗带下。

2. 均能补虚，用于脾虚倦怠乏力，久泻，食欲不振，脾肾两虚带下清稀。《神农本草经》将莲子列为上品，久服本品能延年益寿。

3. 均为食品，性质平和，是进补的常用之品。

4. 莲子补益心脾肾，补益作用强于芡实，将其功用概括为"养心，补脾，益肾，固涩"八个字，李时珍称它"禀清芳之气，得稼穑之味，乃脾之果也"。芡实补益脾肾，收敛作用强于莲子。《本草求真·卷二·芡实》载："芡实如何补脾，以其味甘之故，芡实如何固肾，以其味涩之故，惟其味甘补脾，故能利湿，而使泄泻腹痛可治，唯其味涩固肾，故能闭气，而使遗带小便不禁皆愈"。

【用药体会】

莲子、芡实功用相似，但莲子补益作用强。莲子可以治疗失眠，一般多云其具有交通心肾的特点，如《本草纲目》就是这样记载的。所谓交通心肾是指心火下降于肾，肾水上腾于心，水火互济，阴阳协调，达到治疗失眠、心烦等病证，但莲子并不具备清心火的作用，因此临床如取莲子交通心肾，不宜祛心，应该将莲子心与莲子同用。或者莲子、莲子心配伍同用。通常讲交通心肾是将黄连配伍肉桂（交泰丸）同用，取黄连清心火，肉桂温肾阳，从而协调阴阳，而交通心肾。所以交通心肾还涉及配伍问题。沈金敖《妇科玉尺·卷一》"治男女求嗣方"有"惯遗精者，去车前，以莲子代之"。认为五子衍宗丸中的车前子可以莲子代之，则不损肾气。笔者常以莲子代车前子治疗不育不孕证。芡实乃是治疗白浊的常药，特别对于小便浑浊如米泔汁可以选用。

桑螵蛸　海螵蛸

【药性概述】

桑螵蛸：甘、咸，平。①固精缩尿：用于肾虚不固之遗精滑精、遗尿尿频、白浊。乃治遗尿要药。②补肾助阳：用于肾虚阳痿，作用平和。

海螵蛸：咸、涩，微温。①固精止带：用于肾虚带脉不固之带下清稀量多，肾失固藏之遗精，滑精。②收敛止血：用于多种出血证，如吐血，便血，血淋，崩漏，为止血要药。③制酸止痛：用于胃痛泛酸。④（外用）收湿敛疮：用于湿疮，湿疹，疮疡不敛。

【注意事项】

桑螵蛸煎服 3~10g。阴虚火旺或内有湿热之遗精，小便短数者忌用。海螵蛸煎服 6~12g。研末吞服，每次 1.5~3g。外用适量。阴虚多热者不宜用。久服易致便秘。

【药对主治】

1.肾虚不固之遗精滑精、遗尿尿频。

2. 下元不固之带下、崩漏。

【应用比较】

1. 均具涩味，收敛固涩，固精止遗，用于肾虚精关不固之遗精，滑精，早泄，遗尿，尿频等证。海螵蛸的固涩力强。

2. 桑螵蛸能补肾助阳，用于尿频，小便失禁，尤多用于小儿遗尿证，如桑螵蛸散，乃治疗遗尿要药，亦治肾虚阳痿，但力量不强，只作为辅助药物使用。以男子虚损，肾虚阳痿，梦中失精，遗溺白浊方多用，同时在治疗前阴白浊方面作用也很好。《本经逢原·卷四》认为"桑螵蛸，肝肾命门药也。功专收涩，故男子虚损，肾虚阳痿，梦中失精，遗溺白浊方多用之。"海螵蛸亦名乌贼骨、墨鱼骨，收敛固涩则广泛用于肺胃出血，久泻，白带过多，亦可用于崩漏证，如固冲汤；外伤出血亦可用，收敛之中又能敛疮，用于疮疡多脓，疮口久不愈合，收敛作用尤以治崩漏为好，其固涩力强。尚能制酸止痛，用于胃脘疼痛，泛酸。

【用药体会】

对于遗精滑精、遗尿尿频，桑螵蛸、海螵蛸可以配伍同用。临床治疗遗尿应首选桑螵蛸、鸡内金。桑螵蛸有两个重要特点，一是治疗遗尿的要药，二是治疗小便浑浊的妙药。若小儿遗尿，肾气不固，身体瘦弱，体质虚弱，可取桑螵蛸焙黄，研为细末，以开水泡服。老人尿频，可取桑螵蛸研末泡水服即可。《神农本草经·上品》记载具有"通五淋，利小便水道"的作用，寇宗奭《本草衍义·卷十七》载"治男女虚损，遗精，遗溺，白浊，疝瘕，小便白浊"。根据药物的特点，治疗小便浑浊除应用缩泉丸、草薢分清饮外，而桑螵蛸、荜澄茄也有此作用。桑螵蛸的上述特点，笔者尤喜选用之。验方桑螵蛸固精膏治疗精关不固有效。组成：桑螵蛸15g，山茱萸15g，山药15g，茯苓15g，熟地黄15g，丹皮10g，泽泻10g，沙苑子15g，菟丝子15g，枸杞子15g，莲子15g，五味子10g，金樱子10g，覆盆子10g，莲须10g，莲心10g，鸡内金20g，芡实

15g。功效：补肾固精，收敛真气。主治遗精滑精，小便频数，腰酸腿软，时时汗出，疲倦乏力，以及心神恍惚等。海螵蛸则更多用于妇科疾患，如带下过多，崩漏等。

桑螵蛸 金樱子

【药性概述】

桑螵蛸：见桑螵蛸、海螵蛸药对。

金樱子：见金樱子、覆盆子药对。

【药对主治】

1. 遗精、滑精。

2. 遗尿、尿频。

【应用比较】

1. 均能固精，用于肾虚精关不固之遗精滑精。

2. 均能缩尿，用于肾虚遗尿尿频。

3. 桑螵蛸乃治遗尿要药，亦能补肾助阳。金樱子乃固精常药，亦能止带，涩肠止泻。

【用药体会】

桑螵蛸、金樱子均收涩，桑螵蛸长于治遗尿。金樱子长于治遗精。桑螵蛸收敛作用不强，对于遗尿病证，从内服药物来看，应首选桑螵蛸、鸡内金。《本经逢原·卷四》认为"桑螵蛸，肝肾命门药也。功专收涩，故男子虚损，肾虚阳痿，梦中失精，遗溺白浊方多用之"。桑螵蛸也是治疗小便浑浊的妙药。古代方士认为金樱子能固精关，涩精液，具有提高性欲的作用。《本草纲目·卷三十六·金樱子》云："无故而服之，以取快欲则不可，若精气不固者服之，何咎之有"。这是讲若因体虚服用可以延缓同房时间。金樱子单独应用效果并不佳，多配伍应用。《本草新编·卷五》云金樱子"世人竞采以涩精，谁知精滑非止涩之药可止也。遗精梦遗之症，皆尿窍闭而精窍开，不兼用利水之药以开尿窍，而仅用涩精之味以固精门，而愈涩而愈遗也。所以用金樱子，必须兼用芡实、山药、莲子、薏仁之类，不单止遗精而精滑反涩，用涩于利之中，用补于遗之内，此用药之秘，而实知药之深也"。这里既强调辨证用药的正确性，又强调配伍用药的重要性。桑螵蛸、金樱子组成药对，对于遗精、遗尿尤常配伍应用。

麻黄根　浮小麦

【药性概述】

麻黄根：甘，平。固表止汗：用于气虚自汗，阴虚盗汗，如牡蛎散，也可研末外扑以止汗。为止汗之专药，可内服、外用于各种治疗虚汗的方子中。

浮小麦：见小麦、浮小麦药对。

【注意事项】

麻黄根煎服 3~10g。外用适量。外感表证及邪实者忌用。

【药对主治】

体虚自汗、盗汗。

【应用比较】

1.均能固表止汗，用于自汗、盗汗、产后虚汗等证，常相须为用，以增强疗效。麻黄根乃止汗专药，作用强于浮小麦。浮小麦在止汗方面，作用较平和，可以大剂量使用。二者比较，笔者更喜用浮小麦。

2.麻黄根功专止汗，无补益之功。浮小麦又可益气除热。

【用药体会】

麻黄根、浮小麦均为常用止汗药，笔者常大剂量应用浮小麦，而麻黄根只用常用量。麻黄根乃止汗要药，对于麻黄根的止汗机理，有认为"收敛止汗"（五版教材），有认为"敛肺止汗"（六版教材），但古代本草并非云其收敛，《本草纲目》载麻黄根未提其具收敛作用，其所附方 8 首，亦只说其止汗，未云其收敛，那么麻黄根是否有收敛作用呢？笔者认为甘平的麻黄根不具酸涩味而言其收敛，有悖于药性理论。对于麻黄根的止汗机理，李时珍表述得非常清楚："其性能行周身肌表，故能引诸药外至卫分而固腠理也"。这就是说，麻黄根止汗，实际上是固护肌表，防止汗液外泄，乃固表止汗，非收敛止汗也。所以笔者认为临床使用麻黄根，不必顾忌其收敛。浮小麦具有补虚的特点，所以对于虚损病证用之更多。

罂粟壳　诃子

【药性概述】

罂粟壳：酸、涩，平。有毒。①涩肠止泻：用于久泻、久痢而无邪滞者。其作用极强。②敛肺止咳：用于肺虚久咳不止之证。可单用蜜炙研末冲服，或配乌梅肉同用。③止痛：用于多种疼痛病证，如胃痛，腹痛，筋骨疼痛，其有良好的止痛作用，可单用或配入复方使用。

诃子：见诃子、木蝴蝶药对。

【注意事项】

罂粟壳煎服 3~6g。止咳蜜炙用，止血止痛醋炒用。本品过量或持续服用易成瘾。咳嗽或泻痢初起邪实者忌用。

【药对主治】

1. 久泻久痢。

2. 久咳。

【应用比较】

1. 均能涩肠止泻，用于久泻，久痢以及血痢，罂粟壳作用强。

2. 均能敛肺止咳，用于上焦肺虚久咳。新感咳嗽不能使用。

3. 罂粟壳麻醉止痛作用强，有毒，临床应慎重使用。诃子能利咽开音，为治失音之要药。

【用药体会】

罂粟壳、诃子可以治疗病程长的久泻久痢，久咳。罂粟壳因有毒，人们在应用时往往畏惧其毒性，处方中又写成御米壳、米壳。使用罂粟壳日久容易导致成瘾性，依赖性，作为医生应严格控制其使用剂量，临床使用此药应慎重，当挟有湿邪者不要使用此药。但如果咳嗽日久，应用之正好对证，朱丹溪云："治嗽多用粟壳，不必疑，但要先去病根，此乃收后药也。治痢亦同"。(《丹溪心法·卷二·咳嗽》) 在治疗新感咳嗽方面不要轻易选用此药，笔者曾见到一中医师治疗一位年8岁的小儿，因咳嗽已半月，此中医乃投以含有罂粟壳10g的中药方子，患儿服用2剂后，咳嗽即止，而连用5剂后，患儿胸闷难受，甚至拿小刀划胸部以解胸部憋闷，后才慢慢调理正常。就是说外感、湿热均不能轻易选用。同时因罂粟壳乃管制药品，必须严守国家法律法令而用药。

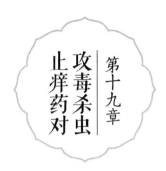

第十九章
攻毒杀虫
止痒药对

木鳖子　番木鳖

【药性概述】

木鳖子：苦、微甘，凉。有毒。攻毒疗疮，消肿散结：用于疮疡肿毒，瘰疬痰核。本品为除痈毒之要药。此外，能通经络，用治筋脉拘挛。

番木鳖（马钱子）：苦，寒。有大毒。①散结消肿：用于跌打损伤，骨折肿痛，痈疽疮毒，咽喉肿痛，为治伤科骨折肿痛之佳品。②通络止痛：用于风湿顽痹，拘挛疼痛，肢体瘫痪。本品单用，或配全蝎、乳香等为丸服用均有较好的疗效。其善能搜筋骨间风湿，开通经络，透达关节，止痛力强。

【注意事项】

木鳖子煎服 0.6~1.2g，多入丸散用，外用适量，研末，用油或醋调涂患处。马钱子煎服 0.3~0.6g，炮制后入丸散用，外用适量，研末调敷调涂。

【药对主治】

1. 疮疡中毒。
2. 筋脉拘挛。

【应用比较】

1.均能攻毒，用于疮痈肿毒，无名肿痛，但由于均毒性大，不作为常用之品。但外用是安全的。

2.均可以通经络，马钱子的通络作用尤佳，凡经络阻滞导致的多种疼痛病证，此为首选。张锡纯谓："其开通经络，透达关节之力，实远胜于他药也"。(《医学衷中参西录·振颓丸》)凡顽固性的风湿痹痛非此不能除，故为风湿顽痹要药。现用于风湿，无论是湿热还是寒湿，气血亏虚还是气滞血瘀，或肝肾亏虚，均可在辨证的基础上加入少许马钱子以加强其止痛功效。根据马钱子的作用特点，若使用过量或久服可致肌肉抽搐强直，牙关紧闭，直视。现用其治痿证（即西医学之重症肌无力），亦治胃下垂。也治疗中风后遗症、颈肩腰腿痛，如肩周炎、颈椎病，腰椎间盘突出症，以及软组织损伤等。木鳖子在通络方面较之少用。

【用药体会】

木鳖子、马钱子在治疗筋脉拘挛方面可以同用。若闪腰，岔气，腰痛，跌扑挫伤，可用木鳖子1个，去壳咀嚼后吞服，约经数十分钟，患者即出现频频矢气，随后腰痛立刻减轻。此方效果明显，但不要过量。

根据临床应用来看，麝香、延胡索可增强马钱子的毒性，故不宜同用，而赤芍可降低马钱子毒性，所以马钱子配伍一定量的赤芍可降低其毒性，随着赤芍用量增大，马钱子毒性降低程度增加。甘草对马钱子毒性亦有影响，马钱子与倍量以上的甘草同煎，可减少或解除马钱子的毒性作用。

马钱子中毒表现为痉厥、抽搐、震颤等。关于马钱子、延胡索不能同用，在本草书中记载不多。笔者曾治疗一例腰椎间盘突出患者，误将二药同用于一张处方中，且均为常用量，而导致病人出现惊厥，肌肉麻木，后经抢救而脱离危险。《中华人民共和国药典》规定马钱子的剂量是0.6g，根据笔者临床体会，此剂量可适当加大，只要严格掌握适应证，一般是安全的。由于马钱子有剧毒，在书写处方时不要将马钱子与其他药物写在一张处方中，以避免药肆给错药。为了安全起见，凡用马钱子这味药应将其另外单独用处方书写。剂量最好用汉字大写，以防发生意外，对此笔者有深切的体会。笔者过去多将马钱子与其他药物一同开入一张处方中，一次因药师配药马虎，将 7 剂药物中所用马钱子的量分配不匀，结果导致患者出现严重反应，所以在后来应用马钱子这味药物时，笔者一律是另外将马钱子单独用处方书写的。

蛇床子　地肤子

【药性概述】

蛇床子：辛、苦，温。①外用燥湿杀虫止痒：用于阴部湿痒，湿疹瘙痒，疥癣。本品为治瘙痒性疾病之常用药。②内服温肾壮阳：用于肾虚阳痿精冷，宫冷不孕，治寒湿带下及寒湿久痹兼有肾阳不足者。

地肤子：见地肤子、白鲜皮药对。

【注意事项】

蛇床子煎服 3~10g。外用适量，多煎汤熏洗或研末调敷。阴虚火旺或下焦有湿热者不宜内服。

【药对主治】

1. 皮肤湿疹瘙痒。
2. 带下、阴痒。

【应用比较】

1. 均能止痒，用于湿疮、湿疹、阴痒、带下，皮肤瘙痒。蛇床子杀虫止痒作用强，尤其是用于阴部瘙痒，如阴道滴虫，阴囊湿疹所致病变，以其外用能很快达到止痒之功，单用煎水洗阴部即有效果。现也用治外阴白斑。

2.蛇床子散寒燥湿，温肾壮阳。地肤子清热利湿。

【用药体会】

蛇床子、地肤子止痒作用均很好，而蛇床子作用更强，笔者常将此二药配伍同用以增强作用，取其止痒作用，多外用煎水洗，治疗多种皮肤瘙痒证，效果良好。笔者验方苦参止痒汤中配伍有二药（方见苦参、白鲜皮药对）。蛇床子因能杀虫，对于皮肤寄生虫笔者常选用之，内服外用均可。

蛇床子　苦参

【药性概述】

蛇床子：见蛇床子、地肤子药对。

苦参：见地肤子、苦参药对。

【药对主治】

1.皮肤瘙痒。

2.皮肤寄生虫病。

【应用比较】

1.均能燥湿杀虫，祛风止痒，用于阴部瘙痒，湿疹，湿疮，疥癣。二药常同用，尤其是将其外用，效果好。

2.蛇床子用治寒湿带下，湿痹腰痛。又能温肾壮阳，重在治肾的病变。苦参用治湿热带下，黄疸泻痢，又能清热利尿，重在治膀胱病变。

【用药体会】

蛇床子、苦参止痒作用好，笔者常将其配伍同用，如苦参止痒汤（方见苦参、白鲜皮药对）。另外汗斑是发生于皮肤上的紫白花斑的癣病，用苦参、盐研末，以酒慢火煎成膏，外涂。也可用苦参、露蜂房、刺猬皮等同用，参见《疡医大全·卷二十八》白癜风酒。苦参外用也治疗疥疮。疥疮是由疥虫感染引起的一种寄生虫病，症状以夜间剧烈瘙痒为主，可用苦参配伍蛇床子、硫黄，趁热用毛巾蘸药液擦洗患处。若外用时，二药剂量应大于内服用药。

雄黄 硫黄

【药性概述】

雄黄：辛，温。有毒。①攻毒：用于痈肿疔疮，湿疹疥癣，蛇虫咬伤。治蛇虫咬伤，可单用本品调涂患处。②杀虫：用于虫积腹痛。还可驱杀肠道寄生虫。此外，本品内服能祛痰、截疟，可用治癫痫、哮喘、疟疾等。

硫黄：酸，温。有毒。①外用攻毒杀虫疗疮：用于疥癣，湿疹，阴疽疮疡。尤以治疥疮为要药。②内服补火助阳通便：用于肾阳不足，下元虚冷之阳痿；肾不纳气之虚喘，虚冷便秘。

【注意事项】

雄黄外用适量，内服 0.05~0.1g，入丸散用。有毒，内服宜慎，不可久服。外用不宜大面积涂敷及长期持续使用。孕妇禁用。切忌火煅。硫黄外用适量，研末敷或加油调敷患处。内服 1.5~3g。炮制后入丸散服。阴虚火旺及孕妇忌服，不宜与朴硝同用（十九畏）。

【药对主治】

1. 湿疹疥癣。
2. 寒毒病证。

【应用比较】

1. 均能杀虫，用于虫证，但使用有区别。李时珍认为"雄黄乃治疮杀毒要药"（《本草纲目·卷九·雄黄》），可以用于两个方面，一是治疗皮肤寄生虫，如疥虫，也用于癣疾；二是用于肠道寄生虫，如蛔虫，蛲虫。也可以治疗湿疹。硫黄主治疥疮，一般是将其制成硫黄软膏外用。疥疮是一种带有传染性的皮肤病，其好发于人体皱褶的部位，如腋下，阴部，指甲缝中，表现为瘙痒难忍，搔抓，将硫黄制成硫黄软膏，只宜外用不内服，为治疗疥疮的特效药物。

2. 均能解毒，通常所云解毒多是指的解热毒，而雄黄、硫黄乃辛温之品，应该是解寒毒。从中药应用来看，解寒毒的药物很少，实际上二药仍然是用于热毒病证，只是必须配伍清热及清热解毒之品同用。雄黄解蛇、蝎等百虫毒，制蛊毒，本草书中记载，若人佩之，入山林而虎狼伏，入川水而百毒避，带雄黄进山不怕蛇，习称解毒要药。民间有在端午节饮用雄黄酒的习俗，就取其解蛇虫毒的作用。根据古代医家的应用经验来看，将雄黄配伍五灵脂以后，解蛇毒的作用加强。从科学的角度来看，饮用雄黄酒并不妥当。雄黄也用于疮痈瘰疬，疖肿疔毒，痔瘘，如《神农本草经疏·卷四·雄黄》曰主治"寒热，鼠瘘，恶疮，疽痔，死肌，疥虫，䘌疮诸证……能燥湿杀虫，故为疮家要药"。硫黄在解毒方面，取其以毒攻毒，可达到消痈散结之功，用治疮痈肿毒。《神农本草经》所谓治疗"疽痔恶血"，取此作用多外用。有些食物经过硫黄熏后便于保管，也会使食物颜色洁白好看，但因为有毒，食物、药物是不应采用硫黄熏蒸的。生活中通常所云以毒攻毒，即包括二药。

3. 雄黄内服尚能祛痰，截疟，但现在极少使用。硫黄尚能补火助阳通便。

【用药体会】

雄黄、硫黄均以外用为主。根据本草书籍记载，雄黄的炮制工艺，从秦汉至清末用过的炮制方法有多种，如炼，煮，熬，煎，烧，火飞，炒，干研法等，加热炮制方法在早期的文献中出现较多，但大都使用历史不长即被淘汰，这是因为加热炮制可使雄黄所

含成分 As_2S_2 氧化，产生少量 As_2O_3，毒性增加。所以现在炮制雄黄的方法是水飞。所谓水飞就是将雄黄置于容器中，加入适量的水后，反复研磨成极细的粉末状后，取容器中上面的药材使用。因此若用雄黄，处方应书写飞雄黄。

雄黄的主要成分是硫化砷，砷是提炼砒霜的主要原料，喝雄黄酒等于吃砒霜。雄黄含有较强的致癌物质，即使小剂量服用，也会对肝脏造成伤害，并具有很强的腐蚀作用。服用雄黄后极易使人中毒，轻者出现恶心，呕吐，腹泻等症状，重者出现中枢神经系统麻痹，意识模糊，昏迷等，更甚者导致死亡。由于雄黄毒性太大，不能直接内服，一般多入丸、散剂。笔者使用雄黄多外用，少作内服药应用。

樟脑 冰片

【药性概述】

樟脑：辛，热。有毒。①除湿杀虫：用于疥疮有脓，多外用。本品辛热燥烈，外用止痒作用好。②消肿止痛：用于跌打伤痛，肌肤完好者，可单用泡酒外擦。治龋齿牙痛，可单用研末，局部填塞或涂于患处。③开窍醒神：用于暑湿秽浊或饮食不洁所致腹痛，吐泻不止，甚则神昏者，可单用浸酒内服。

冰片：见牛黄、冰片药对。

【注意事项】

樟脑 0.1~0.2g，入散剂或用酒溶化服。外用适量。内服宜慎，应控制剂量。孕妇忌服。

【药对主治】

1. 疼痛。
2. 加强外用药物的透皮作用。

3. 防腐作用。

【应用比较】

1. 均具有透皮作用，其芳香，外用可以促进其他药物更好的被体内吸收，而樟脑的透皮作用更好，临床配伍同用可加强作用，更好地发挥治疗效果。外用并不刺激皮肤。笔者在利用外用药物时，常常将二药同用，如苦参止痒汤（方见苦参、白鲜皮药对）、麻桂止痛液（方见麻黄、桂枝药对）。

2. 外用具有止痛作用，如治龋齿牙痛，可单用樟脑研末，局部填塞或涂于患处，而用冰片治疗牙痛，口腔溃疡的冰硼散，也取其止痛之功。

3. 均具有醒神作用，因具有芳香的特点，可以开窍醒神，治疗神志昏迷的病证，冰片开窍作用强，也多用。

4. 具防腐作用，在保管衣服时，适当置少许于衣柜中，可以防止衣物生虫，而对人体没有任何坏影响。樟脑更多用。

5. 樟脑能除湿。冰片能生肌。

【用药体会】

樟脑、冰片在外用方面能够促进药物通过皮肤吸收，可以单用，也可以同用，即具有透皮作用。笔者验方结肿外敷散配伍有二药。组成：姜黄 50g，白蚤休 50g，黄药子 50g，延胡索 50g，大黄 50g，三棱 50g，莪术 50g，天花粉 50g，乳香 50g，没药 50g，细辛 30g，樟脑 20g，肉桂 20g，天南星 100g，冰片 2g。功效：活血化瘀，散结止痛。主治甲状腺肿大以及其他部位的肿块，如痰核、包块、瘰疬。此方是笔者根据内病外治的原则而组方的。使用方法是将上述药物一起研粉，每次取适量，以红醋调成糊状后，外敷局部。每次外敷一般不要超过 3 小时，因为若时间过长，会导致局部皮肤瘙痒，破溃，影响后来用药。若已经出现皮肤破溃，应停药，待皮肤转为正常后再用药。切忌一次大剂量使用。

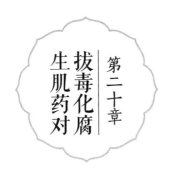

第二十章 拔毒化腐生肌药对

硼砂　芒硝

【药性概述】

硼砂：甘、咸，凉。①外用清热解毒：用于咽喉肿痛，口舌生疮。治目赤肿痛，可单用本品水溶液洗眼。本品为喉科及眼科常用药，且较多外用。②内服清肺化痰：用于痰热咳嗽兼有咽喉肿痛者尤宜。本品内服兼可解毒消肿。

芒硝：见大黄、芒硝药对。

【注意事项】

硼砂 1.5~3g，入丸散用，或化水含漱。外用适量，研极细末干撒或调敷患处。以外用为主，内服宜慎。

【药对主治】

咽喉肿痛。

【应用比较】

1.均能清热解毒，用于咽喉肿痛，口舌生疮，多同用，外用，如冰硼散。

2.硼砂内服清肺化痰，用于痰热咳嗽兼有咽喉肿痛者尤宜。芒硝泻下软坚，用于实热积滞，大便燥结如羊屎，为治里热燥结的要药，外用具有良好的止痒作用。

【用药体会】

对于硼砂的使用，一般以外用为多，内服较少用，主要是味咸之故。硼砂在化痰方面作用好，但因为其味咸，口感不佳，所以临床将其作为内服药并不多，而主要是作为外用药使用。而芒硝外用除治疗口疮外，笔者常用其置于鞋垫下，具有良好的治疗跟骨疼痛病证。

硼砂　炉甘石

【药性概述】

硼砂：见硼砂、芒硝药对。

炉甘石：甘，平。①退翳明目：用于目赤翳障，畏日羞明。本品为眼科外用药中退翳除障之常用药。②收湿敛疮：用于疮疡溃后脓水淋漓，疮口不敛者，或湿疹、湿疮，以皮肤湿痒为主。

【注意事项】

炉甘石外用适量，水飞点眼，研末撒或调敷。宜炮制后用。

【药对主治】

目赤肿痛，翳膜胬肉。

【应用比较】

1.均能解毒防腐，外用于目赤肿痛，翳膜胬肉，其特点是刺激性小，为眼科常用。单纯从解毒防腐作用来说，硼砂力强于炉甘石。

2.硼砂外用解毒防腐以治五官疾患，与珍珠、熊胆等同用治疗眼疾，如八宝眼药。内服清热化痰以治肺热痰滞。亦用于咽喉肿痛，口舌糜烂，痰火所致咳嗽，声嘶喉痛，如冰硼散。炉甘石专于外用，收敛生肌止痒，上治目赤肿痛，眼生翳膜，下治阴汗湿痒等。

【用药体会】

硼砂、炉甘石均以外用为主，可以治疗眼睛疾患。硼砂在化痰方面可以内服。李时珍认为：炉甘石同龙脑点，治目中一切诸病。炉甘石为阳明经药也，治目病为要药。根据现在临床使用来看，主要作用是以其止痒，用于皮肤瘙痒的病证，多外用。现临床有炉甘石液，外用止痒，常用之。